Archives of   Supplement 1990/II

Oto-Rhino-Laryngology

Archiv für

Ohren-, Nasen- und Kehlkopfheilkunde

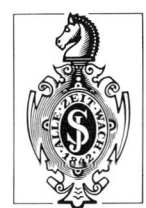

Verhandlungsbericht 1990

der Deutschen Gesellschaft
für Hals-Nasen-Ohren-Heilkunde,
Kopf- und Hals-Chirurgie

Teil II: Sitzungsbericht

Schriftleitung K. Fleischer
Herausgeber W. Ey

Mit 131 Abbildungen

Springer-Verlag
Berlin Heidelberg New York
London Paris Tokyo
Hong Kong Barcelona

Prof. Dr. med. KONRAD FLEISCHER
Universitäts-HNO-Klinik, Feulgenstr. 10, W-6300 Gießen
Bundesrepublik Deutschland

Prof. Dr. med. WERNER EY
HNO-Klinik, Städtische Kliniken Darmstadt
Heidelberger Landstr. 379, W-6100 Darmstadt-Eberstadt
Bundesrepublik Deutschland

ISBN 3-540-53179-3 Springer-Verlag Berlin Heidelberg New York

CIP-Titelaufnahme der Deutschen Bibliothek
Deutsche Gesellschaft für Hals-Nasen-Ohren-Heilkunde, Kopf- und Hals-Chirurgie:
Verhandlungsbericht ... der Deutschen Gesellschaft für Hals-Nasen-Ohren-Heilkunde, Kopf- und
Hals-Chirurgie. – Berlin; Heidelberg; New York; London; Paris; Tokyo; Hong Kong; Barcelona: Sprin-
ger.
  ISSN 0934-2400
1990.
  Teil 2. Sitzungsbericht. – 1991
  (Archives of oto-rhino-laryngology: Supplement; 1990,2)
  ISBN 3-540-53179-3 (Berlin ...)
NE: Archives of oto-rhino-laryngology / Supplement

© Springer-Verlag Berlin Heidelberg 1991
Printed in Germany

Satz: K+V Fotosatz GmbH, Beerfelden
Druck und Bindearbeiten: Druckhaus Beltz, Hemsbach/Bergstr.
11/3130-543210 – Gedruckt auf säurefreiem Papier

Inhaltsverzeichnis Teil II: Sitzungsbericht

Allergie: Nase und Nasennebenhöhlen

Videopräsentation I

**„Plastisch-chirurgische Versorgung von Weich-
teilverletzungen im Gesichts- und Ohrbereich"**

Plastische Chirurgie I

Otologie III

**Podiumsdiskussion mit Beteiligung
der Zuhörer:
Probleme in der Diagnostik und Therapie von
Gleichgewichtsstörungen**

Moderatoren: Scherer, H., Berlin; Hamann,
K. F., München
Sitzungsleiter: Stennert, E., Köln; Weidauer,
H., Heidelberg

Onkologie IV

Kehlkopf und Trachea I

Posterausstellung

Um den Umfang des Verhandlungsberichtes nicht zu groß werden zu lassen, mußte auf Literaturangaben nach den einzelnen Beiträgen verzichtet werden. Sie stehen bei den Autoren zur Verfügung. Anfragen kann der Schriftleiter weitergeben.

Aus dem gleichen Grund konnten nicht alle Diskussionsbemerkungen abgedruckt werden, insbesondere dann, wenn Anfragen unbeantwortet blieben oder die Bemerkung keine wesentliche Ergänzung oder Kontroverse darstellte.

Bei der redaktionellen Bearbeitung des Verhandlungsberichtes hat Prof. Dr. K. Dietzel (Rostock) den Schriftleiter dankenswerterweise unterstützt.

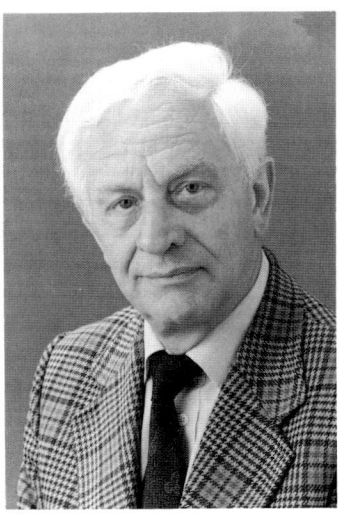

Ansprache des Präsidenten der Deutschen Gesellschaft für Hals-Nasen-Ohren-Heilkunde, Kopf- und Hals-Chirurgie, Prof. Dr. Werner Ey, zur Eröffnung der 61. Jahresversammlung der Gesellschaft am 27.5.1990 in Würzburg

Meine sehr verehrten Damen und Herren,

die Präsidenten der Deutschen Gesellschaft für Chirurgie pflegen anläßlich der Eröffnungsansprache zu ihren Jahreskongressen der großen Tradition ihrer Lehrer zu gedenken.

Ich möchte diese Einstellung zu der Bedeutung der historischen Entwicklung eines Faches aufgreifen und meiner Lehrer und Förderer gedenken, denen ich schließlich zu verdanken habe, daß ich diesen Kongreß mit einer besonderen Thematik ausgestalten kann.

Es ist mir an diesem Tage ein besonderes Anliegen, in Dankbarkeit meinen Lehrer und Berater Hans-Joachim Denecke zu erwähnen, dem ich nicht nur über viele Jahre Mitarbeiter, sondern auch Mitautor sein durfte. Zu meinem sehr großen Bedauern ist es ihm nicht mehr vergönnt gewesen, diesem Kongreß beizuwohnen. Er starb am 28. April 1990. Er hatte mich noch beauftragt, seine Grüße allen Teilnehmern, allen Vortragenden, insbesondere aber allen Diskussionsrednern, zu übermitteln. Er wünschte dem Kongreß einen vollen Erfolg, sowohl in der wissenschaftlichen Repräsentation wie auch dem gesellschaftlichen, geselligen Rahmen.

Denecke hatte sich schon sehr früh die Aufgabe gestellt, ein operatives Konzept zur Behebung schwerer, oft lebensbedrohlicher Schluckstörungen zu entwickeln. Er ist sozusagen mit geistiger Urheber für die Hauptthematik dieses Kongresses.

Alfred Seiffert war mein erster Chef und Lehrer in Heidelberg. Es spannt sich ein Bogen über 60 Jahre.

Damals, 1930, hat Seiffert erstmals auf einem Kongreß der Gesellschaft Deutscher Hals-Nasen-Ohren-Ärzte — wie unsere Gesellschaft sich damals noch nannte — ein Hauptreferat über Speiseröhrenstenosen gehalten. Er wurde fast 1/4 Jahrhundert später 1953 noch einmal mit einem Hauptreferat über endoskopische Ösophagusbehandlung beauftragt, zusammen mit Kurt Ungerecht, den ich als junger Assistent gleichfalls in Heidelberg noch erlebt habe. Damals wurde das Thema bereits interdisziplinär unter Beteiligung des Chirurgen Krauss aus Freiburg abgehandelt.

Seiffert war ja ein Schüler Killian's, und Killian hat nicht nur die moderne Septumchirurgie eingeleitet, sondern er hat auch entscheidende Impulse zur Laryngo-Tracheo-Bronchoskopie und Ösophagoskopie gegeben. Nicht zuletzt hat er die Bedeutung des sog. Killian'schen Schleudermuskels am Eingang zum Ösophagus herausgestellt und auf den Zusammenhang mit der Entstehung des Hypopharynxdivertikels hingewiesen. Seiffert wiederum war einer der Ersten, der die endoskopische Durchtrennung dieses Schleudermuskels zur Beseitigung des durch das Hypopharynxdivertikel entstandenen Schluckpassagehindernisses durchgeführt hat.

So sind wir — nicht ohne Absicht — bei dem Hauptreferatenthema unseres diesjährigen Kongresses — der Dysphagie — angelangt. Sie werden verstehen, daß mir — sozusagen als Urenkel Killians — die besonders im pharyngo-osophagealen Übergangsbereich auftretenden dysphagischen Störungen ein besonderes

Anliegen darstellen, um sie als Hauptreferat abhandeln zu lassen.

Schluckstörungen können große diagnostische und therapeutische Probleme aufwerfen, sie bedeuten nicht nur eine erhebliche Beeinträchtigung der Lebensqualität des Betroffenen, sondern sie können in vielen Fällen mit lebensbedrohenden Komplikationen einhergehen. Kenntnisse der verursachenden Erkrankungen, aber auch die Möglichkeiten einer therapeutischen Beeinflussung, sind Voraussetzung für eine die Situation des Betroffenen verbessernde oder gar lebenserhaltende Hilfe.

Der Hals-Nasen-Ohren-Arzt ist aufgerufen, hier an entscheidender Stelle mitzuwirken. Ist er doch wie kaum ein anderer in der Lage, sowohl die Diagnostik durch Spiegel- und endoskopische Untersuchungen – ergänzt durch manometrische und elektrophysiologische Untersuchungstechniken – im weiten Bereich abzustecken als auch unmittelbar in operative Behandlungsmöglichkeiten einzugreifen, die gerade bei den dysphagischen Störungen des pharyngo-ösophagealen Übergangs sicher auch fachübergreifende Bedeutung erlangen.

Denken wir doch nur – das Beispiel sei mir gestattet – an die postoperativen Folgen neurochirurgischer Interventionen bei intracraniellen Tumoren in der hinteren Schädelgrube oder an der Schädelbasis. Infolge der Entwicklung exzellenter neurochirurgischer Techniken und der effektiven Unterstützung durch die anästhesiologische Intensivtherapie ist die Überlebenschance dieser Patienten ganz wesentlich größer geworden. Durch die dabei jedoch häufig nicht vermeidbare Schädigung der caudalen Hirnnerven besteht jedoch die ständige Gefahr des Verschluckens von Speichel und Speisen über den Kehlkopf und die Trachea in die unteren Luftwege mit nachfolgenden lebensbedrohlichen pulmonalen Komplikationen.

Gelingt es uns, durch geeignete Maßnahmen diese schweren dysphagischen Störungen zu beseitigen oder weitgehend zu kompensieren, so haben wir nicht nur einen entscheidenden Beitrag zur Verbesserung der Lebensqualität des Betroffenen geleistet, sondern wir geben auch zugleich eine Entscheidungshilfe für die Indikationsstellung zum operativen Eingriff des Neurochirurgen. – Ähnliche Hilfen werden auch möglich und erforderlich bei intracraniellen Störungen vaskulärer Genese, z. B. dem Hirnstamminfarkt, oder nach Schädelhirntraumen, um nur zwei weitere Beispiele herauszugreifen.

Die Dysphagie ist ein Leitsymptom und häufig ein Frühsymptom einer Erkrankung, die in jedem Abschnitt des oberen Speisewegs von der Mundhöhle bis zum Magen lokalisiert sein kann. Die Ursachen für diese Symptomatik und die Erfassung der auftretenden Symptome sind so vielfältig und vielgestaltig, daß

nur ein interdisziplinärer Auftrag für die Bearbeitung des Themas in Betracht kam.

Ich bin daher allen Referenten ganz besonders dankbar, daß sie sich dieser Aufgabe gestellt haben, wenngleich wir uns bewußt waren, daß in dem vorgegebenen Rahmen nicht die gesamte Problematik des Themas abgehandelt werden kann.

Wir werden morgen von unserem Gastreferenten Herrn Prof. Donner erfahren, wie weitgesteckt eine derartige interdisziplinäre Zusammenarbeit in einem sog. Dysphagiezentrum sein muß, will man eine möglichst optimale Rehabilitation dieser oft schwer betroffenen Patientengruppe erreichen.

In Deutschland gibt es meines Wissens eine derartige Einrichtung nicht, allenfalls sind erste Anzeichen einer interdisziplinären Zusammenarbeit auf dem Gebiet der Dysphagien am Klinikum Rechts der Isar zu erkennen. Hier sind m. E. auch die Politiker und die Stiftungen angesprochen.

Auf dem Deutschen Kongreß im vergangenen Jahr in Kiel hat Herr Prof. Rudert darauf hingewiesen, daß unsere klinische Arbeit durch die Zunahme tumorkranker Patienten immer mehr in Anspruch genommen wird. Er hat betont, daß die Krebsbehandlung und Krebsforschung stärker noch als früher ein Anliegen unserer wissenschaftlichen Gesellschaft sein muß. Die Onkologie bildet daher auch auf diesem Kongreß einen wissenschaftlichen Schwerpunkt, der sich allein in 3 Hauptvorträgen über die simultane Radio-Chemotherapie, die intraarterielle und die adjuvante Chemotherapie der Karzinome im Kopf-Hals-Bereich dokumentiert und die schließlich die Frage zur Diskussion stellen sollen, ob diese Konzepte sinnvoll, nützlich oder gar schädlich sind.

Das Betätigungsfeld der Endoskopien, einst Domäne der Hals-Nasen-Ohren-Heilkunde, sollte unserer Aufmerksamkeit nicht entgehen. Dies gilt im besonderen Maße für die Tracheo-Bronchoskopie und die Ösophagoskopie. Dieses Terrain wird von mehreren Richtungen aus begangen. Thoraxchirurgen, Pulmologen, Internisten bestätigen sich in der diagnostischen und zum Teil auch in der therapeutischen Endoskopie; keinem soll die Legitimation dazu im jeweils speziellen Fall abgesprochen werden. Ein Fremdkörper im oberen Speiseweg oder in den unteren Luftwegen wird aber in der Regel – gottlob! – dem Hals-Nasen-Ohren-Arzt zugewiesen. Wer aber ist für die grundlegende Ausbildung verantwortlich? In den bestehenden Weiterbildungsordnungen ist weder bei den Chirurgen noch bei den Internisten ein entsprechender Anforderungskatalog aufgeführt. Noch ist für die Hals-Nasen-Ohren-Heilkunde die Tracheo-Bronchoskopie und die Ösophagoskopie Bestandteil der Weiterbildung. Nur – uns geht zunehmend das Terrain zur Erfüllung dieses Auftrages verloren. Es ist daher meines Erachtens höchste Zeit, dieses Thema im Rahmen einer wissenschaftlichen Tagung aufzugreifen und herauszuarbeiten, wo die Möglichkeiten und Grenzen der modernen endoskopischen Techniken sind. Wir müssen auf unsere Zuständigkeit aufmerksam machen, damit auch in Zukunft jeder Fremdkörper mit Sicherheit aus Ösophagus und Bronchus entfernt werden kann. Es wäre wünschenswert, die endoskopischen Techniken verstärkt in das Kursfortbildungsprogramm aufzunehmen.

Nach unserer Satzung gehört neben der Wissenschaft auch die Förderung der praktischen Hals-Nasen-Ohren-Heilkunde zu den Aufgaben der Gesellschaft. Herr Kottwitz hatte deshalb 1971 den Vorschlag gemacht, im Rahmen der wissenschaftlichen Jahresversammlung einen sog. Tag der Praxis einzurichten. Seit nunmehr 18 Jahren haben sich die dabei verhandelten Themen immer eines großen Zuspruchs erfreut. Auch auf der diesjährigen Tagung sollen aktuelle Themen wie die Bedeutung von Calciumantagonisten und Vitamin A und Zink in der Hals-Nasen-Ohren-Heilkunde sowie Fragen bezüglich Diagnostik und Therapie von Gleichgewichtsstörungen besprochen werden.

Aktualität haben auch die Aufgaben des Hals-Nasen-Ohren-Arztes im Hinblick auf die in Zeiten eines fast überflutenden Wohlstandes offenbar doch zunehmend zu beobachtenden schlafbezogenen Atemstörungen – eine vornehmere Umschreibung des vulgären Schnarchens, das allerdings in Form der sog. Schlafapnoe mit phasischem Sistieren der Atmung zu erheblichen körperlichen Beeinträchtigungen führen kann. Der Hals-Nasen-Ohren-Arzt sollte darüber informiert sein, um rechtzeitig diagnostische bzw. therapeutische Maßnahmen einleiten zu können.

Schließlich, aber keinesfalls zuletzt, stellt die plastische Chirurgie ein Hauptthema unserer Jahrestagungen dar. Wir werden diesmal über die plastisch-chirurgische Versorgung von Weichteilverletzungen im Gesichts- und Ohrbereich informieren und werden neben einer Reihe von interessanten Vorträgen eine Panel-Diskussion über ästhetisch-korrigierende Chirurgie bei Kinn- und submentalen Deformitäten haben.

Meine verehrten Kolleginnen und Kollegen, ich hoffe, ich habe Sie genügend eingestimmt und motiviert für die kommenden Tage, an denen Ihnen über 270 Vorträge angeboten werden; dabei sind diesmal auch 58 weibliche Autoren bzw. Mitautoren beteiligt. Neben der erfreulichen Tatsache, daß nahezu 300 Vortragsanmeldungen vorlagen, steht leider die etwas betrübliche Realität, daß mit dem besten Willen nicht alle Vorträge unterzubringen waren. Dies muß zugleich etwas nachdenklich stimmen – zumal im Hinblick auf die so erfreuliche Hoffnung, daß es alsbald möglich sein werde, unsere Jahrestagung mit Teilnehmern

aus beiden Teilen Deutschlands veranstalten zu können. Gewiß muß dem wissenschaftlichen Nachwuchs Gelegenheit geboten werden, sich darzustellen. Auch die moderne Entwicklung des Faches bedarf der Präsentation. Sollen wir die Thematik der Jahrestagung stärker begrenzen, müssen wir die Kongreßtage verlängern? Wie machen es die anderen Fachgesellschaften? Hier sind dringend Überlegungen anzustellen, Vorschläge aufzugreifen – um zu einer besseren Lösung der anstehenden und zunehmenden Probleme zu gelangen.

Meine sehr verehrten Damen und Herren, vermutlich haben Sie in der Präsidentenrede bisher Anmerkungen zur gegenwärtigen Situation der Gesundheitspolitik im allgemeinen und zur Berufspolitik im besonderen vermißt. Ich möchte mich auch etwas zurückhalten, da ich mich nicht kompetent genug fühle. Die Erfahrung zeigt, daß vieles, was zum Teil auch von kompetenterer ärztlicher Seite dazu ausgesagt wird, im politischen Raum verpufft. Manches wird auch in der Öffentlichkeit nicht verstanden oder falsch ausgelegt.

Wenn wir dennoch mit Nachdruck auch berufspolitisch für die Sicherstellung der selbstverantwortlichen Weiterentwicklung unseres Faches eintreten müssen – wie das unser Generalsekretär schon vor zwei Jahren gefordert hat –, so müssen wir uns heute zunehmend des juristischen Sachverstandes schon im Vorfeld anstehender gesundheitsmedizinischer und berufspolitischer Veränderungen bedienen. Wir haben seitens unserer Gesellschaft zusammen mit unserem Berufsverband die entsprechenden Konsequenzen gezogen.

Für die Weiterentwicklung unseres Faches werden mit Sicherheit Weichen gestellt auf der Ebene der EG im Rahmen der Union Européenne des Médecins Specialistes (U.E.M.S.), und wir sollten durchaus auf dem Gleis mitfahren. Hier sind erste gemeinsame Beschlüsse gefaßt und konkrete Vorstellungen über die Weiterbildungen zum Spezialisten für Otorhinolaryngologie vorgelegt worden. Sie sehen eine insgesamt 6-jährige Weiterbildungszeit vor, wobei im letzten Drittel die Option auf eine mehr chirurgisch betonte oder auf eine audiophonologische Spezialisierung vorgesehen ist. Wenn auch im einzelnen unsere Vorstellungen noch weiterentwickelt und eingebracht werden müssen, so scheint der europäische Weg uns eher zu dem von uns angestrebten Ziel eines sinnvollen Ausbaus der Weiterentwicklung zum Hals-Nasen-Ohren-Arzt unter Einbeziehung der zerviko-fazialen Chirurgie zu bringen, als das bisher über die entsprechenden Aktivitäten bei der Bundesärztekammer möglich war.

Meine sehr verehrten Damen und Herren, eine große Sorge begleitet uns weiterhin in unserem alltäglichen Tun gerade in den Kliniken in beängstigender Aufdringlichkeit. Das Schlagwort vom „Pflegenotstand" hat die Öffentlichkeit beunruhigt, die politisch Verantwortlichen aber noch immer nicht genügend wachgerüttelt.

Die Stellenpläne nach einem Schlüssel aus dem Jahre 1969 berücksichtigen weder die ständig sich verkürzende Verweildauer noch die Arbeitszeitverkürzungen, deren Folgen bei den bevorstehenden weiterer Veränderungen noch nicht abzusehen sind. Sie berücksichtigen auch nicht den gestiegenen Personalaufwand durch ständig erweiterte Möglichkeiten der Diagnostik und Therapie.

Vor allem aber wird in einer Zeit des allgemeinen Wohlstands die verantwortungsvolle Tätigkeit der Pflegekräfte bei nicht mehr planbarer Freizeit, ausufernden Überstunden mit Nacht-, Sonn- und Feiertagsdiensten nicht mehr adäquat entlohnt.

Der Ruf nach mehr Menschlichkeit am Krankenbett erfordert heute auch mehr Menschen, denen die Möglichkeit und die Zeit gegeben wird für die Zuwendung zum Patienten. Dies wird natürlich einen Kostenschub verursachen. Der Fortschritt in der Medizin und die Verbesserungen der Krankenpflege sind aber nicht mehr zum Nulltarif zu erhalten. Die Gesellschaft wird entscheiden müssen, welche Medizin sie sich leisten will und welchen Preis sie dafür zu zahlen bereit ist.

Lassen wir die Gedanken zur Eröffnung des Kongresses etwas positiver ausklingen. Die Grenzen der medizinischen oder ärztlichen Versorgung werden durch den Wissensstand der Erkenntnis, der Forschung und ihrer Anwendungsmöglichkeiten gezogen, verbunden mit einem hohen persönlichen Engagement derjenigen, die sich unter vielfältigem Verzicht für diesen Beruf entschieden haben, – und nicht durch eine ausufernde bürokratische Reglementierung. Dies ist ein Stück Freiheit, das es zu bewahren gilt. Möge uns allen, auch unseren Patienten und auch – und das nicht zuletzt – den verantwortlichen Politikern die historische Entwicklung, die wir miterleben durften, bewußt machen, daß diese Freiheit die Basis ist für Humanität, für ein Leben hoher Qualität für alle Menschen.

In diesem Sinne wollen wir an die Kongreßarbeit gehen. Nutzen Sie die kommenden Tage aber auch für das außergewöhnliche kulturelle und gesellige Angebot dieser Stadt inmitten der herrlichen Mainfränkischen Landschaft.

Mit dem Wunsche, daß Sie schöne und interessante Kongreßtage in Würzburg erleben und vielleicht neue Freundschaften schließen können, eröffne ich die 61. Jahresversammlung unserer Gesellschaft.

Referatethema: Klinik und Therapie der Dysphagien
Erläuterungen zu den Referaten

V. Jahnke (Berlin):
Klinik der pharyngoösophagealen Dysphagien aus HNO-ärztlicher Sicht

Pharyngoösophageale Dysphagien gewinnen an Bedeutung: 1. durch erhöhte Inzidenz infolge der allgemeinen Zunahme des Lebensalters, 2. durch Fortschritte in der Diagnostik und Therapie, 3. durch das Problem postoperative Dysphagie und Aspiration als Folge von Resektion und rekonstruktiven Maßnahmen bei Malignomen der Mundhöhle, des Pharynx und Larynx. Der HNO-Arzt muß sich diesen Patienten in Zukunft mehr widmen, um ihnen seine diagnostischen und therapeutischen Möglichkeiten anzubieten. Bei der unverzichtbaren interdisziplinären Zusammenarbeit kann die Stimm- und Sprachheilkunde keine besondere Rolle spielen; ein Positionspapier mit Richtlinien der American Speech-Language-Hearing Association hat sich dazu detailliert geäußert (ASHA 32, No. 4, April 1990). Unbestritten ist die wichtige Aufgabe der Logopädie für die Schlucktherapie.

Bei der Terminologie gibt es gelegentlich noch Mißverständnisse. Das Symptom pharyngoösophageale Dysphagie ist definiert als Störung des geregelten Nahrungstransportes aus dem Rachen in den oberen Ösophagus. Es handelt sich um eine Schwierigkeit, flüssige und/oder feste Speisen zu schlucken − also um das Gefühl der Passagebehinderung. Die Symptome und Zeichen können sich auf Mund, Pharynx, Larynx und/oder Ösophagus beziehen. Wie ist nun die Diagnostik aus HNO-ärztlicher Sicht? Wesentlich sind ein stufenweises Vorgehen und der Ausschluß von Malignomen. Erster Schritt ist die sorgfältige *Anamnese*, welche bei der Mehrzahl der Patienten Hinweise auf die Genese der Dysphagie gibt. Hinsichtlich der vom Patienten angegebenen Lokalisation der Beschwerden muß man beachten, daß die Dysphagie bei distalen Ösophagusveränderungen häufig in den Hals lokalisiert wird. − Unter den im Referat angegebenen diagnostischen Verfahren erlaubt die Endoskopie eine direkte Sichtbarmachung der Schleimhaut von Pharynx und Ösophagus, ggf. mit einer Probeexzision. Die endoskopische Beurteilung der pharyngealen Phase des Schluckens und der „Schlucksicherheit" gelingt mit der transnasalen Pharyngo-Laryngo-Fiberendoskopie. Nach Schlucken von verdünntem Methylenblau und damit gefärbtem Essen können eine auch nur geringe Aspiration und nach dem Schlucken liegenge-

bliebene Bolusreste erkannt werden für die Entscheidung, ob der Patient essen darf oder nicht. Diese Methode eignet sich für Schwerkranke auf Intensivstationen, bei denen eine Röntgenuntersuchung nicht möglich ist, oder sie wird nach Schlucken von Barium mit der Röntgenvideographie kombiniert. Zur Funktionsdiagnostik bei pharyngoösophagealer Dysphagie hat die Röntgenvideographie zwar ein etwas schlechteres örtliches Auflösungsvermögen, aber eine geringere Strahlenbelastung als die von uns in früheren Arbeiten propagierte Hochfrequenz-Kinematographie. Unser besonderer Hinweis gilt dem „modifizierten Bariumschluck" mit Videographie von Oro- und Hypopharynx zur Funktionsanalyse des oropharyngealen Schluckens und ggf. zum Erkennen der Ursache einer Aspiration. Zur Beurteilung einer Bolus-spezifischen Dysphagie wird empfohlen, die Symptome mittels Provokation durch Barium in verschiedener Konsistenz zu reproduzieren; zusätzlich kann man versuchen, eine Dysphagie mit kalter Barium-Suspension oder durch Barium mit dem pH der Magensäure auszulösen. Schließlich gilt es nicht nur die Frage zu beantworten, ob der Patient aspiriert, sondern auch, wann (vor, während oder nach dem pharyngealen Schlucken) und warum. Kompensationsmechanismen können ebenso beobachtet werden wie eine Dekompensation (nasale Regurgitation, Aspiration), ggf. im Beisein der für die Schlucktherapie zuständigen Logopädin. Die eingehende Diagnostik bei pharyngoösophagealer Dysphagie muß die Möglichkeit einer multifaktoriellen Entstehung berücksichtigen.

Dem Problem postoperative Dysphagie mit oder ohne Aspiration nach Malignom-Resektion und rekonstruktiven Maßnahmen kommt besondere Bedeutung zu. Auf die Notwendigkeit ausreichender Kenntnisse der Anatomie und Physiologie des Schluckaktes zum Verständnis der Auswirkungen dieser Defekte sowie auf die diagnostische Relevanz von Endoskopie, Röntgenvideographie und „modifiziertem Bariumschluck" für die Problemerkennung wurde hingewiesen. Die Wiederherstellung des Schluckmechanismus bereitet vor allem Schwierigkeiten nach Zungengrundresektion unter Erhaltung des Larynx, nach supraglottischer Larynxteilresektion und Pharynxresektionen.

Für die Deckung des jeweiligen Defekttyps soll das beste rekonstruktive Verfahren gewählt werden. Als Zungengrundersatz wird gewöhnlich der myokutane Pectoralis-major-Lappen benutzt; bewährt hat sich auch die Defektdeckung ohne Sensibilitätsverlust mit der Epiglottis und mobilisierter Pharynxschleimhaut. Hypopharynxhinterwanddefekte bei Erhaltung des Larynx können erfolgreich mit dem Haut-Platysmalappen gedeckt werden oder mit dem Deltopectorallappen. Das Verfahren der Wahl für die Rekonstruktion pharygoösophagealer Defekte ist das Jejunuminterponat, welches dem Patienten mehr als bei jeder anderen Methode ein dem Normalen ähnliches Schlucken ermöglicht. Wegen der eingeschränkten Schluckfunktion nach plastischer Rekonstruktion größerer Oro- und Hypopharynxanteile ist es die operative Herausforderung der Zukunft, die bisherigen Methoden mit denervierten Lappen zu verbessern und als Weiterentwicklung der mikrovaskulären Chirurgie neue rekonstruktive Verfahren mit motorisch und/oder sensibel innervierten Plastiken zu konzipieren; aussichtsreich erscheint dabei der freie neurofasziokutane Vorderarmlappen. Auch hier ist eine interdisziplinäre Zusammenarbeit angesagt; es gibt Fragen an die Physiologie, ob Reflexe wiederhergestellt werden können (z. B. den N. laryngicus cranialis betreffend) und welchen Einfluß eine Vaskularisierung der Nerven oder eine Bestrahlung haben.

Mit der im Referat beschriebenen Diagnostik wollen wir zeigen, wie der HNO-Arzt zunächst organische Veränderungen in seinem Fachgebiet als Ursache für die pharyngoösophageale Dysphagie erkennen kann; sind solche nicht nachweisbar, soll er röntgenologisch oder endoskopisch eine Funktionsstörung des oberen Ösophagussphinkters ausschließen; ist auch dies geschehen, muß er sich mit der Differentialdiagnose „Globusgefühl" (globus pharyngis) auseinandersetzen, welches sich definitionsgemäß gegenüber der Dysphagie eindeutig abgrenzen läßt: Das Globusgefühl ist eine Mißempfindung unabhängig von der Nahrungsaufnahme, welche also ohne Schluckbehinderung oder Schluckschmerzen auftritt. Meistens werden weitere Halssymptome angegeben (z. B. Trockenheit). Die für den Entstehungsmechanismus des Globusgefühls in der Literatur vorgeschlagenen ätiologischen Zusammenhänge müssen durch sorgfältige Anamnese und Untersuchung geprüft werden: Verschiedene Autoren haben jeweils als häufigste Ursache des Globusgefühls phoniatrische Aspekte, Funktionsstörungen der Halswirbelsäule, gastroösophagealen Reflux und psychosomatische Aspekte hervorgehoben. Bei der Genese des Globusgefühls dürfen wir davon ausgehen, daß es sich oft um ein multifaktorielles Symptom mit somatischen und psychischen Komponenten handelt und selten allein psychisch bedingt ist.

Therapeutisch gilt es beim Globusgefühl, der Kanzerophobie entgegenzuwirken, indem der Patient die Zusammenhänge erklärt bekommt und akzeptieren kann, durch Beruhigung und Verlaufskontrollen; denn nicht selten zeigt sich später doch ein somatischer Befund (u. U. auch ein Malignom!). Prognostisch günstige Faktoren bei Patienten mit Globusgefühl sind männliches Geschlecht, eine kurze Anamnese, keine weiteren Halssymptome sowie die Einsicht in die ihm erklärten Zusammenhänge und die Tatsache des Malignomausschlusses. Ergänzend ist ferner anzumerken, daß die eine Dysphagie oder ein Globusgefühl begleitende bzw. verursachende Xerostomie nach Möglichkeit kausal behandelt werden soll − oder aber symptomatisch durch Mundpflege, häufiges Trinken kleiner Mengen von Wasser, Milch oder alkoholarmem Bier; Pilocarpin-Tropfen, Mucinol, synthetischen Speichel (Glandosane), muzinhaltigen Speichel-Schleimersatz (Bumm 1989).

Einen großen Stellenwert für die konservative Behandlung postoperativer oder neurologisch bedingter Dysphagien nehmen *Rehabilitationsmaßnahmen* zur Kompensation sowie Strategien zur Erleichterung des Schluckens und zur Vermeidung einer Aspiration ein:

1. diätetische Maßnahmen (Konsistenz, Volumen und Verabreichung der Speisen);
2. Verhaltensmaßnahmen (Sitzen mit aufrechter Kopfhaltung beim Schlucken, Manöver zur Verhinderung der Aspiration);
3. Übungen der am Schluckakt beteiligten Muskulatur.

Wesentlich sind die Motivation des Patienten durch Zuwendung, eine intensive Befragung und Beobachtung des Patienten einschl. Röntgenvideographie, eine logopädische Befundaufnahme, die Kenntnis der typischen Defektfolgen und eine enge Zusammenarbeit zwischen Arzt und Logopädin.

Pharyngoösophageale Dysphagie ist ein komplexes Thema, berücksichtigt man die unterschiedlichen Ursachen, das Ineinandergreifen verschiedener Spezialdisziplinen sowie die Probleme in Diagnostik und Therapie. Hinzu kommt die veränderte Leidensschwelle unserer Patienten, die nicht mehr alles schlucken können, andererseits aber in einer Zeit leben, in welcher das Orale und das Essen, Anorexie und Bulimie in den Medien, Zeitschriften und zahllosen Kochbüchern besonders großes Interesse finden.

W. F. Thumfart (Köln):
Funktionelle und elektrophysiologische Diagnostik bei Dysphagie

Der reguläre Schluckakt wird bestimmt durch die rasche neuromuskuläre Koordination der Strukturen von Mundhöhle, Pharynx und Larynx einschließlich der Relaxation des oberen Ösophagussphinkters während einer kurzen Atempause zur Verhinderung der Aspiration. Schlucken und Atmen stellen dabei reziproke Funktionen dar. Der Schluckakt selbst läßt sich in 5 Phasen unterteilen, nämlich

1. die orale Vorbereitungsphase,
2. die orale Willkürphase mit Bolustransport in Richtung Rachen,
3. die pharyngeale Phase mit Auslösung des Schluckreflexes,
4. die pharyngo-ösophageale Phase mit Kehlkopfanhebung und Erschlaffung des oberen Ösophagussphinkters für etwa 500 ms,
5. die ösophageale Phase mit peristaltischer Welle und einer Dauer von 8–20 s.

Eine Dysphagie kann dabei auftreten als oropharyngeale Schluckstörung in Form eines Transferproblemes mit der Schwierigkeit, den Bolus vom Mundbereich in Pharynx und Ösophagus zu befördern oder als ösophageale Schluckstörung mit der Schwierigkeit, den Bolus nach erfolgreichem Einschlucken in den Magen zu leiten. Schon die Unterscheidung einer Schluckstörung nur für feste oder flüssige und feste Nahrung ist wichtig, da erstere auf eine mechanische Behinderung, z. B. auch ein Karzinom, letztere auf eine neuromuskuläre Funktionsstörung hindeutet. Die Abklärung dieser Störungen erfordert eine kombinierte funktionelle und elektrophysiologische Diagnostik, die eine exakte Diagnose und Indikationsstellung hinsichtlich der definitiven Therapie erlaubt.

Methodik

Als funktionelle Methoden kommen im wesentlichen die Röntgenkontrastdarstellungen mit kinematographischer oder videographischer Aufzeichnung sowie die intraluminale Druckmessung im Pharynx, pharyngoösophagealen Übergang und Ösophagus infrage, die in der Lage sind, das Zusammenspiel der mehr als 20 beteiligten Muskeln und den chronologischen Ablauf des Schluckvorgangs aufzuzeigen. Die Elektrodiagnostik der am Schluckvorgang beteiligten Muskeln erlaubt eine Aussage über die Funktion der einzelnen Muskeln und caudalen Hirnnerven, die Ermittlung neurogener oder muskulärer Störungen, aber auch Aussagen über die Kraftentfaltung und die Koordination der beteiligten Muskulatur.

Eine klinisch-manuelle und visuelle Diagnostik bei Schluckstörungen kann prinzipiell in jeder HNO-Praxis erfolgen. Dazu gehört u. a. die Motilitätsprüfung der orofazialen Muskulatur einschließlich der Zunge, des Gaumensegels, des Pharynx und Kehlkopfes sowie der äußeren Halsmuskulatur, wobei durch entsprechende Handgriffe die Kehlkopfmotilität während des Schluckaktes und ggfs. mittels Stethoskop am Hals der Schluckvorgang abgehört werden können.

Ein besonders gravierendes Symptom stellt die Aspiration bei Schluckstörungen dar. Diese kann definitionsgemäß auftreten als prae-, intra- und postdeglutitive Störung. Wegen verminderter Zungenmotilität kann es vor dem Schluckakt, infolge Läsionen der caudalen Hirnnerven während des Schluckaktes oder durch einen gesteigerten Sphinktertonus oder dessen mangelnde Erschlaffung auch nach dem Schluckakt zur Aspiration kommen.

Diese lebensbedrohlichen Vorgänge lassen sich bereits mittels Lungenendoskopie oder transnasaler Videoendoskopie beobachten. Durch die Anfärbung eines Schluckes Wasser mit 2 ml Methylenblau als Schluckmedium wird eine Aspiration durch Blaufärbung der inneren Kehlkopfschleimhaut sichtbar, so daß alle drei Phasen einer Aspiration mit dieser Methode orientierend erfaßt werden können.

Als nichtinvasive Diagnostik mit der Aufzeichnung des Funktionsablaufes eines Schluckvorganges bietet sich die Röntgen-Breischluck-Technik mittels Videoaufzeichnung oder Hochfrequenzkinematographie an. Diese kann auch mit einem C-Bogen bei entsprechender Positionierung des Patienten im seitlichen Strahlengang durchgeführt werden. Sie läßt das Verbleiben von Resten im Mund, unterschiedliche Entleerung der Sinus piriformes, das Abtropfen oder Überlaufen in die Trachea, Divertikel, einen Passagestopp- oder -behinderungen im Ösophagus durch Fremdkörper oder Tumoren erfassen. Im Rahmen der Koordination verschiedener Methoden zur Schluckanalyse, insbesondere der Manofluorographie ist diese Technik als einzige in der Lage, den Schluckvorgang in verschiedenen Positionen, z. B. im Liegen oder bei vor- bzw. zurückgeneigtem Kopf ohne Beeinträchtigung von außen zu erfassen. Dies dient der Anbahnung des Schluckvorganges nach Kehlkopfteilresektion oder ähnlichen Eingriffen. Nicht zuletzt erlaubt diese Technik auch die Kontrolle der Elektrodenlage während des Schluckvorganges bei elektromyographischen Ableitungen.

Die intraluminale Druckmessung und damit Ermittlung von Druckschwankungen und -abläufen im Schlund- und Oropharynx- sowie pharyngo-ösophagealen Bereich gelang zunächst durch wassergefüllte transnasal eingelegte Kunststoffkatheter (Code und Schlegel, 1958). Diese statische Methode erfuhr durch den Einsatz volumenkonstanter, dauernd perfundierter Meßkatheter in den 60er Jahren wesentliche Verbesserungen. Schließlich resultierte eine Durchzugsmanometrie, bei der ein Katheter mit 4 bis 6 seitlich im 60°Winkel zueinander versetzten Öffnungen in 4 cm Abstand mit einer Geschwindigkeit von 1 cm pro Sekunde vom Ösophagus bis in den Pharynx durchgezogen wird. Auf einem Registriergerät wird dabei fortlaufend der Druck aufgezeichnet.

Neuere Meßeinrichtungen schließlich verwenden Mikrotransducer, die unabhängig von einer Durchspülung des Meßkatheters arbeiten und damit unempfindlich gegen Bewegungen und die Position des zu untersuchenden Probanden sind.

Mit diesen Methoden lassen sich von Pharynx bis Magen spezifische Druckgradienten und Druckänderungen ermitteln, so daß sich ein typisches Druckprofil während des Schluckablaufes an den beschriebenen Ableitorten registrieren läßt. Von großer Bedeutung ist dabei der Ruhedruck des oberen Ösophagussphinkters mit 30 bis 100 mmHg.

Während des Schluckens relaxiert der obere Ösophagussphinkter bis auf den Druck des oberen Ösophagus, wobei diese Relaxationsphase streng mit der Kontraktion des Pharynx koordiniert ist.

Im einzelnen kann manometrisch festgestellt werden:

1. ob überhaupt eine Erschlaffung des oberen Sphinkters eintritt,
2. der Zeitraum der Erschlaffung von etwa 500 ms,
3. eine zirkuläre oder nur segmentale Erschlaffung,
4. der mittlere Druck im Sphinkterbereich während des Schluckvorganges,
5. der Druckgradient zwischen Hypopharynx und Ösophagus.

Damit können neben der nicht stattfindenden Relaxation des oberen Sphinkters auch eine zu geringe Erschlaffung, ein zu frühes oder zu spätes sowie zu kurzes Erschlaffen registriert werden.

Die Methode der Wahl dürfte heute die Manofluorographie darstellen, bei der durch die Kombination der Videoradiographie mit der Manometrie die Druckmeßöffnungen während des Schluckvorganges exakt zugeordnet werden können. Es resultiert nicht nur ein Videofluorogramm, sondern auch ein 4-Kanal- oder 6-Kanalausdruck der Manometrie. Dadurch können die Druckveränderungen im Pharynx mit der Boluspassage direkt in Beziehung gesetzt werden. Durch diese Methodik konnte nachgewiesen werden, daß nicht die pharyngealen Konstriktoren, sondern der durch die Zungenpropulsion aufgebaute Druckgradient die treibende Kraft der oropharyngealen Boluspassage darstellt. Daneben wurde beobachtet, daß der Pharynx Drücke von 200 bis 400 mmHg mit Spitzendrücken bis zu 4000 mmHg pro Sekunde während des kinetischen Schluckvorganges aufweist. Daher waren viele der bisher verwandten Manometrieeinrichtungen zwar für die Druckmessungen im Ösophagus, weniger aber für die Messung des pharyngoösophagealen Überganges mit diesen Spitzendruckwerten geeignet.

Die Schluckbewegungen drücken sich im Manofluorogramm zunächst mit einem positiven Druckanstieg (E-Welle) im pharyngo-ösophagealen Segment aus. Nachdem diese E-Welle vorüber ist, sinkt der Druck auf 0 mmHg. Nun wirkt die Zungenbasis wie ein in den Schlundwänden gleitender Kolben, überträgt diese Kraft auf den Bolus und befördert ihn in das geöffnete pharyngo-ösophageale Segment, wo ein hypopharyngealer Saugpumpenstempel (HSP) mit negativem Druck entgegenkommt. Die Entleerungskraft des Pharynx drückt dabei den Bolus aus dem Bereich des Aditus laryngis und verhindert so eine Aspiration (Abb. 1). Eine Reduzierung dieser Kräfte, ein unkoordiniertes Zusammenwirken oder das Auftreten von obstruktiven Drücken vor der Boluspassage, führt zu einer Dysphagie, die sich im wesentlichen durch Dyskoordination der einzelnen Druckkurven aufzeigen

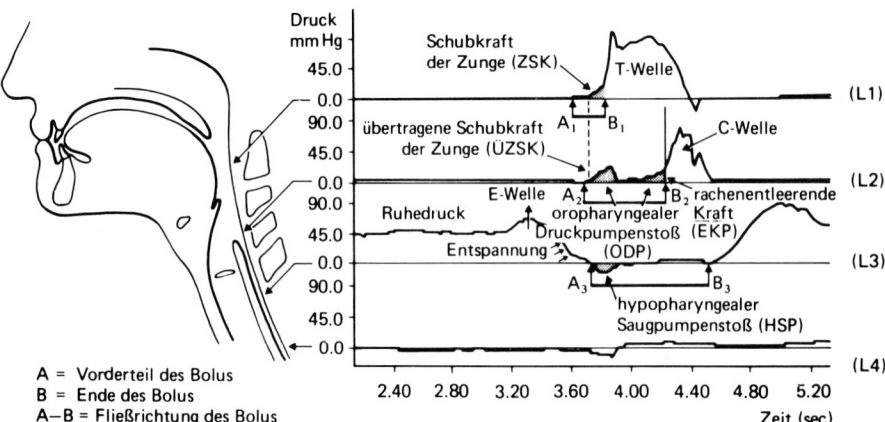

A = Vorderteil des Bolus
B = Ende des Bolus
A–B = Fließrichtung des Bolus

Abb. 1. Schema des Manofluorogramms mit pharyngealer und pharyngoösophagealer Druckkurve

läßt. Als eindrucksvolle Beispiele solcher Störungen, die manometrisch aufgedeckt werden können, sei die Dysphagie bei Morbus Parkinson sowie beim Zenkerschen Divertikel mit entsprechendem Hypertonus angeführt.

Die im internistischen Bereich geübte Langzeitmanometrie, meist in Verbindung mit einer pH-Metrie über einen 24-Stunden-Zeitraum ist für die Untersuchung des pharyngo-ösophagealen Überganges von untergeordneter Bedeutung. Methoden wie Szintigraphie und Ultraschall-Untersuchungen des Schluckvorganges sowie die Bewegungsanalyse radiographisch markierter Druckmeßöffnungen bei der Manofluorographie tauchen in neueren Arbeiten auf, sind aber den differenzierten manometrischen Methoden noch unterlegen. Festzuhalten bleibt, daß diese Methoden in der Regel von radiologischer bzw. internistischer Seite durchgeführt werden und nur in Ausnahmefällen von spezialisierten HNO-Kliniken.

An der Nahrungsaufnahme sind nahezu alle Hirnnerven beteiligt, führend ist jedoch der Nervus vagus, der Gaumensegel, Rachenhinterwand, Kehlkopf und Pharynx sowie den Musculus crico-pharyngeus innerviert.

Die Elektromyographie hat darum eine wichtige Rolle bei der Untersuchung der pharyngo-ösophagealen Schluckvorgänge und ihrer Störungen. Nur das EMG zeigt die exakte Einzelfunktion eines Muskels beim Schluckvorgang an, − nämlich den Moment, an dem er sich kontrahiert sowie das Ausmaß der Kontraktion. Darüber hinaus sind elektrophysiologische Messungen in der Lage, Lähmungen zu klassifizieren in Neurapraxie, Axonotmesis, Neurotmesis, Regeneration und eine Myopathie abzugrenzen. Die Elektrostimulation und Magnetstimulation der zuführenden Nerven läßt die gesamte neuromuskuläre Einheit und ihre Funktion beurteilen.

Zur vollständigen Information über den Ablauf eines Schluckvorganges müßten mehr als 10 Muskeln jeder Kopf- und Halsregion abgeleitet werden. Grundlegende Informationen werden jedoch geliefert durch die Muskulatur des Gaumensegels, der Rachenhinterwand, des Kehlkopfes und die Ableitung des Musculus crico-pharyngeus.

Elektromyographische Messungen können grundsätzlich mit 3 Typen von Elektroden durchgeführt werden. Oberflächenelektroden, auch intraluminal im Ösophaguseingang oder in Form der Oberflächensaugelektroden leiten dabei Summenaktionspotentiale ab, die für Koordinationsuntersuchungen verwendet werden können. Bipolare Nadel- oder Hooked-wire-Elektroden leiten intramuskuläre Potentiale ab, die eine sehr differenzierte Information der Einzelmuskelaktivitäten vermitteln. Die Minidrahtelektroden verbleiben dabei nach Applikation mit einer Kanüle

durch kleine Widerhäkchen in der einmal angesteuerten Position und sind ideal für kinesiologische Messungen. Nadelelektroden lassen demgegenüber eine leichtere Lageveränderung und Ableitung mehrerer Muskeln nacheinander zu, haben aber den Nachteil der Dislokation gerade beim Schluckvorgang. Die Applikation der Elektroden erfolgt in der schon mehrfach beschriebenen lupenendoskopischen Technik in Oberflächenanästhesie oder transkutan bzw. transoral in Narkose beim Kind und unkooperativen Patienten.

Muskelaktionen finden als tonische oder phasische Aktivität statt. Während die tonische Aktivität relativ konstant anhält, verläuft die phasische Aktivität als kurzzeitiger aktiver Vorgang. Ein Paradebeispiel für die tonische Aktivität im Elektromyogramm ist der Musculus crico-pharyngeus, der durch diese Aktivität das pharyngo-ösophageale Segment geschlossen hält und auf diese Weise das Eindringen von Luft während der Inspiration in den Ösophagus sowie die Regurgitation von Speisen aus dem Ösophagus verhindert. Während jedes Schluckvorganges erschlafft der Musculus crico-pharyngeus und ist für ungefähr 500 ms inaktiv, streng in Koordination zu den übrigen am Schluckvorgang beteiligten Muskeln, die sich wie z. B. der Musculus constrictor pharyngis phasisch kontrahieren. Unmittelbar im Anschluß an den Schluckvorgang tritt eine Erhöhung des Ruhetonus auf, offensichtlich um durch die verstärkte Muskelkontraktion eine Regurgitation des Bolus zu verhindern. Muskuläre Erkrankungen und neuromuskuläre Störungen im Musculus crico-pharyngeus drücken sich entweder in einem verminderten Ruhetonus, einer Nichterschlaffung des Muskels mit Verhinderung des Einschluckens, oder einer unkoordinierten Erschlaffung mit zum Teil wiederholten nur geringen Entspannungen des Muskels aus. Zusätzlich entsteht eine zeitliche Dyskoordination zur Kontraktion des Hypopharynx und damit dem hypopharyngealen Druckpuls. Dadurch wird ein reguläres Einschlucken in den Ösophagus verhindert. Eine Parese des Musculus crico-pharyngeus ist nur ausnahmsweise zu beobachten, vielmehr funktioniert er in der Regel als Schluckhemmnis bei Paresen der caudalen Hirnnerven, die eine Erschlaffung der pharyngealen und laryngealen Muskulatur bedingen. Bei zentralen Störungen werden die koordinierten Muskelaktionen des Schluckvorganges als deutliche Dyskoordination in den verschiedenen Ableitungen erkenntlich.

Stimulationsverfahren der caudalen Hirnnerven wurden in den Referaten 1981 und 1988 umfassend dargestellt. Eine Neuerung ergibt sich durch die schmerzlose Magnetstimulationstechnik, wie von Stennert et al. 1988 angegeben. Damit sind gegenüber der Elektrostimulation Auslösungen eines Muskelaktionspotentials von kortikal, zisternal, dem Hirnner-

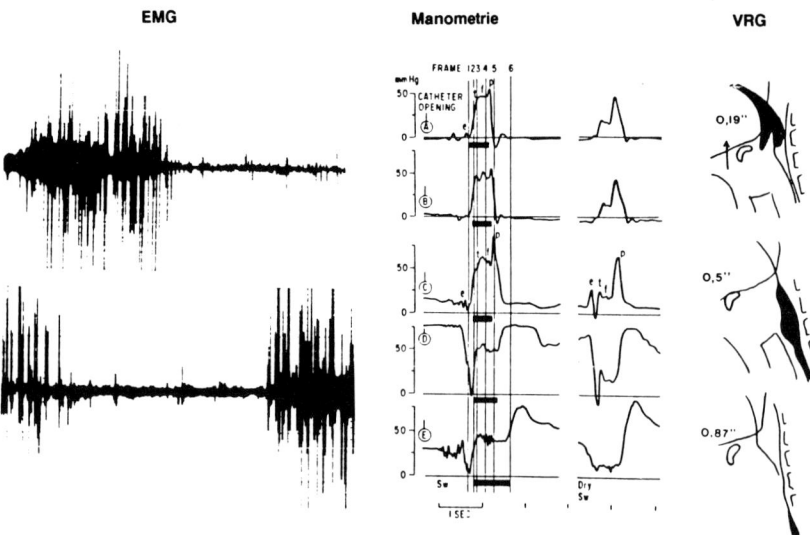

Abb. 2. Kombiniertes Elektromyogramm und Manofluorogramm mit EMG (*links oben* Constrictor pharyngis; *links unten* M. crico-pharyngeus), Manometrie (*Mitte*) und Videoradiographie (*rechts*)

venkernbereich und nach wie vor cervical möglich. Nach Entladung eines Kondensators kommt es im Zentrum einer Spule nach ca. 150 µs zum Aufbau eines gerichteten Magnetfeldes. Dadurch wird ein Stromfluß induziert. Dieser führt nun zur Reizung motorischer Hirnnerven in ihrem gesamten Verlauf ab der motorischen Kortexebene. Bei intakter Muskulatur sowie Neurapraxie ist in der Regel eine Überleitung dieses magnetstimulierten Potentials zu beobachten. Die Stimulationsmethode kann auch für die Anregung des Musculus crico-pharyngeus verwendet werden, wobei sich hier auffälligerweise nur geringe Latenzunterschiede zwischen kortikaler und zisternaler Reizung ergeben. Komplette Degenerationen im Sinne der Axonotmesis oder Neurotmesis sind durch den Ausfall des Potentials schon in der Frühphase einer Lähmung zu erkennen. Auch eine Regeneration der caudalen Hirnnerven kann relativ frühzeitig mit dieser Methode erfaßt werden.

Interdisziplinär läßt sich durch Videofluoroskopie, Manometrie, auch in Form der Manofluorographie, ergänzt durch die Elektromyographie eine Kombinationsdiagnostik bei Schluckstörungen erreichen. Dabei bietet die Manofluorographie sowie die simultan abgeleitete Elektromyographie von Pharynx-, Kehlkopf- und oberer Sphinktermuskulatur sowohl eine Einzelbeurteilung der angesteuerten Muskeln, als auch eine exakte zeitliche Zuordnung der Druckgradienten und des gesamten Schluckablaufes (Abb. 2).

Die Diagnosekette der oropharyngealen Dysphagie führt so im Idealfall zur interdisziplinären Therapiekette. Das Gesamtergebnis der dargestellten funktionellen und elektrophysiologischen Schluckdiagnostik kann in der Regel unmittelbar eine konservative Therapie oder operative Therapie indizieren, die in den folgenden Erläuterungen dargestellt wird.

Vortrag auf Aufforderung
M. W. Donner (Baltimore):
Erfahrungen einer multidisziplinären Klinik für schluckgestörte Patienten

Manuskript nicht eingegangen

Diskussionsbemerkung

W. Schwab (München): Die Ausführungen der Referenten und besonders der Vortrag von M. W. Donner haben gezeigt, daß Fortschritte in Klinik und Therapie der Dysphagien nur durch kompetente interdisziplinäre Zusammenarbeit zu erwarten sind. Bisher fehlte fast überall die synoptische Klammer für die Vielfalt der diagnostischen und therapeutischen Anforderungen. Daß bei zielgerichteter Kooperation schnell neue Erkenntnisse gewonnen und erfolgreiche Behandlungsstrategien für den Patienten erarbeitet werden können, zeigt die von Donner in Baltimore gegründete erste Klinik für Schluckstörungen und – im ähnlichen Rahmen – die erste europäische interdisziplinäre Arbeitsgemeinschaft für Schluckstörungen am Klinikum Rechts der Isar der Technischen Universität

München, die derzeit über ein Patientengut von über 1600 seit 1984 betreuten Fällen verfügt. – Nachdem bereits im Februar 1989 der GLOBUS PHARYNGIS erstmals einziges Thema eines ganztägigen Symposiums der Arbeitsgemeinschaft für Schluckstörungen der Technischen Universität München unter meiner Leitung (aufbauend auf meinen früheren Arbeiten über die Röntgenkinematographie des Schluckaktes, gemeinsam mit R. Janker 1954 – 1964) war, erscheint es meines Erachtens jetzt sinnvoll, an möglichst vielen klinischen Zentren *interdisziplinäre Schlucksprechstunden* auf Initiative der Oto-Rhino-Laryngologen einzurichten und die Gründung einer entsprechenden *Arbeitsgemeinschaft/AG bzw. eines Arbeitskreises/AK* (innerhalb unserer Fachgesellschaft) zu betreiben.

Hauptvortrag I

K. Hörmann (Kaiserslautern):
Indikationen und Möglichkeiten der Endoskopie mit starren und flexiblen Systemen

Die Besonderheiten der Anatomie der endoskopisch zugänglichen Körperhöhlen des Kopf- und Halsbereiches und des oberen Respirations- und Verdauungstraktes führte zur Entwicklung zunächst starrer, später auch flexibler Systeme. Indikationen und Möglichkeiten endoskopischer Techniken werden dargestellt. Die Diagnostik der Nase und der Nasennebenhöhlen mit starren Hopkinsoptiken, beginnend mit der Sinusskopie, hat erst die revolutionäre endonasale endoskopisch kontrollierte Chirurgie der Nasennebenhöhlen ermöglicht. Erfahrungen mit der diagnostischen flexiblen Endoskopie der Tuba Eustachii bestehen an einem Zentrum. Die 90-Grad-Endoskopie des Oro-, Hypopharynx und Larynx ist diagnostische Routine, als Stroboskopie in der phoniatrischen Diagnostik unentbehrlich und garantiert beim Kleinkind die funktionskorrelierte Diagnose einer Laryngomalazie ohne Narkose.

Spezielle Anästhesieverfahren, wie translaryngealer Block und Jet-Ventilation, sind Voraussetzung für die endolaryngeale Mikrochirurgie (Papillome, Polypen, Kontaktgranulome, Reinke-Ödeme) über das Operationsmikroskop. Der CO_2-Laser, gespiegelt über Mikroskop und Endoskop, findet hier wie auch bei beschränkten Larynxkarzinomen, Larynxstenosen, der Craniolateralfixation und beim laserchirurgischen Debulking im Rahmen der palliativen Kombinationstherapie (Chemotherapie und Strahlentherapie) primär inkurabler Malignome ein weites Einsatzfeld.

Die Indikation zur starren Bronchoskopie auch mit Hopkins-Winkeloptiken ergibt sich nur noch bei der massiven pulmonalen Blutung, der pädiatrischen Bronchoskopie und Fremdkörperentfernung, Biopsie stark vaskularisierter Tumoren, Abtragung von Granulomen und Tumoren der Trachea und Hauptbronchien (auch mit Laser), Dehnung und Laserchirurgie und Trachealstenosen.

Die flexible Bronchoskopie hat die starre Bronchoskopie in der Routinediagnostik der Lunge abgelöst. Daneben wird sie im breiten Rahmen der Intensivmedizin (endoskopische Intubation, therapeutische Bronchiallavage, Lageprüfung, endotracheale Tuben, Stumpfkontrollen nach Lungenresektion, Medika-menteninstallation) eingesetzt. Sie ermöglicht die Beurteilung der Atemwegdynamik und Biopsien pathologischer Veränderungen der Bronchien, die Bronchoskopie nichtnarkosefähiger Patienten, die laserchirurgische (Neodym-Yak) Rekanalisation und Afterloading von Bronchialtumoren.

Im Bereich des Hypopharynx und des Ösophagus ergibt sich eine Indikation für starre Systeme nur bei der endoskopischen Schwellendurchtrennung (chirurgisch, elektrochirurgisch, laserchirurgisch) bei Divertikeln und bei der Fremdkörperextraktion. Dagegen ist die Diagnostik des Ösophagus, des Magens und des Duodenums sowohl bei Ösophagusdysfunktion und Raumforderungen sowie Biopsien und die Endosonographie heute mit flexiblen Systemen durchzuführen. Die flexiblen Optiken ermöglichen auch die Verödung von Ösophagusvarizen, die Bougierung und Laserchirurgie beschränkter Neoplasien und Rekanalisierung nichtoperabler Raumforderungen ggf. mit intraluminaler Strahlentherapie, Sondenlegung und Einlage von Endotubus, auch bei ösophago-trachealen Fisteln sowie die endoskopisch kontrollierte Gastrotomie (PEG).

Zusammenfassend hat der Einsatz starrer und flexibler Optiken die Möglichkeit der Diagnostik und Therapie erheblich erweitert und in weiten Gebieten offene chirurgische Zugangswege ersetzt.

Diskussionsbemerkungen

J. Theissing (Nürnberg): Sind inzwischen alle Bedenken, den Laser in sauerstoffreicher Umgebung − z.B. Injekttimerbeatmung − komplikationslos einzusetzen, ausgeräumt?

R. H. Brandt (Magdeburg): Es sollten die Vorzüge der Tubusendoskopie im Bereich des Tracheobronchialbaums und Ösophagus wegen ihres Vorzugs, maximale Arbeitsfreiheit zu gewähren, nicht in Vergessenheit geraten. Blutungen, Stenosedilatation, Endoprothesenbehandlung, also anspruchsvollere therapeutische Eingriffe, sind mit wesentlich höherer Sicherheit mit Tubusinstrumenten in Allgemeinanästhesie und Muskelrelaxation durchzuführen als mit flexiblen Endoskopen.

L. Schreiner (Gräfelfing): Zu der Indikation zur Endoskopie mit starren Systemen zählt Herr Hörmann auch die Schwellendurchtrennung beim Ösophagusdivertikel. Ohne Zweifel ist dies heute ein weitverbreitetes Verfahren − jedoch möchte ich darauf hinweisen, daß bei Patienten, die einmal strumektiert worden sind, Vorsicht geboten scheint. Infolge starker Veränderungen in der Strumektomienarbe kann es zur Verlagerung der beiden Aa. thyreoidea inferior kommen, so daß bei der endoskopischen Schwellendurchtrennung eine massive Blutung auftreten kann.

K. Hörmann (Schlußwort):
Zu Herrn Theissing: Auch unter Jet-Ventilation läßt sich eine Explosions- bzw. Brandgefahr bei der CO_2-Laserchirurgie nicht 100%ig ausschließen. Entscheidend ist zweifelsohne die Sauerstoffsättigung im Laseroperationsgebiet. Wir schalten daher während der Laserchirurgie den Jet unter puloxymetrischer Kontrolle ab.

Zu Herrn Brandt: Ziel des HNO-Arztes muß es sein, die starren und flexiblen Systeme im Bereich des oberen Aerodigestivtraktes in ihrer diagnostischen und therapeutischen Breite zu beherrschen.

Zu Herrn Schreiner: Zweifelsohne ist die endoskopische Schwellendurchtrennung beim Zenker'schen Divertikel nicht ungefährlich. Auch aus der Groning-Schule wird bei über 500 endoskopischen Schwellendurchtrennungen ein Todesfall berichtet.

Endoskopie und bildgebende Verfahren

1. H.-G. Schroeder, Th. Eichhorn, W. B. Schwerk (Marburg): Sonographische Merkmale von Parotistumoren

Durch ihre hohe Validität ist die Sonographie in der Diagnostik von Speicheldrüsenerkrankungen und hier insbesondere bei raumfordernden Prozessen zum bildgebenden Verfahren der ersten Wahl geworden.

In einer prospektiven Studie wurde die Echomorphologie von 143 Raumforderungen der Ohrspeicheldrüse untersucht, wobei ausschließlich sonographische Parameter ausgewertet wurden. Folgende Kriterien gingen in die Beurteilung ein: Echogenität, Echotextur, Struktur- und Konturmerkmale sowie Transmissionseigenschaften. Darüber hinaus erhielten wir noch Informationen über die Topographie, die Dimensionen und Anzahl der Tumoren sowie über Veränderungen der gegenseitigen Drüse und eventuell bestehende Halslymphknotenvergrößerungen.

Nach Auswertung der Häufigkeit des Auftretens bestimmter echomorphologischer Eigenschaften bei histologisch verschiedenen gut- und bösartigen Tumoren läßt sich folgendes feststellen: Parotistumoren zeigen zwar charakteristisch echomorphologische Kontur- und Strukturmerkmale, aber tumorspezifische echographische Merkmale existieren nicht. Auch eine sichere Unterscheidung zwischen gut- und bösartigen Tumoren ist sonographisch nicht möglich.

Der besondere Wert der präoperativen Ultraschalluntersuchung liegt nicht im Versuch der Vorwegnahme einer histologischen Diagnose, sondern darin, daß der Operateur sich selbst vor dem Eingriff ein Bild von der Topographie, der Form und Größe des Tumors machen kann sowie über eventuelles multifocales oder doppelseitiges Auftreten informiert wird und so sein operatives Konzept entwickeln kann.

G. Goebel (Prien): In unserer Klinik behandeln wir u. a. auch schwerpunktmäßig Patienten mit Eßstörungen. Bei Bulimia nervosa und Anorexia nervosa entwickeln sich im Verlauf der Erkrankung häufig Hyperplasien der Speicheldrüsen (G. parotis mehr als die G. mandibularis). Diese oft imponierenden Schwellungen treten nur in Verbindung mit dem häufigen Erbrechen auf und bilden sich in der Regel, auch nach langen Krankheitsverläufen, mit Sistieren des Erbrechens zurück. Die Sialadenose bei Frauen zwischen 16 und 35 Jahren muß daher differentialdiagnostisch in Richtung Eßstörung (Erbrechen, Gewichtsschwankungen, Laxantienabusus) abgeklärt werden, da den Betroffenen diese Zusammenhänge nicht bekannt sind. Es bedarf dann in der Regel keiner weiteren Diagnostik oder speziellen HNO-Therapie, sondern einer Aufklärung.

H.-G. Schroeder (Schlußwort): Auch uns ist das Krankheitsbild der Parotisschwellung bei Eßstörung bekannt. Die wichtige Aufgabe der Sonographie ist es, in diesen Fällen eine Raumforderung sicher ausschließen zu können und diese Patienten dann der entsprechenden Diagnostik und Therapie zuzuführen.

2. B. Eistert (Frankfurt): Untersuchungstechnik des ultrasonographischen Steinnachweises in der Glandula submandibularis

Die Sialolithiasis der Glandula submandibularis – als häufigster Entstehungsort von Speichelsteinen der großen Kopfdrüsen – zeichnet sich durch ein typisches Beschwerdebild aus. Dennoch ist der Steinnachweis zum fast immer notwendig werdenden operativen Vorgehen unerläßlich.

Neben der Röntgendiagnostik in Form der Panoramaaufnahme und der Sialographie hat der ultrasonographische Steinnachweis in der Glandula submandibularis einen festen Platz inne.

Ziel der Arbeit war es, eine sichere und schnell durchzuführende Untersuchungstechnik zum ultrasonographischen Steinnachweis in der Glandula submandibularis anzugeben und mit dem röntgenologischen Verfahren der Panoramaschichtuntersuchung zu vergleichen.

Die topographische Lage der Glandula submandibularis zwischen Unterkiefer und Hyoid als schallschattengebende Strukturen und damit mögliche Fehlerquellen beim Steinnachweis machen deren Kontrolle notwendig. Eine Untersuchung der Drüse sollte zwar stets im Längs- und Querschnitt erfolgen, jedoch eignet sich die Querschnittsuntersuchung der Glandula submandibularis zum Nachweis eines möglichen Steines besser. Hierbei sind Unterkiefer- und Hyoidschatten ständig sichtbar und ein möglicher Stein als sogenannter dritter Schallschatten auszumachen.

Es wurden mit dieser angegebenen ultrasonographischen Technik unter Anwendung eines 5-MHz-Sektor-Scanners und mit der Panoramaschichtuntersuchung 18 Patienten mit operativ gesicherter Sialolithiasis der Glandula submandibularis untersucht. Dabei konnte bei 16 Patienten ein sonographischer Steinnachweis geführt werden. Der röntgenologische Nachweis gelang nur in 14 Fällen. Bei der Sonographie waren es 2 ostiumnahe Steine, bei der Panoramaschichtuntersuchung 4 nicht röntgenkontrastgebende Steine, die nicht erkannt wurden. Bei Anwendung beider Techniken war in allen Fällen ein Steinnachweis möglich. Eine Notwendigkeit zur Sialographie ergab sich in keinem Falle.

Die hier aufgeführten Ergebnisse zeigen die Überlegenheit der Sonographie unter Anwendung der beschriebenen Technik des ultrasonographischen Steinnachweises in der Glandula submandibularis. Nicht nur die Schnelligkeit und Sicherheit der Methode, sondern auch die fehlende Strahlenbelastung sollten sie an den Anfang der bildgebenden Verfahren stellen.

Nur die Nichtdarstellbarkeit eines Steines mit Hilfe der Sonographie sollte zur Röntgendiagnostik in Form der Orthopantomographie Anlaß geben.

B. Christoph (Magdeburg): Ein Ziel der US-Untersuchung ist sicher die Verminderung von Röntgen-Diagnostik und Strahlenbelastung. Bei Ihren Untersuchungen lag die Treffsicherheit der US gegenüber der Rö-Untersuchung höher. Verzichten Sie beim gegenwärtigen Stand der US-Diagnostik auf die Rö-Untersuchung?

K.-F. Hamann (München): Hängt die Darstellbarkeit im Ultraschall von der Größe der Steine ab?

K. Rohmann (Krefeld): Steine im Wharton-Gang sind sonographisch nicht sicher darzustellen. Ergänzend sollte immer eine Rö-Mundbodenleeraufnahme durchgeführt werden, die wir dem Orthopantogramm vorziehen.

B. Eistert (Schlußwort):
Die minimale Steingröße für den sonographischen Nachweis betrug 2–3 mm. Ostiumnahe Steine entgingen dem Nachweis. Die Röntgendiagnostik in Form der Panoramaaufnahme wird bei Nichtdarstellbarkeit mit Hilfe der Sonographie zusätzlich eingesetzt. Die im OPG nicht nachweisbaren Steine waren allesamt nicht röntgen-kontrastgebend. Die Mundbodenleeraufnahme kann sonst keine besseren Ergebnisse leisten.

3. G. Böhme (München): Ultraschalldiagnostik und Epiglottis

1988 haben wir ein Verfahren zur Ultraschalldiagnostik des Kehlkopfes beschrieben und dieses als *Echolaryngographie* bezeichnet. Die klinischen Anwendungsmöglichkeiten sind umfangreich. Hier soll zunächst die Ultraschalldiagnostik der Epiglottis erörtert werden. Grundsätzlich sind drei Verfahren mit simultaner B- und M-Mode-Darstellung möglich:

- *Transversaler Epiglottisfunktionstest*
- *Sagittaler Epiglottisfunktionstest* und
- *Diagonaler Epiglottisfunktionstest.*

Der transversale und sagittale transkutane Epiglottisfunktionstest sind mit einem 7,5 MHz-Sektor- bzw. Linearscanner einfach durchführbar. Der diagonale Zugang gelingt zum Teil nur nach intensiver Suche der Epiglottis und des präepiglottischen Raums. Im B-Mode läßt sich die Epiglottis und ein ihr angelagertes echoreiches Band als Impedanzsprung zur benachbarten Luft bzw. zum Umgebungsgewebe sowie zum präepiglottischen Fettkörper gut erkennen. Mit Hilfe von M-Mode gelingt eine Funktions- und Leistungsdiagnostik der Epiglottis bei He-Phonation.

Die *Indikationen* zur Ultraschalldiagnostik der Epiglottis und des präepiglottischen Raums sind: Epiglottis-Zyste, Epiglottitis sowie prätherapeutisches Staging bei Epiglottiskarzinom.

Die Beschreibung der klinischen Ergebnisse beschränkt sich auf die *Epiglottiskarzinome*. Wir haben bisher 41 Larynx- und Hypopharynx-Karzinome ultraschalldiagnostisch beurteilt. Davon sollen vorläufig zwei Kasuistiken, die die Epiglottis betreffen, dargestellt werden:

Kasuistik 1: Es wird die Ultraschalldiagnostik vor und nach laserchirurgischer Epiglottektomie eines Epiglottiskarzinoms am freien Rand rechts beschrieben. Die prä- und postoperativen Ergebnisse werden in einem Intervall von 16 Monaten mit Kehlkopfphotos und ultraschalldiagnostischen Befunden belegt. Postoperativ sind im transversalen und sagittalen Epiglottisfunktionstest eine erhebliche Verringerung der Bewegungsamplitude (Echoamplitude) der Epiglottis bei He-Phonation als Ausdruck der fehlenden Epiglottis belegbar.

Kasuistik 2: In diesem Beispiel werden vergleichend computertomographische Ergebnisse und Epiglottisfunktionstests bei einem supraglottischen Larynxkarzinom mit Befall der Epiglottis und des präepiglottischen Raumes links ($T_4 N_3 M_0$) erörtert. Es wird auf die Bedeutung der ergänzenden Ultraschalldiagnostik bei Epiglottiskarzinomen hingewiesen.

In zukünftigen Publikationen sollen weitere Anwendungen unserer transversalen und sagittalen Epiglottisfunktionstests (z. B. Staging bei Epiglottitis) beschrieben werden.

4. R. Siegert, B. Schrader, W. W. Schlenter und H. Weerda (Lübeck):
Die ultraschallgeführte Feinnadelpunktion pathologischer Raumforderungen im Kopf-Hals-Bereich

Die *Sonographie* des Kopf- und Halsbereiches ist ein hochsensitives bildgebendes Verfahren zum Nachweis und zur Beurteilung pathologischer Weichgewebsveränderungen. Die sichere Differenzierung regionärer Filiae von benignen Lymphknotenveränderungen ist jedoch nicht möglich.

Eine Möglichkeit, pathologische Prozesse diagnostisch einzugrenzen, besteht in der seit vielen Jahren bekannten Aspirationszytologie, die sich bei der herkömmlichen palpationsgeführten *Feinnadelpunktion* auf oberflächlich gelegene oder große Tumoren beschränkt. Es wurden deshalb seit 2 Jahren diese Techniken kombiniert.

121 Punktionen bei 102 Patienten wurden ausgewertet. 62 Patienten litten an bösartigen Neubildungen, 40 waren an benignen Speicheldrüsentumoren, Entzündungen oder Zysten erkrankt. Die minimale Durchmesser der punktierten Befunde betrugen 0,4 cm. Ihr Medianwert lag bei 1,2 cm. 56 punktierte Raumforderungen waren submandibulär lokalisiert. 37 lagen an der Gefäßscheide und 28 in der Regio parotideomasseterica. Komplikationen traten in keinem Fall auf.

37 punktierte Raumforderungen waren maligne. 33 von ihnen waren zytologisch richtig-positiv beurteilt worden, 4 waren falsch-negativ. Das entspricht einer *Sensitivität* von 89%. Bei den vier falsch-negativen Untersuchungsbefunden handelte es sich in einem Fall um einen M. Hodgkin und in drei Fällen um relativ große Metastasen von Plattenepithelkarzinomen mit zentralen Einschmelzungen. 57 Punktionen erfolgten in benigne Raumforderungen, deren Zytologien *alle richtig-negativ* beurteilt worden waren. 90 von 94 Feinnadelpunktionen, das sind *96%,* lieferten damit *richtige Dignitätsaussagen.*

Die *Belastung des Patienten* durch eine Punktion ist gering. Der Einstichschmerz der Nadel entspricht dem bei einer Venenpunktion zur Blutabnahme. Eine Lokalanästhesie ist nicht erforderlich.

Die *Risiken* der Feinnadelpunktion sind ebenfalls gering. In keinem Fall wurde ein größeres Gefäß punktiert oder ein Nerv verletzt und bei keinem Patienten entwickelte sich ein Hämatom. Der Nachweis einer vieldiskutierten Tumorzellverschleppung durch eine Punktion ist schwierig zu führen. In der entsprechenden klinisch retrospektiven Literatur wird das Risiko der punktionsbedingten Tumorzellverschleppung in der Größenordnung von etwa 0,005% vermutet. Trotz dieses äußerst geringen Risikos ist die Feinnadelpunktion nur zu befürworten, wenn das zytologische Ergebnis die therapeutische Strategie beeinflußt und damit für den betreffenden Patienten von Nutzen sein kann.

Zusammenfassend ist die ultraschallgeführte Feinnadelpunktion cervicaler und faszialer Raumforderungen ein nur gering invasives Verfahren mit einer hohen *Sensitivität um 90%* und einer *Spezifität von annähernd 100%.* Sie bietet für den Patienten eine *frühe und hohe diagnostische Sicherheit,* selbst bei wenigen Millimetern kleinen, an der Gefäßscheide gelegenen Lymphknoten.

5. Ch. Krausen, K.-F. Hamann (München):
Das sonographische Verhalten des Knochens

Eine zumeist unüberwindbare Hürde bei der sonographischen Untersuchung des Gesichtsschädels stellt der Knochen dar. Durch Modellversuche an einem menschlichen Schädelskelett, das unter Wasser geschallt wurde, lassen sich bekannte Phänomene wie sie beim Schallen von Knochen auftreten, in ungewöhnlicher, aber sehr plastischer Weise zeigen.

Schädelkalotte, Stirnhöhlen, Kieferhöhlen, Unterkiefer und das Zungenbein sind die wesentlichen Knochen im Bereich der Ultraschalldiagnostik des Kopf-Hals-Gebietes. Besondere Schwierigkeiten ergeben sich bei der Darstellung des Os hyoideum aufgrund seiner anatomischen Lage und Formvielfalt. Schallrichtung und Altersprozesse führen zu unterschiedlichen Echomustern, die sich in einer deutlich geringeren Brillanz des Impedanzsprungs von umgebendem Gewebe zu Knochen im Vergleich mit anderen Knochen äußern. Die sicherste Möglichkeit zur Identifizierung des Zungenbeins bei der Ultraschalluntersuchung liegt in der bimanuellen Untersuchung, wobei eine Hand den Schallkopf hält und die andere das Zungenbein bewegt.

In den Lehrbüchern und Atlanten der Ultraschalldiagnostik des Kopf-Hals-Gebietes wird auf die Darstellung des Zungenbeins teilweise ganz verzichtet, teilweise wird es nur in vertikaler Schallrichtung erwähnt. Es wird versucht durch diesen Beitrag diese Lücke zu schließen.

6. M. Schreiner, M. Herbert, G. Grevers, Th. Vogl (München):
Zur Wertigkeit der Kernspintomographie in der präoperativen Diagnostik von Hypopharynx- und Larynxtumoren

Die Therapie der Larynx- und Hypopharynxkarzinome hängt entscheidend von der Tumorausdehnung und Lokalisation ab. Von besonderem Interesse ist die Infiltrationstiefe in das umgebende Knorpel- und Weichteilbindegewebe, sowie vor allem die flächige Tumorausbreitung in der Submukosa. Zur Erfassung dieser Parameter werden neben der gängigen Stützautoskopie auch bildgebende Verfahren wie die konventionelle Röntgentomographie, die Computertomographie und die Kernspintomographie eingesetzt. In den letzten 5 Jahren hat die Tumordiagnostik mittels der Kernspintomographie zunehmend an Bedeutung gewonnen, da mit ihr scheinbar genauere Aussagen über die oben erwähnten diagnostischen Kriterien getroffen werden können, als dies mit den bisherigen Verfahren inklusive der Computertomographie möglich ist.

Um die tatsächliche Aussagefähigkeit dieser Methode zu überprüfen untersuchen wir 10 Patienten mit Larynx- und Hypopharynxkarzinomen in unterschiedlichen Tumorstadien. Bei allen Patienten wurde präoperativ mittels der Stützautoskopie die Tumorgröße und soweit möglich die Tumorinfiltration bestimmt und teils multiple Biopsien zur histologischen Untersuchung entnommen. In allen Fällen handelte es sich um Plattenepithelkarzinome. Anschließend wurde bei jedem Patienten eine Kernspintomographie durchgeführt. Acht Untersuchungen wurden an einem 1,0 Tesla und 2 Untersuchungen an einem 1,5 Tesla starken Magnetom der Firma Siemens unter Verwendung einer eigenkonstruierten Oberflächenspule durchgeführt. Nach einer sagittalen Übersicht wurde jeweils mit T1 wie T2-betonten Spinechosequenzen in transversaler Schichtorientierung vor und nach Gabe des paramagnetischen Kontrastmittels Gadolinium-DTPA in einer Dosierung von 0,1 m mol/kg Körpergewicht untersucht.

Bei 7 Patienten mußte aufgrund der Tumorgröße eine Laryngektomie durchgeführt werden, ein Patient erhielt eine Teilpharyngektomie und 2 Patienten eine supraglottische Larynxteilresektion. Alle Operationspräparate sind in Schnittstufen, entsprechend den kernspintomographischen Schichten histologisch aufgearbeitet worden. Bei 6 Patienten wurde kernspintomographisch der Verdacht auf eine Tumorinfiltration des Knorpels gestellt, der histologisch bestätigt werden

konnte. In 2 Fällen handelte es sich um eine Infiltration des Aryknorpels, in 3 Fällen um eine Schildknorpelinfiltration und in einem Fall um eine Destruktion der Epiglottis. In allen Fällen konnte die Ausdehnung dieser Knorpelinfiltrationen überraschend genau diagnostiziert werden. Bei der Bestimmung der Tumorinfiltration in benachbartes Weichteilbindegewebe kommt der Kontrastdarstellung mittels Gadolinium-DTPA ein hoher Stellenwert zu. So ist es in einem Fall aufgrund der Kontrastmittelaufnahme gelungen, eine dem Tumor unmittelbar angrenzende Lymphknotenmetastase, die ursprünglich in der Nativaufnahme als solider Anteil des Primärtumors imponierte, als solche zu erkennen und gegen den Tumor abzugrenzen. Anhand der vorliegenden Studie konnte gezeigt werden, daß mittels der Kernspintomographie genauere Aussagen bezüglich der Tumorinfiltration in benachbartes Knorpel- und Weichteilbindegewebe, sowie der submukösen Tumorausdehnung gemacht werden können und somit die präoperative Diagnostik entscheidend verbessert werden kann.

R. Hagen (Würzburg): Ergänzend möchte ich auf drei weitere Vorteile des NMR hinweisen: Keine Störung durch Artefakte (Zahnplomben) insbesondere bei Oropharynx-Karzinomen, die beliebige Schichtführung ohne Umlagern des Patienten und die fehlende Strahlenbelastung im Vergleich zum CT.

K. Rohmann (Krefeld): Welche zusätzliche Information bringt die MRT-Untersuchung im Vergleich zur klinischen Untersuchung im Hinblick auf die Operationsplanung? Falsch-negative oder -positive Ergebnisse ergibt die für einen Radiologen schwierig zu interpretierende Anatomie im Kopf-Hals-Bereich, so daß der klinische Befund unverzichtbar ist.

M. Schreiner (Schlußwort):
Keinesfalls sollte jeder Patient, ob er an einem Larynx- oder Hypopharynxkarzinom erkrankt ist, kernspintomographisch untersucht werden. An erster Stelle steht auch bei uns die konventionelle Stützautoskopie; nur bei besonderer Fragestellung, genannt seien hier z. B. supraglottische Larynxteilresektion versus Laryngektomie oder die Infiltrationstiefe eines Mundbodenkarzinoms, werden die Patienten in NMR untersucht.

Otologie I

7. A. Wern, J. Silberzahn (Gießen):
Die Anwendung von Ciprofloxacin bei Otitis externa

In der HNO-Klinik der Universität Gießen litten 1989 bis April 1990 ca. 4% der Patienten an einer isolierten Otitis externa. Bei 357 Patienten wurde eine Erreger- und Resistenzbestimmung durchgeführt. In 60% fanden wir als Infektionserreger Pseudomonas aeruginosa.

Pseudomonas aeruginosa ist gefürchtet aufgrund der Fähigkeit, Exotoxine zu bilden, der leichten Übertragbarkeit sowie der häufigen Therapieresistenzen. Die Wirkung der Gyrase-Hemmer bietet hierbei eine Alternative.

Seit 1988 setzten wir Ciprofloxacin in der Lokalbehandlung der Otitis externa ein. Nach Erhalt des Abstrichergebnisses oder nach erfolgloser Vortherapie wurde Ciprofloxacin eingesetzt, ferner bei klinischem Verdacht auf Pseudomonas-Infektion nach Foetor und Farbe. Eine zusätzliche orale Therapie erfolgte bei begleitender Lymphadenitis colli oder starkem Krankheitsgefühl, bei zwei Patienten war eine stationäre intravenöse Therapie erforderlich. Wir benutzten zur Therapie der Otitis externa in unserem Patienten-Kollektiv in 42% erfolgreich handelsübliche Otologika. Von den 58% der Fälle, die wir mit Ciprofloxacin therapierten, waren 54% erfolglos vorbehandelt worden. Bei der alleinigen Lokal-Therapie fanden wir keine allergische Reaktion gegen Ciprofloxacin. Bis auf 9 von 357 Patienten war unsere Therapie erfolgreich.

Die lokale Anwendung von Antibiotika ist umstritten, ferner ist Ciprofloxacin nicht zur Lokaltherapie zugelassen. Die rasche und komplikationslose Ausheilung bei fast allen unseren Patienten mit Otitis externa, verursacht durch Pseudomonas aeruginosa, rechtfertigt diese Anwendung bei strenger Indikationsstellung.

G. Stange (Karlsruhe): Die rasche Ausheilung von Pseudomonas-infizierten äußeren Ohren rechtfertigt die lokale Anwendung. Ciprofloxacin greift intracellulär an und erreicht den intracellulär eindringenden Pseudomonas-Keim. Meist ist eine Otitis externa, infiziert durch Pseudomonas, nach 3 bis 4 Tagen bei täglichem Reinigen durch Aussaugen, Spülungen mit Tutofusin und Streifeneinlage oder Spülung mit Ciprofloxacin ausgeheilt.

8. U. Heller, A. Schwarzkopf, G. Geyer (Würzburg):
Vergleichende mikrobiologische Untersuchungen zur antibakteriellen Wirksamkeit von Vibravenös und Ciprobay in Marbagelan-Gehörgangstamponaden

Die Tetracycline haben sich wegen ihrer guten lokalen Verträglichkeit und fehlenden Ototoxizität als lokale Infektionsprophylaxe in Gehörgangstamponaden seit Jahren bewährt. Im Gegensatz zu Tetracyclinen zeigen Gyrasehemmer eine gute Wirksamkeit gegenüber den drei chronischen Mittelohrentzündungen häufig vorkommenden gramnegativen Keimen wie Pseudomonas aeruginosa und Proteus mirabilis. Nach Stille eignen sie sich ebenfalls zur Lokalbehandlung.

In einer klinisch kontrollierten, randomisierten Studie wurde bei 75 Patienten, die sich einer Mittelohroperation unterziehen mußten, überprüft, ob die alternative Verwendung von Gyrasehemmern in Gehörgangstamponaden Vorteile gegenüber Tetracyclinen hat. Am Ende des Mittelohreingriffes wurde der äußere Gehörgang bzw. die Mastoidhöhle bei 39 Patienten mit Ciprobay- und bei 36 Patienten mit Vibravenös-getränkten Marbagelan-Gehörgangstamponaden gefüllt.

Folgende Kriterien würden prä- bzw. postoperativ zur Beurteilung des Ohrzustandes herangezogen: Ohrsekretion, Granulationsgewebebildung, Trommelfellperforation und die Beschaffenheit der Tamponade.

3 Wochen postoperativ hatte in beiden Gruppen die Ohrsekretion um ca. ein Drittel abgenommen, bei jeweils einem Drittel der Patienten war eine Granulationsgewebebildung im Gehörgang feststellbar, 5 Patienten in der Ciprobay-Gruppe und 3 Patienten in der Vibravenös-Gruppe wiesen Rezidivperforationen auf.

In der Ciprobay-Gruppe bot sich 3 Wochen postoperativ bei 12 Patienten eine zum Teil flüssige, zum Teil schmierige Tamponade, in der Vibravenös-Gruppe nur bei 2 Patienten. Bei 4 Patienten trat eine lokale Unverträglichkeit gegenüber Ciprobay auf.

Präoperativ wurden folgende Keime vorwiegend gefunden: Staphylococcus epidermidis, Proteus mirabilis und andere Enterobacteriaceen, Pseudomonas aeruginosa, Staphylococcus aureus und Anaerobier. Bei der antibakteriellen Wirksamkeit ergab sich für Ciprobay kein günstigeres Ergebnis als für Vibravenös, auch nicht gegenüber Proteus mirabilis und Pseudomonas aeruginosa, obwohl diese sich im Agardiffu-sionstest sensibel gegenüber Ciprobay erwiesen. Durch In vitro-Tests konnte festgestellt werden, daß die ungünstige antibakterielle Wirksamkeit nicht auf eine zu niedrige Ciprobay-Konzentration zurückgeführt werden kann.

In dem von uns untersuchten Patientengut wurde derzeit sowohl klinisch als auch durch In vitro-Tests kein Vorteil von Gyrasehemmern gegenüber der üblicherweise mit Tetracyclinen angereicherten Gehörgangstamponade nachgewiesen.

9. W. Goertzen, Ch. Jakobs, P. Christ, T. Haid (Erlangen): Die Mastoiditis – ein kritischer Rückblick

Trotz Einführung hochwirksamer Antibiotika und trotz Früherkennung akuter Mittelohrentzündungen durch Hausarzt, Pädiater und HNO-Arzt, ist die Mastoiditis noch nicht völlig von der Bildfläche verschwunden und nicht selten mit otogenen Komplikationen behaftet. Zuletzt haben Pfaltz, Rosen, Palva, Fleischer und andere über einen gewissen Panoramawechsel berichtet. Ziel der eigenen retrospektiven Analyse von 70 operierten Patienten mit Mastoiditis war die Überprüfung der Zuverlässigkeit der gegenwärtigen Diagnostik und Therapie.

In Zusammenarbeit mit der Universitätskinderklinik Erlangen wurden die Krankenunterlagen von 70 Patienten ausgewertet, die in den Jahren 1980 bis 1989 an der HNO-Klinik Erlangen mastoidektomiert worden waren. An diesen 70 Patienten wurden 78 Mastoidektomien ausgeführt, 4 Patienten wurden beidseits operiert und bei 4 weiteren kam es zu einem Rezidiv oder zur Notwendigkeit einer Revision. Nicht berücksichtigt wurden Fälle mit chronischer Otitis media (z. B. Cholesteatom) und maligner Otitis externa.

Überwiegend handelte es sich um junge Patienten; 60% waren unter 8 Jahre alt. In diesem Zeitraum wurden ca. 120 Patienten wegen Mastoiditis stationär behandelt. Die exakte Anzahl ließ sich aus organisatorischen Gründen nicht mehr ermitteln.

Diese Diagnose bedeutet nicht automatisch eine Indikation zur Operation.

26 Patienten unter 8 Jahren wurden unmittelbar der typischen primären Mastoidektomie unterworfen. Die übrigen Patienten wurden abwartend unter intensiver konservativer Behandlung stationär beobachtet. Bei 47 Patienten wurde nach anfänglicher Beobachtung unter dem Bild einer subakuten oder chronischen Verlaufsform doch noch mastoidektomiert. Bei der chronischen Verlaufsform, mit einem Krankheitsverlauf von 3 Wochen bis zu 12 Monaten waren überwiegend Erwachsene betroffen. Als flankierende Maßnahmen wurden in 84% eine Epipharyngoskopie oder Adenotomie durchgeführt. In 21% war die Anlage eines Paukenröhrchens der Gegenseite erforderlich.

Beobachtungen zur Diagnostik

Leitsymptome: Erwähnenswert ist, daß neben dem Auftreten der klassischen Symptome wie Fieber, Otalgie, Otorrhö auch primär unspezifische Symptome wie langsam eintretender Hörverlust, Tinnitus und Schwindel beobachtet wurden. Bei den subakuten und chronischen Mastoiditisformen mit Verläufen bis zu 12 Monaten fehlten die Alarmsymptome manchmal sogar vollständig.

Otoskopischer Befund: Wichtigster klinischer Befund war in fast allen Fällen die Rötung und druckschmerzhafte retroaurikuläre Schwellung. In 17% kontrastierte dazu ein fast oder ganz unauffälliger Aspekt von Trommelfell und hinterer Gehörgangswand.

Tabelle 1. Zusätzliche operative Maßnahmen bei 70 Patienten mit Mastoiditis

Epipharyngoskopie/Adenotomie	n = 59	84%
Paracentese Gegenohr	n = 27	39%
Paukenröhrchen Gegenohr	n = 15	21%
Endonasale NNH-Operation	n = 13	19%
Tonsillektomie	n = 11	16%

Mehrfachnennungen möglich

Tabelle 2. Präoperative otogene Komplikationen bei 11 Patienten (16%) mit Mastoiditis (n = 70 Patienten)

Meningitis/Enzephalitis	n = 5
Epidural-, Subdural-, Hirnabszeß	n = 5
Fazialisparese	n = 3
Sinusthrombose	n = 1
Abducensparese	n = 1

Mehrfachnennungen möglich

Tabelle 3. Die verschiedenen Mastoiditisformen bei 78 Mastoidektomien (1980–1989)

Alter der Patienten	0–7 Jahre	älter 8 Jahre	Summe
akut	n = 26	n = 5	31 (40%)
subakut	n = 12	n = 9	21 (27%)
chronisch	n = 7	n = 19	26 (33%)

Bakteriologische Abstriche zeigten das übliche Keimspektrum und führten i. a. nicht weiter.

Laboruntersuchung: Neben der klinischen Untersuchung erbrachte die Bestimmung von Blutsenkungsgeschwindigkeit und Leukozytenzahl wichtige Hinweise zur Erkennung einer Mastoiditis. Durch vorangegangene kurzfristige Antibiotikagabe war die BKS deutlich weniger als die Leukozytenzahl zu beeinflussen. Sie zeigte in über 80% hochpathologische Ergebnisse.

Bildgebende Verfahren: Als überlegen erwies sich die Röntgendiagnostik, wobei die operativ verifizierte Mastoiditis zu 79% auch in der Schüller-Aufnahme zu erkennen gewesen war, während ein Computertomogramm zu 93% mit dem Operationsbefund übereinstimmte.

Verlauf und Ergebnisse

74 (95%) der 78 in typischer Weise mastoidektomierten Ohren erholten sich postoperativ anstandslos. Dies war unabhängig davon, ob retroaurikulär-transkortikal oder in seltenen Fällen endaural-transmeatal eingegangen wurde. In jedem Fall erfolgte die vollständige bis subtotale Freilegung aller Zellen bis zur Mastoidspitze und die Sicherung einer gehörigen Kommunikation mit der Paukenhöhle.

In 4 Fällen (5%) traten postoperativ Komplikationen auf. Einmal machte eine iatrogene Fazialisverletzung, zweimal ein Wiederaufflackern der Entzündung innerhalb von 3 Wochen und beim 4. Fall ein Rezidiv nach 3 Monaten eine Zweitoperation erforderlich. Komplikationen vor der operativen Therapie hatten in 16% bestanden. In 9 von 11 Fällen bei okkulter oder chronischer Mastoiditis.

Besondere Beobachtungen

46 Fälle erfüllten die Kriterien einer okkulten Mastoiditis: Bei unspezifischem oder negativem otoskopischen Befund und nur leichter klinischer Symptomatik deckte die Operation eine floride Muco-Periostitis auf. Dies waren oft Fälle, die schon längere Zeit oder wiederholt antibiotisch behandelt worden waren (bis zu 12 Monaten).

Nur in knapp der Hälfte der Fälle mußte die primäre konservative Behandlung unterbrochen und durch eine verzögerte Operation ersetzt werden. Eine Katastrophe folgte daraus niemals. Die verzögert operierten Ohren heilten ebenfalls folgenlos ab.

Zusammenfassende Feststellungen

1. Die eigene Fallanalyse bestätigt die Beobachtungen von Pfaltz, Rosen, Palva, Fleischer und anderen über einen Panoramawechsel der akuten Mastoiditis. Die dramatische Symptomatik und das unübersehbare klinische Bild ist zurückgetreten zugunsten eines abgeschwächten Zustandsbildes mit wenigen Krankheitszeichen und oft wenig ausgeprägten sichtbaren Veränderungen.
2. Die Bedeutung moderner bildgebender Verfahren hat deshalb erheblich an Bedeutung gewonnen. Die Indikation wurde im eigenen Krankengut zu 73% im wesentlichen vom Schüllerbild oder dem C.T. getragen.
3. Das Lebensalter der Erkrankten entspricht mehr oder weniger der Altersverteilung früherer Jahrzehnte, wenngleich die chronische Verlaufsform überwiegend beim älteren Kind oder Erwachsenen vorzufinden ist.
4. Besondere Aufmerksamkeit verdienen Begleit- bzw. Grunderkrankungen wie Hyperplasie des Waldeyer-Rachenringes, Sinusitis und Bronchitis.
5. Die Mastoiditis im Kindesalter, mehr noch im Erwachsenenalter, ist nicht automatisch eine beidohrige Erkrankung.
6. Unsere vom Verhalten früherer Jahrzehnte abweichende, leicht restriktive Operationsindikation bei Frühstadien der Mastoiditis mit exspektativ, unter klinischer Beobachtung erfolgender, intensiv konservativer Behandlung hat sich bewährt.

F. W. Oeken (Leipzig): An der Leipziger Univ.-HNO-Klinik hat die Zahl der Mastoidektomien seit 1980 wieder zugenommen – trotz sachgemäßer antibiotischer Therapie der akuten Otitis media. Statistik über 40 Jahre: Anfang der 50er Jahre 350 Mastoidektomien pro Jahr, massives Absinken auf 25–30 pro Jahr 1965–1978, seit 1980 wieder Ansteigen auf 60–80 Fälle pro Jahr! (2/3–3/4 der Fälle im Säuglings- und Kleinkindalter).

E. Steinbach (Reutlingen): Dem demonstrierten klinischen Wandel geht ein Wandel der Veränderungen im histopathologischen Erkrankungsbild einher. Die früher beschriebenen schweren Knochenentzündungen und Knochenzerstörungen werden vermißt. Es bestehen Granulationen mit granulozytären Infiltraten, ähnlich den Veränderungen bei der polypös-lymphoplastischen chronischen Mittelohrentzündung. Warum dann die hohe BSG?

P. Federspil (Homburg/Saar): In Anbetracht des wesentlichen Einflusses der Antibiotikatherapie auf die Prognose der akuten Otitiden möchte ich Sie bitten, uns mitzuteilen, mit welchen Keimen Sie es zu tun hatten. Bei akuten und chronischen Otitiden und Mastoiditiden sollte man ein Grampräparat anfertigen, mit dem man in bis zu 90% der Fälle ein therapeutisch wegweisendes Ergebnis innerhalb von 10 Minuten erhält.

J. Helms (Würzburg): Verlängert eine konservative Behandlung die Krankheitsdauer nicht gelegentlich in unnötiger Weise?

W. Goertzen (Schlußwort):
Zu Herrn Oeken: In dem von uns nachuntersuchten Zeitraum (1980–1989) fand sich keine signifikante Häufung der Fälle mit Mastoiditis in den letzten Jahren. Die Verteilung war ungefähr gleichmäßig.

Zu Herrn Steinbach: Das Pathologische Institut Erlangen unterscheidet 3 Hauptformen im histologischen Bild der Mastoiditis: Ein akutes, ein subakutes und ein chronisches Stadium; daneben werden noch Subtypen unterschieden. Das Bild ist ähnlich den Formen bei Sinusitis. Eine Beziehung zur Blutsenkungsgeschwindigkeit ergab sich nicht.

Zu Herrn Federspil: Das Keimspektrum entsprach weitgehend dem von anderen Autoren gefundenen Bild. Bei Kindern überwogen Pneumokokken, bei Erwachsenen Streptokokken, wobei eine gewisse Häufung von Pseudomonas aerug. beobachtet wurde. Die genauen Zahlen werden später publiziert.

Zu Herrn Helms: Die genauen Vergleichszahlen der stationären Behandlungsdauer von operativ und konservativ behandelten Patienten mit Mastoiditis lassen sich nur schwer zurückverfolgen, da ein Teil der Patienten in der Kinderklinik stationär aufgenommen war. Ein Schaden entstand den konservativ Behandelten nicht. Bei einem gewissen Prozentsatz wurde später jedoch zusätzlich eine Tonsillektomie oder die Anlage einer Paukendrainage durchgeführt. Unter stationärer Kontrolle kann die Durchführung eines konservativen Behandlungsversuches befürwortet werden.

10. K. Jahnke, E. Zöller (Essen):
Chirurgie bei aseptischer Knochennekrose und bei Cholesteatom des äußeren Gehörgangs

Wir berichten über die seltenen Krankheitsbilder der aseptischen Knochennekrose und des Cholesteatoms des äußeren Gehörgangs. In den letzten sechs Jahren sahen wir insgesamt sechs Patienten mit aseptischer Knochennekrose des äußeren Gehörgangs, bei zwei Patienten beidseits. Der Terminus schließt nicht aus, daß in der Pathogenese nicht auch z. B. eine umschriebene Periostitis, wie nach Trauma, einen wesentlichen Faktor darstellen kann. Eine mögliche Entzündung ist jedoch weitgehend und spontan abgeklungen. Es handelt sich folglich um eine völlig andere Entität als die der Otitis externa necroticans. Die Knochendefekte liegen meist medial am Gehörgangsboden und können auch auf die vordere Gehörgangswand übergreifen. In dieser können sich Epidermisschuppen sammeln, oder es bildet sich ein klassisches Cholesteatom, wie es Otto Mayer in vier Fällen und später Altmann und Waltner histologisch überzeugend darstellen konnten. Hierbei handelt es sich um Cholesteatome des äußeren Gehör-

gangs mit markantem Knochenabbau bei geschlossenem Trommelfell und unauffälligem Mittelohr. Nicht gemeint sind Anulus-Cholesteatome nach Tympanoplastik vorwiegend mit der Auflegetechnik oder kleine Epidermisperlen. Fast alle Patienten gaben die häufige Benutzung von Wattestäbchen an, während die Vorgeschichte sonst unauffällig war. Insbesondere ergab sich kein Anhalt für spezifische Entzündungen.

Die meisten Patienten wurden uns zugewiesen, weil die Gehörgänge schlecht zu reinigen waren. Schmerzen wurden allgemein nicht angegeben. Häufige Gehörgangsentzündungen waren nicht charakteristisch. Den beiden Patienten mit Gehörgangscholesteatomen war gemeinsam, daß sie außerordentlich starke Schmerzen bei der Gehörgangsreinigung hatten.

Die uns vorliegenden Operationslehren enthalten keine Hinweise auf diese Krankheitsbilder oder entsprechende Operationstechniken. Deshalb sei hier kurz unser *operatives Vorgehen* beschrieben (Abb. 1):

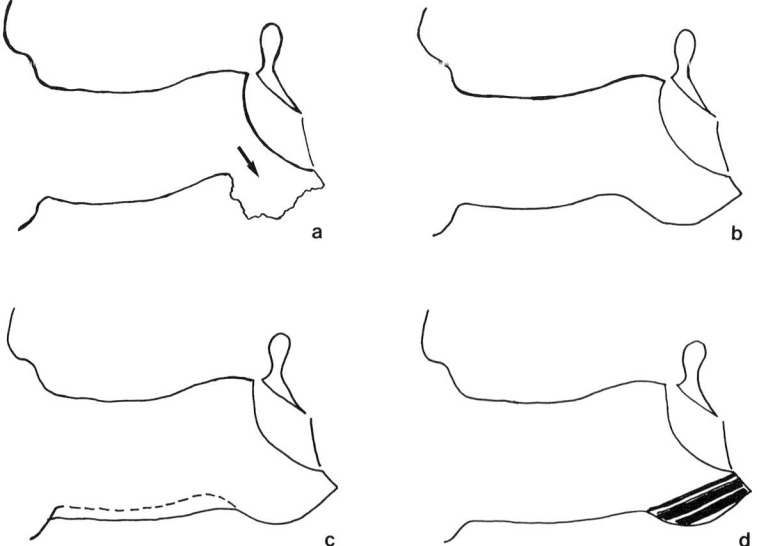

Abb. 1. Siehe Text

Alle Eingriffe, außer bei einer Patientin mit Cholesteatom, erfolgten in Lokalanästhesie. Zunächst wird der Knochendefekt gesäubert. Gelegentlich liegt gelblich verfärbter, unregelmäßig begrenzter Knochen frei (Abb. 1a). Es wird möglichst epithelschonend vorgegangen und ein medial gestielter meataler Lappen vorpräpariert. Knöcherne Überhänge werden weggefräst, um den Defekt voll übersehen zu können. Soweit nicht Weichteile freiliegen, wird der Knochen geglättet. Anschließend wird der knöcherne Gehörgang deutlich mit dem Diamantbohrer weitergeschliffen und damit der Defekt entsprechend verkleinert (Abb. 1b). Falls erforderlich, wird auch der Gehörgangseingang zusätzlich erweitert (Abb. 1c). Schließlich wird der verbleibende Defekt mit Tragusknorpelscheibchen und überlappendem Perichondrium aufgefüllt. Dies ist besonders wichtig, wenn das Hypotympanon freiliegt. Das Perichondrium wird mit einem Hautlappen, falls nötig mit einem freien Dermisläppchen, z. B. von der

vorderen oberen Gehörgangswand, vollständig gedeckt. In einem Fall wurde ein großer knöcherner Defekt z. T. auch mit poröser Trikalziumphosphatkeramik aufgefüllt (Abb. 1d). Alternativ kann selbstverständlich auch Knochenmehl genommen werden.

Mit dieser Operationstechnik konnten wir glatte, selbstreinigende Gehörgänge wiederherstellen. Zur Nachbehandlung benutzen wir vor allem Castellani-Lösung.

Die histologische Untersuchung ergab bei allen unseren Fällen den Befund nekrotischen Knochens, z. T. als Sequester, ohne daß eine akute bakterielle Infektion nachweisbar gewesen wäre.

Die Bedeutung eines glatten selbstreinigenden Gehörgangs ist natürlich auch für Hörgeräteträger von besonderer Bedeutung, wie kürzlich Perkins mit seiner Technik der Konturbildung eines Gehörgangs für die Im-Ohr-Hörgeräteanpassung zeigte.

11. H.-G. Kempf, K. Jahnke, Ch. Möckel (Tübingen/Essen): Funktionelle Langzeitergebnisse nach Cholesteatomchirurgie

Fünf Jahre nach Cholesteatomoperation – Ersteingriffe 1981/1982 – wurden 112 Patienten klinisch und audiometrisch nachuntersucht. Verglichen wurde das präoperative Hörvermögen mit dem Hörvermögen bei der Nachuntersuchung unter Berücksichtigung der verschiedenen Operationstechniken.

Von den 59 rechten und 53 linken Ohren wurden 57 (50,9%) mit offener Technik (modifizierte Mastoidhöhle) sowie 55 (49,1%) in geschlossener Technik (Attiko-Antrotomie n = 31, anterior-posterior approach n = 2, transmeataler Zugang n = 4) operiert. Zur Rekonstruktion der Schalleitungskette wurden folgende tympanoplastischen Techniken angewendet: Typ I (n = 11), Typ III klassisch (n = 27), Typ III mit Interposition (n = 36), Typ III mit Columella (n = 9), Typ IV (n = 4). Bei 25 Ohren wurde beim Ersteingriff auf eine Hörverbesserung verzichtet.

Im Untersuchungszeitraum wurden 28 (25%) Ohren nachoperiert, dabei 10 Ohren wegen eines Rezidivcholesteatoms (Tabelle 1). Bei der Nachuntersuchung konnte in 22 (19,6%) Ohren ein deutlich pathologischer Befund erhoben werden (Tabelle 2). Dies macht

die Notwendigkeit regelmäßiger Nachkontrollen deutlich.

Betrachtet man das postoperative Hörvermögen nach Cholesteatomoperation, so zeigt sich für die geschlossenen Techniken in 69,5%, für die offene Technik in 51,5% eine Schalleitungskomponente von kleiner als 20 dB bei 1000 Hz. Für die Tympanoplastik Typ III klassisch ergeben sich dabei keine Unterschiede im Langzeithörvermögen für die offene oder geschlossene Technik. Eine Columellakonstruktion dagegen führt zu einem besseren Hörvermögen bei den geschlossenen Operationsverfahren.

Durch Reduktion der geschlossenen Techniken ergab sich eine deutliche Senkung der Cholesteatomrezidivrate: Wurden 1971/1972 noch 78,9% der Cholesteatome in geschlossener Technik operiert mit einer Langzeitrezidivrate von 25% (Jahnke et al. 1985), so ergibt sich in dieser Studie eine Rezidivrate von 10,7% bei annähernd gleichverteilter Anwendung der Operationsverfahren.

Tabelle 1. Cholesteatomchirurgie – Nachuntersuchung (n = 112)

Kein patholog. Befund:	n = 90 (80,4%)
Pathologischer Befund:	n = 22 (19,6%)
– Perforation	n = 7
– Cholesteatomrezidiv	n = 2
– Myringitis/nässende Höhle	n = 13

Tabelle 2. Cholesteatomchirurgie – Zweiteingriffe (n = 112)

Nachoperation innerhalb von 5 Jahren	n = 28 (25,0%)
Indikation: – Rezidivcholesteatom	n = 10 (35,8%
– audiologische Ind.	n = 7 (25,0%)
– Second-Look geplant	n = 7 (25,0%)
– Trommelfellperforation	n = 2 (7,1%)
– Mastoidhöhlenrevision	n = 2 (7,1%)

Die Studie zeigt, daß zum einen eine regelmäßige Nachsorge der Cholesteatompatienten notwendig und sinnvoll ist. Zum anderen bieten die tympanoplastischen Verfahren eine gute Möglichkeit, auch im Langzeitverfahren für viele Patienten ein sozial verwertbares Hörvermögen nach Cholesteatomoperation zu erreichen.

W. Meuser (Wuppertal): Sie gaben bei den offenen Techniken etwas schlechtere Ergebnisse als bei den geschlossenen an. Wurde bei den offenen Techniken die Auflage für das Trommelfell hinten oben erhöht oder wurde das Trommelfell-Transplantat direkt über das Fazialis- oder Bogengangsniveau geführt? Was bezeichnen Sie bei offenen Höhlen als Rezidiv? Die Höhlen sind ohnehin mit verhornendem Epithel ausgekleidet. Man kann bei der Operation sogar bewußt Matrix zu ihrer Auskleidung zurücklassen. Wie treffen Sie die Unterscheidung zwischen Rezidiv und schlecht gepflegter Höhle?

U. Vick (Rostock): Welches therapeutische Konzept bezüglich der Operationstechnik besteht bei Problemfällen, z. B. bei Kindern mit chronischen Schleimhauterkrankungen oder Spalt-Trägern?

H.-G. Kempf (Schlußwort):
Zu Herrn Meuser: Eine Knorpelerhöhung bei offener Operationstechnik erfolgte nicht. Es konnten 3 epitympanale Cholesteatomrezidive und 7 Residualcholesteatome im Mittelohr gefunden werden.

Zu Frau Vick: Bei Kindern mit einer Lippen-Kiefer-Gaumen-Spalte sind möglichst sichere Operationsverfahren anzuwenden, da eine Beseitigung der Ursache häufig nicht möglich ist.

12. P. Tolsdorff (Bad Honnef):
Radikalhöhlenverkleinerung mittels eines retroaurikulären Haut-Knorpel-Conchakipplappens

Die Ohrradikalhöhle hat neben dem Vorteil der großen Sicherheit hinsichtlich der Rezidivgefahr andererseits hinlänglich bekannte Nachteile:

Lebenslange Pflegebedürftigkeit der Höhle, rezidivierende Entzündungsschübe aufgrund von Granulationen, thermische Empfindlichkeit des Vestibularorgans, Schalleitungsverluste aufgrund der großen Höhle.

Zur Vermeidung dieser Nachteile wird der Wiederaufbau der hinteren Gehörgangswand mit Erhaltung eines pneumatisierten Mastoids oder die rezidivsichere primäre bzw. sekundäre Obliteration der Radikalhöhle, zumindest aber ihre obliterierende Verkleinerung durch verschiedene Techniken empfohlen. Zur Anwendung kommen gestielte Periost- und Muskellappen, z. T. in Verbindung mit Vollhaut- oder Bindegewebsverpflanzungen. Die eigentliche Verkleinerung erfolgt häufig durch frei transplantierte autologe Knorpelchips aus Concha-, Tragus-, Septum- oder Rippenknorpel sowie durch homologe Bankknorpelchips, Kunststoffe oder künstliche Knochensubstanzen.

Unsere guten Erfahrungen mit dem gestielten retroauriculären Insellappen (Tolsdorff u. Walter, 1974) legten den Gedanken nahe, diesen Lappen knorpeltragend statt 90 Grad nach vorne in einen Conchadefekt einzuschwenken um 180 Grad in die Radikalhöhle zur Verkleinerung bzw. Obliteration der Höhle zu transponieren.

Methode

Ist die Obliteration der alten Radikalhöhle von vornherein geplant, präparieren wir nach postauriculärer Hautinzision die retroauriculäre Haut von der Ohrmuschelrückseite in Richtung Helix ab und schneiden aus der Concha einen der Radikalhöhle entsprechenden zungenförmigen Perichondrium-Knorpel-Lappen mit anhängendem retroauriculärem Bindegewebe, das auf dem Mastoid gestielt ist. Während Palva seinen Lappen an der Concha stielte, wird dieser Lappen somit genau entgegengesetzt um 180 Grad posterior gestielt. Die Conchaknorpelinsel kann auch mit einer ihr aufsitzenden, sie ggf. auch überlappenden retroauriculären Hautinsel präpariert werden, falls die gesamte Radikalhöhlenhaut verworfen werden muß. Die Haut der Ohrmuschelrückseite ähnelt in ihrem Aufbau praktisch der Gehörgangshaut. In aller Regel ist jedoch genügend gesunde Ohrradikalhöhlenhaut vorhanden, um eine einwandfreie Epithelisierung zu gewährleisten.

Es ist wichtig, den Conchaknorpel komplett bis in den Gehörgang hinein in den Lappen einzubeziehen, um später auch die gewünschte Erweiterung des Gehörgangseingangs zu erzielen. Der Lappen wird nach der Präparation temporär nach hinten gelegt und zuerst die hintere Eingangszirkumferenz der Radikalhöhle aufgesucht und die Radikalhöhlenhaut gehörgangswärts aus der Radikalhöhle nach Möglichkeit in einem Stück herauspräpariert. Ggf. empfiehlt es sich, schon zu diesem Zeitpunkt die Radikalhöhle durch Schnittinzisionen an dieser Stelle zu eröffnen. Granulomatöse Anteile der Radikalhöhlenhaut werden ebenso entfernt wie später überschüssige Anteile der Radikalhöhlenhaut. Die knöcherne hintere Begrenzung der Radikalhöhle muß anschließend auch posterior weggebohrt werden, um eine spannungsfreie Einlagerung des zusammengesetzten Lappens einschließlich des ernährenden, retroauriculären Bindegewebsblocks über die Kante in die Höhle zu ermöglichen. Ein mehrfaches Inzidieren der Concha-Knorpelplatte erleichtert das Adaptieren an die hintere knöcherne Radikalhöhlenwand und gibt dem Lappen gehörgangswärts die gewünschte halbrunde Kontur. Läßt sich der zusammengesetzte Lappen nicht weit genug nach medial in Richtung auf den Labyrinthblock hin transportieren, bringt ein teilweises Durchtrennen des retroauriculären Stiels und lediglich das Belassen einer oberen oder unteren ernährenden Bindegewebsbrücke die gewünschte Mobilität. Die Knorpelinsel selbst kann durch komplette quere und längs verlaufende Inzisionen in mehrere Knorpelinsen aufgetrennt werden, so daß der Insellappen sich wie ein mash-graft-Lappen in Länge und Breite auseinanderziehen und somit vergrößern läßt. Es empfiehlt sich, über dem Labyrinthblock noch zusätzlich mit weiteren kleinen freien Perichondrium-Knorpelspänen aufzufüttern, da hier die räumlichen Verhältnisse zumeist sehr eng und winklig sind, so daß der Lappen sonst hier sehr spitz auslaufen müßte.

Der Eingriff erfolgt zumeist in Kombination mit einer ebenfalls knorpelgestützten Tympanoplastik. Anschließend wird die herauspräparierte Radikalhöhlenhaut nach Inzision am Gehörgangseingang unter Sicht von retroauriculär auf die jetzt obliterierte Höhle zurückgeschlagen und entsprechend auf die Größe des jetzigen Gehörgangs durch Excision parallel zur Gehörgangsachse auf das notwendige Maß gekürzt, so daß die Ränder Stoß an Stoß zu liegen kommen.

Stellt sich die Indikation zur Obliteration einer Radikalhöhle während eines Eingriffs nach Anlegen einer Radikalhöhle oder nach bereits erfolgter üblicher Eröffnung einer alten Radikalhöhle, wird der Conchalappen in derselben Art präpariert, jetzt jedoch lediglich an einer oberen und unteren Bindegewebsbrücke sowie an der Haut der hinteren Gehörgangswand gestielt und dann an dieser hängend um 180 Grad nach hinten in die Radikalhöhle gekippt. Wir haben inzwischen über 20 Patienten nach diesem Verfahren operiert, von denen 12 nach mindestens einem Jahr nachkontrolliert werden konnten. Von diesen zeigten jetzt zehn einen praktisch normal weiten äußeren Gehörgang aufgrund der obliterierten Höhle, in zwei Fällen fand sich ein noch deutlich erweiterter äußerer Gehörgang. Der Gehörgangseingang war in allen Fällen erweitert. Der Hörgewinn betrug zwischen 20 und 40 dB. Alle Ohren sind jetzt selbstreinigend und bedürfen praktisch keinerlei Pflege mehr.

W. Meuser (Wuppertal): Wie lange lag bei den gezeigten postoperativen Bildern die Operation zurück? Bei Ihrer Technik füllt sich der Raum hinter der neuen knorpeligen Gehörgangswand mit dem — wie Sie sagen — dicken Bindegewebsstiel des Transplantats. Erfahrungsgemäß kann solches Gewebe atrophisch werden, so daß dann doch wieder eine offene Höhle resultiert. 1984 hatte ich schon veröffentlicht, bei alten Radikalhöhlen die hintere Gehörgangswand mit Conchaknorpel wieder aufzubauen, dann aber den Warzenfortsatz mit dem nicht resorbierbaren Knochenzement Sulfix-G zu obliterieren. Diese Obliterationen sind beständig.

P. Tolsdorff (Schlußwort):
Die gezeigten Ergebnisse wurden 1/2 und 1 Jahr nach der Operation aufgenommen. Unsere Erfahrung mit gestielten Composite grafts hat gezeigt, daß derartige Lappen praktisch aufgrund der Knorpelstabilisierung nicht schrumpfen, der bradytrophe Knorpel selbst durch den Bindegewebsteil ausreichend ernährt wird.

13. W. v. Glaß, C. Stenglein, R. Streit (Erlangen): Okkulte Sinusitis paranasalis bei chronischer Otitis media

Die Mittelohrräume und die Nasennebenhöhlen sind beide mit respiratorischer Schleimhaut ausgekleidet und über die Nasenhaupthöhle, den Nasenrachen und die Tube nachbarschaftlich verbunden. Auf Grund dieser engen Beziehungen liegt es nahe, wechselseitige Beeinflussungen beider Hohlraumsysteme zu vermuten. Es ist eine alte ohrenärztliche Erfahrung, bei einer chronischen Otitis media auch auf Nebenhöhlenentzündungen zu achten. In der vorliegenden Untersuchung wurde nun der Frage nachgegangen, wie oft sich bei Patienten, die an einer chronischen Mittelohrentzündung leiden, mit modernen bildgebenden Verfahren gleichzeitig eine Nasennebenhöhlenentzündung nachweisen läßt.

Es wurden in einer prospektiven Studie 60 erwachsene, zufällig ausgewählte Patienten untersucht. Aufnahmekriterium war, daß wegen einer chronischen Otitis media eine Tympanoplastik als Ersteingriff vorgesehen war. Diese Gruppe wurde mit 60 anderen Patienten verglichen, die an Ohrerkrankungen litten, die nicht mit einer Entzündung der Mittelohrschleimhaut einhergehen (z. B. Akustikusneurinom, M. Menière, Otosklerose). Zur Abklärung des NNH-Systems wurden hochauflösende Computertomogramme erstellt. Diese Technik erlaubt es, die feinen anatomischen Strukturen der Rhinobasis scharf darzustellen und genau topographisch zuzuordnen. Im Gegensatz zu den herkömmlichen Röntgentechniken kann man mit dem CT auch diskrete Befunde insbesondere in den Siebbeinzellen gut darstellen. Als Entzündung wurde eine Verschattung der jeweiligen Nebenhöhle angesehen.

Mit diesem Verfahren konnte bei 32 der 60 Patienten, die an einer chronischen Otitis media litten, gleichzeitig eine Sinusitis, d.h. in 53% Häufigkeit, nachgewiesen werden. Die überwiegende Mehrzahl dieser betroffenen Patienten hatte keine oder nur diskrete klinische Zeichen einer Nebenhöhlenentzündung, so daß es sich meist um eine okkulte Sinusitis handelte.

In der Vergleichsgruppe war hingegen mit 18%
Häufigkeit (11 von 60 Patienten) eine Sinusitis deutlich seltener anzutreffen.

Es wurde auch versucht, die Sinusitis in verschiedene Schweregrade einzuteilen. Dabei stößt man auf prinzipielle Schwierigkeiten.
Der Patient wertet die Schwere einer Sinusitis nach seinen subjektiven Beschwerden, der Pathologe nach den histologischen Entzündungszeichen in einer Schleimhautprobe. In der vorliegenden Studie
wurde als Maßstab genommen, wieviele der einzelnen Nasennebenhöhlen befallen und wie stark sie im CT im Vergleich zum lufthalti-
gen Restlumen verschattet waren. Diese Befunde wurden als leicht,
mittelgradig oder ausgeprägt gewertet.

Danach waren in beiden Gruppen die meisten Sinusitisfälle nur geringgradig ausgeprägt, aber bei den
Patienten mit chronischer Otitis media war doch in zusammen 20% eine mittelgradige oder ausgeprägte Sinusitis nachweisbar, während die Häufigkeit schwerer
Sinusitisfälle in der Vergleichsgruppe 7% betrug. Die
Sinusitis war also in der Patientengruppe mit chronischer Otitis media nicht nur weitaus häufiger anzutreffen, sondern auch schwerer ausgeprägt als in der
Vergleichsgruppe.

Unter den verschiedenen Nebenhöhlen waren bei
den betroffenen Patienten hauptsächlich das Siebbeinzellsystem (vorderes Siebbein 81%, hinteres Siebbein
72%) und die Kieferhöhlen (90%) ein- oder zweiseitig
befallen, während die Stirn- (34%) und Keilbeinhöhlen (38%) seltener betroffen waren. Unterscheidet
man zwischen verschiedenen Formen der chronischen
Otitis media, so war die Sinusitis beim Cholesteatom
(59%) etwas häufiger als bei der Schleimhauteiterung
(46%) anzutreffen. Bei zweiseitiger Otitis war eine Sinusitis kaum häufiger als bei einseitiger (51% bzw.
57%). Patienten, die zum CT-Zeitpunkt unter Otorrhö
litten, hatten in 57% eine Sinusitis, Patienten, deren
Ohr trocken war, in 48%.

Diese Ergebnisse bestätigen den ohrenärztlichen
Gemeinplatz, bei Vorliegen einer chronischen Otitis
media, auch auf Affektionen der Nebenhöhlen zu
achten. Die große Häufigkeit der Nebenhöhlenentzün-

dung bei chronischer Otitis media legt aber nahe, einen engen kausalen Zusammenhang zu unterstellen.
Zunächst könnte man annehmen, daß dem Zusammentreffen eine prinzipielle Schleimhautminderwer-
tigkeit zu Grunde liegt. Dagegen spricht, daß die Patienten mit einer beidseitigen chronischen Otitis media
nicht häufiger an einer gleichzeitigen Sinusitis leiden,
als die mit einer einseitigen Otitis. Ferner spricht dagegen, daß bestimmte Nebenhöhlen (Siebbeinzellen,
Kieferhöhlen) weitaus häufiger betroffen sind als andere (Stirn- und Keilbeinhöhlen). Die Befunde sprechen vielmehr dafür, daß lokale anatomische Besonderheiten in den Nebenhöhlen und der Nase zu rezidivierenden bzw. persistierenden Sinusitiden prädisponieren und diese dann bei entsprechenden pathologischen Verhältnissen im Nasenrachen, der Tube oder
den Mittelohrräumen selbst eine chronische Otitis media unterhalten bzw. ungünstig beeinflussen. Diese
Hypothesen müssen noch durch weitere prospektive
Studien, die auch die Verhältnisse in der Nasenhaupthöhle, dem Nasenrachen und der Tube mit einbezie-
hen, erhärtet werden. Aus unseren vorläufigen Resultaten kann man aber schon jetzt fordern, daß bei jeder
chronischen Otitis media die Nebenhöhlen untersucht
und gegebenenfalls saniert werden sollten.

U. Schuss (Stuttgart): Laufen Sie nicht Gefahr, einen röntgenologischen Befund zur alleinigen Grundlage zur Beurteilung des Gesund-
heitszustandes der Nebenhöhle zu machen?

K.-B. Hüttenbrink (Münster): Wenn nur 20% häufig symptomloser
Patienten eine Verschattung im hochauflösenden CT aufweisen, so
sind ca. 80% unnötig einer erheblichen Strahlenbelastung ausgesetzt. Werden Sie, auch unter Berücksichtigung der finanziellen Belastung, bei allen Patienten, die zur Tympanoplastik anstehen,
hochauflösende CT's der Nasennebenhöhlen veranlassen?

W. v. Glaß (Schlußwort):
Die Nasennebenhöhlenentzündung wurde rein radiologisch definiert (Verschattung = Sinusitis). Daraus folgte, daß man aus dem
CT-Bild allein keine therapeutischen Folgerungen (Operation, konservativ) ziehen kann. Es sollte hingegen auf eine wohl kausal bedingte Konkordanz von chron. Otitis media und Sinusitis hingewiesen werden.

14. J. Draws, P. Kuhri, R. Siegert, C. Mohadjer (Lübeck):
Die mikrovaskuläre Anatomie des äußeren Ohres

Nach Amputationen können Teile der Ohrmuschel als
dreischichtiges Composite graft primär replantiert
werden, wenn keine Stelle des replantierten Amputates
mehr als 1 cm von gut durchblutetem Gewebe entfernt
ist (1 cm-Regel). Größere Amputate und totale Ohr-
muschelamputationen können nach den Vorschlägen
von Baudet (1972) und Arfai (1974) als zweischichtiges
Transplantat oder durch mikrovaskuläre Anastomo-

sierung durchtrennter Arterien und Venen replantiert
werden. Voraussetzung zur mikrovaskulären Ohrre-
plantation ist die Kenntnis der Gefäßanatomie.

Aufgrund unterschiedlicher Angaben in der Literatur haben wir
in unserer Studie die mikrovaskuläre Anatomie des äußeren Ohres
an Leichen untersucht. Es wurden 8 Ohrmuscheln von 4 Leichen
präpariert.

Bei der mikrovaskulären Anatomie des äußeren Ohres kann man zwischen den präaurikulären und den retroaurikulären Gefäßen unterscheiden. Präaurikulär erreichen Äste der Arteria und Vena temporalis superficialis das Ohr. Von der Arteria temporalis superficialis zweigen ein bis drei Äste zur Ohrmuschel hin ab. Diese als Arteriae auriculares anteriores bezeichneten Äste fanden wir regelmäßig vor dem Tragus und in Höhe des caudalen Crus anthelicis. Nach ventral wird das venöse Blut über die Vena temporalis superficialis abgeleitet. Die Venae auriculares anteriores zeigten einen ähnlichen Verlauf wie die korrespondierenden Arterien, obwohl die Variationsbreite größer war.

Die Ohrmuschelrückfläche wird in den meisten Fällen ausschließlich aus der Arteria und Vena auricularis posterior versorgt. Die Arterie überkreuzt den Venter posterior des Musculus digastricus und tritt dorsal der Ohrmuschel, ventral des Mastoids aus der Tiefe hervor. In dem gezeigten Fall verlief die Arteria auricularis posterior subcutan bis zur Ohrmuschel, um dann dem Ohrknorpel anliegend nach cranial zu ziehen. Etwa in Höhe des äußeren Gehörgangs gab sie den Ramus occipitalis ab.

Über den venösen retroaurikulären Abfluß werden in der Literatur die unterschiedlichsten Angaben gemacht. Eine Regelmäßigkeit im Verlauf der Vena auricularis posterior konnte im eigenen Untersuchungsgut nicht festgestellt werden.

Die hier verwendeten Präparate erlauben keine Messung des Gefäßdurchmessers, da alle Leichen zur Fixation mit einer Formalin-Alkohol-Glycerin-Lösung perfundiert wurden. Aufgrund des dabei verwendeten Druckes von 1–2 Atü kommt es zu einer postmortalen Zunahme des Gefäßdurchmessers. In der Literatur werden Durchmesser von 0,3 bis 2,0 mm angegeben. Aufgrund unserer eigenen anatomischen Studien und den Angaben in der Literatur sind wir der Ansicht, daß amputierte Ohrmuscheln auf die Möglichkeit zur mikrovaskulären Replantation untersucht werden sollten.

15. H. W. Pau, J. Hartwein (Hamburg): Gasaustausch im Mittelohr – klinisch-experimentelle Untersuchungen, therapeutische Konsequenzen

In den letzten Jahren wurden Zweifel an der klassischen Theorie einer kontinuierlichen Gasresorption in den Mittelohrräumen laut. Die Frage ist, ob der Mittelohrdruck nur über die Tube bestimmt wird oder ob nicht sogar z. B. Gas durch die Mittelohrschleimhaut freigesetzt werden kann, wie bereits nach frühen Experimenten behauptet wurde. Obwohl wir nach eigenen Versuchen den unmittelbar gezogenen Schlüssen kritisch gegenüberstehen, erscheint dennoch die Grundtendenz richtig.

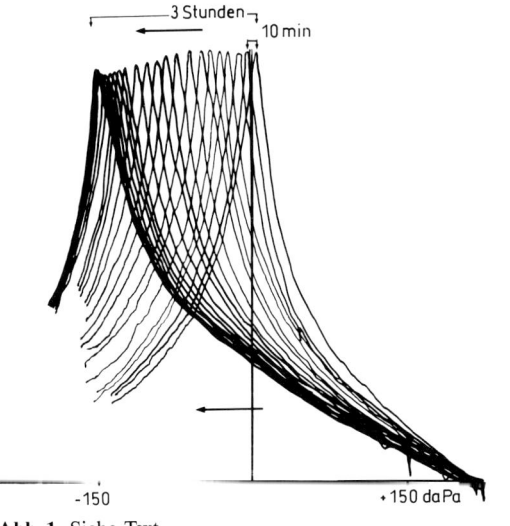

Abb. 1. Siehe Text

Zur Beurteilung der tatsächlichen Druckentwicklung und im Gasaustausch nach Tubenverschluß wurden Versuche bei Freiwilligen durchgeführt, die in der Lage waren, über Stunden sich ihre Tube geschlossen zu halten. Der Mittelohrdruck wurde tympanometrisch alle 10 Minuten bestimmt. Abbildung 1 zeigt ein typisches Beispiel. Man erkennt, daß der Mittelohrdruck zunächst stetig absinkt, bis zu einem Wert von −150 daPa; von da ab blieb er konstant. Paukenergüsse konnten nicht nachgewiesen werden. Wurde dagegen – auch durch die gleichen Probanden – bewußt ruhig geatmet, so stieg der Mittelohrdruck über 0 bis auf +50 daPa an (Abb. 2). Ähnliche Phänomene wurden auch in der Literatur beschrieben.

Zusätzlich wurden der Einfluß der Atmung und der Gaszusammensetzung untersucht. Bewußte Hyperventilation führte zu erheblich rascherer Unterdruckentwicklung. Atmen reinen Sauerstoffes erbrachte keine tympanometrisch nachweisbare Änderung. Wurde jedoch CO_2 der Atemluft zugeführt, so entwickelte sich ein Überdruck. Die Versuche zeigen, daß offenbar ein Gasaustausch über die Mittelohrschleimhaut in beiderlei Richtung erfolgen kann. Dabei spielt sicherlich CO_2 eine entscheidende Rolle. Nach unseren Untersuchungen überwiegt summarisch beim wachen Individuum die Gasresorption, beim schlafenden eher die Gasfreisetzung. Die Regulierung des Mittelohrdruckes muß als komplexes Zusammenspiel aus Tubenbe- und -entlüftung sowie Gas- und

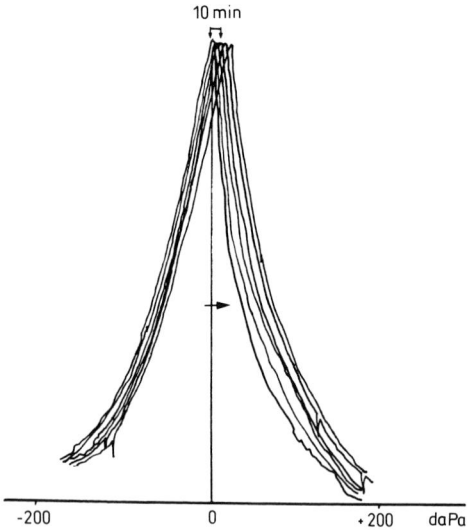

Abb. 2. Siehe Text

Flüssigkeitsfreisetzung und -resorption betrachtet werden.

Für Tympanoplastiken bei offensichtlichen Belüftungsstörungen müssen diese Faktoren berücksichtigt werden:

1. Eine Verbesserung der Tubenfunktion durch Sanierung von Nase oder Nasopharynx ist in vielen Fällen indiziert.
2. Bei therapierefraktärer Tubendysfunktion muß eine Normalisierung des Paukendruckes durch ein Röhrchen vorgenommen werden.
3. Entzündlich veränderte Schleimhaut sollte weitmöglichst entfernt werden, um den Gasaustausch zu normalisieren und einer unphysiologisch starken Sekretion vorzubeugen.
4. Atrophe Trommelfellareale sollten unterfüttert werden, um ständig verstärkter Dehnungsbeanspruchung zu begegnen.

E. Steinbach (Reutlingen): Folgt man den Erkenntnissen von Wullstein und Zöllner, so sollten Schleimhautpolster nicht unbedingt entfernt werden, da sie Ursprungsort der Reepithelisierung sind.

D. Kleinfeldt (Rostock): Der festgelegte Überdruck im Mittelohr erklärt das Phänomen einer Aufblähung des Transplantates bei der Tympanoplastik, so daß mitunter ein Absaugen erforderlich wird.

H.-W. Pau (Schlußwort):
Wichtig erscheint uns eine Vergrößerung der Mittelohrräume − z. B. durch Mastoidektomie. Unter diesen Voraussetzungen können Schleimhautinseln belassen werden − auch entzündlich verdickte Areale, die dann später zur Reepithelisierung beitragen.

Onkologie

16. J. Lamprecht (Düsseldorf):
Unser Konzept der Unterkieferteilresektion bei Karzinomen der Mundhöhle und des Mundrachens

Die Karzinome der Mundhöhle und des Mundrachens nehmen – insbesondere zahlenmäßig – an Bedeutung zu. Bei Anhalten des Trends ist damit zu rechnen, daß diese Tumoren – in unserem Krankengut – bald die Kehlkopfkarzinome an Häufigkeit übertreffen. Die Aufarbeitung der betroffenen Areale in diesen Regionen hatte als bevorzugte Lokalisation die Kombination von Zungenrand hinten, Weichgaumen, Tonsille und Zungengrund herausgestellt.

Anhand der Erfahrungen mit 400 derartigen Patienten (1977–1988) wird das Konzept der Therapie vorgestellt.

Erstes Ziel der Therapie bleibt die vollständige chirurgische Entfernung des gesamten Tumors mit dem zugehörigen Lymphabflußgebiet. Zweites Ziel ist die sichere und funktionsschonende Defektrekonstruktion.

Präoperativ ist eine endoskopische Untersuchung erforderlich, die auch entferntere Regionen (Larynx, Hypopharynx, Ösophagus!) berücksichtigt: In knapp 20% der Fälle finden wir Mundhöhlen- und Mundrachenkarzinome synchron oder metachron kombiniert mit Tumoren anderer Lokalisationen (Tendenz ebenfalls steigend). Ergänzt wird die Endoskopie durch bildgebende Verfahren (Sonographie, CT, MRT und Knochenszintigraphie), wobei das Hauptaugenmerk auf die mögliche Mitbeteiligung von Strukturen zu legen ist, die die Prognose erheblich einschränkt, wie Fossa pterygopalatina (beim Tonsillenkarzinom), Zungenwurzel (beim Zungengrundkarzinom) oder das kontinuierliche Wachstum von Oropharynxkarzinomen um die Carotisgabel herum. In diesen Fällen oder bei anderen Gründen fehlender Operabilität (Verweigerung, Multimorbidität) kommt lediglich eine primäre Strahlentherapie in Betracht.

Mindestens ab dem Stadium T_2 oder N_1 schließen wir routinemäßig an die Operation eine Strahlentherapie an. Die minimale 5-Jahres-Überlebensrate zeigt, daß mindestens 31% der operierten Patienten (meist kleinere Tumorstadien) und 10% der primär radiierten Patienten (meist größere Tumorstadien) diesen Zeitraum überleben; bemerkenswert ist der jeweils hohe Anteil zusätzlicher Patienten mit ungewissem Schicksal.

In den meisten Fällen ist die Resektion des gleichseitigen aufsteigenden Astes des Unterkiefers erforderlich (Distanz vom Tumor zum Knochen kleiner als 20 mm). Sie erlaubt optimale Übersicht, die Blockresektion von Tumor und Metastase sowie einen bequemen Defektverschluß. So ist nur selten eine Rekonstruktion mit Hilfe von entfernteren Haut- oder Schleimhautmaterialien erforderlich. Unverzichtbar bei diesem Vorgehen ist eine präoperativ eingeleitete und intraoperativ eingesetzte prothetische Versorgung mit „schiefer Ebene" zur Stabilisierung des Restunterkiefers in der Mittellinie.

Karzinome des vorderen Mundbodenbereiches sind durch frühzeitige, oft nur subklinische und beidseitige Aussaat über den Mundboden in die regionalen Lymphknoten gekennzeichnet. Die Blockresektion mit suprahyoidaler Neck dissection beidseits wird hier gewährleistet durch die marginale Resektion des angrenzenden Teils des Unterkiefers mit Erhalten der Kontinuität durch eine Knochenspange. Zur Defektdeckung hat sich der primäre Verschluß unter Zuhilfenahme der Restzunge bewährt, wenn auch meist ein zweiter Eingriff zur Zungenlösung erforderlich wird.

17. R. Bettinger, R. Knecht, M. Lörz, R. Roitman (Frankfurt/Main):
Histologisch kontrollierte Tumorchirurgie: Pathohistologische Untersuchungen zur Operationsradikalität bei Plattenepithelkarzinomen des HNO-Bereiches

Für die klinische Praxis sind detaillierte Aufarbeitung und histologische Untersuchung der entnommenen Tumorresektate unerläßlich. So sind seit November 1985 bis Ende Februar 1989 129 Operationspräparate von Patienten mit Plattenepithelkarzinomen der Mundhöhle, des Oro- und des Hypopharynx mit Hilfe der Serienschnitt-Technik im eigenen Labor aufgearbeitet und lichtmikroskopisch untersucht worden. Damit wird neben der Beurteilung des Tumors auch die Beurteilung der Schnittränder möglich und somit die Beantwortung der Frage, ob der Tumor ausreichend im Gesunden exzidiert wurde. Diese kontrollierenden Untersuchungen sind eine sinnvolle Basis des klinischen operativen Konzeptes, da der Nachweis von Tumorausläufern in den Schnitträndern entscheidend die Operationsradikalität bestimmt. Im Beobachtungszeitraum schwankt die Rate der nicht im Gesunden entfernten Karzinome zwischen 23% und 29%.

Die Gründe hierfür liegen einmal darin, daß unter makroskopisch völlig regelrechtem Epithel mit erhaltener Schichtung solide, isolierte Tumorzellnester zu finden sind, die der Operateur trotz Einhalten eines ausreichenden Sicherheitsabstandes nicht erkennen kann. Zum anderen zeigt sich, bedingt durch eine charakteristische Tumorarchitektur, eine deutliche Zunahme der non-in-sano-resezierten Karzinome bei den nur geringgradig differenzierten Tumoren, bei den mehr endophytisch wachsenden Karzinomen und bei den

fortgeschrittenen T3- und T4-Tumorstadien. Hier läßt eine zunehmende Diversifikation der peripheren Tumorausläufer kleine, isolierte Gruppen von gänsemarschartig hintereinander angeordneten, meist stark polymorphen Tumorverbänden erscheinen, die, umgeben von einem perifokalen Ödem und Rundzellinfiltrat, die aufgespaltenen Muskelfasern und sonstigen Weichteilstrukturen auf breiter Front infiltrieren und dann den Randschnitt erreichen.

H. Weidauer (Heidelberg): Welche therapeutischen Konsequenzen haben Sie aus den histologischen Befunden, die uns seit vielen Jahrzehnten bekannt sind, gezogen?

W. Steiner (Göttingen): Sie haben eindrucksvoll in der Peripherie operierter Tumoren submuköse Tumorzellreste histologisch in zahlreichen Stufenschnitten nachweisen können. Wir kennen das Problem der multiloculären Krebsentstehung besonders bei den Mundhöhlenkarzinomen, d. h. sog. Rezidive werden nach Monaten oder Jahren auf klinisch makroskopisch primär gesund imponierenden Schleimhautarealen diagnostiziert und dies bei sicher im Gesunden entfernten Primärtumoren.

R. Bettinger (Schlußwort):
Zu Herrn Weidauer: Eine detaillierte histologische Aufarbeitung ist, im Sinne einer Stufenschnitt-Technik, bisher wohl primär nur beim Kehlkopf-Karzinom gemacht worden. Konsequenzen sind: beim mehr endophytischen Karzinom ein ausreichender Sicherheitsabstand und eine histologische detaillierte Kontrolle.

Zu Herrn Steiner: Auch mir sind bei einigen Fällen multiloculäre Karzinome aufgefallen, die dann eine non-in-sano-Resektion bedingen können. Eine Hämangiosis carcinomatosa bedingt häufig ein Rezidiv innerhalb eines Jahres – auch bei in-sano-Resektionen.

18. M. B. Hilka, A. Laubert, R. Bernhards (Hannover):
Amelanotische Schleimhautmelanome im oberen Aerodigestivtrakt – Primärtumor oder Metastase?

Melanome sind hochgradig maligne Tumoren, die ihren Ursprung von den pigmentbildenden Zellen, den Melanozyten, nehmen und deren Inzidenz weltweit zunimmt. Da das maligne Melanom in seinen Metastasen sowie in seinem Primärtumor ein sehr vielgestaltiges histologisches Bild zeigt und die Pigmentbildung fehlen kann, kann der Tumor unter anderem ein enddifferenziertes Karzinom, Sarkom oder großzelliges Lymphom vortäuschen. Aus diesen Gründen kann ein amelanotisches malignes Melanom insbesondere in einer Metastase als eine der genannten Entitäten fehlinterpretiert werden.

In den Jahren 1981 – 1989 wurde in der HNO-Klinik der Medizinischen Hochschule bei 47 Patienten eine enddifferenzierte

Halslymphknotenmetastase eines zunächst unbekannten Primärtumors diagnostiziert. Erst mit Hilfe immunhistochemischer Methoden konnte bei zwei Patienten die Diagnose eines amelanotischen Melanoms gesichert werden, die beide zusätzlich einen Tumor im Epipharynx aufwiesen.

In unserer Klinik haben sich die immunhistochemischen Untersuchungen zum Ausschluß eines amelanotischen Melanoms durchgesetzt. Routinemäßig wird die Untersuchung an paraffineingebettetem Material mit den Markern S-100-Protein und Anti-HNK1 (Leu7) durchgeführt.

Geht man der Frage nach, ob die Nasen-Rachen-Tumoren als Primärtumor des amelanotischen Melanoms anzusehen sind oder als eine Schleimhautmetastase, so treffen wir auf unterschiedliche Meinungen.

Die Onkologen unserer Klinik verneinten die Existenz eines primär amelanotischen Melanoms der Schleimhaut und hielten unsere Primärtumore für Metastasen eines außerhalb der Schleimhaut gelegenen malignen, pigmentierten Melanoms der Haut. Ihre Meinung stützt sich auf die Arbeit von Ariel (1981), der bei 77 Patienten mit einem amelanotischen Melanom nie einen Primärtumor in der Schleimhaut fand, sowie auch der Beobachtung, daß sich ein pigmentiertes Melanom spontan zurückbilden kann und dann nur noch durch seine amelanotische Metastase in Erscheinung tritt.

Trotzdem vertreten wir die Auffassung, hier ein amelanotisches Schleimhautmelanom diagnostiziert zu haben, da wir sonst keinen Primärtumor nachweisen konnten.

19. M. Schröder, J. Brauneis, R. Laskawi, E. Dühmke (Kassel/Göttingen): Cis-Platin versus Carboplatin als Radiosensit — eine vergleichende Untersuchung

Manuskript nicht eingegangen

20. H. Luckhaupt, G. Bertram, K. Keil, F. Pilates (Dortmund): Aktuelles Konzept palliativer Therapiemaßnahmen bei Patienten mit inkurablen Kopf-Hals-Tumoren

Patienten mit fortgeschrittenen Kopf-Hals-Tumoren sind vielfach beeinträchtigt durch foetide riechende Exulzerationen, Fisteln, Lymphödem, monströses Tumorwachstum, Blutungen aus dem Tumor; häufig ist eine Versorgung mit Trachealkanüle und Nährsonde erforderlich. Bei den Kranken mit inkurablen Tumoren bzw. Tumorrezidiven spielen palliative Maßnahmen eine wichtige Rolle. Unter palliativer Therapie wird eine Behandlung verstanden, die zu einer Linderung von krankheitsbedingten Beschwerden führt. Neben der Freihaltung der Atemwege und Sicherstellung der Ernährung kommt der Schmerztherapie die wichtigste Aufgabe in der Palliativtherapie zu. Bei großer Tumorausdehnung mit Behinderung des Schluckaktes sollte frühzeitig eine perkutane endoskopisch kontrollierte Gastrostomie (PEG-Sonde) angelegt werden. Durch mehrjährige prospektive Beobachtungen in der ambulanten Tumorschmerztherapie erarbeiteten wir folgenden medikamentösen Stufenplan, der gerade auch bei Patienten mit nasogastraler oder PEG-Sonde anwendbar ist:

Basisanalgetika sind die peripher wirksamen Metamizol-Tropfen (4-stündlich 1 g) oder Naproxen-Saft (6-stündlich 250 mg); werden unter dieser Medikation keine Schmerzfreiheit oder deutliche Schmerzlinderung erzielt, so werden zusätzlich die zentral wirksamen Tramadol-Tropfen (3-stündlich 50–75 mg) verabreicht. Reicht diese analgetische Therapie nach Plan nicht aus, so wird das peripher wirksame Analgetikum mit wäßriger Morphin-Lösung (z. B. 4-stündlich 10 mg) oder – sofern das Schlucken der Tabletten möglich ist – Morphinsulfat (Tabletten nicht zerkleinern oder auflösen wegen veränderter Pharmakokinetik) kombiniert. Auf jeder Stufe können zusätzlich Co-Analgetika wie beispielsweise Neuroleptika (Levomepromazin), Steroide oder Antikonvulsiva appliziert werden. Eine wichtige palliative Behandlungsmaßnahme ist die Bekämpfung des vielfach vorhandenen Tumorfoetors. Jahrelange Untersuchungen haben gezeigt, daß der Foetor (Anaerobier!) zuverlässig durch Gabe von Clindamycin (4×300 mg/die) oder Metronidazol (3×400 mg/die) beseitigt werden kann.

Die palliative Strahlentherapie hat sich insbesondere bei schmerzhaften Knochenmetastasen bewährt. Eine rein palliative Chemotherapie sollte streng indiziert werden; es sind in jedem Falle zu berücksichtigen: Abwägen des zu erwartenden therapeutischen Effektes gegen Nebenwirkungen, keine nebenwirkungsbehaftete Chemotherapie, Abwägen der Wirkungswahrscheinlichkeit ($< 50\%$?). Ausgedehnte Tumormassen in der Mundhöhle und im Pharynx können vielfach schonend durch den CO_2-Laser verkleinert oder abgetragen werden. Unverzichtbar ist gerade für die Patienten mit Kopf-Hals-Tumoren eine intensive menschliche Zuwendung, da gerade Kranken mit inkurablen HNO-Tumoren vielfach das Isoliertsein droht!

21. B. Hövelmann, M. Westhofen (Hamburg): Sonomorphologische Malignitätskriterien bei Halstumoren unter besonderer Berücksichtigung der malignen Melanome

Die hohe diagnostische Sensitivität der hochauflösenden B-Scan-Echographie des Halses hat ihr einen festen Platz in der Tumordiagnostik geschaffen. Für die Primärdiagnostik und die Verlaufskontrolle von malignen Halstumoren hat sich die B-Mode-Sonographie als nichtinvasives und kontrastmittelfreies Untersuchungsverfahren längst bewährt. Während die Sensitivität unbestritten ist, bedarf die Spezivität weiterer Abklärung.

Bei 1500 untersuchten Patienten mit Halstumoren, davon 34 mit vorbehandeltem malignem Melanom, wurden B-Scan-echographische Untersuchungen in mehreren Schnittebenen durchgeführt und bilddokumentiert. Dabei wurde ein 5MHz-small-parts-Linear-Scanner mit 50 mm Wasservorlaufstrecke eingesetzt. Flache Kontrasteinstellungen mit Darstellungen sämtlicher Graustufen sicherte detailreiche Bilddarstellung. Die B-Scan-Echographie des Halses wird als Teil der präoperativen Diagnostik zur Entscheidung der Operationsindikation herangezogen. Insbesondere die Ausdehnung der Tumorchirurgie auf die Resektion von Knochen und großen Gefäßen sowie deren plastischer Rekonstruktion lassen sich zuverlässig planen. Bei malignen Melanomen fällt mit dem sonographischen Befund die

Entscheidung zur isolierten Lymphknotenexstirpation oder zu einer Neck dissection.

Wir haben bei 1500 Patienten in 4% der Fälle eine Knochenarrosion sonographisch gefunden. Ein fehlendes Gefäßwandecho konnten wir in 12% der Fälle als Zeichen der Tumorfiltration nachweisen. Sämtliche sonographischen Befunde der Knochenarrosion und Gefäßinfiltration wurden intraoperativ bestätigt. Weichteiltumore und Lymphknotenmanifestationen bei malignen Melanomen fielen sonographisch durch hohe Echogenität der Kapsel, geringe Binnenechos und relative Schallverstärkung auf. Bei 3 von 34 Patienten mit malignen Melanomen wurden falsch-positive Befunde erhoben. Obwohl die Sonographie grundsätzlich keine feingewebliche Differenzierung zuläßt, ergibt sich für maligne Melanome ein typisches Echomuster, das in vergleichbarer Ausprägung, auch von sonographischen Untersuchungen der Hautmanifestationen, bekannt ist.

22. A. Lörken, B. P. E. Clasen, R. Senekowitsch, M. Schelling (München): TATI − klinische Bedeutung in der Beurteilung von Kopf-Hals-Malignomen im Vergleich mit SCC

TATI (Tumour-Associated Trypsin Inhibitor) ist ein niedermolekularer Proteinaseinhibitor mit einem MG von 6000 Dalton, der in seiner Struktur dem im Pankreassaft vorkommenden PSTI (Pancreas-Secretory-Trypsin Inhibitor) ähnelt. In physiologischen Konzentrationen hemmt TATI die amidolytische Aktivität von Trypsin, Plasmin, Urokinase und Plasminogen-Aktivator; Enzyme, denen bei proteolytischen Tumorinvasionsvorgängen eine bedeutende Rolle zukommt.

Material und Methode

In der vorliegenden prospektiven Studie wurden in der HNO-Klinik R. d. Isar der Technischen Universität München die Seren von 69 Patienten mit histologisch gesicherten Karzinomen des oberen Aerodigestivtraktes untersucht. Als Vergleichskollektiv dienten 55 gesunde Blutspender sowie 47 Patienten mit benignen Erkrankungen im Kopf-Hals-Bereich. Bei der Lokalisation des Primärtumors überwogen Malignome des Oropharynx (39%), gefolgt von Karzinomen des Larynx (26%). Die Beurteilung der Tumoren erfolgte nach der TNM-Klassifikation. 3/4 aller Patienten wiesen fortgeschrittene Tumoren der Kategorie T_3/T_4 auf. Die Markerserumbestimmungen erfolgten mit Hilfe von Radioimmunoassays (TATI: Pharmacia Diagnostics; SCC: Abbott).

Ergebnisse und Diskussion

Die Inversen Verteilungsfunktionen für TATI und SCC (Abb. 1) veranschaulichen die unterschiedlichen Antigenexpressionsraten der Tumormarker in den untersuchten Kollektiven. Es ergeben sich für TATI signifikante Unterschiede in den Positivitätsraten aller drei Kollektive, wobei die Gruppe der Malignompatienten mit Abstand die höchsten Raten positiver Befunde aufweist. Für SCC ist die diagnostische Trennschärfe bei den einzelnen Kollektiven weitaus weniger deutlich.

Die ROC-Kurve (Receiver Operating Characteristics) (Abb. 2) zeigt die Korrelation zwischen Spezifität und Sensitivität für beide Marker. Bis zu einem Spezifitätsbereich von 90% weist TATI deutlich höhere Raten richtig-positiver Befunde auf als SCC. Um für beide Marker eine vergleichbare Spezifität zu erreichen, wurden in der vorliegenden Studie folgende Grenzwerte (GW) für die Markereinzelbestimmung definiert: TATI 23 ng/ml; SCC 2,3 ng/ml. Daraus ergibt sich bei einer Spezifität von 85% für TATI eine Sensitivität

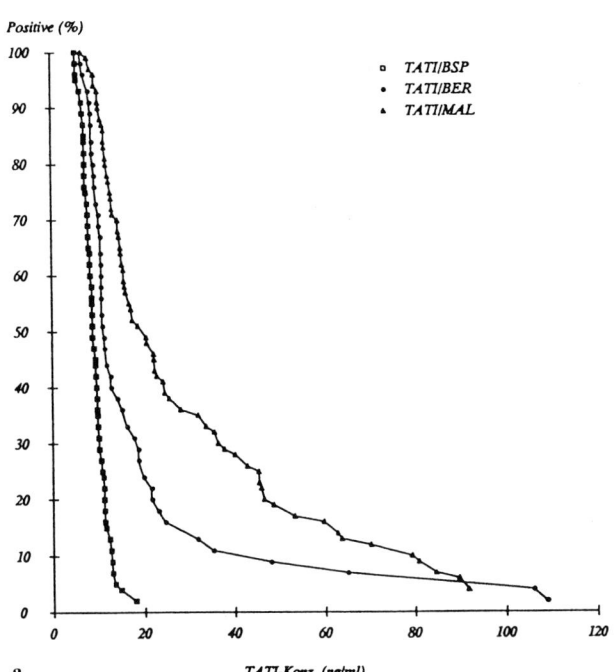

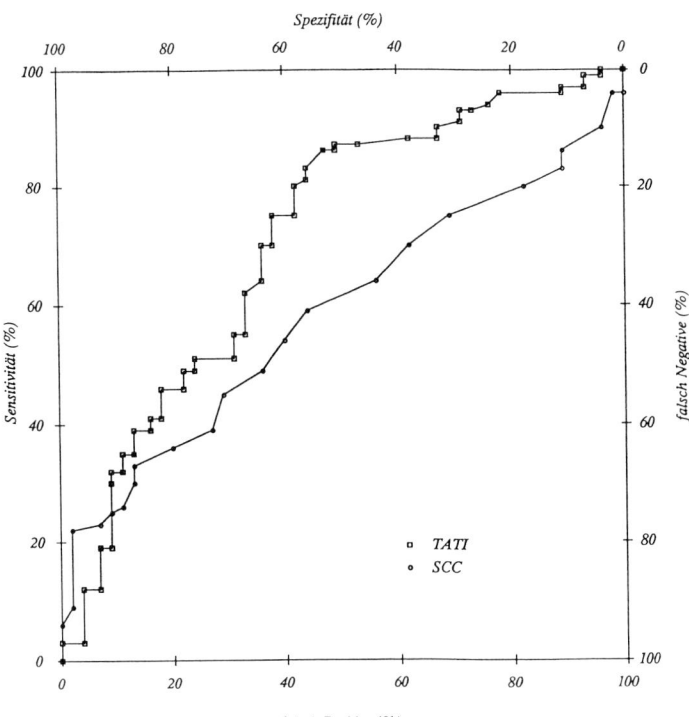

Abb. 2. Sensitivitäts-Spezifitäts-Diagramm für *TATI* und *SCC*. Kontrollkollektiv: Benigne Erkrankungen im Kopf-Hals-Bereich (n = 47); Fallgruppe: Kopf-Hals-Malignome (n = 69)

von 41%. Bei gleicher Spezifität weist SCC in nur 33% der Fälle einen richtig-positiven Befund auf (Vergleichskollektiv: Patienten mit benignen Erkrankungen). Mit einer Kombination beider Marker (GW-TA-TI: 24,5 ng/ml; GW-SCC: 2,8 ng/ml) bei einer vergleichbaren Spezifität von 85% kann gegenüber der TATI-Einzelbestimmung ein maximaler Sensitivitätszuwachs von 85% erreicht werden.

Pathologisch erhöhte TATI-Werte spiegeln den Grad der Tumorausdehnung wider, zeigen jedoch keine Korrelation zu Tumorlokalisation bzw. histologischem Differenzierungsgrad. Eine Beeinflussung der gemessenen TATI-Titer durch Nikotinabusus konnte nicht nachgewiesen werden.

Obwohl unseren bisherigen Ergebnissen zufolge TATI gegenüber SCC deutlich überlegen ist, reichen die ermittelten Sensitivitätsraten sicherlich nicht aus, um TATI bzw. eine Kombination von TATI und SCC in der Primärdiagnostik von Kopf-Hals-Malignomen routinemäßig einzusetzen. Bei Patienten, die vor Therapiebeginn erhöhte TATI-Titer aufweisen, könnte der Marker jedoch ein sinnvoller Parameter für die Verlaufskontrolle sein.

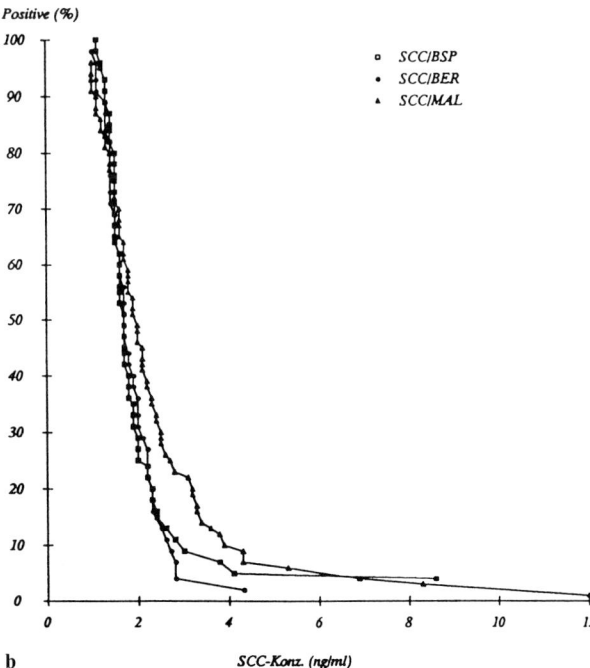

Abb. 1a, b. Inverse Verteilungsfunktionen für TATI und SCC. *BSP* Kontrollkollektiv Blutspender (n = 55); *BER* Kontrollkollektiv Benigne Erkrankungen im Kopf-Hals-Bereich (n = 47); *MAL* Fallgruppe Kopf-Hals-Malignome (n = 69)

23. F. X. Bosch (Heidelberg):
Analyse der Zytokeratin-Genexpression in neoplastischen
und dysplastischen oralen Epithelien

Wir haben begonnen, eine ganze Reihe von molekularen Sonden, die in den letzten Jahren entwickelt worden sind, mit dem Ziel einzusetzen, Heterogenitäten in der Genexpression in Primärtumoren (insbesondere Karzinomen) im HNO-Bereich zu charakterisieren, um die Natur der persistierenden, therapieresistenten Tumorzellen anhand der Ausprägung ihres Zytoskeletts und anderer molekularer Leitsubstanzen („Marker") zu erfassen. Weiterhin haben wir begonnen zu untersuchen, ob bestimmte epitheliale Differenzierungsmuster dazu dienen können, prämaligne Läsionen möglichst frühzeitig zu erkennen und von benignen, eventuell auch Metaplasien einschließende Läsionen abzugrenzen.

Unsere ersten, hier vorgestellten Ergebnisse zeigen, daß es in Plattenepithelkarzinomen und schweren dysplastischen Läsionen, z. B. der Gingiva, des Zungenrands oder des Mundbodens, in einer Subpopulation von Tumorzellen zu einer Neuexpression der Zy-

tokeratine 8 und 18 kommt: Durch In-situ-Hybridisierung an Gefrierschnitten von Tumor-Biopsien konnten wir die Expression der Boten-RNA (mRNA) dieser Zytokeratine insbesondere am Tumorrand nachweisen. Dies steht im Gegensatz zu Änderungen in der Genexpression bei den sehr häufigen, reversiblen pathologischen Prozessen wie etwa der Gingivitis: Hier beobachteten wir eine sehr kräftige Induktion der Expression von Zytokeratin 19, aber keine Expression der Zytokeratine 8 und 18.

Wir haben bislang nur eine Biopsie einer milden/moderaten Dysplasie des harten Gaumens analysiert; das Ergebnis scheint uns jedoch besonders signifikant: In ganz wenigen Zellen/Zellgruppen konnten wir eine schwache, aber deutliche Expression der mRNA des Zytokeratins 8, aber (noch) nicht des Zytokeratins 18 nachweisen. Ein Beispiel ist in Abb. 1 dargestellt.

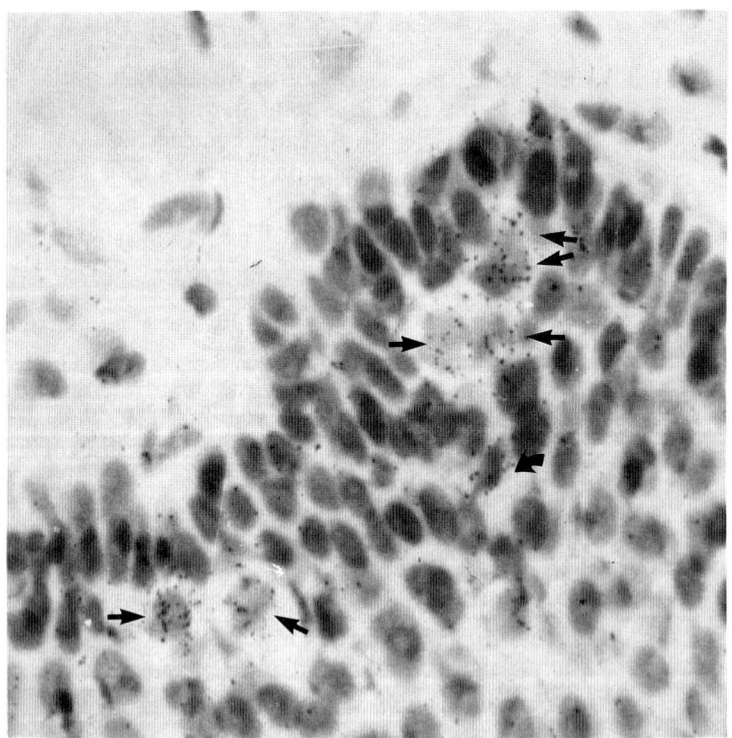

Abb. 1. Nachweis der Zytokeratin-8-Genexpression in einer milden Dysplasie durch In situ-Hybridisierung. Kryostat-Schnitte wurden mit Formaldehyd fixiert und einer milden Proteinase-Behandlung unterzogen. Als Hybridisierungssonde diente eine Zytokeratin-8-spezifische, radioaktiv markierte antisense-RNA. Positive Zellen wurden autoradiographisch (Entwicklung von Silberkörnern) nachgewiesen (*Pfeile*). Diese ersten, vorläufigen Ergebnisse veranlassen uns zu der Hoffnung, daß der Einsatz von molekularbiologischen Methoden wesentlich zu unserem Verständnis von Tumorzell-Heterogenitäten beitragen wird

24. B. Bock, E. Wilmes, I. Funke, D. Hempel (München):
Tumorzellen im Knochenmark bei Patienten mit Karzinomen des Kopf-Hals-Bereiches: Entwicklung einer Doppelfärbungsmethodik zur phänotypischen Charakterisierung

Die frühe Phase der Mikrometastasierung im Sinne disseminierter Einzelzellen läßt sich im Knochenmark als einem verhältnismäßig leicht zugänglichen und in den Kreislauf der hämatogenen Metastasierung eingeschalteten Organsystem nachweisen. Intraoperativ durch Beckenkammpunktion gewonnenes Knochenmarksaspirat wird über einen FICOLL-Gradienten separiert, zu Cytospin-Präparaten aufgearbeitet und in einer APAAP-Färbung (Alkalische Phosphatase-Anti-Alkalische Phosphatase) untersucht.

Als Screening-Antikörper haben sich bisher am besten gegen menschliche Cytokeratine gerichtete monoklonale Antikörper bewährt, welche spezifisch epitheliale Zellen detektieren, die sonst nicht in der lymphopoetischen Reihe des Knochenmarkes vorkommen. Für die Plattenepithelkarzinome des Hals-Nasen-Ohren-Gebietes wurden speziell Antikörper gegen die Cytokeratinkomponente No. 19 eingesetzt, die auf vielen Plattenepithelkarzinomen und deren Metastasen vorkommt. Mit der beschriebenen Methode läßt sich der spezifische Nachweis von einer ersten Zelle in 1×10^6 führen. In einer ersten Untersuchung von annähernd hundert Patienten mit Plattenepithelkarzinomen des Hals-Kopf-Bereiches zeichneten sich zwei unterschiedliche Entwicklungen ab. Für die Karzinome von Mundhöhle, Oropharynx, Hypopharynx hat die lokale Lymphknotenmetastasierung keine entscheidende Bedeutung für das Auftreten der Tumorzellen im Knochenmark. Anders beim Larynxkarzinom: Für das supraglottische Larynxkarzinom fand sich mit lokalem Lymphknotenbefall eine deutliche Zunahme der Patienten, in deren Knochenmark Tumorzellen gezeigt werden konnten. Einen Sonderfall stellen die glottischen Karzinomen dar. In der Untersuchung des Knochenmarks von Patienten mit T1-T2-Karzinomen der Stimmlippe, von mäßig bis geringgradiger Differenzierung, waren in allen Fällen Tumorzellen nachweisbar.
Als Negativ-Kontrolle für die beschriebene Technik wurden auch Patienten mit Melanom oder Basaliom punktiert, in deren Knochenmark sich erwartungsgemäß keine Tumorzellen finden ließen.

Während der Metastasierung ist die einzelne disseminierte Zelle den größten immunologischen und mechanischen Belastungen ausgesetzt. Da alle Interaktionen der Zelle mit ihrem Wirtsorganismus über die Zelloberfläche vermittelt werden, wurde eine Doppelfärbungsmethode entwickelt, die bisherigen Ansätzen zur Darstellung zweier Antigene auf einer Zelle überlegen ist. Es handelt sich um die Kombination zweier indirekter immunenzymatischer Färbungen, der APAAP-Färbung und eines Biotin-Systems. Nach abgeschlossener Inkubation des APAAP-Systems, je-

doch noch ohne Entwicklung des Enzyms, wird die Strepavidin-Gold-Färbung durchgeführt. Die Goldfärbung, aus der Elektronenmikroskopie abgeleitet, muß durch eine Silberfärbung verstärkt werden. Es lassen sich spezifisch drei Subpopulationen unterscheiden, die eine klare Darstellung der jeweiligen Antigene und den Nachweis der Koexpression in der Doppelfärbung erlaubt. Die Überlegenheit dieser Technik gegenüber herkömmlichen anderen Ansätzen besteht in

1. der ungehinderten Antigenerkennung in beiden Systemen;
2. der Ausschlußmöglichkeit von Kreuzreaktionen;
3. der objektivierbaren Beurteilung der Koexpression zweier Antigene;
4. der Möglichkeit der verstärkten Darstellung eines schwach exprimierten Antigens.

Aus der Vielzahl der möglichen Antigene, die beim Ablauf der Metastasierung eine Bedeutung haben könnten, wurden zunächst mit dem Ziel, die Zellen in Kultur zu nehmen, die der Proliferation assoziierten Antigene, wie die Rezeptoren für den Epidermal-Growth-Factor-Rezeptor (EGF-R) und Transferrin-Rezeptor (TRF-R) überprüft. In einem ersten Test läßt sich die Expression beider Rezeptoren nachweisen. Die Bedeutung dieser Ergebnisse für das proliferative Potential und damit der metastatischen Potenz der untersuchten Zellen muß in einem längeren Beobachtungszeitraum weiter geklärt werden.

H. Weidauer (Heidelberg): Die schönen Befunde dürfen nicht darüber hinwegtäuschen, daß der Nachweis der „Tumor"Zellen im Knochenmark in der Wertigkeit umstritten ist. Wie erklären Sie die Diskrepanz zwischen Langzeit-Überlebensrate bei Kehlkopf-Karzinomen und Tumorzellen im Knochenmark bei allen Ihren Larynxkarzinomen?

B. Bock (Schlußwort):
Es ließ sich im Nacktmausmodell beim kolorektalen Karzinom mit diesen intraperitoneal injizierten Zellen aus dem Knochenmark ein Lebertumor erzeugen, der histologisch dem ursprünglichen kolorektalen Primärtumor entsprach. Der Nachweis der Tumororigenizität ist somit gegeben.

25. A. Riederer, M. Fröschl, E. Wilmes, G. E. Diehl (München):
Klinik und Therapie des HIV-assoziierten (-induzierten) Kaposi-Sarkoms (KS) im Kopf-Hals-Bereich

Die Häufigkeit des von Moritz Kaposi 1872 erstmals beschriebenen „idiopathischen multiplen Pigmentsarkoms" hat im Kopf-Hals-Bereich seit dem Auftreten der erworbenen Immunschwäche (HIV-Infektion) signifikant zugenommen. Dieses sogenannte epidemische KS führt gemäß den Centers for Disease Control-Kriterien zur Definition des Vollbildes der HIV-Infektion: AIDS. Das endemische KS tritt meistens an der Haut des Stammes oder der Extremitäten auf. Hingegen findet man bei der disseminierten und klinisch aggressiven Form des KS bei HIV-infizierten Patienten einen vermehrten Schleimhautbefall. Makroskopisch und mikroskopisch kann man zwei Typen unterscheiden. Zum einen handelt es sich um das sogenannte „frühe" makulöse Kaposi-Sarkom, welches histologisch vorwiegend kapilläre-angiomatöse Strukturen aufweist und zum anderen um das sogenannte „späte" noduläre Kaposi-Sarkom, welches mikroskopisch spindelförmige, sarkomatöse Zelltypen zeigt.

Wir haben hier 140 HIV-infizierte Patienten untersucht. 33 Patienten wiesen Malignome im Kopf-Hals-Bereich auf, von denen wiederum die meisten, d.h. 26 Patienten, Kaposi-Sarkome zeigten. Betroffen waren ausnahmslos Homosexuelle. Bei sieben Patienten war das KS der erste Hinweis auf eine HIV-Infektion. Die Verteilung der Befunde war wie folgt: Gaumen (n = 23), Oropharynx (n = 12), Kopfhaut (n = 11), Zunge (n = 4) (Abb. 1), Hypopharynx (n = 4), Larynx (n = 4), äußerer Gehörgang (n = 3) und Vestibulum nasi (n = 1).

Die makulösen Veränderungen bleiben zumeist asymptomatisch, hingegen kommt es bei der knotigen Form des KS im Schleimhautbereich zu Beschwerden wie Dysphagie, Dyspnoe, Blutungen und sogar zur Aspiration nekrotischer Tumorteile. Das KS wächst im Schleimhautniveau selten infiltrierend oder ulzerierend und somit fehlen auch die zu erwartenden Schmerzen. Mit Hilfe der Kernspintomographie (Abb. 2) kann dieser Weichteiltumor gut dargestellt werden.

Je nach Lokalisation, Ausdehnung und Immunstadium kommen drei Therapieformen in Betracht. Bei vereinzelten kleineren Herden ist meistens eine der lokalen Therapieformen angezeigt. Im Bereich der Kopfschleimhäute hat die Anwendung des CO_2- bzw. des Nd:YAG-Lasers die Exzision und die primäre Radiatio verdrängt. Der Nd:YAG-Laser eignet sich zur Behandlung des KS der Zunge, hingegen hat der CO_2-Laser sich vor allem beim KS des Larynx und des Pharynx bewährt. Da von einigen Autoren der Verdacht geäußert wurde, daß Virusanteile bei der Vaporisation frei werden können, sind entsprechende Vorsichtsmaßnahmen − spreizbares Laryngoskop mit zwei Absaugvorrichtungen und adäquate Atemschutzmasken − zu treffen. Unterspritzungen mit Vinblastin oder Interferon brachten nur Teilerfolge. Bei ausgedehntem, d.h. disseminiertem, KS kann eine systemische Therapie mit Zidovudin (AZT) oder mit Interferon einen Wachstumsstopp oder eine partielle Remission zur Folge haben. Falls diese Behandlungsformen nicht mehr greifen und es der Knochenmarkstatus noch zuläßt, können systemische Zytostatikaapplikationen vorgenommen werden. Eine simultane lokale und systemische Therapie kommt dann in Betracht, wenn bei disseminiertem KS ein Schleimhautbefall mit einem der oben genannten Beschwerdebilder vorliegt.

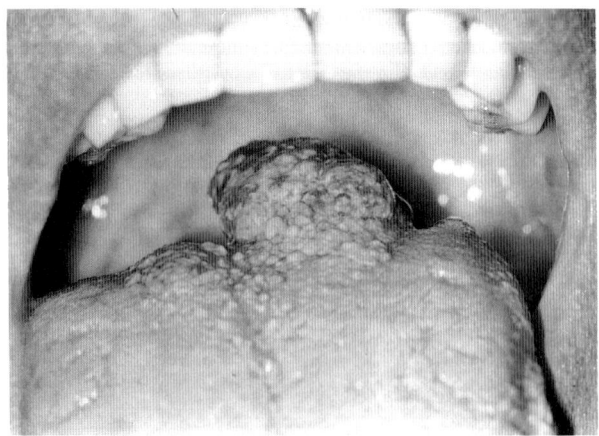

Abb. 1. Patient männlich, 42 Jahre; knotiges Kaposi-Sarkom im Bereich des medialen Zungenrückens

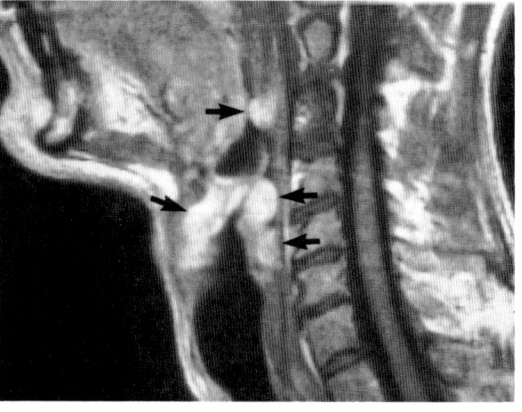

Abb. 2. Patient männlich, 30 Jahre; Sagittale Darstellung (Kernspintomographie) von multiplen nodulären Kaposi-Sarkomen im Bereich der Vallecula, der Oro- und Hypopharynxhinterwand

Das Kaposi-Sarkom ist der häufigste HIV-assoziierte Tumor im Kopf-Hals-Bereich. Ein makulöser bzw. nodulärer Befall der Schleimhäute ist in vielen Fällen zu beobachten. Eine adäquate Therapie verbessert deutlich die Lebensqualität der betroffenen Patienten, kann aber nicht das Auftreten neuer Läsionen verhindern.

B. P. E. Clasen (München): Sie haben die Tumorunterspritzung mit Zytostatika oder Interferon in einem Nebensatz erwähnt und als erfolglos bezeichnet. Beziehen Sie sich auf Zahlen?

U. Koch (Hamburg): Von dermatologischer Seite wird in letzter Zeit vermehrt darauf hingewiesen, daß Kaposi-Sarkome in Relation zu den HIV-infizierten seltener beobachtet werden. Gilt dies auch für Ihr Krankengut?

E. Klemm (Dresden): Gibt es spezifische histopathologische Hinweise bei Lymphknoten, die auf eine HIV-Infektion ohne Kenntnis der Serologie hinweisen?

A. Riederer (Schlußwort):
Zu Herrn Clasen: Ich verweise auf zwei Beitrage von amerikanischen und italienischen Arbeitsgruppen, die beim letzten internationalen AIDS-Kongreß (1989) vorgestellt wurden. Ich selbst halte diese Methodik tumortherapeutisch nicht vertretbar.

Zu Herrn Koch: Im letzten 1/2 Jahr haben wir sowohl weniger HIV-Infizierte mit Kopf-Hals-Erkrankungen als auch insgesamt weniger Patienten mit KS in dieser Region beobachtet.

Zu Herrn Klemm: Man erkennt lymphatische Hyperplasien, d.h. vermehrt aktive Follikel, aber auch hypoplastisch veränderte Lymphknoten. All diese Veränderungen können auch im Rahmen anderer Erkrankungen des lymphatischen Gewebes beobachtet werden.

Hauptvortrag IIa

T. P. U. Wustrow, T. H. Wendt, A. Schalhorn (München):
Simultane Radio-Chemotherapie bei Kopf-Hals-Karzinomen*

Zusammenfassung

Trotz der Fortschritte in den Möglichkeiten der ultraradikalen Tumorresektionen und der anschließenden plastischen Rekonstruktionen ist die Langzeitüberlebensrate von fortgeschrittenen (ausgedehnten) Kopf-Hals-Karzinomen ($T_{3-4}N_{0-3}M_0$) nicht gestiegen und weiterhin enttäuschend niedrig. Obwohl in vielen Fällen die operative Behandlung nötig ist, wurde in den letzten Jahren versucht, die Chemotherapie mit der Bestrahlung simultan zu geben, um in kurativer Absicht unter Ausnutzung der systemischen Behandlung hohe Überlebenszeiten zu erreichen. Die derzeitigen Ergebnisse zeigen, daß Zytostatika in wirksamer Dosierung simultan mit der Strahlentherapie gegeben werden können, ohne daß die Beschwerden von den Nebenwirkungen untolerierbar werden. Dazu ist es jedoch notwendig, die Bestrahlung mit Unterbrechung durchzuführen, um den Normalgeweben wie Haut und Schleimhaut möglichst früh Zeit zur Erholung von den akuten Strahlenschäden zu geben. In unserer eigenen Studie verwendeten wir Cisplatin, 5-Fluorouracil und Folinsäure und erhielten nach 5 Jahren hohe Raten der lokoregionären Tumorfreiheit und des Überlebens.

Das vorrangige Ziel der Tumorbekämpfung, nämlich die Zerstörung oder Reduzierung der malignen Zellen unter möglichster Schonung der gesunden Zellen, ist seit vielen Jahren gleich. Besonders schwierig ist dies bei soliden Tumoren, da sie sehr heterogen wachsen und sich im Zentrum wegen der schlechten Gefäßversorgung Nekrosen mit vielen hypoxischen Zellen und Tumorzellen in der G_0-Phase des Zellzyklus befinden. Diese Tumorzellen sprechen sowohl auf eine zytostatische Behandlung als auch auf eine Strahlentherapie sehr schlecht an und können jederzeit wieder zu proliferieren beginnen. Auf diese Weise sind die äußerst schlechten Behandlungsergebnisse von fortgeschrittenen Kopf-Hals-Karzinomen zu erklären, insbesondere wenn sie nicht operativ saniert werden können. Die Gründe, warum eine Inoperabilität besteht, sind entweder chirurgische, internistisch-anästhesiologische oder sonstige (Tabelle 1). In früheren Jahren wurde bei diesen Patienten eine konventionell fraktionierte, primäre Bestrahlung mit nur mäßigem Erfolg angewendet (Wang 1981). Heute wird gerne zusätzlich die Chemotherapie eingesetzt. Im Sinne einer Be-

Tabelle 1. Gründe für eine Inoperabilität

1. Chirurgische
a) Resektion des Primärtumors nicht in sano möglich
b) Krebskrankheit (d. h. Primärtumor, regionäre und/oder Fernmetastasen) kann nicht im Gesunden entfernt werden
c) Resektion ist wegen der Tumorausdehnung zu verstümmelnd oder funktionell nicht sinnvoll

2. Internistisch-anästhesiologische
a) kardiologische oder pulmonale Ursachen
b) Tumorkachexie

3. Sonstige
a) soziale Gründe
b) Patient lehnt Operation auf eigenen Wunsch ab

griffsbestimmung lassen sich verschiedene *Formen der Chemotherapie* voneinander abgrenzen: Die antineoplastische Chemotherapie kann entweder *alleine, vor, während* oder *nach* einer definitiven Behandlung (Operation, hochdosierte Strahlentherapie) gegeben werden. Wird sie als alleinige Therapie, heute häufig als Polychemotherapie, gegeben, so handelt es sich meist um eine palliative Chemotherapie. Die Chemotherapie vor einer definitiven Behandlung wie z. B. einer Operation oder Bestrahlung ist zu unterteilen 1. in die anteriore (oder auch neoadjuvante) Chemotherapie, die auch verwirrenderweise als induktive Chemotherapie bezeichnet wird, weil man dadurch den Eindruck gewinnt, daß etwas induziert wird; und 2. in die sequentielle (kombinierte) Chemo-Radiotherapie, wenn es sich bei der definitiven Behandlung um eine Bestrahlung handelt. Wird eine Chemotherapie nach einer potentiellen kurativen Operation mit und ohne prä- oder postoperative Bestrahlung, d. h. nach einer erfolgreichen Primärtherapie ohne Tumornachweis durchgeführt, spricht man von einer adjuvanten Chemotherapie. Wird die Chemotherapie *nach* einer abgeschlossenen Behandlung kontinuierlich über einen längeren Zeitraum fortgesetzt, so spricht man von einer Erhaltungschemotherapie. Wird die Chemotherapie unmittelbar mit einer anderen Behandlung wie einer Bestrahlung *gemeinsam* durchgeführt, so wird sie als simultane Radio-Chemotherapie bezeichnet. Eine

---

* *MTX* Methotrexat; *BLM* Bleomycin; *HU* Hydroxyharnstoff (Hydroxyurea); *5-FU* 5-Fluorouracil; *DDP* Cisplatin; *CBDCA* Carboplatin; *VCR* Vincistin; *FA* Folinsäure („folinic acid").

„intra- oder perioperative antineoplastische Chemo-therapie" hat bisher keine klinische Bedeutung.

Um die schlechte Prognose von fortgeschrittenen Kopf-Hals-Karzinomen zu verbessern, kann die Bestrahlung mit der Chemotherapie kombiniert werden. Hierzu wird die Zytostase zu unterschiedlichen Zeitpunkten appliziert:

a) *Vor der Bestrahlung:*
   als *sequentielle Chemo-Radiotherapie*, um die Tumormasse und damit vor allem die Zahl der hypoxischen Zellen zu verkleinern;

b) *Nach der Bestrahlung:*
   als *sequentielle Radio-Chemotherapie*, um lokal, regionär oder in der Ferne etwaige residuale mikroskopische Tumorzellen zu zerstören;

c) *Vor und nach einer Bestrahlung:*
   als *schnell alternierende Chemo-Radiotherapie* und

d) *(vor und gleichzeitig bzw.) gleichzeitig mit der Bestrahlung:*
   als *simultane Radio-Chemotherapie* oder *simultane Radio-Polychemotherapie*, um eine Interaktion mit der Bestrahlung therapeutisch auszunutzen.

Die verschiedenen Behandlungsformen zielen somit entweder mehr auf die lokale Tumorkontrolle (a, c und d) oder auf die Verminderung einer Metastasierung (b) ab. Diese Behandlungsformen können alleine, prä- und/oder postoperativ und entweder systemisch oder intraarteriell durchgeführt werden. Eine solche prä- oder postoperative simultane Radio-Polychemotherapie wird im folgenden entsprechend den verwendeten Zytostatika besprochen.

Im Tiermodell konnte eine Verbesserung der lokalen Tumorkontrolle durch eine *schnell alternierende* Chemo-Radiotherapie dokumentiert werden (Looney et al. 1985, 1988). O'Connor et al. (1979, 1982) behandelten 198 Patienten verschiedener Lokalisationen in den Bestrahlungspausen mit Nincristin (VCR, 2 mg), BLM (30 mg), MTX (200 mg) und Folinsäure (15 mg nach 48 h und mit 5×9 mg alle 6 h), wobei eine lokale Tumorkontrolle von 62% und eine Gesamt-Überlebensrate von 41% nach 5 Jahren erreicht wurde. Bei vielen Patienten führte eine erhebliche Mukositis zu einer Unterbrechung der Behandlung von $1-2$ Wochen, und 1/3 der Fälle litten unter einer Dysphagie mit Dehydratation, so daß eine Ernährung über eine Sonde notwendig wurde. Malaker et al. (1980) verlängerten das chemotherapeutische Schema von O'Connor um 3 Zyklen nach der Bestrahlung und erreichten damit eine komplette Remission des Primärtumors von 79% und der Lymphknotenmetastasen von 35%. Wegen der erheblichen Morbidität wurde die gleichartige Untersuchung wie die von O'Connor von der RTOG (Glick

et al. 1979) mit VCR ($1,4$ mg/m^2), BLM (30 U), MTX (60 mg/m^2) und Folinsäure vorzeitig abgebrochen. In einem randomisierten Vergleich konnte nach alternierender Radio-Chemotherapie (Vincristin, BLM, MTX, ± 5-FU) ein signifikant höheres krankheitsfreies Überleben im Vergleich zur sequentiellen Radio-Chemotherapie festgestellt werden (Secog 1986; Merlano et al. 1988a, b). Vokes et al. (1989) verwendeten 5-FU (800 mg/m^2 über 24 Std. von d_{1-5}) und eine steigende Dosis von HU (Beginn mit 500 mg) und eine simultane, wöchentlich alternierende Bestrahlung ($65-80$ Gy) bei 17 auswertbaren Patienten; die komplette Tumorkontrolle lag bei 70,6%, jedoch hatten bereits nach einer medianen Beobachtungszeit von 22 Monaten 59% der Patienten eine Tumorprogression. Mit weiteren alternierenden Radio-Chemotherapie-Schemata wurden unterschiedliche Ergebnisse erzielt (Bezwoda et al. 1979; Baumöhl et al. 1987). Die Gruppe von Taylor et al. (1989; Murthy et al. 1987) beobachteten mit einer jede 2. Woche schnell alternierenden Chemo-Radiotherapie (DDP 60 mg/m^2 und 5-FU 800 mg/m^2 über 24 Std. von d_{1-5}) eine lokale Tumorfreiheit in 73% nach 51 Monaten; jedoch fand sich in 49% eine schwere Mukositis. Hohe Remissionen (63% komplette) wurden auch durch eine alternierende prä- und postoperative simultane Radio-Chemotherapie (DDP 100 mg/m^2, 5-FU 1000 mg/m^2 über 24 Std. von d_{1-5}) beschrieben (Schröder et al. 1989).

Nach einer primären Radiotherapie (Richter 1981; Marcel et al. 1983) oder einer sequentiell kombinierten Chemo-Radiotherapie liegt die mediane Überlebensrate von fortgeschrittenen Kopf-Hals-Karzinomen nur bei $10-14$ Monaten (u. a. Weidauer 1981; Kleinsasser 1983; Wendt et al. 1986; Wustrow et al. 1987). Dies stimmt auch mit den kurzen medianen Überlebenszeiten nach alleiniger Polychemotherapie von unter 12 Monaten überein (Taylor et al. 1985). Nachdem es sowohl experimentell (Laster et al. 1969) als auch klinisch bis auf wenige Anekdoten unwahrscheinlich ist, daß große Kopf-Hals-Karzinome durch eine alleinige Chemotherapie langfristig zerstört werden können, wird in den letzten Jahren die simultane Radio-(Poly-)Chemotherapie zunehmend angewendet. Im Vergleich zur sequentiell (kombinierten) Chemo-Radiotherapie besteht kein Zeitverlust bis die effektivere beider Therapiemodalitäten beginnt und somit ein biologisch nur schwer einzuholendes, progredientes Tumorwachstum vermieden wird. Zugleich wird das Konzept der Dosisintensität eingehalten, welches ein besseres Ergebnis mit einer höher dosierten Behandlung postuliert (Hrynuik 1988). Diesen Vorteilen stehen jedoch vermehrte akute und Spätnebenwirkungen gegenüber, die im Laufe der Therapie genau zu kontrollieren sind.

Wirkungsweise der effektivsten Zytostatika
für Kopf-Hals-Karzinome

Methotrexat (MTX). MTX (Abb. 1) blockiert die Bildung von reduzierten Folaten durch die Hemmung der Dihydrofolat-Reduktase. Hierdurch wird die Synthese u. a. von Thymidin beeinflußt, wodurch die proliferierenden Zellen in der S-Phase des Zellzyklus blockiert werden. Die Tumorzellen akkumulieren somit in der G_1-Phase, in der die Zellen besonders strahlenempfindlich sind (Bagshaw et al. 1969). Die Remissionsrate beträgt bei alleiniger systemischer Gabe etwa 40% und bei intraarterieller Applikation etwa 53% (Goldsmith et al. 1975). Die vornehmlichen Nebenwirkungen von MTX sind die Knochenmarksdepression und Mukositis. Schwindel, Erbrechen, Diarrhö oder Hautausschläge finden sich seltener.

Bleomycin (BLM). BLM ist ein Glycopeptidkomplex (Abb. 1), der aus Streptomyces verticillus isoliert wurde. Es verursacht Brüche im DNS-Einzel- und Doppel-Strang (Terasima et al. 1970) und eine Hemmung der DNS-Ligase und -Polymerase. Dadurch werden die Synthese und die Reparaturvorgänge nach subletaler Bestrahlung behindert (Jørgensen 1972; Bleehen 1973). Die alleinige Gabe von BLM führt im Mittel zu einer Remissionsrate von 31% bzw. einer Verkleinerung des Tumors um mehr als die Hälfte in 15% (Goldsmith et al. 1975). Mögliche toxische Nebenwirkungen sind die Lungenfibrose, hypertropische Hautveränderungen, Fieber und eine Mukositis.

Hydroxyharnstoff (HU). Hydroxyharnstoff (Abb. 1) hemmt die Ribonukleotid-Reduktase, so daß über einen Mangel an Desoxyribonukleotiden die DNS-Synthese gehemmt wird. Experimentell zeigte sich, daß Hydroxyharnstoff die Zellen in der S-Phase des Zellzyklus hemmt und sie in der strahlenempfindlichen G_1-Phase blockiert (Young et al. 1964; Sinclair 1965, 1968). Des weiteren werden die Reparaturmechanismen des subletalen Strahlenschadens gehemmt (Phillips et al. 1966). In der Monotherapie wurde eine Remissionsrate von 39% beobachtet (Goldsmith et al. 1975). Als Nebenwirkungen treten Knochenmarksdepressionen und Schwindel auf.

5-Fluorouracil (5-FU). 5-FU ist ein fluoriertes Pyrimidin (Abb. 1), welches die Thymidilatsynthetase durch die Bildung eines ternären Komplexes − zwischen FdUMP (5-Fluoro-2-desoxyuridin-5-monophosphat) der Tetrahydrofolsäure und der Thymidilatsynthetase selber − hemmt, so daß dUMP (Desoxyuridin-5-monophosphat) nicht unter Übertragung der Methylgruppe von Methyltetrahydrofolsäure in dTMP (Desoxythymidin-5-monophosphat) katalysiert werden kann. Hierdurch wird die einzige zelluläre Möglichkeit zur De-novo-Synthese von dTMP für die DNS inhibiert. Des weiteren wird 5-FU auch in die RNS eingebaut, so daß eine instabile und strahlenempfindliche DNS zusammengesetzt wird (Vermund 1971). Zusätzlich werden die Reparaturmechanismen des subletalen Strahlenschadens gehemmt. 5-FU kann somit die Strahlenwirkung verstärken. In einer Monotherapie hat 5-FU eine mittlere Remissionsrate von 15% bzw. 31% bei fortgeschrittenen Kopf-Hals-Karzinomen (Goldsmith et al. 1975; Amer et al. 1979). Die intraarterielle Infusion führte in 75% zu einer Tumorverkleinerung (Goldsmith et al. 1975). Um hohe extrazelluläre Konzentrationen an 5-FU zu erreichen, wurden wegen der kurzen Halbwertszeit von 5-FU Langzeitinfusionen von 96−120 h gegeben, die in 60% zu kompletten Remissionen führten (Al-Sarraf et al. 1982; Kish et al. 1982; Decker et al. 1983). Die toxischen Nebenwirkungen sind eine Leukopenie, Mukositis, Schwindel, Erbrechen und eine Diarrhö. Langzeitinfusionen von 5-FU führten zu geringeren Knochenmarkstoxizitäten

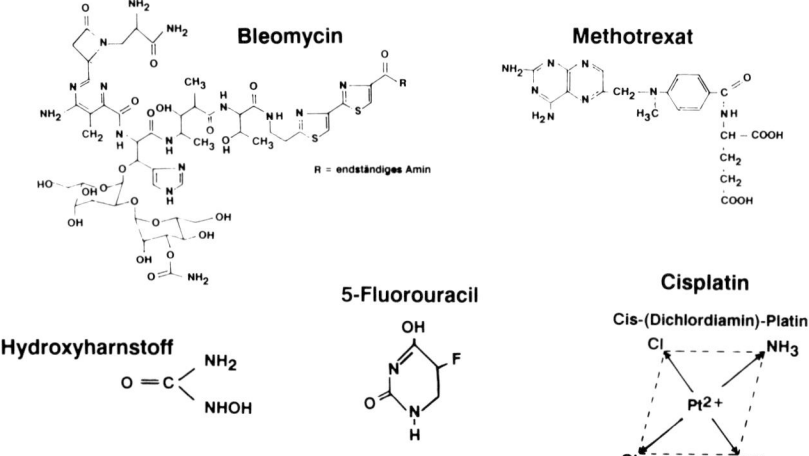

Abb. 1. Strukturformeln der für Kopf-Hals-Karzinome wirksamsten Zytostatika

und zu einer verstärkten Schleimhautreaktion als eine Bolusinjektion (Seifert et al. 1975).

Cisplatin (DDP). Cis-(Dichlordiamin)-Platin (II) (Abb. 1) führt zur Chelatbildung und Vernetzung im DNS-Einzel- und Doppelstrang (intra- und interstrand cross-linking) (Roberts et al. 1981). Hierdurch werden beim Durchlauf durch den Zellzyklus die S-Phase verlängert und die Zellen in der G_2-Phase und am Übergang von G_1 nach S blockiert. Insbesondere wirkt DDP auf rasch wachsende Tumorzellen wie Plattenepithelkarzinome im Kopf-Hals-Bereich zytotoxisch. Die Monotherapie mit DDP führt zu hohen kompletten Remissionsraten; mit einer DDP-haltigen Polychemotherapie konnten im Mittel Remissionsraten (komplette und partielle) von 71% erreicht werden (Wittes et al. 1975, 1977), jedoch war die Remissionsdauer nur sehr kurz.

Die zunächst im Tierexperiment beobachtete Verstärkung der Strahlenwirkung durch DDP wird wie folgt erklärt (Richmond et al. 1977; Douple et al. 1977, 1979; Muggia et al. 1979; Alvarez et al. 1978; Overgaard et al. 1981; Dewit et al. 1987):

– Erhöhte Empfindlichkeit von hypoxischen Zellen,
– Hemmung der Reparaturmechanismen des subletalen oder potentiell letalen Strahlenschadens,
– Veränderungen von Läsionen in chromosomale Aberrationen,
– Störungen des Zellzyklus,
– Abgabe von toxischen Liganden,
– Reaktion von Cisplatinintermediärderivaten mit strahleninduzierten freien Radikalen und
– Reaktion mit SH-Gruppen von nicht-Proteinen.

Eine Verstärkung der Strahlenwirkung wurde experimentell dann beobachtet, wenn DDP vor (30 min) der Bestrahlung gegeben wurde (Overgaard et al. 1981). Hypothetisch erfolgt dies durch eine höhere DDP-induzierte Empfindlichkeit der hypoxischen Zellen auf eine Bestrahlung. Weiterhin erscheint nach jüngsten Ergebnissen eine kontinuierliche Infusion gegenüber einer Bolusinjektion aus pharmakokinetischen Gründen günstiger zu sein (Forastiere et al. 1988). Für eine Interaktion mit der Bestrahlung und anderen Zytostatika liegen für Carboplatin, ein neues platinhaltiges Zytostatikum, bisher nur erste Erfahrungen (Jacobs et al. 1989) und noch nicht genügend randomisierte Ergebnisse vor.

Simultane Radio-Chemotherapie

Der Wert einer Chemotherapie in voller wirksamer Dosierung gleichzeitig mit der Strahlentherapie ist in der Behandlung von Plattenepithelkarzinomen im Kopf-Hals-Bereich noch unklar. Obwohl einige vielversprechende Ergebnisse vorliegen, können endgülti-

ge Rückschlüsse erst aus prospektiv randomisierten Studien gewonnen werden. Es ist jedoch auch darauf hinzuweisen, daß sich Zytostatika auch negativ auswirken können, da sie in Einzelfällen die Metastasierungsrate und die Proliferation von Tumorzellen steigern können, so daß die Effektivität der Strahlentherapie abnimmt.

Bei der simultanen Radio-Chemotherapie soll ein additiver oder wenn möglich gar überadditiver Effekt zur Tumorzytotoxizität vorteilhaft ausgenützt werden. Dieser erfolgt über eine

– Verkleinerung der Tumorzellmasse, die durch eine verstärkte Zellproliferation zu einer erhöhten Chemosensibilität führt;
– Veränderung des Zellzyklus;
– höhere zytostatische Wirkung nach strahleninduzierter Vorschädigung;
– größere Empfindlichkeit der zytostatisch vorgeschädigten Zellen auf eine Bestrahlung;
– Beeinflussung der Reparaturmechanismen nach subletalem oder potentiell letalem Strahlenschaden;
– Verkleinerung des Tumorvolumens, die zur Reoxigenierung und zu einer kleineren Fraktion von hypoxischen Zellen führt.

Handelt es sich um einen rein additiven Wirkungsmechanismus, so können die gleichen Ergebnisse auch bei sequentieller Applikation erreicht werden; handelt es sich jedoch um vielschichtige Interaktionen zwischen den Zytostatika untereinander und ebenso mit der Bestrahlung, so ist zum vollen therapeutischen Nutzen eine gleichzeitige Gabe notwendig. Als wesentliches Ziel der simultanen Radio-Chemotherapie ist eine möglichst aggressive Tumorzellzerstörung unter Vermeidung von untolerierbaren akuten und Spätne-

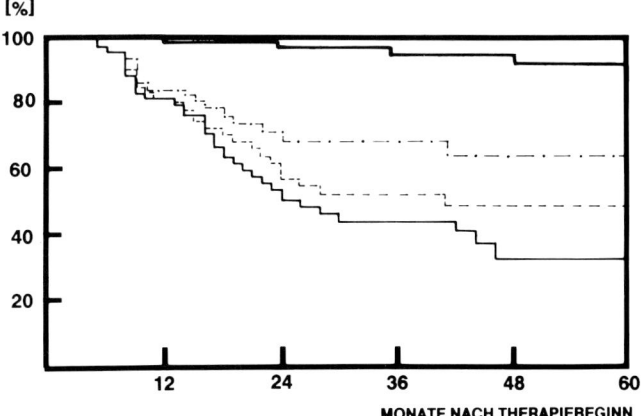

Abb. 2. Kaplan-Meier-Kurve der lokoregionären Tumorkontrolle, des krankheitsfreien Überlebens und der Gesamt-Überlebensrate über 5 Jahre (n = 60)

benwirkungen auf das Normalgewebe zur Verlängerung der Überlebenszeit der Patienten anzusehen. Im
folgenden werden die klinischen Ergebnisse bei überwiegend unvorbehandelten, fortgeschrittenen Plattenepithelkarzinomen im Kopf-Hals-Bereich dargestellt.
Da der Wert einer *präoperativen* simultanen Radio-
Chemotherapie als zusätzliche Behandlung zur nachfolgenden Operation hinsichtlich einer Verbesserung
der Überlebensrate nur schwer zu dokumentieren ist,
werden diese Untersuchungen hier nicht ausführlich
dargestellt.

Methotrexat (MTX). Bereits 1960 wurde eine 84 Jahre
alte Frau und in der Folge 200 Patienten mit 7,5 mg
MTX täglich über 7–14 Tage oder 25 mg MTX alle 3
Tage in 5 Zyklen behandelt (Friedman 1969, et al.
1970). Die komplette und partielle Remissionsrate lag
bei 33% für den Primärtumor und bei 31% für die
Halslymphknotenmetastasen. Obwohl die lokale Tumorkontrollrate im Stadium III (67%) und IV (42%)
höher als in früheren, kombinierten Schemata lag, war
die Überlebensrate nach 2 Jahren unverändert. Bei dieser Behandlung war die Mukositis deutlich intensiver
und hielt relativ lange an. Insgesamt zeigte sich, daß
mit MTX eine deutliche Tumorverkleinerung beobachtet werden konnte; eine erhöhte Überlebensrate
konnte jedoch nicht festgestellt werden. Ähnliches
stellte Condit (1968) fest, der bei 40 fortgeschrittenen
Kopf-Hals-Karzinomen zwischen MTX (1,4 mg/kg
4× alle 2 Wo.) plus gesplitteter Bestrahlung und alleiniger gesplitteter Bestrahlung randomisierte. Es fand
sich kein signifikanter Unterschied in der Remissionsrate. Zusätzlich konnten wegen der erheblichen MTX-
bedingten Nebenwirkungen nur 50% der Patienten
den Behandlungsplan vollständig einhalten.

Bekanntermaßen sprechen kleinere Kopf-Hals-
Karzinome häufig besser als große Tumoren an, da die
Zahl der hypoxischen Zellen sehr viel geringer ist. Da
die volle Bestrahlungswirkung erst mit einer entsprechenden Latenz eintritt, kann die Bestrahlung von zytostatisch verkleinerten Tumoren zu höheren Heilungsraten führen. Aus diesem Grund wurden fortgeschrittene Kopf-Hals-Karzinome im Stadium III und
IV mit MTX für 6 Tage vorbehandelt und anschließend simultan zur MTX-Therapie bestrahlt. Es wurden
hierbei 61% komplette Remissionen beobachtet. Nach
3 Jahren waren 32% tumorfrei, und von den verstorbenen Patienten hatten 44% kein Lokalrezidiv (Kra-
mer 1969). Weitere nichtrandomisierte Studien zeigten
keine signifikant höheren Tumoransprech- und Überlebensraten (Bagshaw et al. 1969; Mason et al. 1970).
Bagshaw et al. (1969) gaben neben MTX noch BUdR
(500 mg/g) intraarteriell. Dieses Protokoll wurde von
Morita et al. (1980) nur wenig verändert (MTX
0,2 mg/d, BUdR 200 mg/d i.a.). Beide klinischen Un-

tersuchungen führten zu einer verstärkten Mukositis,
während die lokale Tumorantwort oder das Überleben
nicht verbessert waren. In einer Untersuchung an 34
Patienten mit fortgeschrittenen Kopf-Hals-Karzinomen wurde MTX (100 mg/m^2) 24 h vor und dann 14
Tage nach Beginn der Therapie zusammen mit der Bestrahlung gegeben (Pointon et al. 1981). Eine komplette Remission wiesen 53% der Patienten auf, und die
Gesamt-Überlebenszeit nach 21 Monaten betrug 63%.
In mehr als der Hälfte der Patienten fanden sich nur
langsam heilende Schleimhautschäden und bei zwei eine Neutropenie. Von derselben Arbeitsgruppe wurden
313 Patienten zwischen einer alleinigen Bestrahlung
und einer simultanen Radio-MTX-Chemotherapie
randomisiert. Hierbei wurden höhere 5-Jahresüberle-
bensraten nach simultaner Behandlung mit insgesamt
von 48,1% festgestellt, jedoch waren die Unterschiede
nur für Oropharynxkarzinome signifikant (Gupta et
al. 1987).

Nach einer alleinigen Bestrahlung gegenüber einer
Bestrahlung mit zusätzlicher MTX-Gabe (0,2 mg/
kg/d 5× bzw. 240 mg/m^2 am Tag 1,5 und 9) beobachteten Knowlton et al. (1975) nach 5 Jahren in beiden
Armen eine Vollremission von 20%–35% und ein
krankheitsfreies Überleben von 10,4% und 9%. Keine
Unterschiede konnten auch zwischen niedrigen und
hohen MTX-Dosen bis auf eine höhere Toxizität nach
hochdosierter MTX-Gabe festgestellt werden. Richards et al. (1974) fanden in einer randomisierten Untersuchung an Mundhöhlen- und Oropharynxkarzinomen keinen Unterschied hinsichtlich des Überlebens
nach alleiniger Bestrahlung gegenüber einer Bestrahlung mit zusätzlicher intraarterieller MTX-Gabe. Die
5-Jahresüberlebensrate war mit 4% äußerst niedrig.
Lustig et al. (1976) beschrieben in einer nicht-rando-
misierten Gruppe von Kopf-Hals-Karzinomen im Stadium IV mit oraler Gabe von MTX (2,5 mg 3×/d ×5)
vor und während der Bestrahlung eine 3-Jahresüber-
lebensrate von 33%. Diese war im Vergleich zur allgemeinen Bestrahlung signifikant höher, jedoch mit einer erheblichen Mukositis und Myelosuppression behaftet. Die Inzidenz der späten Weichteilkomplikatio-
nen im Vergleich zur allgemeinen Bestrahlung betrugen 25% gegenüber 8%, der schweren Ödeme 25% zu
10%, der Radionekrosen 4% zu 0% und der schweren
Fibrosen 6% zu 0%. Aufgrund dieser Ergebnisse untersuchte die RTOG (Radiation Therapy Oncology
Group) (Fazekas et al. 1980) in einer randomisierten
Studie 638 Patienten mit oraler Gabe von MTX 2 Wochen vor der Bestrahlung; es konnte kein Unterschied
in der 5-Jahresüberlebensrate im Vergleich zur allgemeinen Bestrahlung gefunden werden, die bei 18% mit
einer Rate von 32% an Lokalrezidiven lag. Bitter
(1977) behandelte 20 Patienten mit fortgeschrittenen
Mundhöhlenkarzinomen intraarteriell mit BLM alle 4

Tage und anschließend mit einer Radio-MTX-Chemotherapie (240 mg/m^2). Die 1-Jahresüberlebensrate lag bei 84%, wobei ein Teil der Patienten nachoperiert wurde.

Trotz der anfänglich sehr ermutigenden Resultate mit der gleichzeitigen Applikation von MTX und einer Bestrahlung war unter randomisierten Bedingungen die simultane Radio-MTX-Chemotherapie im Vergleich zu einer alleinigen Radiotherapie nicht überlegen. Insgesamt scheint die gleichzeitige Gabe von MTX mit der Bestrahlung zu einer hohen Rate an akuten und späten Weichteiltoxizitäten im gesunden Gewebe zu führen.

Bleomycin (BLM). Erste klinische Untersuchungen einer simultanen Radio-BLM-Chemotherapie (15 mg/d 1 Std. vor RT in 1. Wo., 15 mg 3×/Wo in 2.–3. Wo) führten bei fortgeschrittenen Kopf-Hals-Karzinomen in 67% zu kompletten Remissionen (Berdal et al. 1973). Nachdem über ähnlich gute Remissionsraten berichtet worden war (Rygård et al. 1976; Ichikawa 1976), wurden von Shanta et al. (1977, 1980) 145 Mundhöhlenkarzinomen im Stadium III und IV randomisiert. Nach simultaner Radio-BLM-Chemotherapie (10 od. 15 mg 3×/Wo. oder intraarteriell) zeigte sich nach 5 Jahren ein krankheitsfreies Überleben in 65,5% gegenüber 23,5% nach alleiniger Bestrahlung. Die Zahl der Vollremissionen lag bei 77% im Vergleich zu 21% nach primärer Bestrahlung bzw. 78,6% und 19,1% in einer späteren Analyse. Durch eine erhebliche Mukositis mußte jedoch die Gesamt-Strahlendosis öfters gesenkt werden. Im Gegensatz dazu beobachteten Cachin et al. (1977) in einer EORTC-Studie bei 227 randomisierten Oropharynxkarzinomen nach simultaner Radio-BLM-Chemotherapie in beiden Studienarmen gleiche Überlebenszeiten von 50% nach einer Verlaufskontrolle über 15 Monate. Die komplette Remission lag für den Primärtumor bei 67% im Vergleich zu 68% nach alleiniger Bestrahlung und für die regionären Halslymphknotenmetastasen bei 62% zu 49%. Auch hier waren die Nebenwirkungen (Mukositis, Hautveränderungen) mit 71% erheblich, so daß in 22% die Bestrahlung verschoben und in 5% abgebrochen werden mußte. Neben der unterschiedlichen Ansprechrate der Zytostatika je nach der Tumorlokalisation im oberen Aerodigestivtrakt (Goldsmith et al. 1975) ist dies einer der wichtigsten Hinweise für die widersprüchlichen Ergebnisse beider Studien. Morita et al. (1980) fanden im Vergleich von simultaner Radio-BLM-Chemotherapie zur alleinigen Bestrahlung eine lokale Tumorkontrollrate nach 2 Jahren von 73% zu 65% für Zungenkarzinome. In einer randomisierten, simultanen Radio-BLM-Chemotherapie von der NCOG (Northern California Oncology Group), die sich durch eine niedrigere BLM-Dosis (5 mg 2×/Wo.)

mit nachfolgender Erhaltungschemotherapie bei fortgeschrittenen Kopf-Hals-Karzinomen von anderen Untersuchungen unterscheidet, zeigte sich eine bessere lokoregionäre Tumorantwort, jedoch fand sich keine statistisch signifikante Steigerung der Überlebensrate (Fu et al. 1987). Die simultane Radio-BLM-Chemotherapie war mit erheblichen akuten Nebenwirkungen verbunden, insbesondere wenn eine höhere Dosis als 5 mg 2×/Wo eingesetzt wurde; es konnten so nur 68% (Cachin et al. 1977) bzw. 41% (Vermund et al. 1985) der Patienten die geplante volle Chemotherapie-Dosis erhalten. Auffälligerweise war in der simultanen Radio-BLM-Chemotherapie-Gruppe im Vergleich zur alleinigen Bestrahlung die Rate der Fernmetastasen deutlich erhöht (Vermund et al. 1985; Fu et al. 1987). Insgesamt scheint BLM die Bestrahlungswirkung und damit die Nebenwirkungen zu verstärken, jedoch sind die Ergebnisse in randomisierten Studien noch unklar. Für Mundhöhlenkarzinome könnte eine signifikant höhere Überlebensrate vorliegen.

Hydroxyharnstoff (HU). Lerner et al. (1967) gab Patienten mit fortgeschrittenen Kopf-Hals-Karzinomen HU (80 mg/kg 3×/d) eine Woche vor und während der Bestrahlung. Bei 100 Patienten konnten sie in 73% eine komplette Remission des Tumors erreichen, und 65% der Patienten waren nach 3–118 Monaten tumorfrei (Lerner et al. 1977). Richards et al. (1969) erreichten mit derselben Dosis HU, die simultan mit der Bestrahlung und noch 8 Wochen danach verabreicht wurde, eine Überlebensrate von 33% gegenüber 14% nach alleiniger Bestrahlung. Interessanterweise erhielt ein Arm eine radikale Neck dissection, wobei sich nach simultaner Radio-HU-Chemotherapie keine Halslymphknotenmetastasen im Resektat gegenüber 54% nach alleiniger Bestrahlung fanden. In weiteren, jedoch nichtrandomisierten Studien berichteten dieselben Autoren (Richards et al. 1973) sowie andere (Lerner 1977; Lipshutz et al. 1973) über eine deutlich höhere Überlebensrate in der Gruppe der simultanen Radio-HU-Chemotherapie (1500 mg/d). Durch eine erhebliche Stomatitis mußte jedoch die Bestrahlung öfters verschoben werden.

Eine randomisierte simultane Radio-HU-Chemotherapie wurde von zwei Gruppen durchgeführt. Hussey et al. (1975) beobachteten bei 42 Patienten im Stadium IV nach 24 Monaten eine Tumorfreiheit in 30% (16 mg/kg HU 3×/Wo.) gegenüber 27% nach alleiniger Bestrahlung. Die Rate der kompletten Remissionen betrug 67% gegenüber 56% nach alleiniger Radiotherapie und die lokale Tumorkontrolle nach 6–24 Monaten 38% nach beiden Behandlungsmodalitäten. Stefani et al. (1971) stellten in Kopf-Hals-Karzinomen aller Lokalisationen und Studien nach 6–33 Monaten ein krankheitsfreies Überleben in 22% im Vergleich zu

31% nach alleiniger Bestrahlung fest. Die schlechteren Ergebnisse in der Gruppe mit simultaner Radio-HU-Chemotherapie war durch eine niedrigere als vorgesehene Bestrahlungsdosis zu erklären. Eine Abweichung vom Bestrahlungsplan war häufig durch eine erhebliche Mukositis und Leukopenie nötig. Nach Abschluß der Bestrahlung fand sich eine komplette Remission in 42% gegenüber 47% nach alleiniger Bestrahlung und interessanterweise eine Fernmetastasierung im weiteren Verlauf in 22,8% im Vergleich zu 7,5% in der Bestrahlungsgruppe. HU führt somit in Verstärkung der Bestrahlungswirkung zu erheblichen Nebenwirkungen und vermehrten Fernmetastasen. Möglicherweise beeinflußt die Chemotherapie das Abwehrsystem des Patienten, so daß eine frühere Disseminierung oder ein schnelleres Wachstum von bestehenden, jedoch bei Diagnosestellung noch okkulten Metastasen erfolgt. Trotz der besseren Tumorregression in unkontrollierten Studien konnte eine Verbesserung des Überlebens nach Randomisierung nicht nachvollzogen werden.

5-Fluorouracil (5-FU). In vier Studien wurde die simultane intraarterielle Radio-5FU-Chemotherapie untersucht. Jesse et al. (1969) fand ohne eine Vergleichsgruppe bei den unterschiedlichsten Tumorlokalisationen die gleiche Zahl (40%) der kompletten Responder und Überlebenden nach 10–60 Monaten. Eine auffällig hohe Zahl der Patienten mit einem Lokalrezidiv entwickelte Fernmetastasen (33%). Die übrigen Untersuchungen behandelten Tumoren der Nasenhaupt- und -nebenhöhlen. Von Sato et al. (1970) wurden 42% der Patienten mit kompletter Remission nachoperiert, so daß nach 2 Jahren 57% überlebten. Obwohl Shigematsu et al. (1971) bei Kieferhöhlentumoren nach einer simultanen intraarteriellen Radio-5FU-Chemotherapie eine höhere komplette Tumorantwort von 47% gegenüber 23% nach alleiniger Bestrahlung feststellten, war die 2-Jahresüberlebensrate mit 56% zu 59% sogar schlechter. Zusätzlich war die Mukositis so schwerwiegend, daß die geplanten 80 Gy in 8 Wochen nicht appliziert werden konnten. Goepfert et al. (1973) fanden mit intraarterieller Gabe von 6 mg 5-FU/kg eine ebenso hohe Zahl von Vollremissionen (48%) mit einer Überlebensrate von 47,8% nach 2 Jahren und 26,6% nach 5 Jahren. Erblindung, Schädigungen der Retina, des Sehnerven oder des vorderen Auges waren häufig.

Die nichtrandomisierte Studie von Komiyama et al. (1978) mit 250 mg 5-FU simultan zur Bestrahlung ist nur schwer zu interpretieren, da auch Tumoren im Stadium I und II behandelt wurden; zusätzlich wurde ein größerer Teil nachoperiert und diese operierten Patienten zeigten eine wesentlich schlechtere Überlebensrate.

Ein randomisierter Vergleich von alleiniger Bestrahlung zur systemischen 5-FU-Gabe mit einer Bestrahlung wurde an 134 Patienten mit fortgeschrittenen Kopf-Hals-Karzinomen von Ansfield et al. (1970) durchgeführt. Zur Abschwächung der Mukositis wurde eine absteigende Dosis von 5-FU appliziert (10 mg/kg/d ×3 d, 5 mg/kg/d ×4 d, 5 mg/kg 2×/Wo.). Nach 5 Jahren lag die Überlebensrate für die simultane Radio-5-FU-Chemotherapie mit 35% signifikant höher als die alleinige Bestrahlung. Der Gewinn war am deutlichsten für Zungen- (43% zu 13%) und Oropharynxkarzinome (59% zu 10%), während sich keine Vorteile bei Primärtumoren im Hypopharynx, Larynx oder Nasopharynx ergaben. In einer späteren Analyse über einen längeren Verlauf derselben Patienten wurden diese Resultate bestätigt, jedoch fand sich eine signifikante Steigerung der 5-Jahresüberlebensrate nur bei Mundhöhlenkarzinomen und eine deutliche, nicht signifikante Steigerung bei Oropharynxkarzinomen (Gollin et al. 1972; Lo et al. 1976). Obwohl für alle Tumorlokalisationen noch nach 2 Jahren die Tumorfreiheit mit 48,5% zu 17,6% signifikant unterschiedlich war, lag interessanterweise die 5-Jahresüberlebensrate nur bei Mundhöhlenkarzinomen signifikant höher. Hohe partielle und komplette Remissionsraten mit einer 2-Jahresüberlebensrate von 56% erzielten Byfield et al. (1984 a, b) bei gleichzeitiger Applikation von 5-FU während der Bestrahlung, wobei eine Verstärkung des Strahleneffektes durch die 5-FU-Gabe insbesondere 48 Std. nach Strahlenexposition eintreten soll. Nachdem bei Plattenepithelkarzinomen des Anus und des Ösophagus eine simultane Radio-Chemotherapie mit 5-FU und Mitomycin C erfolgversprechend angewendet wurde, wurde diese Behandlung auch im Kopf-Hals-Bereich entweder präoperativ oder als definitive Therapie eingesetzt (Kalra et al. 1982; Hahn et al. 1984; Kaplan et al. 1985; Weißberg et al. 1985; Cortes et al. 1986; Dobrowsky et al. 1987, 1989; Montbarbon et al. 1987). Alle Studien zeigten eine höhere lokale Tumorkontrollrate als bei alleiniger Bestrahlung, jedoch war das Überleben nicht signifikant verlängert. Insgesamt scheint somit die simultane Radio-5FU-Chemotherapie die Prognose von Mundhöhlenkarzinomen zu verbessern, während andere Lokalisationen nur eine Verbesserung der lokalen Tumoransprechrate zeigen.

Cisplatin (DDP). Mit einer simultanen Radio-DDP-Chemotherapie (40 mg/m² /Wo.) erreichten Reimer et al. (1981) 91% partielle Remissionen. Es wurden nur bei zwei Patienten akute Strahlenreaktionen beobachtet, während Creagan et al. (1981) erhebliche toxische Nebenwirkungen wie Schwindel, Erbrechen, Übelkeit und Abszesse beschrieben. Coughlin et al. (1982) gaben 12 Patienten über 4 Wochen DDP und BLM und danach eine simultane Radio-DDP-Chemotherapie

$(20 \, mg/m^2)$. Die Remissionsrate war mit 88% relativ hoch. In einer Untersuchung der ECOG (Eastern Cooperative Oncology Group) (Haselow et al. 1982) mit 18 auswertbaren fortgeschrittenen Kopf-Hals-Karzinomen lebten nach $2-16$ Monaten noch 15 tumorfrei (83%). Wurde die DDP-Dosis auf über $20 \, mg/m^2$ gesteigert, so erhöhten sich die schweren Komplikationen wie Mukositis und Knochenmarksdepression auf über 50%. Es sei jedoch darauf hingewiesen, daß die schweren Nebenwirkungen bei einer konventionell fraktionierten Bestrahlung eintraten. Hohe komplette Remissionen von 67% erreichte die Gruppe von Schmitt (et al. 1983; Higi et al. 1983; Zamboglou et al. 1989) mit einer 5-Jahresüberlebensrate von 47,6% bei 111 Patienten mit T_{3-4}-Tumoren. Über 4-Jahresüberlebensraten von 41,5% bei 22 Patienten mit fortgeschrittenen Kopf-Hals-Karzinomen berichteten Miller et al. (1985) nach simultaner Radio-DDP-Chemotherapie $(80 \, mg/m^2, d_{1,22,43})$. Weitere Untersucher verwendeten niedrigdosiertes DDP $(6 \, mg/m^2)$ gleichzeitig mit einer akzeleriert fraktionierten Bestrahlung $(2 \times /d)$, wobei hohe Tumorremissionsraten beschrieben wurden. Unklar ist jedoch noch, ob ein strahlenverstärkender Effekt einer niedrigdosierten täglichen Cisplatingabe während der Bestrahlung für Kopf-Hals-Karzinome existiert, und ob dieser zu höheren Überlebensraten führt (Dühmke et al. 1984, 1988; Keizer et al. 1984). Dasselbe trifft auch für eine Gabe von 20 mg DDP $3 \times /Wo$. alle 3 Wo. zu (McDonald et al. 1987), wobei über 45,8% krankheitsfreies Überleben nach 3 Jahren berichtet wurde (Schulte et al. 1989). Eine simultane akzelerierte Radio-DDP-Chemotherapie führte bei fortgeschrittenen Kopf-Hals-Karzinomen zu einer hohen kompletten Remissionsrate von 75% (Karstens et al. 1989). Mit einer simultanen Radio-CBDCA-Chemotherapie (Carboplatin $70-100 \, mg/m^2$) wurde eine komplette Remission in 52% (Jacobs et al. 1989) bzw. 73,1% (Zamboglou et al. 1989) beschrieben.

Erste Ergebnisse eines randomisierten Vergleichs zwischen simultaner Radio-DDP-Chemotherapie und sequentieller Radio-Polychemotherapie mit 5-FU und DDP zeigte nach 2 Jahren keine signifikante Verbesserung der Gesamt-Überlebensrate von 46% zu 38%, jedoch in der simultanen Gruppe mit erheblich besserer Patientenakzeptanz (Cognetti et al. 1989). Bei Patienten mit histologisch positiven Resektionsrändern wurde eine postoperative simultane Radio-DDP-Chemotherapie durchgeführt. Die Dosis von $100 \, mg/m^2$ DDP und 1,8 Gy/d wurde von den 15 untersuchten Patienten bis auf zwei akzeptabel vertragen, jedoch war die Nachsorge noch sehr kurz (Ensley et al. 1989).

Nachdem platinhaltige Zytostatika die wirksamsten Medikamente mit sehr hohen Remissionsraten für Plattenepithelkarzinome im Kopf-Hals-Bereich dar-

stellen, erscheinen Protokolle mit einer simultanen Radio-DDP-Chemotherapie als besonders erfolgversprechend.

Simultane Radio-Polychemotherapie

Nachdem die Resektion im Gesunden bei ausgedehnten Kopf-Hals-Karzinomen (chirurgische Inoperabilität) nicht möglich ist, sollten die Vorteile einer voll dosierten Chemotherapie voll ausgeschöpft werden, jedoch ohne die Strahlentherapie als effektivere dieser beiden Therapiemodalitäten zeitlich hinauszuschieben. Die ideale Chemotherapie wäre diejenige, die die strahleninduzierte Tumorzerstörung verstärkt, ohne die Belastung für das gesunde Gewebe, welches den Tumor umgibt, zu erhöhen. Zugleich sollten im Schema die für Plattenepithelkarzinome im Kopf-Hals-Bereich wirksamsten Medikamente, wie platinhaltige Substanzen (DDP) und 5-FU (Kish et al. 1982; Weaver et al. 1982, 1984; Scherpe et al. 1984; Amrein et al. 1985; Jacobs et al. 1987; Johnson et al. 1987; Mercier et al. 1987; Toohill et al. 1987) enthalten sein.

Nachdem in einer Reihe von Untersuchungen die Überlegenheit einer Poly- gegenüber einer Monochemotherapie aufgezeigt wurde, wurden mehrere nicht-randomisierte Studien initiiert. Eine Studie der RTOG unter Fu et al. (1979) verwendete bei 15 fortgeschrittenen Kopf-Halskarzinomen Cyclophosphamid $(750 \, mg/m^2 \, d1)$, VCR $(1,4 \, mg/m^2 \, d1)$ und BLM $(15 \, U \, d \, 3-5, 8, 10 \text{ danach } 2 \times /Wo. \text{ von Wo. } 5-9)$ während der Bestrahlung und Cyclophosphamid, BLM und MTX nach der Bestrahlung. Nur wenige Patienten konnten die volle chemotherapeutische Dosis wegen einer erheblichen Mukositis oder Tumorprogression erhalten. Eine Tumorkontrolle fand sich lokal in 53% und regionär am Hals immerhin in 80%. Nach einer Verlaufskontrolle von mindestens 8 Monaten lebten noch 40%, jedoch lag die therapiebedingte Mortalität bei 20% und die Toxizität war insgesamt nicht akzeptabel. Keine Verbesserung der Remissionsrate erzielten Hollmann et al. (1979) mit MTX (25 mg/2 Std./d), Folinsäure (12,5 mg/d) und BLM (15 mg/2 Std./d). Die Überlebensrate war schon nach einem Jahr mit 28,3% sehr niedrig. Szepesi et al. (1985) erreichten durch eine simultane intraarterielle Radio-BLM-MTX-Chemotherapie lange Überlebenszeiten in 17% der Patienten. Interessanterweise konnte bei Patienten mit partieller Remission nur eine mediane Überlebenszeit von 9 Monaten festgestellt werden, so daß keine Verlängerung der Überlebenszeit nach einer partiellen Remission zu beobachten war.

In einer randomisierten Untersuchung verglichen Bezwoda et al. (1979) eine Polychemotherapie aus 7 Zytostatika (VCR 2 mg, Adriamycin 40 mg, BLM 40 mg, MTX 30 mg, 5-FU 500 mg/12 Std. und

6-Mercaptopurin 200 mg) mit einer alleinigen gesplitteten Bestrahlung. Obwohl die mittlere Überlebensrate der Behandlungsgruppe mit 36 Wochen höher als die der Kontrollgruppe mit 18 Wochen lag, war die komplette Remissionsrate mit 3,3% und die Überlebensrate für den nur kurzen Beobachtungszeitraum äußerst niedrig. Smith et al. (1980) gaben BLM (4,5 U/m^2 2×/Wo.), Adriamycin (7 mg/m^2/Wo.) und 5-FU (110 mg/m^2 3×/Wo.) 1 Stunde vor der Bestrahlung. Bei guter kompletter Remissionsrate von 66% wurden die Patienten nach individuellen Gesichtspunkten nachoperiert, wodurch die Überlebensrate von 43% nach 6–8 Monaten schwer zu beurteilen ist. Sehr häufig fand sich eine schwere Mukositis und in 17% ein fataler Ausgang unter der Therapie. Nach der Beobachtung, daß Patienten mit regionären Halslymphknotenmetastasen auf eine simultane Radio-BLM-Chemotherapie schlechter ansprachen, wurde von Seagren et al. (1982) zur Verstärkung der Strahleneffekte auf die hypoxischen Zellen zusätzlich Cyclophosphamid (1 g/m^2 alle 3 Wo.) 30 min vor der Bestrahlung appliziert. Trotz einer hohen kompletten Tumorantwort von 66,7% fand sich in 69% ein lokoregionäres Rezidiv schon nach sehr kurzer Zeit, im Mittel nach 5 Monaten. Von den Patienten mit einem lokoregionären Rezidiv entwickelten 64% Fernmetastasen. Die Mukositis war der vornehmliche dosislimitierende Faktor.

Nachdem die meisten der oben angeführten Studien eine deutlich verbesserte lokale Tumorkontrollrate aufwiesen, führten wir seit 1983 (Hartenstein et al. 1986; Wustrow et al. 1987, 1988; Wendt et al. 1987) die von uns erstmals so benannte simultane Radio-*Poly*chemotherapie durch (Wustrow et al. 1987). Ziel war es, ohne Zeitverzögerung eine volldosierte Chemotherapie simultan mit der Bestrahlung zu geben, um die Überlebensrate zu verbessern ohne die Nebenwirkungen untolerierbar zu steigern, wie dies sonst zu beobachten ist (Fietkau et al. 1989). Die Bestrahlung muß hierbei derart konzipiert werden, daß das Normalgewebe nicht soweit geschädigt wird, daß eine Fortsetzung der Bestrahlung wegen der toxischen Nebenwirkungen nicht mehr oder erst nach langem Zeitverlust möglich ist, und daß die Bestrahlungspausen wegen der Repopulation der Tumorzellen nach subletaler Schädigung nicht zu lange ausgedehnt werden. Zu lange Bestrahlungspausen oder eine nicht im kurzen Zeitrahmen volldosierte Strahlenapplikation ist wohl eine der wichtigsten Gründe für eine nichtgesteigerte Überlebensrate nach den ersten Versuchen einer simultanen Radio-Chemotherapie. Eine wesentliche Verbesserung konnte durch eine akzelerierte Fraktionierung der Bestrahlung, d. h. eine höhere Bestrahlungsdosis in kürzerer Zeit, und durch kurze Bestrahlungspausen in einer gesplitteten Technik (split course) zur Erholung

des Normalgewebes erreicht werden. Es sei jedoch hier betont, daß wir keine klassisch akzelerierte Bestrahlung applizierten, da die Gesamtbestrahlungsdauer bedingt durch die therapiefreie Intervalle geringfügig länger ist; zugleich wurde eine Gesamt-Bestrahlungsdosis von 70,2 Gy gegeben.

Nachdem mittlerweile 138 Patienten mit fortgeschrittenen Kopf-Hals-Karzinomen konsekutiv einer simultanen Radio-Polychemotherapie zugeführt wurden, kann von den ersten 60 Patienten eine Nachbeobachtungszeit von 5 Jahren erstellt werden. Dies ist umso erstaunlicher, da auch an unserer Klinik diese ausgedehnten Tumoren nur in den seltensten Fällen eine so lange Zeitspanne überlebten und früher nach einer sequentiellen Chemo-Radiotherapie bereits nach einem Jahr zu 50% verstorben waren. 3 Patienten mit großen Halslymphknotenmetastasen, die die Arteria carotis communis ummauerten, verstarben unter der Therapie an einer Karotisarrosionsblutung. Der Krankheitsverlauf der übrigen 57 Patienten wurde bereits dargestellt (Wustrow et al. 1988). Die lokoregionäre Tumorkontrolle, das krankheitsfreie Überleben und das Gesamtüberleben der 60 Patienten sind der Abb. 2 zu entnehmen.

Eine Fernmetastasierung ist bei fortgeschrittenen Kopf-Hals-Karzinomen kein ungewöhnliches Ereignis. Etwa 25% der Patienten rezidivieren in entfernten Regionen, und erstaunlicherweise sollen mehr als 50% der Patienten, die an Kopf-Hals-Karzinomen versterben, bereits autoptisch okkulte Fernmetastasen aufweisen (Gowan et al. 1953; Hoye et al. 1962; O'Brien et al. 1980). So ist es erklärlich, daß in vielen Studien eine gute lokoregionäre Tumorkontrollrate nicht zu einem erhöhten Überleben führte, da viele Patienten an Fernmetastasen verstarben (Jesse et al. 1975; Carpenter et al. 1976; Schuller et al. 1979).

Ob die verbesserten Langzeitergebnisse insbesondere der ersten 60 behandelten als auch der Gesamtzahl der Patienten (derzeit 138 chirurgisch inoperable Patienten) durch die veränderte Bestrahlungsfraktionierung oder durch die simultane Radio-Polychemotherapie erzielt wurde, kann erst in einer prospektiv randomisierten Untersuchung beantwortet werden, wie wir sie mit der multizentrischen Studie RCT 89-1 begonnen haben. Da die Plattenepithelkarzinome im Kopf-Hals-Bereich sehr heterogen sind, erscheint bis dahin von theoretischer Seite der vielfältige tumorzytotoxische Ansatz der simultanen Radio-*Poly*chemotherapie, insbesondere für schlecht ansprechende Tumorklone, überlegen zu sein. Mittlerweile wurden unsere hohen Überlebensraten von anderen Gruppen jedoch mit einer schnell alternierenden Chemo-Radiotherapie (Taylor et al. 1989) oder einer zusätzlichen Operation (Adelstein et al. 1986) reproduziert. Adelstein et al. (1989) konnten weiterhin in einem prospektiv randomisierten Vergleich ein signifikant höheres krankheitsfreies Überleben nach präoperativer simultanen Radio-Polychemotherapie (69%) gegenüber einer präoperativen sequentiellen Chemo-Radiotherapie (44%) feststellen. Nachdem wir u. a. wie Giri et al. (1987) und Taylor et al. (1989) feststellen konnten, daß Halslymphknotenmetastasen generell und insbesondere solche, die größer als 5 cm sind, schlechter auf die Behandlung ansprechen, erscheint es sinnvoll, randomisiert zu vergleichen, ob durch eine vorgeschaltete (modifiziert oder klassisch) radikale Neck dissection eine Verbesserung der Überlebensraten zu erzielen ist. Hierzu wurde von uns die multizentrische Studie RCT 89-2 begonnen. Zum Vergleich wurden mit einer alternierenden mehrfach fraktionierten simultanen Radio-5FU-DDP-Chemotherapie Überlebensraten von 55% erreicht, wobei einige Patienten noch Vindesin erhielten oder nachoperiert wurden (Leyvraz et al. 1989).

Zusammenfassend konnte eine höhere lokoregionäre Tumorkontrollrate mit MTX, BLM, HU, 5-FU und einer Polychemotherapie gemeinsam mit einer Bestrahlung beobachtet werden. Verlängerte Überlebensraten fanden sich nach Randomisierung bei der simultanen Radio-Chemotherapie in der Monotherapie mit BLM und 5-FU nur bei Mundhöhlenkarzinomen und in einer nichtrandomisierten Untersuchung mit der simultanen Radio-Polychemotherapie (DDP, 5-FU und Folinsäure) auch für Karzinome im Oropharynx und Hypopharynx. Wie sich die Inzidenz der Fernmetastasierungsrate verhält, ist noch unklar. Wurden mehrere Zytostatika verwendet, so traten häufig systemische Toxizitäten und fatale Komplikationen auf. Dies konnte in der simultanen Radio-Polychemotherapie durch eine hyperfraktioniert modifizierte akzelerierte Bestrahlung mit Unterbrechungen (split course) auf ein akzeptables Niveau gesenkt werden, so daß alle der 138 konsekutiv behandelten Patienten die Behandlung beenden konnten. Ausgenommen sind lediglich 3 Patienten mit großen Halslymphknotenmetastasen, die die Karotis ummauerten und unter der Therapie an einer Karotisarrosionsblutung verstarben. Werden die

randomisierten Studien betrachtet, so gibt es bisher keine eindeutigen Beweise dafür, daß die Chemotherapie, egal ob sie vor oder während der Bestrahlung gegeben wurde, zu besseren Überlebensraten als die alleinige Bestrahlung führt. Dies ist insbesondere bei Patienten mit Kopf-Hals-Karzinomen von Bedeutung, da sie meist älter sind, nur gering kooperieren und häufig gleichzeitig Herz- und Lungenerkrankungen vorhanden sind.

Die meisten Studien setzen sich aus einer kleinen Fallzahl mit unterschiedlichen Primärtumorlokalisationen, Stadien und prognostischen Faktoren zusammen. Nachdem jedoch die derzeitige Therapie von fortgeschrittenen Kopf-Hals-Karzinomen unzureichend ist, sind nach den ersten erfolgversprechenden Ergebnissen der simultanen Radio-Polychemotherapie multizentrische Studien notwendig. Hierbei muß einerseits von anderen Gruppen Erfahrung mit dieser Therapie gewonnen werden, andererseits können durch die enge Zusammenarbeit zwischen HNO-Ärzten, Strahlentherapeuten und Onkologen neue und vielversprechende Behandlungsmodalitäten und adjuvante Therapieformen zum Wohle der Patienten erarbeitet werden. Da die meisten Patienten mit Kopf-Hals-Karzinomen Raucher, Alkoholiker und in einem schlechten Ernährungszustand sind, ist eine adäquate supportive Therapie entscheidend. Möglicherweise kann durch eine Hyperthermie, Radio-(Chemo-)sensibilisierung und -protektion die therapeutische Effizienz gesteigert werden. Ob eine hochdosierte myelotoxische Chemotherapie mit Interleukin-3-Gabe oder anschließender autologer Knochenmarkstransplantation zu besseren Ergebnissen unter erträglichen Bedingungen führt, ist abzuwarten. In der Zukunft ist mit den derzeit zur Verfügung stehenden Medikamenten neben der Verbesserung der lokalen Tumorkontrollrate, die Reduktion der Fernmetastasierungsrate, die Bestimmung des optimalen Zeitpunkts zur Gabe der Chemotherapeutika in bezug zur Bestrahlung und die individuelle prätherapeutische Zytostatikaaustestung (Wustrow et al. 1987) als vorrangige Aufgabe anzusehen.

Hauptvortrag II b

J. v. Scheel, V. Schilling, E. Kastenbauer (Hamburg/München):
Intraarterielle Chemotherapie der Karzinome im Kopf-Hals-Bereich

Das Ziel der intraarteriellen Chemotherapie ist es, dem Tumor eine höhere Dosis des Wirkstoffes zuzuführen als dem übrigen Körpergewebe. Bei richtiger Dosierung erhält der Organismus eine gerade noch tolerable Gesamtdosis, während der Tumor selbst im Idealfall einer supraletalen Dosis ausgesetzt wird. Auf diese Weise wäre es möglich, sowohl die Nebenwirkungen zu reduzieren als auch einen größeren antineoplastischen Effekt am Tumor zu erzielen als mit der intravenösen Chemotherapie. Dies soll dadurch erreicht werden, daß gegenüber der intravenösen Infusion lediglich der Infusionsort geändert wird. Während das Organ der ersten Passage bei der intravenösen Infusion die Lunge ist, ist dieses bei der intraarteriellen Chemotherapie die Tumorregion. Somit handelt es sich um eine intraarterielle *Infusion*, während der Begriff *Perfusion* der isolierten Extremitäten-Perfusion vorbehalten werden sollte. Nach der ersten Passage durch die Tumorregion geht ein je nach Medikament unterschiedlich großer Anteil des Wirkstoffes in den Gesamtkreislauf über, so daß immer auch eine gewisse systemische Wirkung unvermeidbar ist.

Nach den ersten Arbeiten über intraarterielle Therapie von 1950 bis 1973 [2, 7, 8, 16, 18] haben sich in den Jahren 1980 bis 1990 nur relativ wenige Gruppen mit diesem Thema beschäftigt [1, 3–6, 9–14, 17].

Die gebräuchlichsten Methoden der intraarteriellen Infusion waren die retrograde Kanülierung der Arteria temporalis und die Katheterisierung der Arteria femoralis mittels Seldinger-Technik. Man ist sich darüber einig, daß das pharmakokinetische Prinzip funktioniert, dem Tumor eine höhere Dosis des Wirkstoffes als dem übrigen Körpergewebe zuzuführen. Dennoch hat sich die intraarterielle Therapie bisher nicht auf breiterer Basis durchsetzen können. Der Hauptgrund dafür liegt in den technischen Problemen mit den beiden genannten Methoden der intraarteriellen Infusionstechnik. Insbesondere fehlte eine Möglichkeit, in Analogie zum Prinzip der Fraktionierung in der Strahlentherapie, die zytostatische Gesamtdosis über einen Zeitraum von mehreren Wochen zu verteilen.

Diese grundsätzlichen Überlegungen führten zur Entwicklung der sogenannten Bypass-Methode. Der Begriff „Bypass" umschreibt die gefäßchirurgische Technik, mit deren Hilfe im Halsbereich im Rahmen einer Neck dissection ein subkutan gelegenes, arteriell durchströmtes Gefäß geschaffen wird, das, vergleichbar der Ciminofistel bei der Hämodialyse, problemlos wiederholt punktierbar ist [15]. Im Rahmen dieses vorbereitenden operativen Eingriffes werden die nicht an der Tumorversorgung beteiligten Äste der Arteria carotis externa unterbunden, um so die Selektivität der Infusion zu erhöhen. Zehn bis vierzehn Tage nach Wundheilung wird der Bypass transkutan mit einer dünnen Plastikkanüle punktiert. Diese Punktionen sind nicht schmerzhaft. Die Punktionskanüle wird nach jeder Infusion wieder entfernt. Bei kurativer Zielsetzung schließt sich die Strahlentherapie an.

Inzwischen liegen mit dieser Methode Erfahrungen über einen Zeitraum von bis zu über zehn Jahren vor (1979–1990). Am Klinikum Rudolf Virchow der Freien Universität Berlin, Standort Charlottenburg, im Klinikum Großhadern der Universität München und am Allgemeinen Krankenhaus Altona in Hamburg wurde bei bisher 138 Patienten mit inoperablen Kopf-Hals-Karzinomen, meist Plattenepithelkarzinomen, eine intraarterielle Chemotherapie fast ausschließlich mit Cisplatin vorgesehen, davon bei 132 in kurativer Intention – das heißt als induktive Chemotherapie mit nachfolgender Strahlentherapie. Die Cisplatin-Dosis betrug pro Tag 20 mg, in der ersten Woche 100 mg, in den folgenden 4–6 Wochen 60–100 mg bis zu einer angestrebten Gesamtdosis von etwa 400 mg. Zeichen der lokalen Proliferationshemmung waren umschriebener, einseitiger Haarausfall, einseitige Mukositis auf der infundierten Seite der Mundhöhle, einseitiger Ausfall der Barthaare.

Bei 109/138 (79%) Patienten konnte eine adäquate intraarterielle Infusion ohne intravenöse Hydrierung über einen hinreichend langen Zeitraum (mehrere Wochen) durchgeführt werden. Die technische Fehlerrate lag bei den ersten 10 Patienten bei 30%, bei den letzten 10 Patienten bei 0%. Die perioperative Mortalität betrug 2/137 (1,5%) – davon einmal bedingt durch den gefäßchirurgischen Eingriff, einmal durch eine postoperative Magenblutung. Von allen Patienten mit kurativem Therapieansatz und adäquater Chemotherapie hatten 52% durch die Chemotherapie alleine eine komplette Remission. Ernste Komplikationen der Chemotherapie waren Nierenversagen (n = 1) und aplastische Anämie (n = 1). Übelkeit trat nicht regelmäßig auf – insbesondere dann nicht, wenn die Arteria maxillaris (und damit die Arteria meningea media) nicht infundiert wurde. Aus diesem Grunde war die Cisplatin-Therapie für die Patienten subjektiv mit Abstand besser verträglich als die üblichen intravenösen Therapieschemata.

Die Dreijahresüberlebensrate der Patienten mit kurativem Ansatz und adäquater Chemotherapie (ohne adenoidzystische Karzinome) beträgt bisher 24 von 54 (44%). Die Fünfjahresüberlebensrate 10 von 26 (38%). Von allen Patienten ohne adäquate intraarterielle Chemotherapie, aber mit alternativer Behandlung (intravenöser Chemotherapie und/oder Radiatio) erreichte nur einer die Dreijahresgrenze.

Fünf Patienten leben bereits sieben Jahre und mehr, zwei Patienten starben lokal tumorfrei an Zweitkarzinomen. Eine Patientin mit einem adenoidzystischen Karzinom starb sechs Jahre nach Behandlung an ihren vom ersten Jahr an vorhandenen Fernmetastasen, blieb aber bis zuletzt lokal histologisch tumorfrei. Ein Patient lebt jetzt drei Jahre tumorfrei, obwohl er die anschließende Strahlentherapie ablehnte.

Die bisherigen Ergebnisse lassen den Schluß zu, daß die intraarterielle Chemotherapie in Form der Bypass-Methode eine anspruchsvolle, differenzierte Form der Behandlung der Karzinome unseres Fachgebietes darstellt, daß die Methode jedoch mit zunehmender Erfahrung praktikabel ist. Das eine Ziel der intraarteriellen Chemotherapie, die Reduzierung der Nebenwirkungen gegenüber der intravenösen Therapie, ist erreicht. Bezüglich der onkologischen Ergebnisse eröffnet die Chance, eine intraarterielle Infusion über mehrere Wochen durchzuführen, neue Möglichkeiten der antineoplastischen Chemotherapie, so daß in Zukunft die weitere Verfeinerung des Behandlungskonzeptes eine Verbesserung der Remissionsrate und der Langzeitergebnisse erwarten läßt.

Literatur

1. Baker SR, Wheeler RH, Medvec BR (1985) Surgical aspects of intra-arterial chemotherapy of outpatients with head and neck cancer. Otolaryngol Head Neck Surg 93:192–199
2. Biermann HR, Shimkin MB, Byron RL, Miller ER (1950) Effects of intraarterial administration of nitrogen mustard. Trans 5th Intern Cancer Congr, p 186
3. Bitter K (1973) Relations between histology, TNM-category and results of treatment with Methotrexate-Bleomycin-combination in squamous cell carcinomas of the oral cavity. J Maxillofac Surg 1:112–117
4. Calvo DB, Patt YZ, Wallace S et al. (1980) Phase I–II trial of percutaneous intra-arterial cisiammine-dichloroplatinum (II) for regionally confined malignancy. Cancer 45:1278–1283
5. Choi TK, Wei W, Lau WF, Lam KH (1987) Regional chemotherapy through a saphenous vein graft for the treatment of head and neck cancers. Cancer 60:1432–1438
6. Claudio F, Cacace F, Gomella G, Courourde F, Claudio L, Bevilacqua AM, Toma S (1990) Intraarterial chemotherapy through carotid transposition in advanced head and neck cancer. Cancer 65:1465–1471
7. Gastpar H, Schreiner L (1964) Die regionale intraarterielle Zytostatikatherapie maligner Tumoren im Kopf-Hals-Bereich. Monatsschr Ohrenheilkd 98:66–73
8. Klopp CT, Alford C, Bateman J, Berry N, Winship I (1950) Fractionated intra-arterial cancer chemotherapy with methyl bis amine hydrochloride; a preliminary report. Ann Surg 132:811–832
9. Koch U, Straehler-Pohl H-J, Helpap B, Frommhold H (1981) Intraarterielle Chemotherapie bei Karzinomen der oberen Speisewege. Laryngol Rhinol Otol 60:71–76
10. Lee YY, Wallace S, Dimery I, Goepfert H (1986) Intraarterial chemotherapy of head and neck tumors. AJNR 7 (2):343–348
11. Mees K, Lauterjung L, Kastenbauer E, Riederer A (1987) Unsere Katheterführung zur intraarteriellen Chemotherapie bei Kopf- und Halskarzinomen. Laryngol Rhinol Otol 66:460–464
12. Mika H (1982) Studie zur intraarteriellen Mono- und Polychemotherapie von Mundhöhlen- und Oropharynxkarzinomen: Methotrexat im Vergleich zur Kombination Vincristin-Methotrexat-Bleomycin-Cisplatin (VMBP). Arch Otorhinolaryngol 237:59–65
13. Molinari R (1985) Preliminary intra-arterial chemotherapy in cancer of the oral cavity: Longterm results of combined treatments with surgery and radiotherapy. In: Chretian PB, Johns ME, Shedd DP et al. (eds) Head and neck cancer. Decker, Philadelphia, pp 456–461
14. Mortimer JE, Taylor ME, Schulman S, Cummings C, Weymuller E, Laramore G (1988) Feasibility and efficacy of weekly intraarterial Cisplatin in locally advanced (stage III and IV) head and neck cancers. J Clin Oncol 6:969–975
15. Von Scheel J, Kastenbauer E (1988) The bypass method in head and neck cancer. In: Jakesz R, Rainer H (Hrsg): Progress in Regional Cancer Therapy (Wien), p 30
16. Scheunemann H (1966) Experimentelle und klinische Untersuchungen zur intraarteriellen Chemotherapie inoperabler maligner Tumoren im Kiefer- und Gesichtsbereich. Hanser, München
17. Sessions RB, Lehane DE, Smith RJH, Bryan RN, Suen JY (1982) Intra-arterial cisplatin treatment of adenoid cystic carcinoma. Arch Otolaryngol 108:211–224
18. Sullivan RD, Miller E, Sykes MP (1959) Antimetabolite-metabolite combination cancer chemotherapy: effects of intra-arterial methotrexate-intramuscular citrovorum factor therapy in human cancer. Cancer 12:1248–1262

26. K. Mees, E. Kastenbauer, A. Riederer (München):
Ein neues Konzept der intraarteriellen Chemotherapie
bei fortgeschrittenen Karzinomen der Nasennebenhöhlen

Neu an unserem Konzept ist nicht der chemotherapeutische Part, sondern die Operationstechnik. Wir applizieren das Zytostatikum nicht über den relativ aufwendigen Vena saphena Bypass, sondern über einen Katheter direkt in das Stromgebiet der Arteria maxillaris. Wir verwenden hierzu den von der Firma Braun in Zusammenarbeit mit Aigner entwickelten intravasalen Perfusionskatheter für die intraarterielle Langzeit-Zytostatika-Therapie. Dieser Katheter hat eine Ventilspitze und wird in zwei Größen angeboten, wobei wir überwiegend die größere Ausführung mit einem Außendurchmesser von 1,3 mm und einem Innendurchmesser von 0,18 mm bevorzugen. An der Katheterspitze befindet sich neben dem endständigen Sicherheitsventil, welches den Rückstrom von Blut und somit einen möglichen thrombotischen Verschleiß verhindert, auch ein Retentionswulst zur sicheren Fixierung der Katheterspitze in der Arterie. Dieser Retentionswulst wurde inzwischen durch Ausbildung eines Doppelwulstes so modifiziert, daß er auch in den Seitenästen der Arteria carotis externa sicher eingebunden werden kann. Der subkutan implantierbare Port, der zunächst mit einer Steckkupplung angeschlossen wurde, kann zwischenzeitlich auch mit einer Schraubverbindung fixiert werden. Die Implantation der Katheterspitze erfolgt entweder in die Arteria lingualis oder die Arteria facialis (Abb. 1). Sollte keines dieser beiden Gefäße

zur Verfügung stehen, dann kann ein kleines Vena saphena-Transplantat proximal des Abganges der Arteria maxillaris mit der Arteria carotis externa End zu Seit vereinigt werden. In diesen „künstlichen Seitenast" kann dann die Katheterspitze eingebunden werden.

Mit Beginn der Katheterimplantation wird eine Heparinisierung durchgeführt, die im weiteren Verlauf, etwa nach Entfernen der Hautfäden durch eine Markumarisierung ersetzt wird. Nach Erreichen der entsprechenden Gerinnungswerte (Quick 20% – 25%) wird in der Regel etwa 10 Tage nach der Katheterimplantation eine DSA-Perfusionskontrolle des Katheters durchgeführt. Hierbei wird ein Kontrastmittelbolus über den Port appliziert und die Ausbreitung des Kontrastmittels verfolgt (Abb. 2).

Mit der Katheterimplantation wird in der Regel eine Neck dissection durchgeführt, entweder als radikale Neck dissection bei manifestem Lymphknotenbefall oder als modifizierte Neck dissection bei palpatorisch und sonographisch unauffälligem Lymphknotenstatus. Zusätzlich wird nach Abschluß der intraarteriellen Chemotherapie routinemäßig eine perkutane Strahlentherapie durchgeführt, wobei bei kompletter Tumorremission eine Herddosis von 60 Gy und bei partieller Tumorremission eine Herddosis von 70 Gy angestrebt wird. Nach Abschluß der intraarteriellen Che-

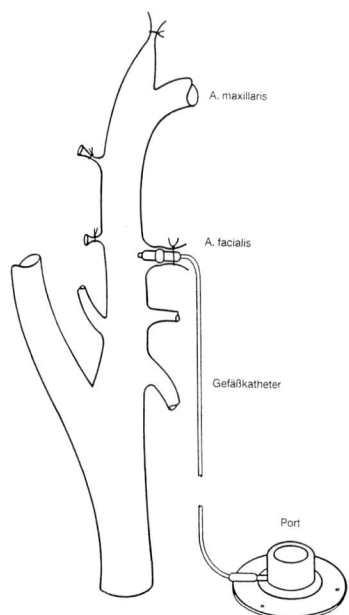

Abb. 1. Schematische Darstellung der Katheterimplantation in die Arteria facialis

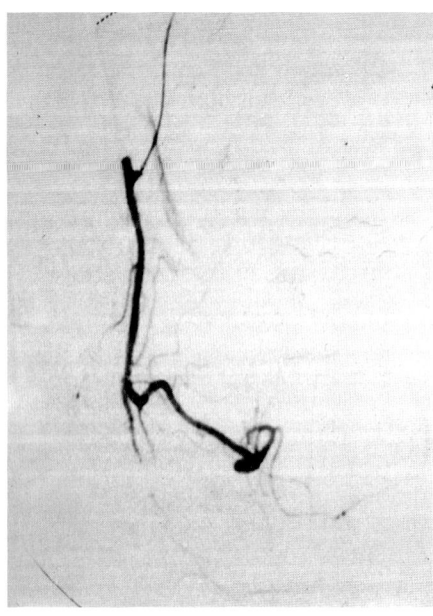

Abb. 2. Die DSA-Perfusionskontrolle des Katheters zeigt die Ausbreitung des Kontrastmittels im Stromgebiet der Arteria maxillaris

motherapie bleiben sowohl der Port als auch der Katheter in situ. Eine erneute Zytostatikaapplikation kann bei Auftreten eines lokalen Rezidivs erwogen werden, zu einem späteren Zeitpunkt kann der Port auch entfernt werden.

Als Zytostatikum wird von uns gegenwärtig Cisplatin als Monotherapeutikum verwendet. Es wird in einer Tagesdosis von 20 mg und einer Wochendosis von 100 mg appliziert. Die Gesamtdosis liegt je nach Rückbildungstendenz zwischen 300 und 500 mg.

Seit Oktober 1986 haben wir auf diese Weise insgesamt 13 Patienten mit fortgeschrittenen Nasennebenhöhlenkarzinomen (10×T4-, 3×T3-Stadium) behandelt.

Nach Abschluß der Chemotherapie bestand eine komplette Remission bei 10 Patienten. Bei 2 Patienten wurde eine Tumorreduktion von mehr als 50% erzielt. Bei 1 Patienten zwangen lokale entzündliche Komplikationen zur Einstellung der intraarteriellen Chemo-

therapie, nachdem die Bodenplatte des Port durchstochen worden und Zytostatikalösung in die Gewebetasche eingedrungen war.

Die ersten beiden Patienten sind bereits seit 43 bzw. 40 Monaten tumorfrei. 2 Patienten mit ursprünglich kompletter Tumorremission (Patient Nr. 3, Nr. 9) sind inzwischen verstorben. Bei 2 weiteren Patienten betrug die Remission nur 4 bzw. 17 Monate. Die übrigen Patienten sind seit 40, 32, 23 bzw. 8 Monaten rezidivfrei.

Wir meinen, daß bei unserem gegenwärtigen Kenntnisstand der Chemotherapie bei fortgeschrittenen Nasennebenhöhlentumoren durchaus eine wichtige Rolle in der Primärtherapie zukommt − nicht zuletzt auch deshalb, da durch die Erhaltung der örtlichen Anatomie und Physiologie das physische und psychische Wohlbefinden des Patienten durch diese Behandlungsform in einem besonderen Umfang Berücksichtigung findet.

Hauptvortrag II c

P. Volling, E. Stennert, M. Schröder (Köln/Kassel):
Adjuvante Chemotherapie der Karzinome im Kopf-Hals-Bereich –
sinnvoll, nutzlos oder schädlich?

In der Behandlung fortgeschrittener Plattenepithelkarzinome gelten Operation und Strahlenenergie als
etablierte Primärtherapie. Die zytostatische Chemotherapie wurde zunächst bei austherapierten Patienten
unter rein palliativen Gesichtspunkten eingesetzt
(Übersicht in [2]). Nach der Einführung des Cisplatins
in den 70er-Jahren erfolgte der Einsatz der Chemotherapie dann zunehmend auch bei nicht vorbehandelten
Erkrankten im fortgeschrittenen Tumorstadium III
und IV. Der ermutigende Grund hierfür war das gute
Ansprechen nicht vorbehandelter Tumoren auf Cisplatin-haltige Kombinationen, also die initiale Remission
[10].

Unter der Bezeichnung „adjuvante Chemotherapie" wurden daraufhin eine Vielzahl klinischer Studien initiiert (Übersicht in [1]). Ihr Ziel war es, die
Wirksamkeit und Verträglichkeit der verschiedenen
Substanzen zu prüfen und die unbefriedigenden Behandlungsergebnisse fortgeschrittener Karzinome zu
verbessern.

Was aber bedeutet der Begriff einer adjuvanten
Chemotherapie! Ursprünglich wurde hiermit allgemein in der Onkologie eine Chemotherapie nach radikaler Operation oder Strahlentherapie bezeichnet, die
klinisch nicht faßbare Tumorreste oder Mikrometasta-
sen vernichten sollte.

Induktionschemotherapie

Bei Kopf-Hals-Karzinomen wurde die Chemotherapie
hingegen überwiegend als primäre Behandlungsmaßnahme eingesetzt, also vor Operation und Strahlentherapie.

Seit Mitte der 80er Jahre wurde hierfür der Begriff
der „neoadjuvanten Chemotherapie" geprägt, der jedoch zur genaueren Abgrenzung vom eigentlichen adjuvanten Therapiekonzept besser durch die Begriffe
Induktionschemotherapie oder primäre Chemotherapie ersetzt werden sollte.

Grund für diesen Behandlungsmodus mit einer
Chemotherapie vor Operation und Strahlentherapie
war die Hoffnung, inoperable Tumoren operabel zu

machen und die schlechte Prognose fortgeschrittener
Tumoren zu verbessern.

Hinsichtlich der Zytostatikaauswahl für die primäre Chemotherapie bei Kopf-Hals-Karzinomen kann
heute folgendes gesagt werden:

- Gemessen an den erzielten Remissionsergebnissen
  sind Cisplatin-haltige Kombinationen anderer
  Kombinationen und jeder Einzelsubstanz überlegen [12].
- Insbesondere die Quote der kompletten Remissionen weist die Therapie mit Cisplatin/5-FU als
  wirksamstes Regime aus [8].
- Mit Carboplatin steht eine Weiterentwicklung des
  Cisplatins zur Verfügung, die deutlich besser verträglich ist und in Kombination mit 5-FU eine dem
  Cisplatin/5-FU vergleichbare Wirksamkeit erreicht
  [18].

Ziel dieser Arbeit soll es jedoch nicht sein, über die
verschiedenen Zytostatika-Kombinationen zu berichten, sondern den heutigen Stellenwert der Chemotherapie allgemein bei fortgeschrittenen Kopf-Hals-Karzinomen darzustellen. Dabei spiegelt die folgende Frage
des Chicagoer Onkologen S. G. Taylor, die gleichzeitig
ihre Antwort ist, die gegenwärtige Situation wohl am
besten wieder [15]:

*Why has so much chemotherapy done so little in
head and neck cancer?*

Und in der Tat konnte in keiner der bisher vorliegenden, prospektiv randomisierten Studien eine Verlängerung der rezidivfreien Überlebenszeiten durch eine
Chemotherapie vor Operation (OP) und/oder Strahlentherapie (RT) erreicht werden (Abb. 1–3) [9, 13,
16].

Wo liegen nun die Gründe dafür, daß ein zweifellos
hochwirksames Therapieverfahren, gemessen an der
Zerstörung von Tumorgewebe, bisher keinen Nutzen
erbracht hat gemessen an einer Lebensverlängerung?
Früher wurde die Chemotherapie im Kopf-
Hals-Bereich überwiegend als palliatives Therapiein-
strument hoffnungsloser Fälle eingesetzt. Später wur-

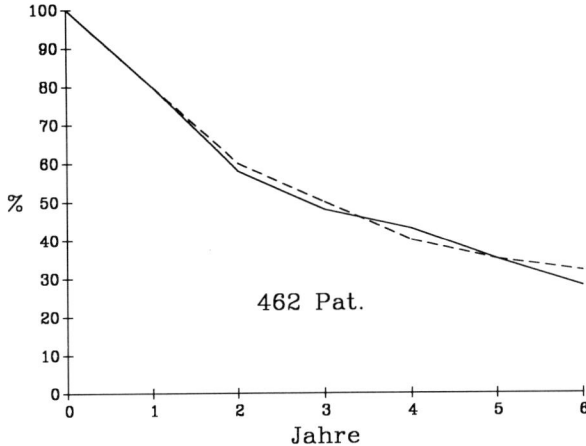

Abb. 1

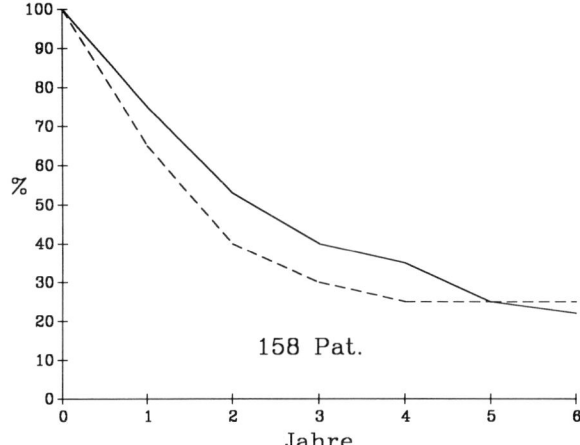

Abb. 2

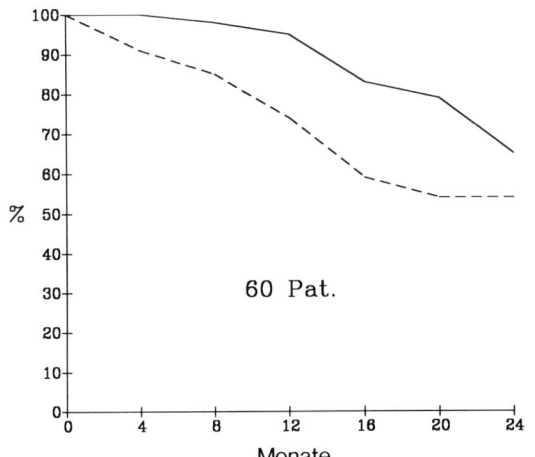

Abb. 3

Abb. 1–3. Absolute Überlebenszeiten in 3 abgeschlossenen randomisierten Studien. Ein Vergleich zwischen den Patienten, die primär zytostatisch vor Operation und/oder Strahlentherapie behandelt wurden und der Kontrollgruppe, die nur operiert und/oder bestrahlt wurden

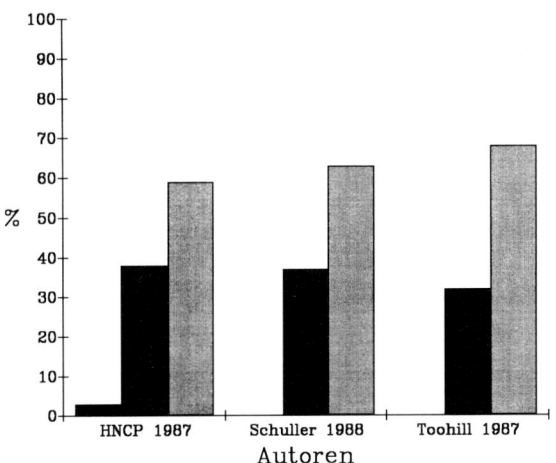

Abb. 4. Verteilung der Tumorstadien in den prospektiv randomisierten Studien zur Induktionschemotherapie

den dann unter kurativer Intention überwiegend fortgeschrittene Tumorstadien mit ausgesprochen schlechter Prognose primär zytostatisch behandelt.

Dieses trifft auch für die randomisierten Studien zu. Zwischen 65% und 70% der Patienten waren dabei dem Stadium IV zuzuordnen, das heute als potentiell inkurables Tumorstadium bezeichnet werden muß (Abb. 4).

Aus dieser Stadienverteilung resultiert u. E. nach die Diskrepanz zwischen den Remissionsergebnissen der randomisierten Phase-III-Studien und den nicht randomisierten Phase-II-Studien, in denen teilweise auch prognostisch günstigere Tumorstadien behandelt wurden (Abb. 5–7).

Besonders auffällig ist diese Diskrepanz bei der heute wirksamsten Kombination Cisplatin/5-FU (Abb. 7).

Dieser Diskrepanz kommt jedoch eine erhebliche Bedeutung zu! In einer Reihe von Arbeiten konnte gezeigt werden, daß Patienten mit chemotherapeutisch induzierter kompletter Tumorremission und anschließender Operation eine deutlich bessere rezidivfreie Überlebensrate aufwiesen als alle andere Patienten [6, 7, 11]. Da in den randomisierten Studien bestenfalls 18% komplette Remissionen erzielt wurden, die Quote der partiellen Remissionen aber hoch war, wiegt eine Gefahr im Konzept der Induktionschemotherapie besonders schwer:

So ist eine Voraussetzung für die Heilung des Patienten nach Chemotherapie, daß die anschließende lokale Therapie, also Operation und Strahlentherapie, an den ursprünglichen Tumorgrenzen orientiert wird. Die Tumorregression unter Chemotherapie erfolgt aber nicht zentripetal, also von den Rändern ins Zentrum des Tumors, sondern es bleiben multilokulär mi-

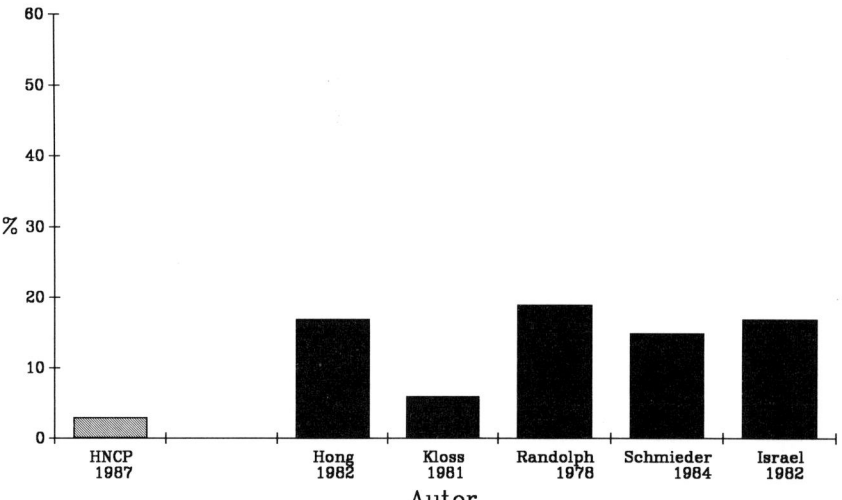

Abb. 5

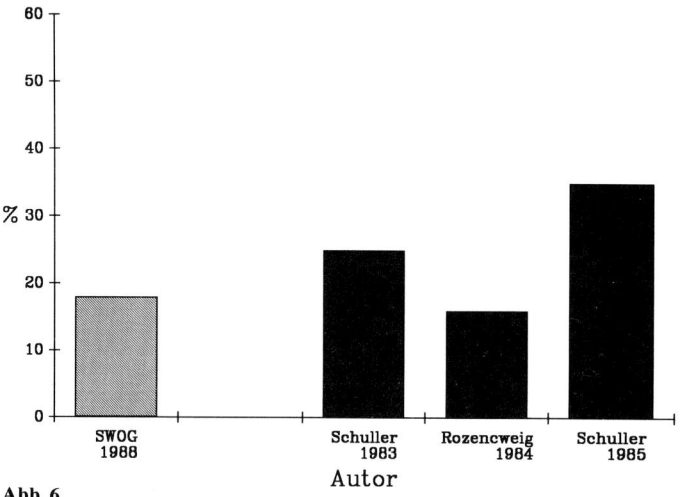

Abb. 6

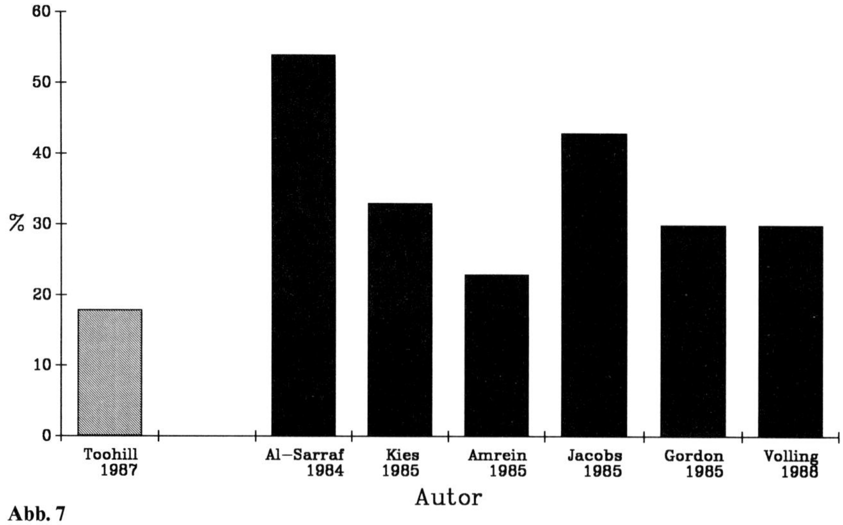

Abb. 7

Abb. 5–7. Diskrepanz der kompletten Remissionsraten zwischen den randomisierten Studien und den vorliegenden Ergebnissen aus nichtrandomisierten Studien

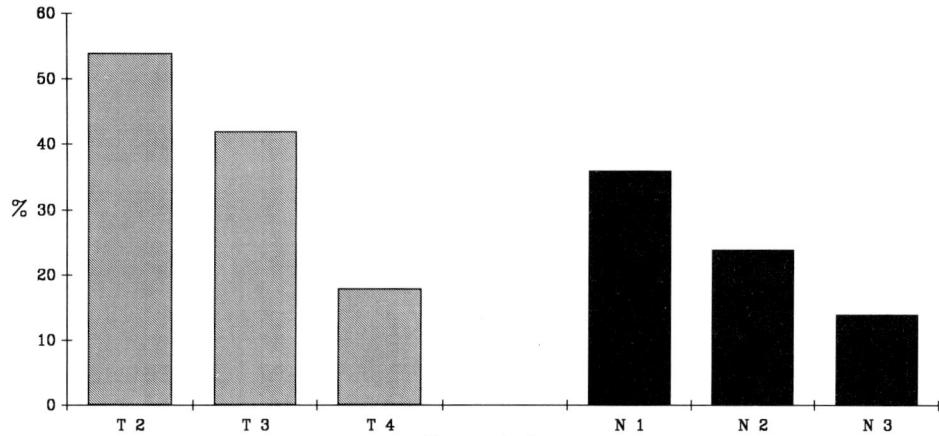

Abb. 8. Komplette Remission (%) in Abhängigkeit vom Tumorstadium (Jacobs 1987; Amrein 1985; Al-Sarraf 1987)

krofokale Tumornester in der Peripherie der ehemaligen Tumorgrenzen erhalten [3]. Bei einer chemotherapeutisch induzierten partiellen Remission mit klinisch noch manifestem Tumorgewebe ist demnach mit einer hohen Anzahl solcher Tumorreste zu rechnen. Gelenkt vom visuellen Eindruck wird der Operateur bei der Resektion eines verkleinerten Karzinoms eher Kompromisse eingehen als bei nicht vorbehandelten Karzinomen. Eine operative Sanierung wird also durch die partielle Remission unsicherer. Dieses stellt jedoch den Keim eines lokalen oder lokoregionären Rezidivs dar.

Da aufgrund der sehr guten Prognose von Patienten mit kompletter Remission dieses Problem keine Rolle zu spielen scheint (Abb. 13), sollte es das Ziel der Chemotherapie sein, eine höchstmögliche Quote klinisch oder besser noch histologisch kompletter Remissionen zu erzielen.

Der Stellenwert eines Therapiekonzeptes läßt sich allgemein nur ermitteln, wenn die Indikation mit dem Therapieziel und den Möglichkeiten der jeweiligen Therapie abgestimmt ist. Als simples Beispiel hierfür sei der Einsatz eines Antibiotikums entsprechend dem vorliegenden Erregerspektrum genannt.

Da zwischen Tumorstadium und Remissionsrate ein enger Zusammenhang besteht (Abb. 8, 9), ist der heutige Stellenwert der Induktionschemotherapie nur

bei Tumoren der UICC-Stadien II und III zu ermitteln. Nur bei einem T2-T3- und N0-N1-Status ist mit den heute wirksamsten Kombinationen Cisplatin/5-FU und Carboplatin/5-FU eine höchstmögliche Rate kompletter Remissionen von über 50% zu erwarten [11, 17]. Diese Stadien gelten zwar heute mit Operation und Strahlentherapie als potentiell kurabel, 5-Jahresheilungsraten zwischen 30% und 70% je nach Tumorlokalisation erfordern jedoch verbesserungsbedürftige kurative Therapiestrategien.

Ehe bei diesen Tumorstadien eine entsprechende randomisierte Studie nicht durchgeführt ist, bleibt weiterhin unklar:

– ob die chemotherapeutisch induzierte Tumorverkleinerung die Prognose von Kopf-Hals-Karzinomen verbessern kann oder
– ob Patienten mit einer CR „von vornherein" an einem Tumor mit günstigerer Prognose erkrankt sind. Die Chemotherapie würde hierbei quasi nur ein Indikator für den weiteren Krankheitsverlauf sein, ihn aber nicht wie gewünscht positiv beeinflussen.

Ansprechverhalten unter Induktionschemotherapie als Prognoseindikator

Sollte die Chemotherapie nur prospektiv ein Therapieresultat voraussagen, so wäre auch dieses durchaus von praktischem Nutzen:

In einer prospektiv randomisierten Studie der Amerikanischen Veterans Administration Cooperative Laryngeal Cancer Study Group wird untersucht, ob bei Larynxkarzinomen nach kompletter Remission unter Chemotherapie die alleinige Strahlentherapie gleichwertige Überlebensraten wie eine Laryngektomie erreicht. Genutzt wird hierbei die Tatsache, daß chemosensible Tumoren auch strahlensensibler sind [14].

	CR	PR	NC	PD
T2 N0–3 (n = 8)	5 (63%)	3 (27%)	–	–
T3 N0–3 (n = 14)	7 (50%)	4 (29%)	3 (21%)	–
T4 N0–3 (n = 20)	5 (17%)	21 (70%)	2 (7%)	2 (7%)

Abb. 9. Remissionsverhalten unter einer Induktionschemotherapie mit 3 Zyklen Carboplatin/5-FU in Abhängigkeit vom Tumorstadium (Volling et al. 1988)

Auch bei anderen Tumorlokalisationen ließen sich ähnliche Fragestellungen aufwerfen:

Genannt seien an dieser Stelle modifizierte Tumoroperationen nach chemotherapeutisch induzierter Vollremission wie der Unterkiefererhalt beim Tonsillen- oder Mundboden-Karzinom oder der Kehlkopferhalt beim Hypopharynxkarzinom.

Neben diesem Aspekt der Modifikation des operativen Vorgehens mit dem Ziel der Organerhaltung könnte ferner untersucht werden, ob nach einer chemotherapeutisch induzierten Vollremission bei diesen Tumoren nicht auf eine Nachbestrahlung verzichtet werden könnte, die erfahrungsgemäß den Patienten häufig am stärksten von allen Therapieschritten dauerhaft belastet, oder ob diese Bestrahlung durch eine weniger belastende postoperative Chemotherapie ersetzt werden könnte.

Adjuvante Chemotherapie

Diese Frage leitet auf die im eigentlichen Sinne adjuvante Chemotherapie über. Wie bereits angesprochen, bedeutet der Begriff der adjuvanten Chemotherapie, daß nach Abschluß der operativen oder strahlentherapeutischen Behandlung mit klinisch kompletter Tumorelimination eine Chemotherapie durchgeführt wird, um subklinische lokale oder systematische Metastasen zu vernichten. Besonders intensiv wurde diese Form der Chemotherapie beim Mammakarzinom untersucht. Wie jüngst gezeigt werden konnte, ist hierdurch bei bestimmten Erkrankungsstadien des Mammakarzinoms eine signifikante Verlängerung der rezidivfreien Überlebensraten zu erzielen [4].

Bei Kopf-Hals-Karzinomen ist die eigentlich adjuvante Chemotherapie bis heute nur wenig eingesetzt worden. Dies mag daran liegen, daß Resultate aus diesen Studien erst nach mehreren Jahren Nachbeobachtungszeitraum zu erheben sind, eine unmittelbare Wirksamkeit also nicht nachprüfbar ist.

Hier werden demnach an die Einsicht und Disziplin des Patienten aber auch des behandelnden Arztes besondere Ansprüche gestellt, was bei der schwierigen psychosozialen Situation unserer Tumorpatienten einen kontrollierten Einsatz der adjuvanten Chemotherapie häufig unmöglich macht.

Drei nichtrandomisierte Untersuchungen konnten beim Vergleich mit historischen Kontrollgruppen einen Überlebensvorteil in der Gruppe nach der Standardtherapie zytostatisch nachbehandelter Patienten feststellen (Übersicht in [5]). Dieser ermutigende Trend wird unterstützt durch zwei abgeschlossene randomisierte Studien. So zeigten die Ergebnisse einer Studie des National Cancer Institutes in den USA einen positiven Trend hinsichtlich des rezidivfreien

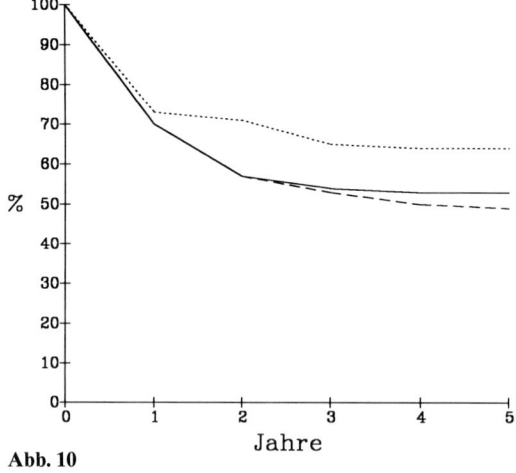

Abb. 10

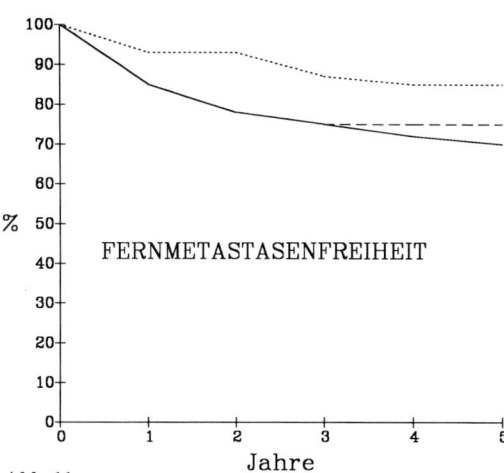

Abb. 11

Abb. 10, 11. Ergebnisse nach adjuvanter Chemotherapie bei Patienten mit fortgeschrittenen Kopf-Hals-Karzinomen

Überlebenszeitraumes nach chirurgischer Tumorentfernung für die adjuvant behandelte Patientengruppe (Abb. 10). Hinsichtlich der Fernmetastasenrate zeigte sich gar ein statistisch signifikanter Vorteil für die adjuvant behandelten Patienten (Abb. 11) [9].

Bestätigt wurden diese Ergebnisse 1987 von Ervin und Mitarb. Nach Induktionschemotherapie und Lokaltherapie wurde zusätzlich bei einigen Patienten randomisiert eine adjuvante Chemotherapie durchgeführt.

Auch in dieser Studie zeigte sich, daß die adjuvant behandelten Patienten günstigere rezidivfreie Überlebenszeiten aufwiesen als die nicht adjuvant therapierte Kontrollgruppe (Abb. 12) [7].

Aus diesen ermutigenden Ergebnissen eröffnen sich für zukünftige Untersuchungen folgende Perspektiven:

1. Kompletter Ersatz der postoperativen Strahlentherapie durch adjuvante Chemotherapie bei primär

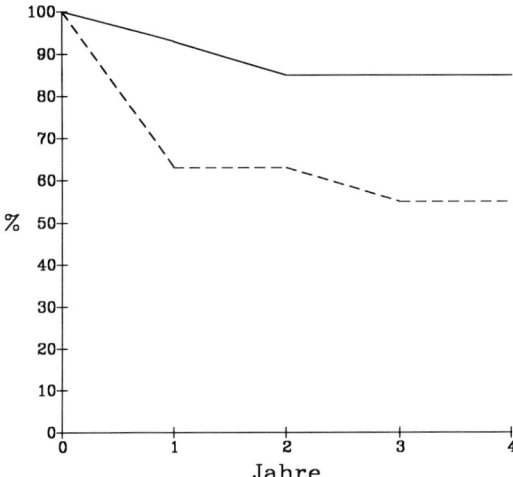

Abb. 12. Vergleich der rezidivfreien Überlebenszeiten von einer adjuvant zytostatisch behandelten Patientengruppe im Vergleich zur nichtadjuvant behandelten Kontrollgruppe

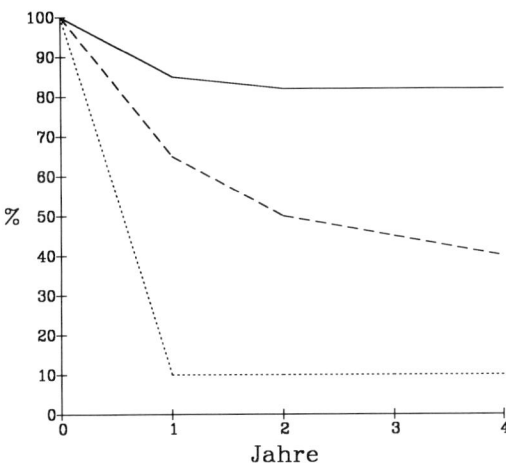

Abb. 13. Rezidivfreies Überleben und Ansprechverhalten unter Induktionschemotherapie (nach Ervin 1987)

kompletter Tumorremission unter Induktionschemotherapie und nachfolgender Operation. Das Ziel wäre hier, bei gleicher Überlebensrate die Lebensqualität zu verbessern.
2. Adjuvante Chemotherapie im Anschluß an Operation und Strahlentherapie bei primär nur partieller Remission unter einer Induktionschemotherapie. Das Ziel wäre hier, die Heilungsraten zu verbessern.

Die vorliegenden onkologischen Daten belegen u. E., daß es einerseits eine große Gruppe von Tumorpatienten im HNO-Bereich gibt, die als potentiell unheilbar angesehen werden muß (Stadien T4, N+). Die Hoffnung, mit einer zusätzlichen Chemotherapie hier eine Heilung zu erreichen, muß als trügerisch bezeichnet werden. Vielmehr muß unser realistisches Bestreben dahingehend ausgerichtet sein, für diese Patienten

palliative Therapiestrategien zu entwickeln, die eine menschenwürdige Sterbequalität sichern.

Auf der anderen Seite gibt es die Gruppe der potentiell kurabel erscheinenden Patienten, bei der alle zur Zeit zur Verfügung stehenden Therapiemodalitäten eingesetzt werden sollten. Hier zeigen sich sowohl für die primäre als auch die adjuvante Chemotherapie, vorbehaltlich ihrer Anwendung im Rahmen kontrollierter und randomisierter Studien, Einsatzmöglichkeiten, die eine Verbesserung der Lebensqualität aber auch Quantität erhoffen lassen.

Die Frage, ob eine adjuvante Chemotherapie aber auch Induktionschemotherapie der Karzinome im Kopf-Hals-Bereich sinnvoll, nutzlos oder schädlich ist, läßt sich nach unserer Einschätzung derzeit wie folgt beantworten:

1. Vermutlich schädlich, zumindestens aber nutzlos ist diese Therapie bei weit fortgeschrittenen Tumoren im Stadium T4 N+.
2. Sie erscheint potentiell sinnvoll in der Behandlung weniger fortgeschrittener Tumorstadien (T2–T3, N0–N1).

Literatur

1. Al-Sarraf M (1987) Chemotherapeutic management of head and neck Cancer. Cancer Metast Rev 6:181–198
2. Bertino JR, Mosher MB, DeConti RC (1973) Chemotherapy of Cancer of the head and neck. Cancer 31:1141–1149
3. Bettinger R, Meyer-Breiting E, Klima A (1988) Pathohistologische Serienschnittuntersuchungen bei Plattenepithelkarzinomen der Mundhöhle und des Oropharynx nach zytostatischer Induktionstherapie mit Bleomycin und Cis-Platin. Laryngol Rhinol Otol 67:580–585
4. Bonadonna G (1989) Conceptual and practical advances in the management of breast cancer. J Clin Oncol 7:1380–1397
5. Choksi AJ, Dimery IW, Hong WK (1988) Adjuvant chemotherapy of head and neck cancer: the past, the present, and the future. Sem Oncol 15 [Suppl] 3:45–59
6. Cognetti F, Pinnaro P, Ruggeri EM, Carlini P, Perrino A, Impiombato FA, Calabresi F, Chilelli MG, Giannarelli D (1989) Prognostic factors for chemotherapy response and survival using combination chemotherapy as initial treatment of advanced head and neck squamous cell cancer. J Clin Oncol 7:829–837
7. Ervin TJ, Clark JR, Weichselbaum RR, Fallon BG, Miller D, Fabian RL, Posner MR, Norris CM, Tuttle SA, Schoenfeld DA, Price KN, Frei III E (1987) An analysis of induction and adjuvant chemotherapy in the multidisciplinary treatment of squamous-cell carcinoma of the head and neck. J Clin Oncol 5:10–20
8. Ganzer U, Bier H, Bachert C (1987) Kritische Anmerkungen zur Chemotherapie bösartiger Kopf- und Halsgeschwülste. Laryngol Rhinol Otol 66:200–204
9. HNCP (1987) Adjuvant chemotherapy for advanced head and neck squamous carcinoma. Final report of the head and neck contracts program. Cancer 60:301–311
10. Randolph VL, Vallajo A, Spiro RH, Shah J, Strong EW, Huvos AS, Wittes RE (1978) Combination therapy of advanced head and neck cancer: induction of remissions with diaminedichloroplatinum (II), bleomycin and radiation therapy. Cancer 41:460–467

11. Rooney M, Kish J, Jacobs J, Kinzie J, Weaver A, Crissman J, Al-Sarraf M (1985) Improved complete response rate and survival in advanced head and neck cancer after three-course induction therapy with 120-hour 5-FU infusion and Cisplatin. Cancer 55:1123–1128

12. Schröder M, Von Heyden HW (1981) Stellenwert der Chemotherapie bei Plattenepithelcarcinomen im Kopf-Hals-Bereich. HNO 29:225–239

13. Schuller DE, Metch B, Stein DW, Mattox D, McCracken JD (1988) Preoperative chemotherapy in advanced resectable head and neck cancer: final report of the southwest oncology group. Laryngoscope 98:1205–1211

14. Spaulding MB, Hong WK, Wolf GT, Fischer S, Endicott J, Laramore G, Hillman R, McClatchey K, Fye C (1990) Induction chemotherapy (CT) in a randomized trial comparing CT & radiotherapy (RT) to standard therapy in advanced laryngeal carcinoma. VACSP #268. VA Laryngeal Cancer Study Group (Abstr). Proc Am Assoc Clin Oncol 9:172

15. Taylor SG IV (1987) Why has so much chemotherapy done so little in head and neck cancer? J Clin Oncol 5:1–3

16. Toohill RJ, Anderson T, Byhardt RW, Cox JD, Duncavage JA, Crossman TW, Haas CD, Haas JS, Hartz AJ, Libnoch JA, Malin TC, Ritch PS, Wilson JF (1987) Cisplatin and fluorouracil as neoadjuvant therapy in head and neck cancer. Arch Otolaryngol Head Neck Surg 113:758–761

17. Volling P, Schröder M, Rauschning W, Achterrath W, Stennert E, Nagel G (1988) Ergebnisse einer Phase II-Studie mit dem neuen Zytostatikum Carboplatin in Kombination mit 5-Fluorouracil zur primären Behandlung fortgeschrittener Plattenepithelkarzinome im Kopf-Hals-Bereich. HNO 36:452–455

18. Volling P, Schröder M, Rauschning W, Achterrath W, Stennert E (1989) Carboplatin. The better platinum in head and neck cancer? Arch Otolaryngol Head Neck Surg 115:695–698

Diskussion zu II a, 26, II b, II c:

H.-G. Boenninghaus (Heidelberg): Sie unterziehen Patienten mit inoperablen Primärtumoren einer simultanen Radio-Chemotherapie. Ich möchte Sie nach der Behandlung der Lymphknotenmetastasen fragen. Ist in Ihrem Therapieplan ein operativer Eingriff, eine Neck dissection, überhaupt vorgesehen und wenn ja, zu welcher Zeit? Es gibt dazu meines Wissens zwei Möglichkeiten: Entweder wird die Neck dissection in einer Pause der Therapie nach knapp 40 Gy oder erst nach vollständigem Abschluß der Radio-Chemotherapie durchgeführt.

H. Iro (Erlangen): Wie verteilen sich die Quoten der Tumorfreiheit auf die verschiedenen Tumorlokalisationen (Mundhöhle, Oro-, Hypopharynx)? Wie verteilen sich die T- und N-Stadien sowie die Tumorlokalisation bei den „geheilten" Patienten?

H. Rudert (Kiel): Es wurde auf die Zunahme der Fernmetastasen hingewiesen. Wurde auch eine Zunahme der Zweitkarzinome gesehen? Nach Vikram hat bei Patienten mit fortgeschrittenen Kopf-Hals-Tumoren bereits 2 Jahre nach Therapie des Primärtumors die Zahl der Zweitkarzinome die Zahl der Rezidive des Primärtumors übertroffen. Jedes Jahr traten in 6% Zweitkarzinome auf und dieser Trend wurde bis zum 5. Jahr beobachtet. Es ist anzunehmen, daß er weiter zunimmt.

H.W. Pau (Hamburg): In der Zeit, als wir noch präoperativ eine intraarterielle Chemotherapie durchführten, konnten Herr Straehler-Pohl und ich am späteren Operationspräparat nachweisen, daß es zu Gefäß-Intimavorquellungen bis zum Gefäßverschluß kam. Kritische Frage: Ist es möglich, daß durch die Chemotherapie lediglich der Tumor von seiner Durchblutung abgeschnitten wird und dadurch der Effekt der Tumorverkleinerung resultiert?

B. P. E. Clasen (München): Die Frage, ob eine komplette Remission unter Chemotherapie für den Patienten eine Prognoseverbesserung bedeutet, wird sich nicht beantworten lassen. Bis heute hat keine Studie eine Lebenszeitverlängerung bei Patienten mit Plattenepithelkarzinomen durch Chemotherapie nachgewiesen. Die Beobachtung, daß Responder länger leben als Nonresponder, läßt nicht auf einen Kausalzusammenhang zwischen Remission und Überleben schließen. Wenn also das Gesamtkollektiv nicht länger lebt und gleichzeitig die Responder länger überleben, dann heißt das vielleicht sogar, daß die Nonresponder von der Chemotherapie Schaden genommen haben.

Da die Chemotherapie nicht einmal den Nachweis einer Lebenszeitverlängerung erbringen konnte, geschweige denn den Nachweis einer Curatio, kann man nicht von einer kurativen Intention bei der zytostatischen Behandlung von Plattenepithelkarzinomen sprechen.

L.-P. Löbe (Halle/S.):
Zu Herrn Mees: Ist es richtig, daß Sie nach der i. a.-Chemotherapie auf die chirurgische Behandlung der NNH-Tumoren verzichten?

Zu Herrn Volling: Wie ist der durch adjuvante Chemotherapie möglich werdende Erhalt von Strukturen wie UK oder KK mit dem Statement, das durch die Chemotherapie die Resektionsgrenzen nicht verändert, in Übereinstimmung zu bringen?

T. P. U. Wustrow (Schlußwort):
Zu Herrn Boenninghaus: Wird eine simultane Radio-Chemotherapie nach 40 Gy unterbrochen, so sind regionäre Halslymphknotenmetastasen, insbesondere wenn sie größer als 5 cm sind, nur sehr selten verschwunden. Zusätzlich ist unserer Meinung nach eine lange Pause von 3–4 Wochen bei einer simultanen Radio-Chemotherapie mit hochdosierter Chemotherapie und konventionell fraktionierter Bestrahlung die wesentliche Ursache für das Scheitern vieler nach dieser Konzeption durchgeführten Therapieprotokolle. Wird die Bestrahlung nach 40 Gy für eine so lange Zeitspanne gezwungenerweise unterbrochen, so besteht die Gefahr, daß durch die Repopulation der Tumorzellen der bis dahin erreichte Effekt der simultanen Radio-Chemotherapie wieder zunichtegemacht wird. Eine Neck dissection unmittelbar nach einer simultanen Radio-Chemotherapie mag auch möglicherweise zu früh kommen, da die volle Wirkung der Radiotherapie erst nach einigen Wochen eintritt und residuale Knoten als Narben über Jahre ohne Hinweis für ein progressives Wachstum resistent verbleiben können.

Zu Herrn Iro: Selbstverständlich haben wir unsere Patienten nach ihrer Tumorlokalisation aufgeschlüsselt, jedoch ist von der kleinen, über 5 Jahre verfolgten Patientengruppe von 57 keine aussagekräftige Aufschlüsselung möglich. Nachdem wir eine Patientengruppe von 138 über einen mittleren Beobachtungszeitraum von 3 Jahren überblicken und ich über diese Ergebnisse wegen des vorgegebenen Zeitrahmens nicht berichten konnte, werde ich heute Abend in der Sitzung der AO/HNO über die Überlebensdaten dieser Patienten aufgeteilt nach ihrer Lokalisation, dem N- und T-Stadium, vortragen. Herauszustellen ist jedoch, daß Patienten mit Karzinomen in der Mundhöhle als günstigere Lokalisation nur einen geringen Anteil unserer Patienten ausmachten.

Zu Herrn Rudert: Über das Vorkommen von Zweitkarzinomen kann bisher keine genaue Aussage gemacht werden. Insbesondere ist es schwierig, bei so großen Tumoren exakt zwischen Zweittumoren oder Rezidiven zu unterscheiden. Entsprechend unserer Erfahrung ist eine genaue prozentuale Angabe auch sehr schwierig, da ihr prozentuales Vorkommen sich mit dem Alter, dem Geschlecht der Patienten, der Tumorausdehnung und Lokalisation ändert.

K. Mees (Schlußwort):
Zu Herrn Pau: Endothelschäden können insbesondere bei der Katheterimplantation entstehen. In der Praxis ist dieses Risiko allerdings ohne wesentliche Bedeutung, vorausgesetzt der Katheter wird korrekt eingeführt und die Katheterspitze wird richtig positioniert.

Entscheidend ist auch die Wahl des Zytostatikums. Im Gegensatz zu Cisplatin oder Certoplastin kann Methotrexat bei zu rascher Infusion das Gefäßendothel schädigen.

Zu Herrn Löbe: Nach der intraarteriellen Chemotherapie folgt die perkutane Radiotherapie. Eine Operation des Tumors wird nicht durchgeführt.

P. Volling (Schlußwort):
Zu den Fragen von Herrn Löbe und Herrn Clasen ist zu sagen, daß sie genau das Kernproblem meiner Ausführungen nochmals aufgreifen:
Auch bei Pat. mit kompletter Tumorremission (CR) unter Chemotherapie (CT) besteht grundsätzlich die Gefahr der zu geringen Tumorresektion. Da die Überlebensrate dieser Patienten aber sehr gut ist, scheint dieses Problem vernachlässigbar zu sein. Sollte in zukünftigen Studien, in denen über 50% CR zu erzielen sind, keine verbesserbare Überlebensrate bei den chemotherapierten Patienten zu erreichen sein, so hätte man mit dieser Patientengruppe zumindestens eine vermutlich tumorbiologisch günstigere Subpopulation selektiert. Hier wären nebenwirkungsärmere Therapiekonzepte (z. B. Verzicht auf Nachbestrahlung und Ersatz durch adjuvante Chemotherapie), oder aber modifizierte Tumoreingriffe denkbar (Stichwort: Organerhalt wie der Kehlkopf beim Hypopharynxkarzinom oder der Unterkiefer beim Mundboden- oder Tonsillenkarzinom).

27. Th. Meier-Lenschow, H.-J. Steinhoff, B. P. E. Clasen, W. Schwab (München): Stellenwert der Chemotherapie in der HNO-Onkologie. Ein Beitrag aus dem Tumorregister der Arbeitsgemeinschaft Klinische Onkologie

Die Zunahme fortgeschrittener Kopf-Hals-Karzinome läßt sich im Register der Arbeitsgemeinschaft Klinische Onkologie über die letzten 15 Jahre hin verfolgen. So beträgt z. B. der Anteil von T 3- und T 4-Tumoren im Zeitraum 1986 bis 1989 bei ca. 1500 ausgewerteten Fällen pro anno 49% – 53%.

Diesen großvolumigen Karzinomen mit oft regionalen Metastasen können wir trotz sehr ausgereifter operativer und Strahlentherapie nur bescheidene Behandlungsergebnisse entgegenstellen. Innerhalb eines 3 – 5jährigen Nachbeobachtungszeitraumes erleiden ca. 2/3 der Patienten ein Rezidiv und/oder versterben am Tumorleiden.

Die Chemotherapie soll nun helfen, diese Ergebnisse zu verbessern. Die größten Erfahrungen liegen bei der Induktions- oder neoadjuvanten Zytostase vor; hierbei werden meist mehrere Kurse einer Kombinationschemotherapie der üblichen chirurgischen oder Strahlenbehandlung vorangestellt. Trotz einer Ansprechrate (= Anteil von Teil- und Vollremissionen) von bis zu 90% mit Schemata wie z. B. Cisplatin/ 5-Fluorouracil oder Cisplatin/5-Fluorouracil/Bleo-

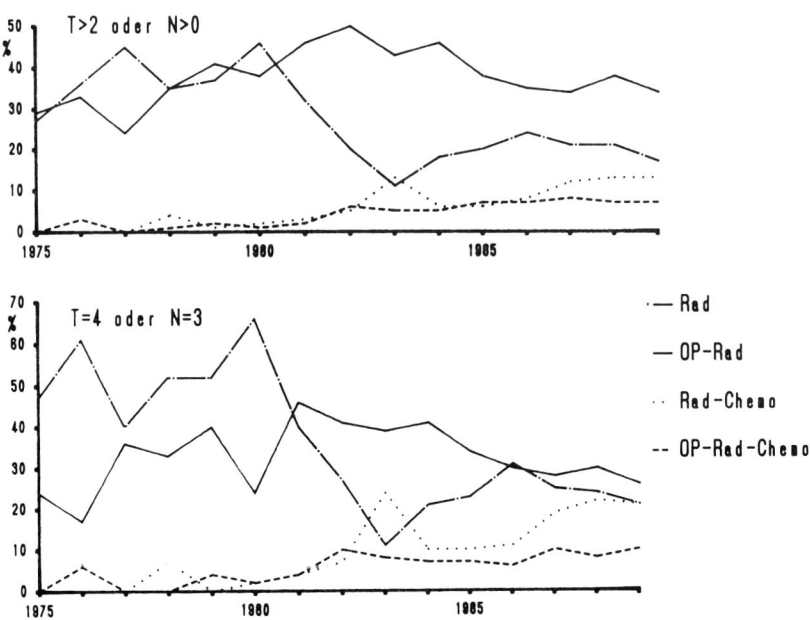

Abb. 1. Veränderung des Therapiekonzeptes

mycin konnte bisher kein Gewinn an Überlebenszeit erzielt werden. Die adjuvante oder prophylaktische Chemotherapie als Zytostase nach abgeschlossener herkömmlicher Behandlung hat bis zum heutigen Zeitpunkt ebenfalls keinen Zugewinn gebracht.

Allein die simultan kombinierte Radiochemotherapie – als eigene Behandlungsentität durch die synergistische Wirkung von Strahlung und Chemotherapeutikum definiert – verbessert bei Kopf-Hals-Karzinomen im Stadium III oder IV die Heilungsrate gegenüber der alleinigen Radiatio.

Trotz dieser eher ungünstigen Erfahrungen mit der Chemotherapie zeigt die Überprüfung von 5500 Karzinomen des oberen Aerodigestivtraktes des Stadiums III oder IV eine kontinuierliche Zunahme der Behandlungsverfahren mit Chemotherapie seit 1980; derzeit werden Karzinome mit T > 2 oder N > 0 zu einem Drittel, Karzinome T = 4 oder N = 3 fast zur Hälfte in Verbindung mit Zytostatika behandelt.

Vor allem die zahlenmäßig häufig fortgeschrittenen Tumoren der Schluckstraße sind für diesen Trend verantwortlich. Bei Larynxkarzinomen hingegen wird die Chemotherapie weiterhin zurückhaltend eingesetzt, sei es der guten und radikalen Operabilität wegen oder aufgrund von schlechter Chemosensibilität. Auf die Behandlungsstrategie übertragen bedeutet das, daß die konventionellen Therapien wie Radiatio mit und ohne vorgegangene Operation in ihrer Bedeutung abnehmen (s. Abb. 1), deren Kombination mit Chemotherapie an Gewicht gewinnt und wahrscheinlich im Stadium IV die dominierende Rolle übernehmen wird.

28. J. Feyh, A. Goetz, W. Müller, R. Königsberger, W. Brendel, E. Kastenbauer (München):

Einsatz der photodynamischen Therapie mit Hämatoporphyrin-Derivat (HpD) im HNO-Bereich

Die photodynamische Therapie (PDT) mit Hämatoporphyrin-Derivat gewinnt in den letzten Jahren zunehmend an Bedeutung bei der Behandlung endoskopisch angehbarer maligner Tumoren. Obwohl weltweit bereits mehr als 2000 Patienten mit dieser neuen Methode behandelt wurden und in vielen Fällen ein beeindruckendes klinisches Ergebnis vorliegt, konnte diese Therapieform bis heute nicht validiert werden, da bislang keine klinische Studie vorliegt, die es erlaubt Rückschlüsse auf die klinische Wertigkeit der Methode zu vollziehen. Es erscheint jedoch unabdingbar, insbesondere vor dem Hintergrund, daß der Wirkmechanismus der photodynamischen Therapie noch nicht vollständig geklärt ist, für die Anwendung in der Klinik strenge Maßstäbe zur Indikationsstellung anzulegen. Deshalb ist es das Ziel dieser Arbeit, die PDT bei Frühmalignomen im Bereich der Hals-, Nasen-, Ohrenheilkunde einzuführen und langfristig im Rahmen einer kontrollierten Studie den klinischen Stellenwert der PDT zu prüfen. Wir berichten in dieser Arbeit über erste klinische Erfahrungen.

Methode

An bislang 39 Patienten wurde die PDT durchgeführt. Alle Tumoren befanden sich im Tumorstadium T_1 bis T_2, unterschieden sich jedoch in histologischem Typ und der Lokalisation wie folgt:

Gesicht:	
Basaliom	48
Plattenepithelkarzinom	3
Carcinoma in situ	1
Mundhöhle:	
Plattenepithelkarzinom	2
Carcinoma in situ	2
Leukoplakie	1
Oropharynx:	
Plattenepithelkarzinom	2
Carcinoma in situ	2
Larynx:	
Plattenepithelkarzinom	1
Verruköses Karzinom bei Papillomatose	1

Hämatoporphyrin-Derivat (Photosan, Fa. Seelab, Deutschland) wurde intravenös in einer Dosierung von 2 mg/kg KG verabreicht. 48 Stunden nach der Injektion des Photosensitizers wurde die integrale PDT durchgeführt. Die PDT erfolgte bei den Gesichtsmalignomen ohne Anästhesie, bei den Wangenkarzinomen in Oberflächenanaesthesie (Gingicain, Fa. Hoechst, Deutschland) und bei den Oropharynxtumoren sowie Larynxmalignomen in Intubationsnarkose.

Die Patienten wurden nach Injektion von HpD in abgedunkelten Einzelzimmern der Klinik untergebracht und waren angehalten, diese während ihres stationären Aufenthaltes nicht zu verlassen. Die Patienten verweilten 3−5 Tage nach Injektion von HpD in der Klinik; waren jedoch angewiesen, noch drei Wochen das Sonnenlicht zu meiden. Die Laserlichtleistung bei der Therapie betrug in allen Fällen 100 mW/cm². Die Gesamt-Lichtdosis betrug 100 J/cm².

Ergebnisse

Direkt nach der Laserlichtbestrahlung zeigten die Tumoren eine Extravasation, während im mitbestrahlten umliegenden Normalgewebe ein Erythem auftrat. Bereits drei Tage nach der PDT bildete sich bei Hautmalignomen eine schwarze Kruste selektiv im Bereich des Tumors. In den darauffolgenden 15 bis 24 Tagen stieß sich die Kruste von der Haut ab und der entstandene Hautdefekt im Bereich des Tumors epithelisierte ohne eine Narbe zu hinterlassen.

Bei den Schleimhauttumoren zeigte sich ein ähnliches Reaktionsmuster. So kam es bereits einen Tag nach integraler Bestrahlung im Tumorbereich zur Fibrinausschwitzung. Die Fibrinbeläge stießen sich auch hier innerhalb von 2 bis 3 Wochen ab und der verbliebene Defekt epithelisierte vollständig.

Bei allen (n = 63) therapierten Tumoren kam es zur makroskopischen Tumorvollremission. Zwei Patienten zeigten 9 Monate nach PDT ein Rezidiv im Rahmen der Routinenachsorgeuntersuchungen, ein Patient bei der nach 2 Monaten durchgeführten Probebiopsie einen Residualtumor. Alle anderen Patienten sind über einen maximalen Beobachtungszeitraum von 18 Monaten histologisch überprüft ohne Anhalt für einen Rezidivtumor.

Schlußfolgerung

Die photodynamische Therapie bei Frühstadien-Malignomen im HNO-Bereich zeigt gute kurative Ergebnisse unter Erhalt der Funktion der therapierten Organe, sowie ein der chirurgischen Intervention überlegenes plastisches Ergebnis. Es konnte gezeigt werden, daß bei 36 von 39 Patienten mit histologisch unterschiedlichen Tumoren eine primäre PDT ausreichend zum Erzielen einer histologisch überprüften Tumorvollremission war.

L.-P. Löbe (Halle): Wie ist das Verhältnis monomerer zu oligomerer Anteile des von Ihnen verwendeten HpD? Worauf beruht die sogenannte selektive Anreicherung des HpD im Tumorgewebe? Welche Energiequelle benutzen Sie? (Argon-gepumpter Farbstofflaser?) Verordnen Sie zur Vermeidung bzw. Reduktion der Dermatitis Hautschutzpräparate oder andere Protektoren?

H. Eckel (Köln): Die kosmetischen Ergebnisse an der Haut scheinen nach photodynamischer Therapie von Hauttumoren ja hervorragend zu sein. Ist der große Aufwand dieser Therapie bei der Behandlung von oberflächlichen Tumoren der Mundhöhle und des Rachens sinnvoll – in Anbetracht der guten und einfachen konventionell- und laserchirurgischen Behandlungsmöglichkeiten? Wo sehen Sie die Perspektive der photodynamischen Therapie?

J. Feyh (Schlußwort):
Der Farbstofflaser allein hat keine biologische Wechselwirkung mit dem Gewebe zur Folge. Bei Photosan III handelt es sich um ein reines Polyhämatoporphyrin. Wir benutzen einen Argon-gepumpten Farbstofflaser.

Der Hautsensibilisierung kann man z. Z. nur durch frühzeitig dosierte Lichtexposition entgegenwirken, da damit die Photosensibilität zunehmend in der Haut ausgebleicht wird. Es gibt zwar 2000−3000 Fallberichte zur photodynamischen Therapie, jedoch bislang keine kontrollierte klinische Studie. Der Aufwand der photodynamischen Therapie steht sicher im positiven Verhältnis zum kosmetischen und funktionellen Nutzen des Patienten auch bei konventionell therapierten Tumoren des HNO-Bereiches.

29. W. Kehrl, E. M. Lang, A. Krüll, L. Wimmer (Hamburg):
Das Afterloadingverfahren in der palliativen Therapie
vorbehandelter Kopf-Hals-Tumoren

Wenn nach der Beendigung der klassischen Therapie maligner Erkrankungen Rezidiv- oder Residualtumoren auftreten, bleiben nur wenige Möglichkeiten der Weiterbehandlung. Insbesondere der Erfolg einer palliativen Chemotherapie in einem voroperierten und vorbestrahlten Gebiet ist wegen der mangelhaften Durchblutung einer solchen Region eher zweifelhaft. Eine weitere percutane Radiatio auch nach einem längeren tumorfreien Intervall ist wegen der nachfolgenden Hautschädigung, einer Osteoradionekrose, Muskelschäden und dem Erreichen der toxischen Rückenmarksdosis in einer tumorrelevanten Dosis nicht möglich. Hier bietet nun das Afterloadingverfahren mit palliativer Zielsetzung eine Anwendungsmöglichkeit.

Im Jahre 1958 wurde durch Henschke das Afterloadingverfahren in New York entwickelt. Dieses besteht darin, daß man zunächst mit nichtradioaktiven Sonden den Tumor einstellt bzw. spickt und erst nachträglich über diese Leitschiene die Strahlenquelle an den Tumor heranführt. In der Universitäts-Klinik Hamburg-Eppendorf verwenden wir das Gerät Gamma Med II der Firma Dr. Sauerwein (Abb. 1). Es enthält als Strahlenquelle hochaktives Iridium 192 mit einer Aktivität von 185−740 Giga-Bequerel bei einer Halbwertzeit von 74 Tagen. Die Strahlenquelle wird in einem abgeschirmten Behälter aufbewahrt, aus dem sie bei der Anwendung an einem Draht ferngesteuert aus der Maschine herausgefahren wird. Der Draht

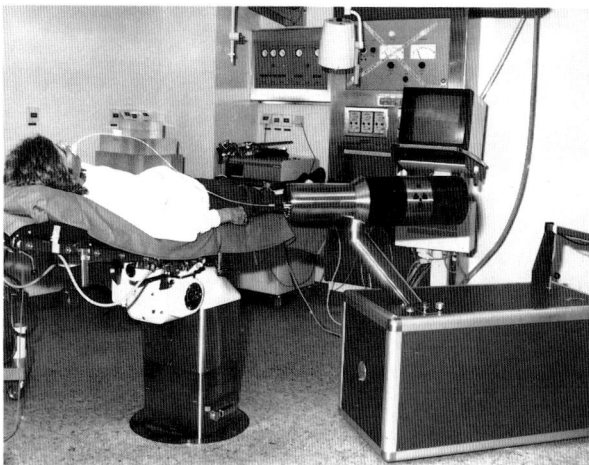

Abb. 1. Gamma Med II Fa. Dr. Sauerwein

wird hierbei über flexible durchsichtige Katheter an den Patienten herangeführt. Der unmittelbare Kontakt zum Tumor wird durch Hohlnadeln hergestellt, die direkt in den Tumor eingestochen werden. Die Strahlenquelle selber verweilt nur wenige Minuten in der Führungsnadel und damit im Tumor selber und wird dann wieder automatisch entfernt. Die Implantation dieser Führungsnadeln wurde im Bereich der Mundhöhle in örtlicher Betäubung, sonst in Kurznarkose, durchgeführt. Die Lage wird radiologisch kontrolliert (Abb. 2). Bei einer Tumorgröße von mehr als 4 cm Durchmesser wurden 2 Nadeln verwandt. Die Dosisberechnung wurde so angelegt, daß bei jeder Therapiesitzung im Bereich der 1 cm-Isodose 10 Gy verabreicht und der Randbereich mit 5 Gy belastet wurde. Bei der Einlage von 2 oder mehr Nadeln wurde ein Abstand zwischen den Nadeln von mindestens 1 cm eingehalten. Das Therapieintervall betrug 5–7 Tage.

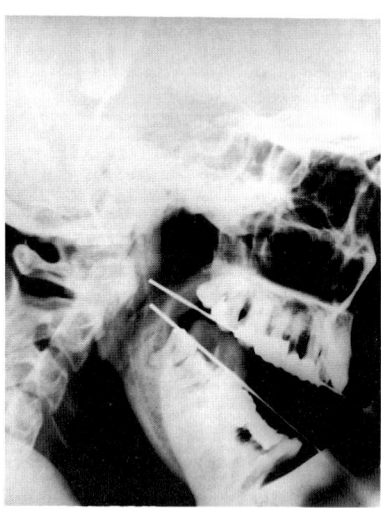

Abb. 2. Radiologische Lagekontrolle der Hohlnadeln im Oropharynx

Vom Januar 1989 bis zum März 1990 haben wir in Zusammenarbeit mit der Strahlentherapeutischen Abteilung und der Zahn-, Mund- und Kieferklinik des Universitäts-Krankenhauses Hamburg-Eppendorf 14 Patienten mit der ^{192}Iridium-High-dose-afterloading-Therapie behandelt. Es handelte sich in allen Fällen um lokale Tumorrezidive von Plattenepithelkarzinomen im Kopf-Hals-Bereich bei Zustand nach Voroperation und/oder Radiatio und Chemotherapie.

Unsere bisherigen Erfahrungen lassen sich wie folgt zusammenfassen: Bei allen Patienten war 2 bis 3 Wochen nach Beendigung der Therapie ein Tumorregreß zu beobachten. Schluckstörungen durch verlegendes Tumorwachstum bzw. Tumorschmerzen konnten hierdurch gelindert werden. Die Lebensqualität der Patienten wurde gebessert. Die Eingriffe können in örtlicher Betäubung oder Kurznarkose durchgeführt werden, so daß keine oder nur kurze stationäre Aufenthalte erforderlich sind. Da im Vergleich zur Spickung mit radioaktiven Seets kein radioaktives Material dauerhaft in den Patienten eingebracht wird, sind außerhalb des Behandlungsraumes keine Strahlenschutzmaßnahmen erforderlich. Wichtig zu betonen ist jedoch, daß durch diese Therapie eine wesentliche Lebensverlängerung nicht zu erzielen ist. Mit der Afterloadingtherapie steht uns jedoch eine einfach anzuwendende und effektive Methode in der palliativen Therapie von Tumorrezidiven zur Verfügung.

Inwieweit diese Methode mit anderen Standardverfahren zu kombinieren und eventuell bei der Primärtherapie anzuwenden ist, muß in weiteren Untersuchungen überprüft werden.

W. Schwab (München): Eine technische Perfektionierung, die sich uns seit über 2 Jahren bewährt hat: Wir setzen Strahlenträger mit in der Spitze eingearbeiteten Hyperthermie-Elementen ein. Dadurch wird eine ideale Kombination von lokaler Hyperthermie und lokaler Bestrahlung möglich.

M. Busch (Essen): Ich möchte nach unseren Erfahrungen mit mehr als 150 Patienten den Autoren zu etwas Optimismus raten. Wir haben einige Rezidivtumoren mit der Afterloadingmethode bestrahlt und dabei einige Patienten mehr als 5 Jahre von ihren Rezidiven heilen können. Eine Lebensverlängerung tritt also doch ein.

W. Kehrl (Schlußwort):
Wir haben bisher keine Erfahrung in der Afterloading-Therapie von Tumorresten nach Radiatio. Bei unseren Patienten handelte es sich ausschließlich um Rezidiv-Tumoren, die durchschnittlich 18 Monate nach Ersttherapie (Operation u. Radiatio) auftraten. Wir haben bei unseren Patienten eine wesentliche Lebensverlängerung nicht beobachten können. Allerdings fehlt bei noch sehr kleinen Patientenzahlen eine Kontrollgruppe.

30. B. P. E. Clasen, C. Wagner-Manslau (München): Therapiemonitoring mit der T 1-Zeit im Magnetresonanztomogramm

In der Tumorbehandlung sollte ein effektives Therapiemonitoring idealerweise folgende Bedingungen erfüllen:

1. Information über das Ansprechen des Tumors,
2. objektive Beschreibung des Therapieergebnisses und
3. eine möglichst hohe Korrelation dieses Ergebnisses mit der Prognose.

Die bisher üblichen klinischen und bildgebenden Untersuchungsverfahren sind als Grundlage für objektive Aussagen über Tumoransprechen und Remissionsgrad noch verbesserungsfähig. Mit der T 1-Relaxationszeitbestimmung in der Magnetresonanztomographie wird ein Verfahren vorgestellt, wodurch bei bisher 23 Patienten im Verlauf der simultanen Radiochemotherapie das Therapieverhalten von Primärtumoren und Lymphknotenmetastasen objektiv beschrieben werden konnte. T 1-Zeiten von 800 – 1500 ms müssen als tumorassoziiert angesehen werden. Sie verringerten sich unter der Therapie auf von uns als normal angesehene Werte von 500 – 800 ms, während initial niedrige T 1-Zeiten (500 – 800 ms) keine Änderung erfuhren. In fast allen Fällen verschwand der Tumor schließlich sowohl klinisch als auch histologisch vollständig. Dieses Verhalten ließ sich regelmäßig durch die Messung der T 1-Relaxationszeit quantifizieren.

Die T 1-Relaxationszeitbestimmung im Magnetresonanztomogramm scheint die oben angegebenen Bedingungen zu erfüllen und könnte zu einem wichtigen Kriterium bei der objektiven Beurteilung des Tumorverhaltens während der Therapie werden.

H. Eckel (Köln): Wenn ein metastatisch befallener Hals nicht operabel ist und der Patient damit einer alleinigen Radio-Chemotherapie zugeführt wird, welche Konsequenz hat dann das vorgestellte Therapiemonitoring?

B. P. E. Clasen (Schlußwort):
Die T 1-Zeiten von Tumorgewebe bzw. tumorbefallenen Lymphknoten lagen zwischen 800 und 1500 ms, die T 1-Zeiten der unauffälligen Lymphknoten lagen zwischen 500 und 800 ms. Diese Werte entsprechen denen, die von Dooms und Dewes mitgeteilt werden; geringe Unterschiede sind gerätebedingt.

Die gezeigten Tumoren waren inoperabel, weshalb sie der definitiven Radio-Chemotherapie zugeführt wurden. An diesen Beispielen ließen sich die T 1-Zeitveränderungen im Therapieverlauf unter der Therapie studieren, eine Auswirkung auf die Therapie hatte das Monitoring hier nicht, es dient in solchen Fällen zukünftig der objektiven Beschreibung des Therapieergebnisses.

31. M. Vollrath, M. R. Gaab, M. Lorenz, H. Feistner et al. (Hannover): Das intraoperative Neuro-Monitoring bei tumorchirurgischen Eingriffen an Hals und Schädelbasis

Tumorchirurgische Eingriffe am Hals und im Bereich der Schädelbasis verlangen häufig eine langstreckige Präparation der Art. carotis interna. Dies kann zu einer Ruptur der Carotis führen und eine temporäre Unterbrechung erzwingen; besonders sind hiervon Patienten mit Tumorinfiltration der Carotis betroffen, z. B. bei Lymphknotenmetastasen oder bei Glomuscaroticum- bzw. Glomus-jugulare-Tumoren. Bei malignen Tumoren ist eine Resektion des betroffenen Gefäßes aus tumorchirurgischen Gesichtspunkten wünschenswert. Die Unterbrechung der zerebralen Durchblutung birgt immer das Risiko eines Hirninfarktes in sich, das mit den üblichen radiologischen und neurophysiologischen Mitteln präoperativ nicht mit hinreichender Sicherheit ausgeschlossen werden kann. Um bei diesen Patienten gravierende neurologische Ausfälle zu vermeiden, hat sich in den letzten Jahren in unseren Kliniken ein intraoperatives Neuromonitoring bewährt, wobei wir auf die große Erfahrung von über 100 Operationen der Neurochirurgischen Klinik zurückgreifen konnten.

Die Parameter des intraoperativen Neuromonitorings beinhalten die On-line-Reizantwort somato-sensibel evozierter Potentiale bei Stimulation des N. medianus. Zusätzlich wird die Hirndurchblutung mit Hilfe der transcraniellen Dopplersonographie der Art. cerebri media beurteilt. Wahlweise wird schließlich der Blutdruck in der Art. carotis interna nach Klemmung von Art. carotis comm. und externa gemessen. Die physiologischen Parameter werden on-line im Computer ausgewertet, so daß Amplitude und Frequenz bzw. Latenz jederzeit mit den zu Beginn der Operation registrierten Ausgangswerten verglichen werden können. Auf diese Weise ist der Operateur stets über die zerebrale Durchblutung und Funktion informiert.

Ist z. B. bei infiltrierenden Prozessen mit einer Ruptur der Carotis zu rechnen, so wird vor der weiteren Präparation die Carotis communis interna und -externa geklemmt. Bleiben die neurophysiologischen Parameter anschließend für mindestens 5 min stabil, kann von einer ausreichenden zentralen Kollateralisation ausgegangen werden, so daß die Dauer der Klemmung für die weitere Operation unkritisch ist. Im anderen Fall, d. h. bei pathologischen Veränderungen der Parameter, muß vor einer weiteren Präparation die instrumentelle und operative Voraussetzung für einen intraluminalen Shunt gewährleistet sein.

Bisher haben wir 9 Patienten mit unterschiedlichen Prozessen des Halses und der Schädelbasis unter Neuromonitoring-Kontrolle operiert. Wegen infiltrierender Glomus-caroticum-Tumoren wurde 2mal eine Carotisnaht und 1mal eine Carotisersatzplastik mit einem V. saphena interponat ohne intraluminalen Shunt durchgeführt. Der postoperative Verlauf war unauffällig. In einem Fall entwickelte sich nach Carotisnaht eine Stenose,die eine Revisionsoperation erforderte. Besonders interessant ist der Fall einer traumatischen Carotis-interna-Fistel: Ein niedergelassener Kollege führte bei einem Patienten mit Polyposis nasi eine endonasale Nasennebenhöhlensanierung durch. Hierbei perforierte er die Keilbeinhöhlenwand und eröffnete die Carotis interna mit resultierender massiver Blutung. Wir versuchten, die Blutung durch Verödung der Keilbeinhöhle mit einer Muskelplombe und Faszie zum Stillstand zu bringen. Um die Intensität der Blutung nach Entfernung der Tamponade zu reduzieren, wurde die Art. carotis interna geklippt. Aufgrund des ausgeprägten Gegenstromes sahen wir jedoch eine rapide Verschlechterung des EEG und des SEP (bei nur unwesentlich verringerter Blutung), so daß wir diesen Eingriff abbrechen mußten. Die Blutung wurde anschließend über den neurochirurgischen Zugang (transsylvisch) verschlossen. Nach unauffälligem unmittelbar postoperativen Verlauf entwickelte der Patient leider 8 Tage später eine Hemiparese auf dem Boden einer sekundären Embolie. Ein weiterer Fall zeigte nach temporärer Klippung eine signifikante EEG/ SEP-Verschlechterung, die nach Öffnung reversibel und deren weiterer Verlauf unkompliziert war. Alle übrigen Fälle blieben intraoperativ stabil und zeigten einen unkomplizierten postoperativen Verlauf.

Wir glauben daher, daß das intraoperative Neuromonitoring entscheidend zur Verminderung der Gefährdung des Patienten bei gleichzeitiger Radikalität beiträgt. Ein besonderer Vorteil ist die damit mögliche ruhige mikroskopische Präparation ohne zeitliche Beschränkung der Carotisklemmung.

32. E. Biesinger, W. F. Blum, F. Bootz (Tübingen):
Die Bedeutung der Frühdiagnose bei der multiplen endokrinen Neoplasie Typ IIb

Aufgrund ihrer Rarität ist die *neue multiple endokrine Neoplasie* in unserem Fachgebiet unbekannt. Pathognomonisch für dieses Krankheitsbild ist das Auftreten von Schleimhautneurinomen an der Zunge. Gerade diese Veränderungen führen den Patienten aber zum HNO-Arzt, welcher durch die Zuordnung des Befundes zu diesem Krankheitsbild das Leben des Patienten retten kann.

Kennzeichen der multiplen endokrinen Neoplasie ist das obligate Auftreten eines medullären Schilddrüsenkarzinoms bereits beim Kind. Das Krankheitsbild wird deshalb unter die besonderen Formen des medullären oder auch C-Zell-Karzinoms eingereiht.

Der Name multiple endokrine Neoplasie entstand, weil diese Form des medullären Schilddrüsenkarzinoms verbunden ist mit einem im Verlauf später auftretenden Phäochromocytom und einem Nebenschilddrüsenadenom. Es handelt sich dann um den sog. Typ 2A.

Die Form 2B beschreibt das Auftreten des medullären Schilddrüsenkarzinoms in Verbindung mit einem Phäochromocytom. Dabei manifestiert sich das Phäochromocytom meist erst im Adoleszentenalter oder später, während sich das Schilddrüsenkarzinom zuerst in jungen Jahren manifestiert. Oft bereits bei der Geburt, spätestens aber in den ersten Lebensmonaten treten kleine Neurome der Schleimhäute und Augenlider auf. Das Erscheinungsbild des Syndroms wird komplettiert durch den marfanoiden Habitus der Patienten.

Diese beiden Befunde – marfanoider Habitus und multiple Neurinome an der Mundschleimhaut, z. B. an der Zunge – ermöglichen eine Blickdiagnose. Da das medulläre Schilddrüsenkarzinom in all seiner Aggressivität früher oder später in Erscheinung tritt, ist nur die rechtzeitige totale Thyreoidektomie lebensrettend. Es besteht deshalb bei diesem Krankheitsbild die Indikation zur prophylaktischen totalen Thyreoidektomie.

Trotz der typischen Befunde wird die Diagnose der multiplen endokrinen Neoplasie in den meisten Fällen erst gestellt, wenn bereits eine Metastasierung des Schilddrüsenkarzinoms eingetreten und dann eine kurative Therapie nicht mehr möglich ist.

Im Mittelpunkt von Diagnostik, Therapie und Prognose steht somit das medulläre Schilddrüsen-Karzinom. Es beruht auf einer malignen Entartung der calcitoninproduzierenden C-Zellen der Schilddrüse und wird deshalb auch C-Zellkarzinom genannt.

Mit dem von den C-Zellen produzierten Calcitonin steht für die Diagnostik und Therapie ein mittlerweile bewährter Tumormarker zur Verfügung. Als einzig sicheren biochemischen Befund findet man eine Serum-calcitoninerhöhung > 0,5 ng/ml. Die Calcitoninbestimmung kann auch zur Lokalisation von Tumorgewebe mit Hilfe der selektiven Venenkatheterisierung eingesetzt werden.

Als besonders sensibel hat sich der Stimulationstest mit Pentagastrin herausgestellt. Selbst bei normalen Calcitoninwerten im Serum kommt es bei Pat. mit C-Zell-Karzinom durch die Stimulation mit Pentaga-strin (0,5 µg/kg KG als Bolus-Calcitonin-Bestimmung nach 2,5 min) zu einem 3- bis 10fachen Anstieg des Calcitoninwertes im Serum. Mit Hilfe des Pentagastrintests ist eine Frühdiagnose des C-Zell-Karzinoms möglich – vorausgesetzt, daß die pathognomonischen Befunde erkannt und mit dem Krankheitsbild in Verbindung gebracht wurden.

Das Krankheitsbild der multiplen endokrinen Neoplasie ist sehr selten. Aufgrund der lebensrettenden Bedeutung der Blickdiagnose gehört es zu den Krankheitsbildern, die man „einmal gesehen haben muß".

33. G. Waitz, R. Sittl, U. Richter, H. Iro et al. (Erlangen): Schmerztherapie über die perkutane Gastrostomie (PEG) bei Patienten mit fortgeschrittenen Tumoren im Kopf-Hals-Bereich

Im Rahmen einer supportiven Therapie von Malignomen im Kopf-Hals-Bereich an der Klinik und Poliklinik für Hals-Nasen-Ohren-Krankheiten der Universität Erlangen-Nürnberg konnte in den vergangenen Jahren bei über 400 Patienten durch eine perkutane Gastrostomie (PEG) eine deutliche Verbesserung des Ernährungszustands erreicht werden. Parallel dazu wurde in Zusammenarbeit mit der Schmerzambulanz des Instituts für Anästhesiologie der Universität Erlangen ein Konzept für eine adäquate analgetische Therapie über die PEG entwickelt.

Bei fortgeschrittenen Malignomen der Mundhöhle und des Oropharynx kommt es in über 50% der Fälle zu schweren Schmerzzuständen, die durch periphere Analgetika oder schwach wirksame Opioide (WHO-Stufen 1 und 2) nicht ausreichend therapierbar sind. Besonders häufig sind neuropathische Schmerzen, die durch Tumorinfiltration im Trigeminusversorgungsgebiet oder im Bereich der regionären Filialisierung (Plexusschmerz) hervorgerufen werden. Daneben verstärken oft die Folgen der Tumorchirurgie, der Bestrahlung und der Chemotherapie derartige Schmerzzustände.

Wir berichten über unsere Erfahrungen in der Schmerztherapie von 44 PEG-Patienten mit fortgeschrittenen HNO-Tumoren, die durch ein interdisziplinäres Team betreut wurden. Zu 83% der Fälle lagen starke Schmerzen der WHO-Stufe 3 vor. Eine ausreichende analgetische Vorbehandlung war bei diesen Patienten nicht durchgeführt worden.

Es wurde bei diesen Patienten ein weitgehend standardisierbares Medikationsschema stark wirksamer, über die PEG applizierbarer, Opioide eingesetzt. 50% der Patienten erhielten Levomethadon (mittlere Tagesdosis 17,4 mg), 37% Morphin, und 5% Buprenorphin. Fast alle Patienten (89%) erhielten Metamizol (mittlere Tagesdosis 2860 mg) als peripheres Analgetikum. Daneben kamen adjuvante Therapeutika, insbesondere Clonazepam gegen einschließende neuropathische Schmerzen und Dexamethason bei peritumorösen oder radiogenen Ödemen zum Einsatz. Ein Viertel der Patienten wurde zusätzlich mit TENS-Geräten behandelt.

Bei 84% der Patienten wurde eine völlige Schmerzfreiheit oder eine weitgehende Schmerzlinderung erzielt. Der Therapieerfolg wurde durch langfristige Verlaufskontrollen anhand visueller Analogskalen quantifiziert.

Ernsthafte Nebenwirkungen wurden nicht beobachtet. Die Patienten konnten ambulant betreut werden und in ihrem sozialen Umfeld integriert bleiben.

M. Münzel (Hamburg): Darf ich Sie bitten, noch einige Anmerkungen zur perkutanen Gastrostomie zu machen, zumal einige der von Ihnen demonstrierten Fälle wohl auch mit einer Magensonde herkömmlicher Art hätten versorgt werden können. Wie sind die Indikationen für die perkutane Gastrostomie, welche Komplikationsmöglichkeiten und Komplikationsraten sind zu beachten.

G. Waitz (Schlußwort):
Die Indikation zur PEG-Anlage bei inkurablen Kopf-Hals-Tumoren ist dann gegeben, wenn mit einer mehr als 3-wöchigen Schluckbehinderung zu rechnen ist, sei es durch Tumorobstruktion oder durch eine radiogene Mucositis. Die Komplikationsrate bei bislang von uns gelegten ca. 350 PEGs ist gering; es ist keine Allgemeinnarkose erforderlich.

34. R. Mösges, J. Höfener, G. Kuth, A. Oellers et al. (Aachen):
Ein Expertensystem zur automatischen TNM-Klassifizierung

Die UICC schreibt die prätherapeutische Festlegung der TNM-Kategorien für Tumore verbindlich vor. Nur so sind Vergleiche von Behandlungsergebnissen möglich. Das TNM-System erlaubt es, den prätherapeutischen Befund eindeutig festzulegen, Rezidive zu berücksichtigen, den Krankheitsverlauf zu registrieren und die Überlebensziffern zu errechnen. Dabei sind die Voraussetzungen für eine computergerechte Dokumentation erfüllt. Die konsequente Anwendung des TNM-Systems bietet die Möglichkeit, zu einheitlichen Therapierichtlinien zu gelangen.

Die Klassifikation nach dem TNM-Prinzip stellt jedoch häufig ein nicht unerhebliches Problem hinsichtlich der eindeutigen Zuordnung eines Tumors zu einer der Kategorien des TNM-Systems dar.

Mit dem am Institut für Medizinische Statistik und Dokumentation entwickelten *Experten*system zur *Thera*pieunterstützung bei Kehlkopftumorerkrankungen werden bereits seit 1987 die Daten von Tumorpatienten der HNO-Klinik EDV-mäßig erfaßt. Da diese Daten auch die für die prä- und posttherapeutische Klassifikation nach dem TNM-System relevanten Angaben umfassen, bot sich hier die Möglichkeit, dem HNO-Arzt (zunächst im Bereich der Larynxtumore) eine Entlastung bei dieser Klassifikation zu bieten durch die semiautomatische Durchführung der Klassifikation. Hierdurch wird auch eine Standardisierung der Klassifikation erzielt − gleiche Tumorlokalisation und -art ergibt zwangsläufig gleiche Klassifikation. Die mit dem TNM-Prinzip angestrebte Vergleichbarkeit von Behandlungsergebnissen ist damit erstmals sichergestellt. Dies ist um so wichtiger, da ja das TNM-Schema in der Vergangenheit einem Wandel unterlag und weitere Veränderungen diskutiert werden. Das Expertensystem greift demgegenüber stets auf topographische Originaldaten über.

Das Expertensystem ESTHER

Bei der Entwicklung des ESTHER-Systems stand aus Akzeptanzgründen in erster Linie die Entwicklung einer komfortablen Benutzeroberfläche für die Erfassung der Daten von Kehlkopftumor-Patienten im Vordergrund. Diese Daten sollten möglichst vollständig in Anlehnung an die von der Onkologischen Gesellschaft empfohlenen Erhebungsdaten erfaßt werden, um auch statistische Aussagen ermöglichen zu können.

Die Datenerfassung erfolgt in Form von Bildschirm-Erhebungsbögen maus- und menügesteuert mit Hilfe der Window-Technik. Die erhobenen Daten erfassen anamnestische Daten der Patienten, allgemei-

ne und spezielle Untersuchungen (u. a. Laryngoskopie, Ergebnisse radiologischer Verfahren, . . .) sowie die histologischen Ergebnisse. Letztere sind die für die Therapieempfehlung entscheidenden Daten.

Für die längerfristige Datenhaltung, die für Verlaufskontrollen unumgänglich notwendig ist, wurde eine Schnittstelle zwischen ESTHER und dem relationalen Datenbanksystem ORACLE entwickelt. Eine problemlose Integration in ein größeres Informationssystem ist möglich.

Die semiautomatische TNM-Klassifikation in ESTHER

Für die semiautomatische TNM-Klassifikation werden die durch das ESTHER-System erhobenen Patientendaten mit Hilfe der in Regelform transformierten Klassifikations-Vorschriften ausgewertet. Die Vornahme der Klassifizierung mit Hilfe des ESTHER-Systems wird dem Benutzer nur dann angeboten, wenn die entsprechenden Untersuchungen, die zur Klassifikation erforderlich sind, auch durchgeführt wurden. Hierbei werden für die prätherapeutische Klassifikation spezielle Untersuchungsdaten aus radiologischen und nuklearmedizinischen Untersuchungen, der Mikrolaryngoskopie und dem Halssonographiebefund verwandt. Es können also zunächst bei der prätherapeutischen Klassifikation keine Aussagen über Fernmetastasen gemacht werden, so daß für die M-Klassifikation automatisch M_x gewählt wird. Da man die Mikrolaryngoskopie als eine Operation mit Histologie interpretieren kann, wird der Sicherungsgrad der Klassifikation auf C_4 gesetzt.

Für die N-Kategorie der prätherapeutischen Klassifikation werden die Ergebnisse des Halssonographiebefundes interpretiert. Hierbei ist zunächst für die Kategorien N_0 bzw. N_x die Unterscheidung zwischen der expliziten Eingabe durch den Benutzer − daß keine Lymphknoten in der jeweiligen Halsregion geschwollen sind und der (für statistische Auswertungen relevanten) Default-Belegung des Merkmals, wenn keine explizite Eingabe vorgenommen wurde wichtig.

In die M-Kategorie gehen Ergebnisse der Thoraxübersichtsaufnahme, Oberbauchsonographie, Skelettszintigraphie und craniale Computertomographie bzw. Kernspintomographie ein.

34a. M. Busch, M. Schrader, K. Schinkel, K. Jahnke (Essen): Interstitielle Afterloadingbestrahlung von Tumoren der Fossa pterygopalatina und der Tuba Eustachii

Die interstitielle Strahlentherapie hat bei der Tumorbehandlung in der Hals-Nasen-Ohren-Heilkunde eine lange Tradition. Gab es vor Jahrzehnten nur die Möglichkeit, Radiumnadeln zu implantieren bzw. Radiumapplikatoren einzulegen (wobei das behandelnde Personal nicht unerheblich mit Strahlen belastet wurde), so wendet man heute moderne Afterloadingtechniken an. Hierbei werden die Strahlenquellen ferngesteuert in Metall- oder Plastiknadeln eingeführt, die man vorher in die zu bestrahlenden Tumoren implantiert hat. Dies bedeutet letztendlich, daß sich der Operateur bei der Implantation der Nadeln sehr viel mehr Zeit lassen kann, im Interesse der erforderlichen Sorgfalt ihrer Positionierung – zum Vorteil für den Patienten.

Bei vielen Tumorlokalisationen im HNO-Bereich ist eine langdauernde Implantation von Nadeln oder Applikatoren (Langzeitbehandlung über mehrere Stunden) mit erheblichen Belästigungen für den Patienten und hohem Aufwand an Pflegepersonal verbunden. Aus diesem Grunde wenden wir in Essen nur noch die Kurzzeit-Behandlung an, bei der die für eine wirksame Tumorbehandlung erforderlichen Einzeldosen innerhalb von Minuten eingestrahlt werden. Hierzu sind hohe Strahleraktivitäten erforderlich, die bei Verwendung moderner Techniken einen einfacheren Strahlenschutz ermöglichen. Mit der Kurzzeit-Brachytherapie konnten u. a. einige Patienten von einem mit anderen Methoden nicht mehr behandelbaren Tumorrezidiv im HNO-Bereich mehr als fünf Jahre rezidivfrei geheilt werden.

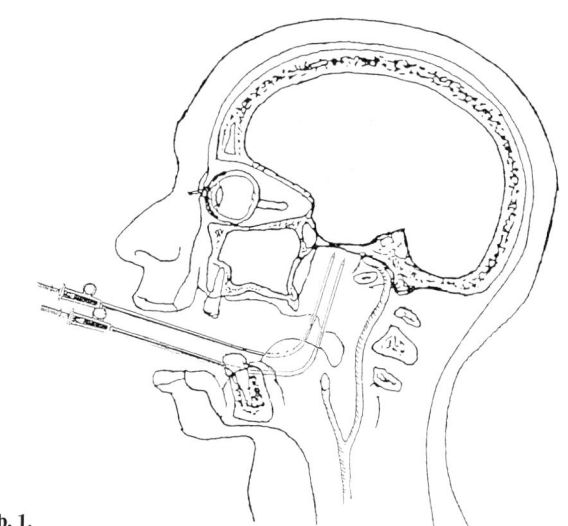

Abb. 1.

Bei mehr als 500 Applikationen im HNO- bzw. Kopf-Hals-Bereich wurde die Eustachische Tube bzw. deren Umgebung 24mal bei 7 Patienten, die Flügelgaumengrube 27mal bei 10 Patienten, mit der Afterloadingtherapie behandelt. Durch eine gebogene Nadelführung (übliche Tubenröhrchen Gr. 3) wurden Plastiknadeln in die Tube bzw. in das Gewebe eingeführt (s. Abb. 1). Die Mehrzahl der Eingriffe wurde in Allgemeinanästhesie durchgeführt. Die verwendeten Plastiknadeln erwiesen sich als gewebefreundlich; in keinem Falle kam es zu wesentlichen Nachblutungen.

Otologie II

35. K. Schumann, K. Hehl (Ulm):
Langzeitergebnisse mit Glasionomerzement in der Mittelohrchirurgie

Chronische Mittelohrentzündungen sind gekennzeichnet durch Trommelfellperforationen und Höreinbußen infolge von Kettendefekten. Während der Trommelfellverschluß mit den heutigen Techniken eigentlich immer gelingt, mißlingt die Kettenrekonstruktion sehr oft. Die Hörverbesserung ist nur vorübergehend, da der nach außen gerichtete Narbenzug des eingelegten Trommelfelles erneut zu einer Unterbrechung der Kette führt. Der Patient hört gleich schlecht wie vor der Operation.

In vorliegender Arbeit wird nun aufgezeigt, wie mit Glasionomerzement die Gehörknöchelchenkette sicher und bleibend wiederhergestellt werden kann.

Als Material wurde Glasionomerzement[1] benutzt, der zunächst aus zwei Komponenten, Glaspulver und Polyacrylsäure, besteht. Beides wird unmittelbar (ca. 3 Minuten) vor der Anwendung angemischt, bis eine leimige Konsistenz erreicht ist und mit dem Instrument, z. B. einer Nadel oder einem Rasparatorium, angereichert werden kann.

---
[1] KaEsCe-Zement der Fa. Ionos.

Nach technischen Hinweisen in der praktischen Anwendung bei Amboßdefekten und in der Steigbügelchirurgie wird über Langzeitergebnisse bei 66 Patienten bei einem Gesamtkollektiv von 137 Patienten berichtet. Es zeigt sich, daß mit Glasionomerzement in der Mittelohrchirurgie sichere Verbindungen geschaffen werden können.

Bei dem benutzten Zement der Fa. Ionos war in keinem Fall eine Unverträglichkeit oder Abstoßungsreaktion beobachtet worden. Rezidive, d. h. unbefriedigende funktionelle Ergebnisse fanden sich gesamthaft bei 5 von 137 Fällen, wo im Rahmen der Nachoperation stets Lockerungen gefunden wurden, die auf mangelhafte Technik zurückzuführen waren.

Bei den Nachoperationen fand sich in 3 Fällen reizloser Glasionomerzement, in 2 Fällen war der Zement von einer zarten Schleimhaut überzogen. Entzündungszeichen und Abstoßreaktionen waren in keinem Fall festzustellen. Lediglich in einem Fall fand sich eine Schädigung der Innenohrfunktion. Zusammenfassend meinen wir, daß Glasionomerzement eine wertvolle Bereicherung in der Mittelohrchirurgie darstellt.

36. E. Steinbach, A. G. Pusalkar, D. Plester (Reutlingen, Bombay, Tübingen):
Gehörknöchelchenersatz durch Goldprothesen

Seit mehr als 35 Jahren werden unterschiedliche Materialien zum Wiederaufbau einer defekten Gehörknöchelchenkette in das Mittelohr eingesetzt, Kunststoffe wie Palavit, Teflon, Silikon, Knochengewebe-autologe oder speziell konservierte homologe Gehörknöchelchen, in neuester Zeit verschiedenartige Keramikprothesen. Auf der Suche nach einem Implantat, das sich im Gegensatz zur Keramik leichter bearbeiten läßt, wurde gehämmertes, verdichtetes Feingold gewählt, aus dem zwei Grundmodelle hergestellt werden, nämlich die sogenannte Glocke zum Gehörknöchelchenteilersatz und die sogenannte Antenne zur Überbrückung eines vollständigen Gehörknöchelchendefektes. Die Glocke wird dem Steigbügelköpfchen auf-

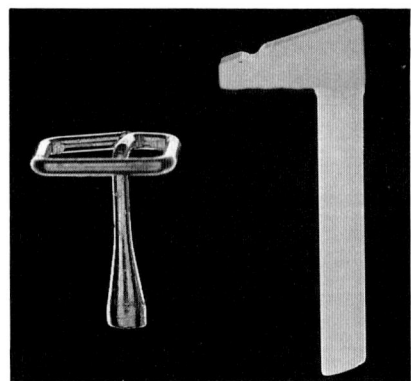

Abb. 1. Die sog. Antenne im Vergleich zu einer anderen handelsüblichen Prothese

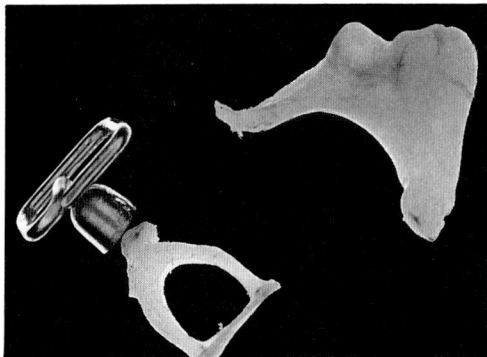

Abb. 2. Die sogenannte Glocke im Vergleich zu einem Amboßknöchelchen

gesetzt, also zwischen Steigbügel und Trommelfell oder Steigbügel und Hammergriff interponiert. Die Antenne wird auf die Fußplatte gestellt und überbrückt den Defekt bis zum Trommelfell oder bis zum Hammergriff.

Seit 1987 wurden mehr als 200 Prothesen implantiert. 168 wurden ausgewertet, deren Einbau in das Mittelohr wenigstens drei Monate zurückliegt. In 87 Fällen wurde die Glocke, in 81 Fällen die Antenne in das Mittelohr eingesetzt.

Das dem Trommelfell zugewandte Golddrahtviereck weist eine Größe von 2,5 × 3,5 mm auf. Die Schaftlänge der Glocke beträgt je nach Erfordernis 2 – 3 mm, die der Antenne 3,5 – 5 mm. Die Schaftbasis der Antenne bzw. der Basisdurchmesser der Glocke liegt zwischen 1 und 1,2 mm. Das Prothesengewicht beträgt im Mittel 50 mg. Die gehämmerten Feingoldprothesen mit einem Reinheitsgrad von 999 sind weich, biegsam und leicht schneidbar. Gold ist ein biotolerantes Edelmetall, das keine wesentlichen Reaktionen im Mittelohr hervorruft. Nach der Implantation tritt eine polsterartige Schwellung des Schleimhautbindegewebes auf. Diese bildet sich innerhalb weniger Wochen zurück, bis das Implantat vollständig von Schleimhautbindegewebe überzogen ist. Die Reaktion der Mittelohrgewebe, auch bei schweren chronischen Entzündungen wie Cholesteatomen oder polypös-hyperplastischen Schleimhauteiterungen, ist bemerkenswert gering, desgleichen die Abstoßungsrate, selbst bei erneut auftretendem Tubenmittelohrkatarrh. Die Abstoßungsrate beträgt 2,4%.

Von den 168 nachuntersuchten Implantaten sind also 4 abgestoßen worden. Dazu ist zu bemerken, daß

die Extrusion die ersten eingesetzten Prothesen betrifft, deren Form sich deutlich von der jetzt beschaffenen unterscheidet. Die zu Beginn der klinischen Untersuchung im Jahre 1987 eingesetzten Implantate waren wesentlich plumper konstruiert. Zieht man also von den 168 nachuntersuchten Patienten die ersten Fälle ab, so ist die Abstoßungsrate in den nachfolgenden 2 1/2 Jahren bisher gleich 0.

Für welche Fälle eignet sich die weiche, biegsam und schneidbare Goldprothese in besonderer Weise?

1. bei enger Nische des ovalen Fensters;
2. bei Übergängen des N. facialis;
3. im Falle eines Amboß-Hammerdefektes zur Überhöhung des Steigbügels.

Die Handhabung der Glocke ist sehr einfach. Sie wird dem Steigbügelköpfchen übergestülpt. Der in der Glocke angebrachte Schlitz dient der Aufnahme der Sehne des M. stapedius. Im übrigen kann, falls erforderlich, die Glocke an dieser Stelle im Durchmesser erweitert werden. Etwas schwieriger ist die Handhabung der Antenne. Die Stabilisierung auf der Fußplatte wird mit kleinen Marbagelanstückchen erreicht. Bei beiden Prothesen wird das Golddrahtviereck mit einer in einem speziellen Knorpelschneidgerät hergestellten hauchdünnen Knorpelscheibe, die vom Tragus oder vom Ohrmuschelknorpel entnommen wurde, abgedeckt.

Der bisherige Beobachtungszeitraum ist nicht ausreichend, um über die Resultate exakte Angaben festzulegen. Im bisherigen Beobachtungszeitraum wurde ermittelt, daß der Hörgewinn in 14% der operierten Patienten unzureichend ist, in den übrigen Fällen zufriedenstellend bis bemerkenswert gut.

J. Helms (Würzburg): Gibt es schon histologische Befunde über die Grenzfläche zwischen Goldprothese und umgebenden Gewebe?

K.-B. Hüttenbrink (Münster): Verträgt auch das entzündete Mittelohr Metall? Das vergleichsweise hohe Gewicht könnte bei Beschleunigungen, z. B. Sport, wegen des Trägheitsmoments zu Kräften führen, die das Goldimplantat losreißen könnten. Frage: Anwendung nur bei älteren „ruhigeren" Patienten?

E. Steinbach (Schlußwort):
Die Verträglichkeit ergibt sich im bisherigen Zeitraum von 3 Jahren zufriedenstellend, worauf die mangelnde Abstoßungsrate und der gute klinisch/audiometrisch ermittelte Hörgewinn hinweist. Nachteile durch das Gewicht der Implantate konnten bisher nicht festgestellt werden. Die Implantate werden auch in Mittelohren von Kindern eingesetzt. Histologische Untersuchungen stehen aus. Aufgrund lupenmikroskopischer Untersuchungen ist anzunehmen, daß die Goldprothesen nach einer gewissen Verweildauer im Mittelohr von zartem Schleimhautbindegewebe bedeckt werden.

37. J. Schobel, H. Schobel (St. Pölten):
Zwei Jahre Totalersatz der Gehörknöchelchenkette mittels zusammengesetzter Prothese

Die für den Totalersatz der Kette heute vorwiegend verwendeten Gehörknöchelchen und auch die Keramiktorps sind mit unterschiedlichen Vor- und Nachteilen behaftet:

Bei den Ossikeln kann es durch Atrophie oder knöcherne Verwachsungen zu Mißerfolgen kommen, bei den Keramiken ist mit der Perforation des Transplantates ein neues Problem aufgetaucht, das auch durch weitere Maßnahmen, wie den Schutz des Transplantates durch eine Knorpelscheibe, nicht hundertprozentig gelöst werden konnte. Während die Ossikel Vorteile an der Verbindungsstelle zu Trommelfell oder Transplantat, also in der proximalen Hälfte der Prothesen haben, sind die Torps im Bereich ihrer distalen Hälfte einfacher anzuwenden.

Unser Ziel war es daher, eine zusammengesetzte Prothese zu entwickeln (Compoundprothese), die die Vorteile von Ossikeln u. Keramik verbindet, ohne deren Nachteile in Kauf nehmen zu müssen, indem von jeder Prothese nur die „bessere Hälfte" verwendet wird: Ein Keramikstift für den Kontakt zur Fußplatte und einen Teil eines Ossiculums für den Kontakt zu Trommelfell oder Transplantat.

Beim Keramikstift verwenden wir Macor, weil das Material bioinert und ausreichend hart aber noch mit dem Messer schneidbar ist. Sofern autologe Knöchelchen zur Verfügung stehen, sind diese erste Wahl — ansonsten werden konservierte Ossicula oder kleine Knochenwürfel verwendet, die aus der Compakta des Mastoids oder der Squama temporalis herausgefräst werden. In den Knöchelchen wird ein 2–3 mm langes Bohrloch angebracht, in das der Keramikstift hineingesteckt und anschließend mit Fibrinkleber gesichert wird. Die Fußplatte wird mit einem Faszienläppchen abgedeckt oder bei Fußplattenfixation durch ein gepreßtes Faszienläppchen ersetzt, welches mit Fibrinkleber gesichert wird. Bei fehlendem Hammergriff

wird die Länge der Prothese so bemessen, daß das Transplantat eine Zeltform nach außen erhält.

Bisherige Erfahrungen:

Im Zeitraum von Jänner 1988 bis Juli 1989 wurden 71 Tympanoplastiken mit der neuen Prothese ausgeführt; 46 Patienten konnten nachuntersucht werden. 3 von diesen Patienten sind bereits neuerlich reoperiert, so daß 43 Fälle in die Statistik aufgenommen wurden (Abb. 1). Die CP wurde ursprünglich fast ausschließlich bei Reoperationen eingesetzt, bei bereits radikal voroperierten Ohren, bei exzessiven Cholesteatomen, bei Zustand nach Stapedektomie mit Durchschneiden des langen Amboßfortsatzes und Kombinationen von Fußplatte und Hammerkopffixation. Insgesamt finden sich in diesem Patientengut 16 Erst- und 27 Re-Operationen, 20 Cholesteatome, 22 Fälle bei denen sowohl Amboß als auch Hammer fehlen, 5 Fälle von Fußplattenfixation und 3 Fälle mit Labyrinthfisteln.

Noch bei Erstoperationen mit erhaltenem Hammergriff lassen sich meist Resultate zwischen 0 und 10 dB Schalleitung erreichen; voroperierte Ohren erreichen dieses Ergebnis natürlich nicht. Bei etwa 5 Patienten kam es postoperativ zu einer Verschlechterung des anfänglich guten Gehörs durch Tubenfunktionsstörungen. 3 Fälle von insgesamt 71 sind bisher reoperiert. Ursache für die Mißerfolge war stets eine Verlagerung des Prothesenstiftes durch Narbenzug aus der ovalen Nische; 2 dieser Fälle waren bereits mehrfach voroperiert. Der Prothesenkopf, für den einmal ein autologer Hammerkopf, einmal Compakta und einmal eine Exostose aus dem Gehörgang verwendet worden waren, war zwar etwas abgerundet, aber in voller Größe erhalten. Der Keramikstift saß bei jenen 2 Fällen, in denen er ausgewechselt und durch einen längeren ersetzt wurde, so fest, daß er nur mit Mühe zu entfernen war und vor dem Wiedereinsetzen das Bohrloch nachgearbeitet werden mußte.

Bei uns hat die Compoundprothese den zuvor verwendeten Keramiktorp mit Knorpelauflage heute vollständig verdrängt, weil sie einfach und ökonomisch herzustellen, optimal verträglich und angenehm zu

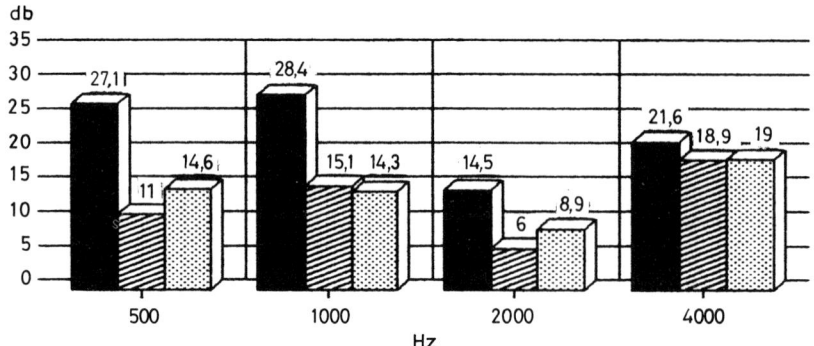

Abb. 1. Ergebnisse V.43 Tympanoplastiken. Spätkontrolle 0,5–2,5 Jahre postop.

handhaben ist – darüber hinaus verwächst sie sehr gut mit dem Tranplantat, ohne es bisher in einem Fall zu perforieren.

U. Vick (Rostock): Ergeben sich bei Beurteilung der Langzeitbeobachtung Unterschiede bezüglich des anatomischen Verhaltens und der funktionellen Ergebnisse zwischen autologen und homologen Implantaten?

J. Schobel (Schlußwort):
Wir haben bisher keine Unterschiede in der Haltbarkeit zwischen auto- und homologem Material gesehen, auch die aus Compakta herausgefrästen Knochenwürfel zeigen bisher keine Resorptionserscheinungen.

38. X.-R. Shen (Guangzhau/VR China):
Ein neues Meßinstrument zum Bestimmen der Länge vom langen Amboßschenkel bis zur Stapesfußplatte

Struktur

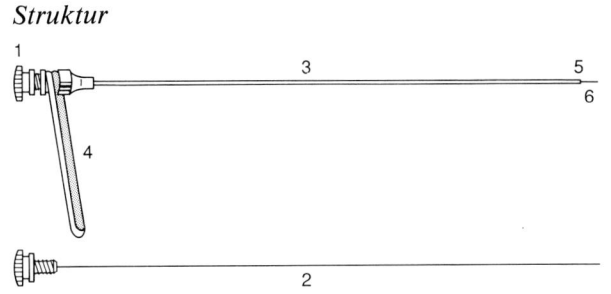

Handhabung

1. Beim Messen wird der Handgriff festgehalten.
2. Die einstellbare Schraube schiebt den Kern vor und erlaubt die exakte Messung der Länge.
3. Die gemessene Länge kann man mit einem Maß ablesen und dann einen künstlichen Steigbügel geeigneter Länge anfertigen.

◀ **Abb. 1.** *1* Einstellbare Schraube des Meßinstruments; *2* Kern des Meßinstruments; *3* Röhrchen; *4* Handgriff; *5* Haken (bei Anwendung unter dem langen Amboßschenkel festgehalten); *6* meßbare Länge

39. A. Gunkel, H. von Wedel, E. Stennert (Köln):
Audiologische und klinische Ergebnisse mit dem implantierten Knochenleitungshörgerät Audiant

Die modernen funktionell-rekonstruktiven Techniken der Otochirurgie sind nicht immer in der Lage, das Hörvermögen von Patienten mit Otitis media chronica wiederherzustellen. Bislang blieb zur Hörrehabilitation meist nur die Versorgung mit konventionellen Knochenleitungshörgeräten. Diese bieten aber Probleme bei der Schallankopplung an das Mastoid.

Seit 1988 steht uns klinisch bei der Hörgeräteversorgung solcher Patienten ein neuentwickeltes, teilweise implantierbares Knochenleitungshörgerät, der *Audiant bone conductor* zur Verfügung. Dieses Hörgerät arbeitet mit einem retroauriculär außen auf der Haut getragenen sogenannten „earl level processor", der das aufgenommene Schallsignal nach Verstärkung transcutan auf eine fest im Mastoidknochen implantierte Titanschraube mit zentralem Magnetkern überträgt. Zwischen diesem Magneten und einem gegenpolig orientierten Magneten im außenliegenden Processor herrscht eine permanente Anziehungskraft, durch die der Processor über der Schraube gehalten wird. Dies sorgt für eine gleichmäßige Schallankopplung. Das Magnetfeld wird schallsynchron verändert und versetzt die Schraube in Schwingungen, die als mechanische Schallwellen direkt dem Innenohr zugeleitet werden.

Unser Ziel war es, den Audiant an einer ersten kleineren Patientengruppe klinisch zu erproben und etwaige Vor- oder Nachteile gegenüber konventionellen Knochenleitungshörgeräten nachzuweisen.

Die Indikationen zur Versorgung mit dem Audiant sind Otitis media chronica mit anhaltend schlechtem Hörvermögen nach Operation oder rezidivierender eitriger Otorrhö sowie als weitere wichtige Indikation die kongenitale Mittelohrmißbildung.

Auswahlkriterien waren eine ausgeprägte, beidseitige, fast reine Schallleitungsschwerhörigkeit mit einem Innenohrhörverlust von maximal 25 dB zwischen 500–4000 Hz und in keiner isolierten Frequenz von mehr als 40 dB. Diese audiometrischen Anforderungen ergaben sich durch die gegenwärtig noch relativ begrenzte Verstärkungsleistung des Audiant. Diese Forderung wirkte insbesondere bei vielen Patienten mit Otitis media chronica und bereits abgefallener Innenohrleistung limitierend.

Im April und Mai 1989 wurde eine erste Patientengruppe implantiert. Vier Patienten mit Otitis media chronica, drei Patienten mit Mittelohrmißbildung. Der Beobachtungszeitraum umfaßt nunmehr 12 Monate. Die Implantationen erfolgten komplikationslos ambulant in Lokalanästhesie und führten in allen Fällen zu einer festen Verankerung der Implantatschraube. Wundheilungsstörungen oder Unverträglichkeitsreaktionen mußten nicht beobachtet werden.

Bei Gabe von Sinustönen im freien Schallfeld ergaben sich mit dem Audiant Verbesserungen in der Aufblähkurve verglichen mit einem konventionellen Knochenleitungshörgerät vom Typ Viennatone. Bei fünf Patienten konnte die Schwellenkurve des Innenohres erreicht und bei einigen Patienten – für uns überraschend – sogar gering überschritten werden. Dieses Phänomen kann bisher noch nicht ausreichend erklärt werden. Ein Patient mit Otitis media erfuhr durch den Audiant weder im Ton- noch im Sprachgehör meßbare Verbesserungen gegenüber dem konventionellen Knochenleitungshörgerät.

Die sprachaudiometrischen Messungen ergaben, daß das Audiant im Vergleich zum konventionellen Hörgerät deutlicher im Zahlenverständnis und weniger deutlich im Einsilbenverstehen Verbesserungen erzielen konnte. Der *Hörverlust für Zahlen* betrug mit dem Audiant im Mittel 22 dB, mit dem konventionellen Hörgerät 37 dB, die *Einsilbendiskrimination* betrug bei 65 dB mit dem Audiant im Mittel 65%, mit dem konventionellen Hörgerät 55,7%. Das bislang erst kleine und inhomogene Patientengut erlaubt es noch nicht, eindeutige und verbindliche Aussagen zu treffen. Dennoch kann nach unserer Meinung eine erste klinisch-audiologische Einschätzung erfolgen:

Das Knochenleitungshörgerät Audiant stellt eine neue vielversprechende Möglichkeit zur Hörversorgung von Problempatienten dar. Limitierend für einen breiteren klinischen Einsatz sind nach unserer Erfahrung jedoch die gegenwärtig noch zu geringe Verstärkung des Hörgerätes und insbesondere die Notwendigkeit einer fast vollständig erhaltenen Innenohrleistung. Technische Verbesserungen am Implantat und besonders im Processor sind noch erforderlich, um die Anwendung dieses Hörgerätes an einem größeren Patientenkollektiv sinnvoll zu machen.

D. Mrowinski (Berlin): Es ist zu vermuten, daß das mit dem Audiant gegenüber dem konventionellen Gerät schlechtere Einsilbenverständnis durch längere Einschwingzeiten wegen der größeren Masse des Magneten bedingt ist.

K. Schorn (München): Als das Audiant-Hörgerät vor etwa 7 Jahren auf den Markt kam, konnten nur geringgradige Schwerhörigkeiten zufriedenstellend versorgt werden. Was hat sich geändert, daß man jetzt auch hochgradige Schwerhörigkeiten von 50–60 dB versorgen kann?

P. Plath (Recklinghausen): Bisherige eigene Erfahrungen mit dem Audiant sind nicht gut, weil die Verstärkung nicht befriedigend ist. In dieser Hinsicht ist das System der Gruppe von Lidin in Göteborg besser, hat aber den Nachteil der percutanen Technik, die vor allem bei Kindern stark komplikationsgefährdet ist.

A. Hildmann (Datteln): Wie alt war der jüngste op. Patient, wie ist die Verstärkung im Tieftonbereich und wie ist die Verstärkung überhaupt?

A. Gunkel (Schlußwort):
Zu Herrn Mrowinski: Ob die Masse der verwendeten Magneten auf die Einsilbendiskrimination Einfluß hat, ist bisher nicht untersucht.

Zu Frau Schorn: Seit der Einführung des Audiant, damals noch als „body level processor" hat es technische Verbesserungen im Processor und dem Schraubendesign gegeben. Dies hat zu audiologischen Verbesserungen geführt.

Die Altersstruktur umfaßte den mit 10 Jahren jüngsten Patienten mit MO-Mißbildung und die älteste Patientin mit 62 Jahren. Gerade für Kinder mit MO-Mißbildung vor der endgültigen operativen Rekonstruktion des Mittelohres bietet der Audiant eine vielversprechende Alternative.

Zu Herrn Plath: Unsere Patienten waren ganz besonders selektiert, insbesondere nach den audiologischen Kriterien – z. B. fast vollständig erhaltene Innenohrleistung. Dies mag zu den relativ guten Hörerfolgen beigetragen haben.

Zu Frau Hildmann: Wir stimmen Ihnen zu und glauben auch, daß dieses Hörgerät gerade bei Kindern mit MO-Mißbildung hilfreich sein kann.

40. V. Schilling, B. Negri (München):
Klinische Erfahrungen mit der Ableitung von Hirnstammpotentialen
während der Tympanoplastik

Die Versuche, bereits intraoperativ Rückschlüsse auf das postoperative Hörvermögen ziehen zu können, reichen weit zurück. Nicht zuletzt deshalb werden viele Ohroperationen in Lokalanästhesie durchgeführt, da die Kommunikation mit dem Patienten ermöglicht, einen ersten Eindruck über das erreichte Hörergebnis zu erhalten. Nicht selten ist die Aussagekraft der so gewonnenen Informationen aufgrund der medikamentösen Sedierung des Patienten gering. Wir setzen daher seit längerem die objektive Hirnstammaudiometrie ein, über deren intraoperative Anwendung erstmals in Arbeiten von Gerull et al. aus dem Jahre 1979 berichtet wird.

Die akustischen Reize applizieren wir mit Hilfe einer Körperschallsonde, die es ermöglicht, sehr gezielt Schallreize an veschiedenen Punkten der Gehörknöchelchenkette mechanisch zu erzeugen und die nach dem Prinzip des piezoelektrischen Effektes arbeitet. Gereizt wurde mit einer Lautstärke von 85 dB (HL). Die Hirnstammpotentiale werden beim Patienten in Narkose über drei Nadelelektroden abgeleitet.

Insgesamt wurden 20 Patienten einer intraoperativen Hirnstammaudiometrie unterzogen. Von ihnen erhielten 16 eine Tympanoplastik Typ III, einer einen Typ I, zwei eine Stapesplastik, und ein Kind wurde im Rahmen einer Parazentese untersucht. Als Kriterium der Hörverbesserung diente die Verkürzung der Latenz für die Welle V nach Jewett gegenüber dem Ausgangsbefund bei Operationsbeginn. Sie konnte nicht kürzer sein als bei Stimulation eines beweglichen Stapes oder einer beweglichen Fußplatte. Hierdurch läßt sich bei Reizung von Hammergriff und langem Amboßschenkel gut zwischen einer Kettenfixierung im Bereich des Hammer-Amboßgelenkes oder des Stapes unterscheiden. Im ersten Fall läßt sich eine Latenzverschiebung der Welle V zwischen den Messungen an den beiden Meßpunkten nachweisen, im zweiten Fall bleibt die Latenz identisch.

Ein Beispiel soll den Vorteil der intraoperativ vorgenommenen Audiometrie beim Positionieren einer Prothese im Mittelohr verdeutlichen:

Nachdem die Ableitung der Hirnstammpotentiale vom Hammergriff die nahezu fehlende Schallübertragung via Kette erkennen läßt, erhält man bei Reizung der Steigbügelfußplatte eine deutliche Welle V im physiologischen Latenzbereich. Die zunächst plazierte Keramikprothese vom Typ Torp erbringt nicht das gewünschte Resultat in bezug auf die Verkürzung der Latenz der Welle V. Nach Korrektur der Prothesenstellung läßt sich dann eine gut ausgebildete Hirnstammantwort auslösen (Abb. 1).

Die als Kontrolle eines Operationsergebnisses obligate Tonschwellenaudiometrie bestätigt die intraoperativ gewonnenen Meßwerte (Abb. 2).

Durch die intraoperative Hirnstammaudiometrie bleibt die Lokalisation der Ursachen einer Schallei-

tungsschwerhörigkeit nicht allein vom Tastsinn und subjektivem Gefühl des Operators abhängig, sondern wird objektivierbar. In erster Linie dem jungen, aber in Problemfällen auch dem erfahrenen, Operateur wird mit objektiven und reproduzierbaren Hirnstammpotentialen die Möglichkeit in die Hand gege-

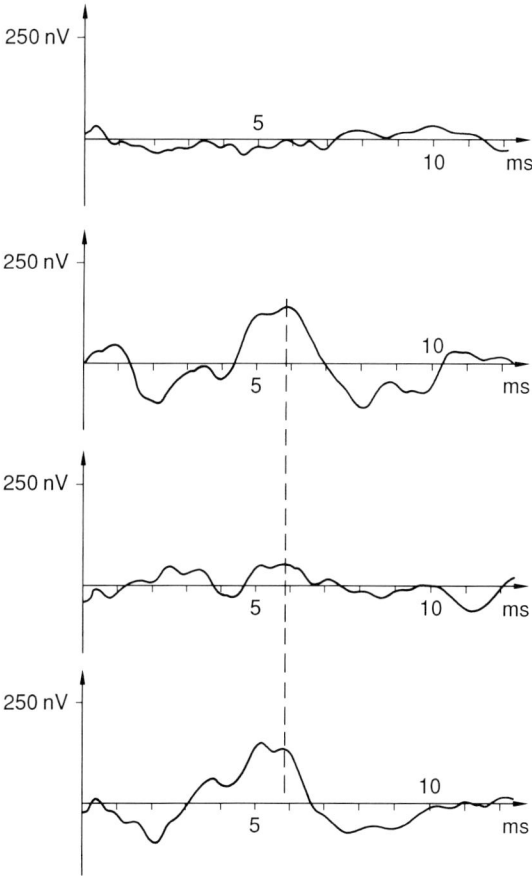

Abb. 1. Hirnstammpotentiale während einer Tympanoplastik (*von oben nach unten*): präoperativ auf dem Hammergriff, – intraoperativ auf der Stapesfußplatte, – intraoperativ auf der Deckplatte der Keramikprothese, – nach Korrektur der Prothesenstellung (s. Text)

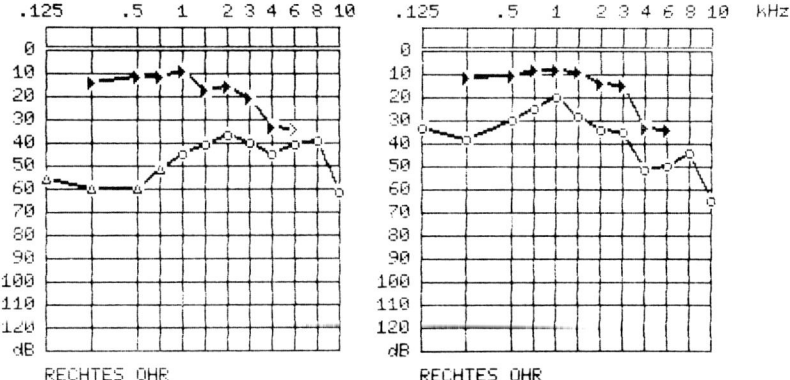

Abb. 2. Prä- (*links*) und postoperatives (*rechts*) Tonschwellenaudiogramm (gleicher Patient wie Abb. 1)

ben, gezielt einzelne Abschnitte der Gehörknöchelchenkette zu überprüfen, ohne damit das Innenohr zu gefährden.

Weiterhin ist durch die Messung des erzielten Hörergebnisses noch während des Eingriffes eine sofortige Korrektur möglich, sollten die Anforderungen an die Hörleistung nicht ausreichen.

Drittens wird es möglich, auch im Falle geringfügigerer Schalleitungsschwerhörigkeit den Entschluß zur Kettenunterbrechung zu fassen, da man den Einfluß einer etwaig vorhandenen Perforation von dem der Kette auf das Ausmaß einer Schalleitungsschwerhörigkeit abgrenzen kann. Auf diese Weise kann eine sonst erst in einem Zweiteingriff mögliche Hörverbesserung in derselben Sitzung vorgenommen werden.

Die intraoperative Hirnstammaudiometrie sollte dennoch nicht ohne Nachdenken bei jedem Ohreingriff – sondern gezielt dann eingesetzt werden, wenn Fragestellungen der eben dargestellten Art während eines Eingriffes zu erwarten sind.

41. S. Jovanovic, C. Scholz, A. Berghaus, U. Schönfeld (Berlin): Experimenteller Vergleich zwischen kurzgepulsten und kontinuierlich strahlenden Lasern in der Stapeschirurgie – histologisch-morphologische Ergebnisse

Die Anwendung des Lasers für die Stapedotomie ist noch umstritten. Stahle u. Högberg (1965) gehörten zu den ersten, die die Möglichkeiten der Laseranwendung in der Otologie untersuchten. Sataloff (1967) erzeugte mit einem Neodym Glas-Laser-Vaporisation auf Leichen-Stapes-Fußplatten und schließlich führte Perkins vor ca. 10 Jahren die klinisch anwendbare Stapes-Laser-Chirurgie ein. Seit dieser Zeit wird die Anwendung des Argon-, CO_2- und KTP-532-Lasers in der Ohrchirurgie in verschiedenen Publikationen diskutiert (Di Bartolomeo 1980, Perkins 1980, Glasscock 1981, McGee 1983, Palva 1987, Lesinski 1987, Perkins 1988 u. Silverstein 1989). Dennoch besteht eine Skepsis, insbesondere im deutschsprachigen Raum, bezüglich der Anwendung des Lasers in der Stapeschirurgie, zu der die teilweise widersprüchlichen experimentellen Ergebnisse verschiedener Autoren über seine Wirksamkeit u. Sicherheit beigetragen haben (Lyons et al. 1978, Gantz et al. 1982 und Thoma 1982, Kastenbauer et al. 1986).

Grundsätzlich kann man durch das berührungsfreie Arbeiten mit dem Laserstrahl durch die Verbesserung der bisherigen Techniken eine Senkung der Inzidenz der Innenohrschädigungen erwarten. Dieses Ziel soll erreicht werden:

1. Durch Optimierung der Prozeßparameter der bekannten kontinuierlich strahlenden CO_2- und Argon-Laser (verkürzte Strahlzeiten bei wiederholtem Pulsen und gleicher mittlerer Leistung, verbesserte Strahlqualität unter Verwendung von speziell entwickelten Applikatoren) und
2. durch den Einsatz von neuen kurzgepulsten Lasersystemen mit hohen Pulsspitzenleistungen, die nahezu athermisch (photoablativ und photodisruptiv) arbeiten.

Ziel dieser Studie ist es, die makroskopischen und histologischen Veränderungen, die Laserstrahlen unterschiedlicher Typen an der Steigbügelfußplatte hervorrufen, zu erfassen.

An präparierten menschlichen Felsenbeinen wurde mit dem Laser die Stapesfußplatte perforiert und die dabei auftretenden thermischen Effekte (Karbonisations- und thermische Übergangszone) untersucht.

Dabei wurden verwendet:

1. Thermisch wirkende Laser im getakteten Dauerstrahlbetrieb (CO_2- (Wellenlänge = 10 600 nm) und Argon-Laser (Wellenlänge = 488 und 514 nm)); die Strahlzeiten für die Perforation der Stapesfußplatte (Dicke 0,2 bis 0,4 mm) liegen je nach Wellenlänge zwischen 20 Millisekunden und einigen Sekunden.
2. Kurzgepulste Excimer-Laser (Wellenlänge = 308 nm) mit oligothermischer Wirkung und einer Pulslänge im Nanosekundenbereich (Halbwertsbreite (HWB) 20 bzw. 60 ns) und ein kurzgepulster Q-switched Nd : YAG-Laser (Wellenlänge = 1064 nm, HWB 8 ns/Einzelpuls).

In Abb. 1 lassen sich die unterschiedlich angewandten Perforationstechniken des CO_2- und Argon-Lasers erkennen. Während mit dem CO_2-Laser bei einer Leistung von 5,1 W mit einem Puls von 60 ms Länge (Ge-

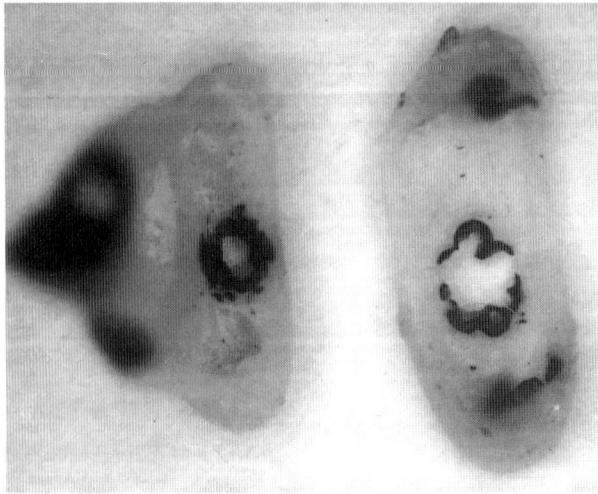

Abb. 1. Laserstapedotomie; *links* mit dem CO_2-Laser, *rechts* mit dem Argonlaser (der Querbruch im Stapes rechts ist ein Artefakt, V = 2,5; M = 35)

samtenergie 300 mJ) und einem Fokusdurchmesser von 0,5 mm eine Perforation von 0,3 mm Durchmesser erzielt wurde, entstand mit dem Argon-Laser eine etwas größere Perforation (Durchmesser 0,45 mm) in Form einer Rosette durch 12 Pulse mit je 2,5 W und 40 ms Pulslänge (Gesamtenergie 1,2 J) bei einem Fokusdurchmesser von 0,1 mm.

Der Grad der Karbonisation ist beim Argon-Laser relativ zum Strahlendurchmesser bei vergleichbarer Perforation größer als der des CO_2-Lasers. Dies ist in einem geringeren Absorptionskoeffizienten des Knochens bei 488 und 514 nm Wellenlänge des Argon-Lasers begründet, gegenüber dem CO_2-Laser bei 10600 nm. Der CO_2-Laser koppelt gut ans Wasser und anorganische Bestandteile des Knochens an, während der Argon-Laser große mittlere Eindringtiefen in Wasser aufweist.

Die histologische Aufarbeitung eines entkalkten Flachschnittes durch ein Rosettenteil der Argon-Laser-Perforation verdeutlicht den hohen Grad der Karbonisierung und zeigt eine angrenzende, thermisch beeinflußte Übergangszone in der Stapesfußplatte. Die Histologie der mit dem CO_2-Laser behandelten Fußplatten zeigt ähnliche Verhältnisse.

Bei kurzgepulsten Lasern werden durch die hohe Pulsspitzenleistung die Absorptionsverhältnisse an der Stapesoberfläche während der Bearbeitungszeit drastisch verändert. Die Bildung von Zelldebriden nach Brechen von Molekül- und Atombindungen bis zur Ionisation von Atomen (Plasmabildung) führt zu Stoßwellen-Phänomenen, die zur athermischen Bearbeitung des Stapes genutzt werden können. Diesen Prozeß nennt man Photoablation. Typisch für die Photoablation ist, daß der Abtragungseffekt erst oberhalb einer definierten Schwellenenergiedichte einsetzt. Diese Wirkung wird beim Einsatz eines kurzgepulsten Q-switched Nd:YAG-Lasers demonstriert.

Im gütegeschalteten Betrieb führen 6–12 „bursts", d. h. Pulszüge zu 3 bis 5 Pulsen, mit je 25 bzw. 31 mJ/burst (Fokusdurchmesser 0,05 mm) bei einer HWB von 8 ns/Einzelpuls zu einer nahezu athermischen Wirkung mit regelrechten Fußplattenausbrüchen (Gesamtenergie 180, 300 bzw. 360 mJ). Die Durchmesser der dabei entstandenen Perforationen betragen 0,15 mm bei einem burst und 0,25 bzw. 0,4 mm bei 12 bursts.

Der Excimer-Laser mit einer HWB von 20 ns zeigt bei 8 Pulsen und einer Pulsenergie von 7,5 mJ eine ähnliche Wirkung, wenn er mit einer Faser mit einem Durchmesser von 400 µm eingesetzt wird.

Auf den histologischen Schnitten lassen die Randzonen der Perforationen eine minimale thermische Schädigung ohne Karbonisation erkennen.

Der Bearbeitungsprozeß mit dem Excimer-Laser wird besser steuerbar, wenn bei Verwendung der 400 µm-Faser eine Reduzierung der Pulsenergie auf 4 mJ, knapp über dem Schwellenbereich der Photo-

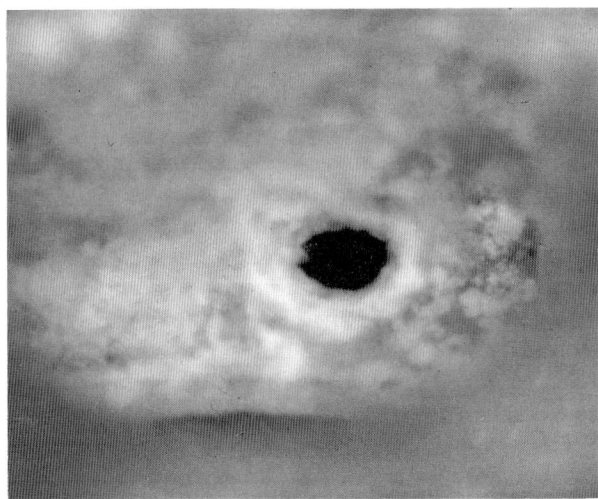

Abb. 2. Laserstapedotomie; Excimer-Laser (Wellenlänge = 308 nm); extrahierter Stapes nach Bearbeitung mit 30 Pulsen á 4 mJ (V = 6,4; M = 36)

ablation, vorgenommen wird. Zwar steigt die applizierte Gesamtenergie bei 30 Pulsen bis zum Bearbeitungsende von 60 mJ auf 120 mJ an, jedoch ist die Perforation ohne Ausbrüche bei geringer thermischer Wirkung gleichmäßig ausgerundet (Abb. 2). Die Wahl der Pulsenergie im Bereich des Schwellenwertes, bei dem die Ablation beginnt, ist für diesen Laser nach den vorläufigen Ergebnissen zu empfehlen.

Zusammenfassend kann festgestellt werden:

Bei den kurzgepulsten Lasern ist die für eine Perforation notwendige Gesamtenergie um den Faktor 5 bis 10 niedriger als in der Gruppe der thermisch wirkenden Laser im getakteten Dauerstrahlbetrieb. Dies kann sich je nach Schädigungsmechanismus in einer geringeren Gefahr für die Mittel- und Innenohrstrukturen niederschlagen. Die thermischen und akustischen Effekte der Laserstrahlung müssen in gleichzeitig angelegten Studien untersucht werden.

D. Mrowinski (Berlin): Haben Sie versucht, durch Ausblenden der Laser-Streustrahlung mittels einer Lochblende einen exakten Brennfleck auf der Fußplatte zu erreichen?

S. Jovanovic (Schlußwort):
Zu Herrn Mrowinski: Die Entwicklung des trichterförmigen Kollimators (kleinster Durchmesser 0,6 mm) war bei dem von Ihnen verwendeten CO_2-Laser mit einem Fokusdurchmesser von 1000 nm (1 mm) mit einem daraus resultierenden großen Bestrahlungsfeld erforderlich. Nur so konnte eine für die Perforation des Stapes notwendige Leistungsdichte erzielt werden. Mit den uns heute zur Verfügung stehenden Lasern, die einen Fokusdurchmesser von <0,6 mm haben, stellt sich diese Problematik nicht mehr. Aufgrund einer besseren Strahlqualität (TEM 00) ist die Streustrahlung auf ein Minimum begrenzt.

42. R. Fischer, U. Schönfeld, S. Jovanovic, C. Scholz (Berlin):
Experimenteller Vergleich zwischen kurzgepulsten und kontinuierlich strahlenden Lasern in der Stapeschirurgie − Akustische und thermische Ergebnisse

Über den heutigen Stand der Laser-Stapedotomie und die Diskussion über ihre Vor- und Nachteile sowie über unsere experimentellen histologisch-morphologischen Ergebnisse mit neuen kurzgepulsten Lasersystemen und kontinuierlich strahlenden Lasern hat Herr Jovanovic berichtet. Schwierig gestaltet sich dabei die Abschätzung möglicher Risiken und Schädigungsmechanismen, solange die kausalen Zusammenhänge zwischen Noxe und Wirkung streckenweise ungeklärt sind. Dazu einige Experimente und Überlegungen, die als Vorversuche zu einem geplanten größeren Forschungsvorhaben dienten. Das hier zu betrachtende Risiko ist dabei der Gehörschaden.

Am besten untersucht und in den physikalischen Grundlagen bekannt ist die thermische Einwirkung des Lasers auf biologische Gewebe. Faktoren der lokalen Erwärmung sind die Energie = Laserleistung × Einwirkzeit (1 J 1 W×1 s) bzw. auf die Fokusfläche bezogen: Leistungsdichte (W/cm^2) und Energiedichte (J/cm^2). Weitere Faktoren sind die stark von der Laserwellenlänge und dem Medium abhängige längenspezifische Absorption der eingestrahlten Energie − die Eindringtiefe des Laserstrahls ist dem Kehrwert des Absorptionskoeffizienten proportional − sowie die Wärmekapazität der bestrahlten Region und die Wärmeableitung durch Diffussion und Konvektion.

Für die kinematischen Beobachtungen (Aufnahmen mit 2000 und 4000 Bildern/s) und die Schallmessungen wurde ein geometrisch einfaches Cochlea-Modell aus einem zylindrischen Glasröhrchen verwendet mit 0,1 cm^3 Volumen und 5 bzw. 3 mm ⌀. Das ovale Fenster mit Fußplatte wird durch ein elastisch gefaßtes kortikales Knochenplättchen (s = 0,2...0,4 mm), das runde Fenster durch eine elastische Membrane nachgebildet, an die ein Sondenmikrophon angekoppelt ist. Medium war dest. Wasser bzw. Liquor.

Abbildung 1 zeigt den jeweiligen Schalldruck p(t) am „runden Fenster" in zeitlicher Zuordnung zu den Laserimpulsen von je 520 ms Dauer und 7 W, 10 W und 15 W Leistung. Er ist proportional der Volumenverschiebung am runden und virtuellen ovalen Fenster, d. h. einem virtuellen Schalldruck eines „Störgeräusches", der über die Stapesschwingung eine frequenzorts-transformierte Auslenkung der Basilarmembrane − und damit letztlich ggf. die gleichen Innenohrschäden verursacht. Der Schalldruckverlauf ist typisch für Kavitation: Bei erreichten ca. 100 °C an der bestrahlten Stelle übersteigt der Dampfdruck den atm. Luftdruck. Es bilden sich Dampfblasen, die sich fortbewegen. Bei örtlicher Abkühlung unter den Siedepunkt implodieren die Bläschen schlagartig und führen zu lokalen Druckspitzen von zig bar für extrem kurze Zeit ($< 1\ \mu s$) − die in einiger Entfernung in einem trägen Medium schnell „gezähmt" werden. Wir beobachteten:

1. Eine kavitationsfreie Schwelle bis zur Dampfbildung;
2. dadurch bedingt: eine Latenz der einsetzenden Kavitation, die sich bei gegebener und ablationsbedingter Schwächung des Knochens und bei steigender Laserleistung verkürzt;
3. Statistische Folge von „Nadelimpulsen", die sich durch Modellresonanzen und aufzeichnungsbe-

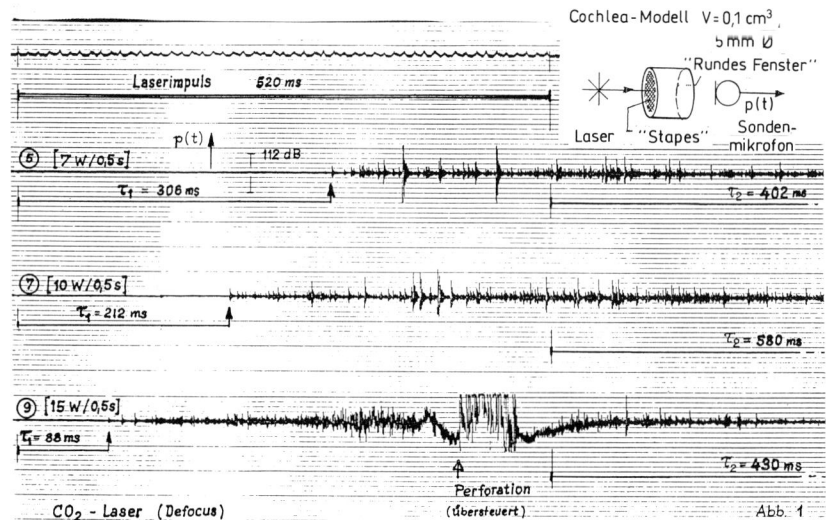

Abb. 1. Siehe Text

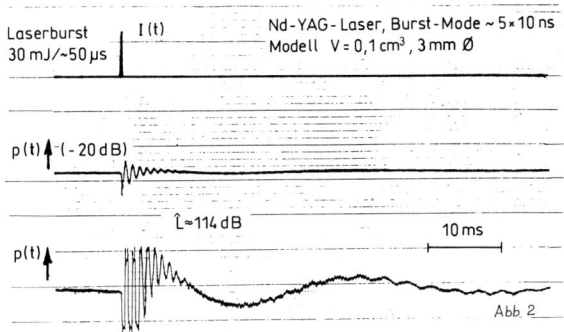

Abb. 2. Siehe Text

dingte Frequenzbandbeschneidungen als gedämpfte freie Schwingungen darstellen.

In Abb. 2 erkennen wir den impulsförmigen Schalldruck p(t) nach einem 50-μs-Burst des Nd-YAG-Lasers. Der Schalldruckverlauf ist stark gedehnt und imponiert aus den vorher genannten Gründen als Ausschwingvorgang mit der Eigenfrequenz des Modells (ca. 1 kHz) und einer zusätzlich angeregten 30-Hz-Schwingung, die für unsere Fragestellung bedeutungslos ist. Daraus folgt:

1. Ursache des induzierten Schalls beim cw-Laser (CO_2, Argon) ist die rein thermisch ausgelöste Kavitation, – d.h. eine Verminderung des Schallpegels ist nur durch eine Reduzierung der Laserenergie möglich. Ansätze dafür bietet ein stärker fokusierender CO_2-Laser beim Betrieb mit kurzen Impulsen.
2. Der Argon-Laser ist aufgrund seiner geringen Absorption in Wasser (Lymphe) und hohen Absorption in durchbluteten tieferen Regionen (Corti-Organ, Stria vascularis u. a.) wegen erheblicher Gefährdung dieser Strukturen ungeeignet und gefährlich!
3. Der kurzgepulste Nd-YAG-Laser zeigt keine Kavitation (athermische Wirkung) – jedoch beim Auftreffen des Laserimpulses auf den Stapes einen explosionsartigen Druckimpuls infolge spontaner Plasmabildung. Unsere Vorversuche lassen vermuten, daß sein Spitzenpegel kleiner als die Kavita-

tionspegel bleibt und, da sich dieser „Lärm" auf einen Einzelpuls je Laserauslösung beschränkt, auf jeden Fall die effektive Lärmdosis (Schallpegel × Wirkdauer) deutlich geringer wird.

Nach diesen Kriterien sollen weitere Lasersysteme untersucht, ggf. modifiziert und sowohl physikalisch und tierexperimentell erprobt werden. Ziel ist ein sicheres, gefahrloses und bequem handhabbares Instrument für die klinische Stapedotomie.

R. Klinke (Frankfurt): Welchem Schalldruckpegel entsprechen die von Ihnen bei Laserapplikation registrierten Schallereignisse? Darf ich erwähnen, daß ich vor Jahren einen Mikroglühkauter entwickelte, der zur Verödung von aberrierenden Gefäßen am runden Fenster von Katzen dienen sollte. Beim Einsatz dieses Kauters, der eben ausreichte ein winziges Gefäß zu koagulieren, ist, nachgewiesen durch Registrierung des cochleären Aktionspotentials (CAP), immer ein Schalltrauma entstanden.

D. Mrowinski (Berlin): Bei entsprechenden Untersuchungen in unserem Labor haben wir ebenfalls sehr hohe Schalldruckpegel gemessen, die sich aber nicht gehörschädigend auswirken müssen, da ihr spektrales Maximum bei tiefen Frequenzen liegt. Eine brauchbare Schalldruckmessung mit luftgekoppeltem Mikrophon halten wir wegen des ungünstigen Frequenzganges für schwierig. Wir mußten daher ein flüssigkeitsgekoppeltes Hydrophon verwenden.

R. Fischer (Schlußwort):
Zu Herrn Klinke: Die von Ihnen beschriebene Ertaubung des Ohres einer Katze bei Kauterisierung eines Gefäßes am runden Fenster ist nicht direkt auf unsere Laserapplikation am Stapes übertragbar. Die beim Lasereinsatz entstehenden Pegel sprechen – unter den von uns angestrebten Modifikationen – nicht für eine nennenswerte Schädigungsgefahr. In der Literatur wird bisher weder klinisch noch tierexperimentell von bleibenden Gehörschäden berichtet.

Zu Herrn Mrowinski: Abweichend von Ihrem Modell haben wir ein das Ohr besser nachbildendes „offenes" Modell – d.h. mit Nachbildung des runden Fensters – gewählt. Die schädigungsrelevante Größe ist in der Cochlea die frequenz-ortsabhängige Auslenkung der Basilarmembran und mittelbar – identisch mit der Volumenverschiebung der Fußplatte – die korrespondierende Auslenkung des runden Fensters.
Genau diese haben wir mit einem Luftschall-Sondenmikrofon gemessen. Natürlich gibt dies technische Probleme – z.B. Dichtheit und Resonanzen, die jedoch glücklicherweise bei den hier vorkommenden „Nadelimpulsfolgen" zu keiner wesentlichen Verfälschung des Meßergebnisses führen. Die Empfindlichkeit gegen tieffrequente Schwingungen ist sicher verändert. Diese können aber außer Betracht bleiben, da sie auf Resonanzeigenschaften des Modells, nicht jedoch auf wirkungsrelevante Schwingungen der Cochlea, zurückzuführen sind.

43. M. Schrader, B. Weber (Essen/Tübingen): Antigene bei Otosklerose

Im aktiven Otoskleroseherd sind nahezu regelmäßig Immunglobuline der Klasse G nachweisbar (Schrader u. Poppendieck 1985). Inzwischen ist auch deren Spezifität nachgewiesen worden (Schrader et al. 1989).

Welches Antigen für die spezifische Bindung verantwortlich ist, ist noch unklar. Einerseits soll Kollagen II eine zentrale Rolle bei der Immunreaktion zukommen (Yoo et al. 1982), andererseits sollen frühere Masern-

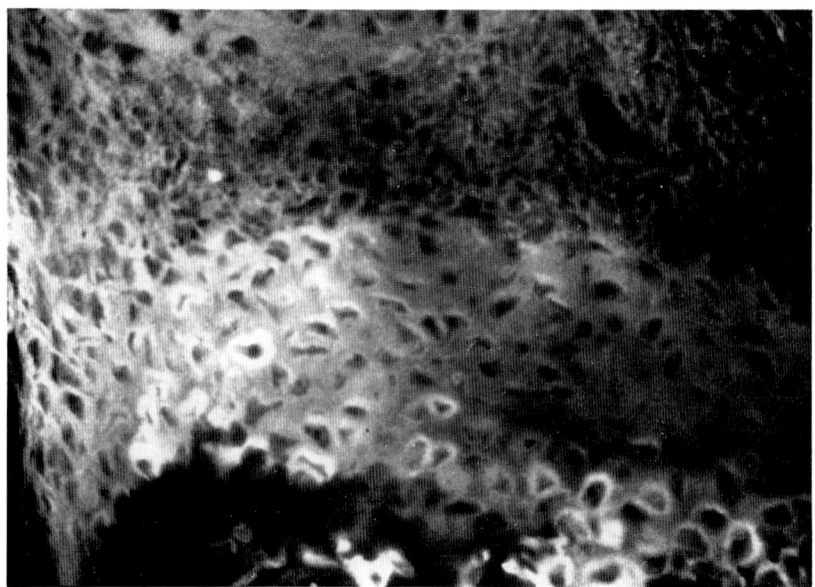

Abb. 1. Grenzzone des Knorpelgewebes in der Fissula ante fenestram im Felsenbein eines Embryos aus der 29. SSW. Im Immunofluoreszenztest getestet gegen Serum eines Patienten mit histologisch gesicherter aktiver Otosklerose

infektionen ätiologisch verantwortlich sein (Arnold u. Friedmann 1987). Aufgrund der Prädilektion der Otosklerose an embryonalen Knorpelresten könnte auch embryonaler Knorpel als Antigen wirken.

Wir testen daher Serumproben von 18 Patienten mit histologisch gesicherter aktiver Otosklerose, 24 Patienten mit inaktiver Otosklerose und 12 gesunden Probanden im Immunfluoreszenztest (modifiziert nach Soliman 1988) gegen embryonales Knorpelgewebe und embryonales Felsenbeingewebe, welches im Rahmen von Sektionen gewonnen werden konnte.

Histologisch zeigten sich in den embryonalen Geweben keine Zeichen einer fortgeschrittenen Autolyse. Immunhistologische Kontrollen mit denaturalisiertem Serum zeigten keine Immunfluoreszenz. Die Seren der gesunden Probanden und der Patienten mit inaktiver Otosklerose reagierten ebenfalls nicht mit dem embryonalen Knorpelgewebe. Lediglich zwei Proben von Patienten mit histologisch aktiver Otosklerose zeigten eine positive Reaktion an der Fissula ante fenestram und im ovalen Fenster (Abb. 1: Knorpelgrenze der Fissula ante fenestram).

Die Rolle des Kollagen II bei der Auslösung der Otosklerose durch Immunisierung ist umstritten. So wurden otoskleroseähnliche Veränderungen auch in nichtimmunisierten Wistar-Ratten gefunden. Andererseits gibt es weitere Hinweise auf Kollagen II als Antigen, insbesondere im Western Immunoblotting Test (Yoo et al. 1987). In diesem Zusammenhang gewinnt die Prädilektionsstelle der Otosklerose – nämlich die embryonalen Knorpelreste – eine besondere Bedeutung. Die Knorpelgewebe im embryonalen Felsenbein reagieren nämlich stark immunhistologisch mit Kollagen-II-Antikörpern (Schrader et al. 1989).

Die geringe Zahl der positiven Reaktionen (2 von 18) erlaubt noch nicht den Rückschluß auf eine autoreaktive Ursache der Otosklerose. Trotzdem ist bemerkenswert, daß lediglich mit Serum von Patienten mit einer aktiven Otosklerose eine positive Reaktion gegen embryonalen Knorpel erzielt werden konnte.

Eine Hypothese ist, daß eine Disposition zur Otosklerose vererbt wird. Bei diesen Patienten wird – beispielsweise durch eine Paramyxovirusinfektion – die Antigenität der embryonalen Knorpelreste verändert oder durch kreuzreagierende antivirale Antikörper eine Antigen-Antikörper-Reaktion im Labyrinthblock ausgelöst. In der Folge kommt es nach Stimulation der Makrophagen durch diese zu einer Osteolyse und im weiteren zu den bekannten Stadien der Otosklerose. Dies würde z. B. die geringe Penetranz der Erkrankung bei autosomaler dominanter Vererbung erklären.

D. Kleinfeldt (Rostock): Die Häufigkeit der Otosklerose wird bei der weißen Rasse um 10%, mit klinischer Manifestation von 1%, angegeben. Bei der schwarzen Rasse z. B. liegt sie bedeutend niedriger. Ergeben sich an den embryonalen Knorpelresten und Stapes-Knorpelfugen Hinweise über eine unterschiedliche Häufigkeit bei den Rassen?

U. Th. Maue (Duisburg): Haben Sie zur Sicherung der Spezifität Ihrer Antigen-Antikörperwechselwirkung auch andere Kollagen-II-tragende Gewebe (Auge, Herzbeutel) untersucht? – Sind andere histologisch-immunologische Fixationsverfahren als die genannte Methode in Ihre Untersuchung eingeflossen?

M. Schrader (Schlußwort):
Das einzige, was bisher zur Ätiologie der Otosklerose gesichert ist, ist ein autosomal dominanter Erbgang mit geringer Penetranz. Bei einer Krankheit, deren Disposition vererbt wird, ist eine unterschiedliche Häufigkeit in verschiedenen Rassen leicht erklärbar.

Der Auswahl der Immunfluoreszenztechnik sind an der Tübinger Klinik zahlreiche methodische Untersuchungen vorangegangen. Die von uns gewählte Technik stellt einen optimalen Kompromiß zwischen der Lagerfähigkeit der embryonalen Gewebe und ihrer weiteren Verarbeitung einerseits und der Spezifität andererseits dar.

Neben embryonalen Felsenbeingewebe wurden Kniegelenkknorpel, fetale Ellenbogengelenke und Stapes-Amboßgelenke des Meerschweinchens untersucht. Die positiven Reaktionen verliefen parallel im fetalen Felsenbeinknorpel und fetalen Ellenbogengelenkknorpel; nicht jedoch im Amboß-Steigbügelgelenk des Meerschweinchens und ebenfalls nicht im erwachsenen Kniegelenkknorpel.

44. M. Bernal-Sprekelsen, W. Zan, D. Hoch (Bochum): Beobachtungen zur Entwicklung des embryonalen Bindegewebes in Mittelohren von Föten

1929 beschrieb Steurer Reste des embryonalen Bindegewebes (EBG) in Felsenbeinen unterschiedlichen Alters. Schwarz beobachtete die Persistenz dieses mixomatösen Gewebes im Prussakschen Raum bei 43% der untersuchten Neugeborenen und in fast 66% der Cholesteatome von Erwachsenen, vorwiegend im Epitympanon. Er sprach diesem trommelfellnahen Gewebe die potentielle Rolle der Perimatrix zu und unterstützte mit Rüedi u. a. die Theorie der Cholesteatomentstehung über das papilläre Tiefenwachstum.

An 87 fötalen Felsenbeinen im Alter zwischen 4 und 7 Monaten wurden die histologischen Merkmale der perimalleolaren und trommelfellnahen EBG untersucht. 63 Präparate wurden zu morphometrischen Messungen der Zelldichte des EBG herangezogen.

Das myxomatöse Bindegewebe war reichhaltig an Fibroblasten und interstitieller Substanz. Mastozyten lagen vereinzelt vor. Entzündungszellen fanden sich nur in wenigen Felsenbeinen. Kleine Kapillare durchkreuzten das Gewebe. Histologisch fand sich im EBG kein Unterschied zwischen den 4 Monate alten und 7 Monate alten Felsenbeinen.

Die Meßergebnisse der Zelldichte ergaben eine statistisch signifikante Differenz zwischen den trommel-

fellnahen (höhere Dichte) und den trommelfellfernen Arealen (niedrige Dichte). Die Zelldichte des EBG veränderte sich nicht zwischen dem vierten und siebten Fötalmonat.

Die Untersuchungsergebnisse erlauben folgende Schlußfolgerungen:

a) Daß die Rückbildung des EBG durch Reabsorption der interstitiellen Substanz erfolgt, während die Zellzahl konstant bleibt. Es ist anzunehmen, daß die Bindegewebszellen zur Innenauskleidung der Mittelohrräume beitragen.

b) Es ließen sich keine Zellstrukturen epithelialer Herkunft nachweisen. Dies beschränkt die Cholesteatomgenese durch Keimversprengung auf wenige Ausnahmefälle.

c) Die von Rüedi beobachteten individuellen Variationen des EBG sind an unseren bis zu sieben Monate alten Präparaten nicht nachvollziehbar.

d) Durch Entzündung des persistierenden EBG könnte das Einwachsen von Retezapfen begünstigt werden oder eine narbig bedingte Retraktion der Pars flaccida entstehen.

45. B. Gloddek, K. Lamm (Hannover): Einfluß der Immunantwort des Mittelohres auf den Immunstatus und die Funktion des Innenohres

Nach klinischen Erfahrungen ist ein ursächlicher Zusammenhang zwischen einer Otitis media und einer Innenohrschwerhörigkeit wahrscheinlich. Dabei sollen im Verlauf einer Otitis media freigesetzte Entzündungsmediatoren durch das runde Fenster diffundieren, um dann im Innenohr eine Immunantwort und eine damit verbundene Funktionseinschränkung auszulösen.

Ziel dieser Arbeit ist es, ein Tiermodell für eine Otitis media mit Innenohrbeteiligung zu entwickeln

und hieran immunologische und elektrophysiologische Vorgänge zu studieren.

20 weiße Meerschweinchen mit normalem Preyer-Reflex wurden intradermal mit dem makromolekularen Fremdprotein Keyhole limpet hemocyanin (KLH) sensibilisiert, bis ausreichend hohe Anti-KLH-Titer im Serum vorhanden waren. Am Versuchstag 0 wurde dann elektrocochleographisch und hirnstammaudiometrisch die Hörleistung des rechten und linken Ohres bestimmt. Es fanden Amplituden und Latenzen der Welle I, sowie die Mikrofonpotentialamplituden (CM) Berücksichtigung. Danach wurden Serumproben,

Mittelohrsekret und Perilymphe entnommen. Über den Zugang durch die eröffnete Bulla wurde dann in das rechte Mittelohr ca. 100 µl KLH eingebracht; das linke Ohr diente der Kontrolle und erhielt das gleiche Volumen an 0,9% Kochsalzlösung. Beide Bullae wurden mit Lyodura verschlossen. Nach 1, 3, 5 bzw. 7 Tagen wurde eine erneute ERA und Elektrocochleographie durchgeführt. Wiederum wurden Serum, Mittelohrsekret und Perilymphe entnommen. Zugang zum Perilymphkompartment erhielt man durch die Trepanation der basalen Windung der Cochlea und eine hierin eingesetzte Glaskapillare. Das Bohrloch wurde anschließend mit Knochenwachs verschlossen. Ca. 1–2 ml Serum gewann man durch die direkte Herzpunktion des narkotisierten Tieres. Die jeweiligen Proben wurden mit Hilfe einer Interleukin-2-(IL-2)-abhängigen Meerschweinchen-T-Zellreihe auf ihren Gehalt an IL-2 untersucht. Zur histologischen Aufarbeitung am Ende des Experiments wurden die Tiere in Narkose intracardial mit NaCl und 4% saurer Formalinlösung perfundiert und die Felsenbeine in EDTA bei 4°C dekalzifiziert. Die ca. 8 µm dicken Gefrierschnitte wurden abwechselnd immunhistochemisch mit einem polyclonalen Antikörper gegen KLH, bzw. mit Hämatoxilin und Eosin angefärbt.

0. Versuchstag

Nach Perilymphentnahme am Tag 0 sieht man ein Absinken der Amplitude der CM und von Welle I, außerdem eine geringe Latenzverlängerung von Welle I; diese Veränderungen kehren aber bei den linken Kontrollohren am 1. Versuchstag wieder zu Ausgangswerten zurück.

1. Versuchstag

Die Mikrofonpotentialamplituden und die Amplitude von Welle I blieben deutlich unter dem Ausgangswert reduziert, wie auch die Latenzzeiten der Welle I weiterhin verlängert. IL-2 war sowohl im Mittelohrsekret als auch in niedrigeren Konzentrationen in der Perilymphe nachweisbar und erreichte bereits nach einem Tag höchste Werte. Während des gesamten Beobachtungszeitraumes fand man kein IL-2 in einer der Serumproben.

Histologisch sieht man im Mittelohr einwandfreie Makrophagen, Granulozyten und Lymphozyten, sowie eine ödematöse Verdickung der Mittelohrschleimhaut.

Innenohrschnitte zeigen keinen pathologischen Befund.

3. Versuchstag

In der ERA erreichte die Latenzverlängerung von Welle I ihren Maximalpunkt und die Amplitude der CM ihren niedrigsten Wert. IL-2 fällt in diesem Stadium der Immunantwort wieder ab; auch hier liegt IL-2 im Mittelohrsekret in größeren Konzentrationen vor als in der Perilymphe, wie im gesamten Beobachtungszeitraum.

Histologisch zeigt die Mittelohrschleimhaut ihren maximalen Dickenzuwachs und die größte Zellinfiltration. Diese Veränderungen sind besonders ausgeprägt in der Rundfensternische und in der vorderen Paukenhöhle. Die Rundfenstermembran ist in diesem Stadium verdickt und auf der Mittelohrseite zellinfiltriert. In der basalen Windung der Cochlea sind jetzt Granulozyten und Lymphozyten auszumachen. Kein freies Antigen KLH ist im Innenohr zu finden, jedoch einige Makrophagen mit intrazellulärem KLH. Einige äußere Haarzellen in der basalen Windung zeigen eine ödematöse Quellung.

5. Versuchstag

Es verkürzten sich jetzt die Latenzzeiten für Welle I deutlich und die Amplituden für die CM stiegen wieder an. Aber die Amplituden der Hörnervenpotentiale erreichten erst am 5. Versuchstag ihren niedrigsten Wert, was sogar für eine passagere Neuritis sprechen könnte. IL-2-Konzentrationen fallen weiter ab am 5. Versuchstag.

Histologisch schwächt sich die Immunantwort sichtlich ab. Die zelluläre Infiltration von Mittelohrschleimhaut und Cochlea ist geringer als an Tag 3.

7. Versuchstag

Die Amplituden und Latenzzeiten der Welle I haben sich am 7. Versuchstag nahezu erholt, wohingegen die Mikrofonpotentialamplituden um ca. 50% gegenüber dem Ausgangswert reduziert bleiben.

Histologisch sind in der Mittelohrschleimhaut kaum noch Infiltrationen mit immunkompetenten Zellen auszumachen. Die Rundfenstermembran ist nicht mehr verdickt. Auch in der Cochlea sind nur noch vereinzelt Granulozyten und Lymphozyten in der basalen Windung zu finden.

Zusammenfassung und Diskussion

Die Ergebnisse zeigen deutlich die Innenohrbeteiligung im Verlauf einer akuten Otitis media mit Höhepunkt am 3. Versuchstag.

Das Antigen KLH ist wegen seiner Molekülgröße nicht in der Lage das Innenohr zu erreichen, um dort selbst eine Immunantwort auszulösen.

Verantwortlich für das Einleiten der Immunantwort des Innenohres ist das Lymphokin IL-2, ein Produkt der T-Helfer-Zellen, das aufgrund seines geringen Molekulargewichtes das runde Fenster permeiren kann, um dort eine Immunantwort auszulösen. In vorherigen Untersuchungen konnten Gloddek u. Harris (1989) eine chemotaktische Funktion von Interleukin-2 im Innenohr zeigen.

Der fehlende Nachweis von Interleukin-2 in den Serumproben legt nahe, daß es sich bei diesem Vorgang um ein lokales Geschehen handelt und damit eine immunologische Interaktion zwischen Mittelohr und Innenohr besteht.

Wir vermuten, daß es sich dabei um eine vom Mittelohr ausgehende protektive Funktion für das Innenohr handelt, um es bei eindringenden Erregern zu schützen.

Langzeitversuche mit diesem Tiermodell werden zeigen, ob es sich bei der beobachteten Zellinfiltration der Cochlea und Hörminderung nur um eine passagere Störung der Innenohrfunktion handelt oder eine permanente Schädigung eingetreten ist.

H.-G. Kempf (Tübingen): Haben Sie die Gegend des Saccus endolymphaticus untersucht? Diese Region gilt als immunkompetentes Areal.

T. Lenarz (Tübingen): In einigen Arbeiten konnte der von Ihnen postulierte innenohrprotektive Mechanismus ebenfalls nachgewiesen werden. Die Reexposition der Mittelohrschleimhaut nach vorangegangener epikutaner Sensibilisierung führt beim Meerschweinchen zu einer entzündlichen Verdickung der Mittelohrschleimhaut besonders im Bereich des runden Fensters, die einen Diffusionsschutz gegen das Eindringen von Innenohrtoxinen darstellt. Im Gegensatz zur blanden Schleimhaut konnte damit die neomycininduzierte Ototoxizität bei Lokalapplikation aufgehoben werden. Dies erklärt die fehlende Ototoxizität neomycinhaltiger Ohrentropfen bei entzündlich verdickter Mittelohrschleimhaut.

B. Gloddek (Schlußwort):
Zur Herkunft: Wir sahen histologisch eine Mitreaktion des Saccus endolymphaticus, die sich in einer Vermehrung von immunkompetenten Zellen im subepithelialen Gewebe und im Lumen des Saccus endolymphaticus ausdrückte. Kein Antigen war allerdings in diesen Strukturen nachzuweisen.

Zu Herrn Lenarz: Wiederholte Antigenexpositionen haben in vorherigen Arbeiten eine Verdickung der Rundfenstermembran gezeigt, was zu der von uns postulierten Schutzfunktion des Mittelohres für das Innenohr beitragen würde.

46. P. Pult, P. Strauss, N. Lejeune (Aachen):
Schützen Calciumantagonisten das Innenohr bei der Mittelohrchirurgie?

An größeren Zahlen ohrchirurgischer Eingriffe haben wir in früheren Arbeiten (Strauss et al. 1980) zeigen können, daß es nach der Operation oft zu einer Verschlechterung der Knochenleitung bei 4 KHz und zu einer Verbesserung bei 1 KHz kommt. Mann et al. haben im Tierexperiment 1987 eine protektive Wirkung von Calciumantagonisten beim Knalltrauma der Meerschweinchen-Cochlea beschrieben.

Wir haben bei 87 Patienten geprüft, ob die Gabe eines Calciumantagonisten (Dilzem) zusammen mit der Prämedikation bei operativen Eingriffen im Mittelohr das Innenohr vor einem Abfall bei 4 KHz schützt und den Knochenleitungsanstieg bei 1 KHz verbessern kann.

Die Patienten wurden randomisiert 2 Gruppen zugeteilt, deren eine zusätzlich zur Prämedikation Diltiazem erhielt. Die Dilzem-Gruppe umfaßte 42 Patienten, die Kontrollgruppe 45. Beide Gruppen glichen sich bezüglich Größe, Gewicht, Mittelohrerkrankung und Art des ohrchirurgischen Eingriffes, nämlich Stapesplastiken, Tympanoplastiken mit und ohne Kettenrekonstruktion, zusätzliche Stapesmobilisation bei Tympanosklerose oder ausgedehnte Bohrarbeit im Warzenfortsatz. Die Eingriffe wurden in beiden Gruppen gleich verteilt von nur 2 Operateuren vorgenommen. Alle Eingriffe erfolgten in Lokalanästhesie mit Zusatz von Adrenalin 1:1000 – wiederum für beide Gruppen gleiche Mengen Lokalanästhetikum und Adrenalin pro kg-Patientengewicht.

Zusätzlich registrierten wir den Blutdruckverlauf mittels Langzeit-EKG, die Herzfrequenz sowie das Auftreten von Extrasystolen und weiteren Veränderungen bei 45 der 87 Patienten.

In beiden Gruppen kommt es zu der bekannten Verbesserung der Knochenleitung bei 1 KHz – ohne Dilzem im Mittel +3 dB, mit Dilzem +2,5 dB. Diese Veränderung ist im Wilcoxon-Test hochsignifikant, der Unterschied zwischen beiden Gruppen im Mann-Whitney-U-Test jedoch nicht signifikant. Bei 4 KHz tritt die im Mittelwert erwartete Verschlechterung der Knochenleitung auf – ohne Dilzem um 1 dB, mit Dilzem um 0,6 dB. Diese Abnahme ist nicht signifikant, der Unterschied zwischen beiden Gruppen ist ebenfalls nicht signifikant.

Betrachtet man die einzelnen Fälle und stellt die Verschlechterungen den Verbesserungen gegenüber, so verschlechtern sich in der Dilzem-Gruppe weniger und es verbessern sich mehr – dieser Effekt ist bei 1 KHz deutlicher als bei 4 KHz (Abb. 1).

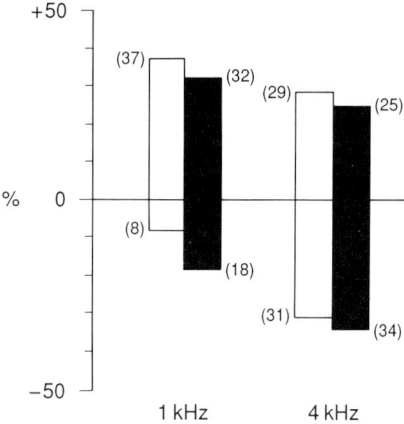

Abb. 1. Prozentsatz der verbesserten oder verschlechterten Ohren (Knochenleitung)

Die kleine Fallzahl, die unterschiedlichen Eingriffe und zwei Operateure erschweren die Bewertung. Uns erscheint eine weitere größere Studie sinnvoll.

An Nebenbefunden interessieren der Einfluß von Dilzem auf Blutdruck, Herzfrequenz und Herzrhythmus unter Adrenalingabe und örtlicher Betäubung. Die Patienten erhielten Xylocain 2% 4 bis 10 ml mit 120 bis 350 µg Adrenalin, das entspricht 2–5 µg/kg. Die Herz-Kreislauf-Werte wurden vor der Prämedikation, vor der örtlichen Betäubung, nach der örtlichen Betäubung, nach Operationsende und weitere 3 Stunden später registriert: Es kommt zu *keiner* statistisch signifikanten Blutdruckänderung im Verlauf. Der perioperative Frequenzanstieg und der postoperative Frequenzabfall sind signifikant, der 3 Stunden nach der Operation erreichte Frequenzwert bei der Dilzemgruppe signifikant niedriger als bei der Kontrollgruppe. Mit der Frequenz gleichsinnig verhält sich die Rate der supraventrikulären und ventrikulären Extrasystolen, hier unterscheiden sich beide Gruppen jedoch nicht signifikant.

W. Mann (Mainz): War es eine Doppelblindstudie? Wie war die Dosierung von Dilzem?

P. Pult (Schlußwort):
Es erfolgten keine „Doppelblinduntersuchungen". Dosierung: 60 mg nach 45 min präop., ab einem Gewicht größer 75 kg 120 mg.

47. M. Walger, E. Stennert (Köln):
Dreidimensionale Rekonstruktion des menschlichen Felsenbeins

Das menschliche Felsenbein beinhaltet eine faszinierende Komposition aus verschiedenen Organen und Geweben, die in einer überaus komplizierten Verbindung zueinander stehen. So sind akustisches und Gleichgewichtsorgan, die verschiedenen Nerven, Gefäße und lufterfüllten Räume erst nach eingehendem Studium der Anatomie in ihrer räumlichen Lagebeziehung zueinander zu verstehen.

Die zweidimensionale Darstellung setzt der räumlichen Vorstellung enge Grenzen. Moderne Techniken der digitalen, computergestützten Bildverarbeitung ermöglichen es jedoch heute, dreidimensionale Rekonstruktionen anhand von Schnittserien zu entwickeln und so dem Betrachter eine räumliche Vorstellung beliebiger Strukturen aus verschiedenen Blickwinkeln zu ermöglichen. Dies ist nicht nur für das Studium der Anatomie von Bedeutung. Es ermöglicht darüber hinaus morphometrische Messungen im Raum und kann eine große Hilfe bei der Entwicklung von Operationstechniken sein.

Eine technisch realisierbare Möglichkeit der dreidimensionalen Darstellung des menschlichen Felsenbeins wurde an der HNO-Universität Köln entwickelt.

Die wesentlichen Schritte der von uns verwendeten Methoden sind in Abb. 1 dargestellt: Die Felsenbeine

werden präpariert, in Formol fixiert und entwässert. Anschließend erfolgt eine dreitägige Infiltration mit einer Methacrylatlösung im Vakuum und anschließend ebenfalls dreitägige Polymerisation. Nach Anfertigung von Serienschnitten in sagittaler Schnittführung erfolgt die digitale, PC-gestützte Bildverarbeitung durch Aufnahme der einzelnen Schnitte über eine Stereolupe mit angeschlossener Videokamera. Neben der zweidimensionalen, morphometrischen Analyse besteht die Möglichkeit, interessierende Strukturen über ein Digitalisierbrett herauszuzeichnen und eine 3D-Rekonstruktion anzuschließen, wobei eine separate Darstellung in bezug auf Farben und Formen in der gesamten Serie möglich ist. Die Abbildungen, die morphometrischen Ergebnisse inklusive Statistik können über verschiedene Ausgabegeräte ausgedruckt werden.

Es ist selbstverständlich problematisch, ein dreidimensionales Bild zweidimensional zu zeigen. Die Räumlichkeit ergibt sich erst bei der Arbeit am Bildschirm, wenn die Möglichkeit der Rotation, der perspektivischen und gezoomten Darstellung beliebiger Strukturen sowie auch die direkte Arbeit an der Rekonstruktion, wie z. B. die morphometrische Analyse im Raum gegeben sind. Dies stellt auch einen wesentlichen Vorteil gegenüber Abbildungen im Anatomie-Atlas dar, auch wenn räumliche Beziehungen künstlerisch nachempfunden werden. Mit derartigen Abbildungen läßt sich nicht wie mit einer Konstruktionszeichnung wissenschaftlich arbeiten: Morphometrische Messungen und Einblicke aus anderen Raumwinkeln, die für die Entwicklung von Operationstechniken bedeutsam sind, lassen sich nicht durchführen.

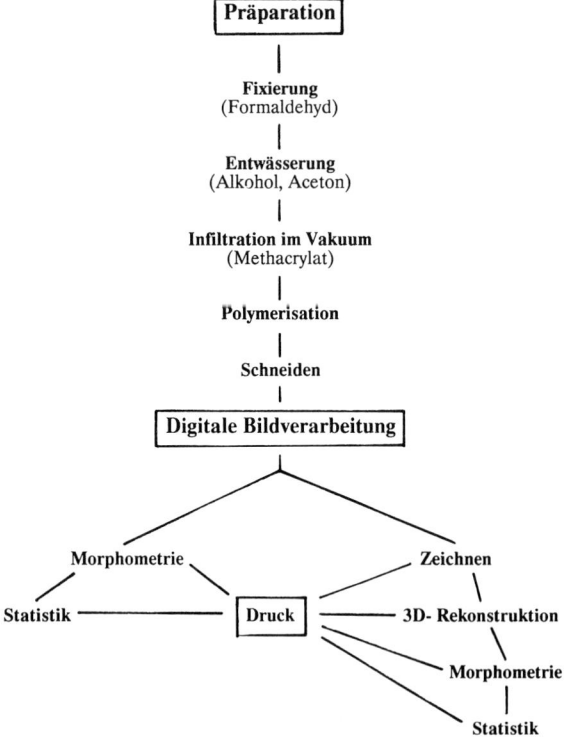

Abb. 1. Flußdiagramm der Methoden zur 3D-Rekonstruktion des menschlichen Felsenbeins

Die vorgestellte Technik der 3D-Rekonstruktion anhand von Serienschnitten eröffnet somit für den Anatomen, den Physiologen und natürlich auch den operativ tätigen HNO-Arzt eine technisch realisierbare Möglichkeit, die Komplexität des menschlichen Felsenbeines darzustellen und exakt zu analysieren. Dies stellt einen entscheidenden Fortschritt gegenüber klassischen bildgebenden Verfahren dar und ist selbstverständlich auf beliebige andere Organsysteme übertragbar. So ist

1. eine *3D-Darstellung* und Betrachtung aus beliebigen Raumwinkeln möglich,
2. eine wissenschaftlich *exakte morphometrische Analyse* interessierender Strukturen möglich, was für die Bearbeitung zahlreicher wissenschaftlicher Fragestellungen von Bedeutung sein kann und
3. sehen wir die gute Möglichkeit der *Kombination mit anderen bildgebenden Verfahren*, wie z. B. der hochauflösenden Computertomographie oder der Kernspintomographie. So wären beispielsweise exakte „on-line"Darstellungen von Tumoren bei komplizierten Eingriffen an der Laterobasis denkbar.

48. R. Leuwer, G. Wiebecke, G. Siepmann, K. H. Höhne (Hamburg): Klinische Anwendung der computertomographischen 3D-Darstellung des Felsenbeins

Die Pseudo-3D-Darstellung computertomographischer Schichtfolgen hat das Ziel, dem klinisch tätigen Arzt die Beurteilung radiologischer Befunde zu vereinfachen.

Die in der jeweiligen computertomographischen Untersuchung gewonnenen Rohdaten sind in zwei verschiedenen Formen darstellbar: Durch die Abbildung der Oberflächenkontur des geschichteten Objekts sowie durch die Wiedergabe beliebiger Schnittfolgen durch diesen Datenblock. Die erstgenannte Form der Darstellung ermöglicht die exakte Beurteilung der topographischen Beziehung verschiedener Oberflächensegmente zueinander. Dies kann z. B. von besonderem Interesse sein für die Beurteilung von knöchernen Mißbildungen im Bereich der Schädelbasis. Sie erlaubt ferner die Darstellung ungewöhnlicher Frakturverläufe bei Felsenbeinfrakturen. Das Ausmaß knöcherner Destruktionen bei tiefergelegenen Felsenbeinprozessen, z. B. bei Cholesteatomen, Dermoiden der Felsenbeinspitze, Malignomen der Schädelbasis oder intrameatalen Akustikusneurinomen läßt sich durch die Verarbeitung der Daten zu Schnittserien überschauen. Die Ebenen der Schnitte lassen sich befundabhängig beliebig wählen. Auf dieser Grundlage ist es auch möglich, Volumina einzelner Kompartimente zu berechnen.

Das Hauptproblem für die 3D-Verarbeitung hochauflösender Schichtfolgen ist der enorme Datenumfang. Durch eine entsprechende Fokussierung des interessierenden Gewebeabschnittes läßt sich jedoch eine wesentliche Reduktion des Datensatzes erzielen. Dadurch ist es gelungen, Pseudo-3D-Rekonstruktionen hochauflösender computertomographischer Schichten des Felsenbeins ohne Verlust von Detailinformation zu erstellen. Damit wird das maximale Auflösungsvermögen des Scanners zum limitierenden Faktor für die Darstellbarkeit kleinster knöcherner Strukturen.

Für die vorliegenden Untersuchungen wurde eine Schichtdicke von 2 mm bei einem Tischvorschub von 1 mm gewählt. Die Matrix betrug 512^2 bei 515 mAs. Durchgeführt wurden sie mit einem Somatom HiQ von Siemens.

Nach ersten Erfahrungen am Felsenbeinphantom wurden insgesamt 5 klinische Untersuchungen durchgeführt. Hierbei handelte es sich einmal um einen Normalbefund, in drei Fällen um Radikalhöhlen sowie einmal um einen Patienten mit einer Felsenbeinfraktur.

Zusammenfassend ist die Pseudo-3D Darstellung hochauflösender computertomographischer Schichten eine vielversprechende Ergänzung des bildgebenden diagnostischen Repertoires. Sie eignet sich in besonderer Weise, die topographischen Beziehungen im Bereich des Felsenbeins zu beschreiben. Sie bietet damit eine Orientierungshilfe für das operative Vorgehen bei verschiedenen Indikationen. Die durch die große Datenmenge und die aufwendige Software bedingten Rechnerzeiten von mehreren Tagen schränken allerdings derzeit den breiteren klinischen Einsatz ein.

Beispiel: Oberflächenkontur (Abb. 1) und Schnittserie (Abb. 2.) eines Felsenbeins mit Normalbefund

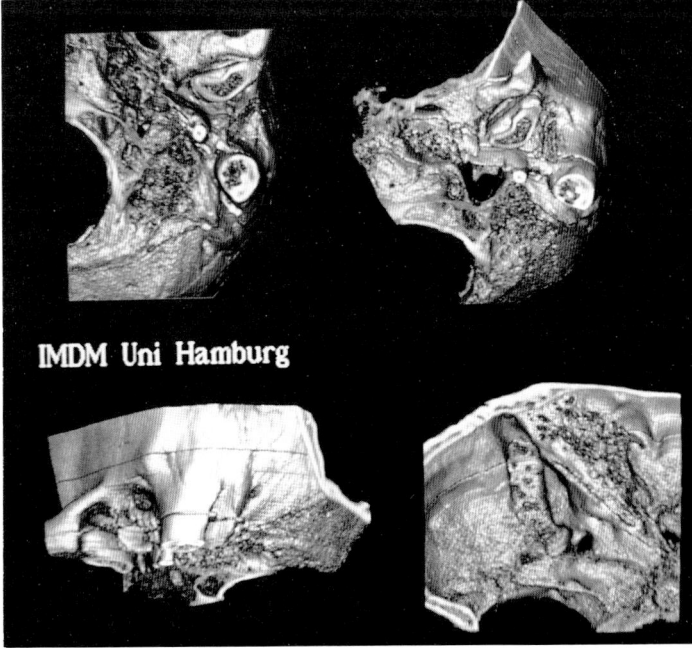

Abb. 1

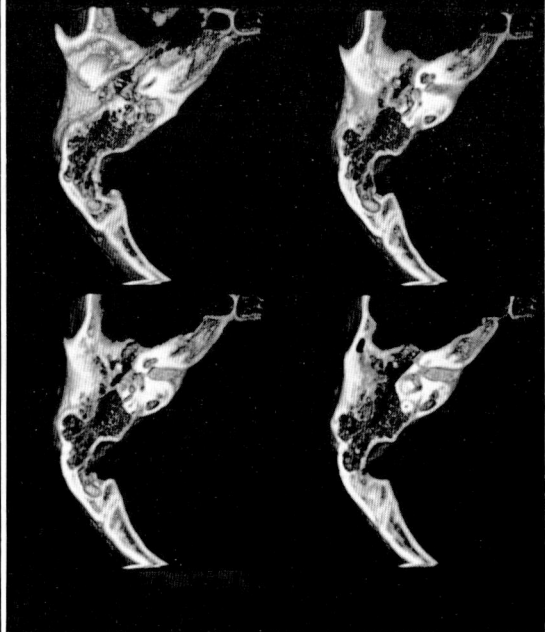

Abb. 2

Vortrag 49: siehe 34a

50. M. Becske (Kerepestarcsa, Ungarn):
Unsere Erfahrungen mit der partiellen Pyramidektomie

Zwischen 1972–1985 haben wir 21 partielle Pyramidektomien wegen maligner Tumoren durchgeführt. In den meisten Fällen gingen die Tumoren vom Gehörgang und vom Mittelohr aus, in 6 Fällen brachen Parotistumoren in den Gehörgang und den Processus mastoideus ein.

Die Symptome der Geschwülste hängen von deren Ausgang und Stadien ab. In unserem Krankengut hatten 18 Patienten Otorrhö, 15 Schmerzen, und 10 Schwerhörigkeit. Ein sicheres Zeichen der Malignität, eine Hirnnervenlähmung, beobachteten wir bei 8 Patienten.

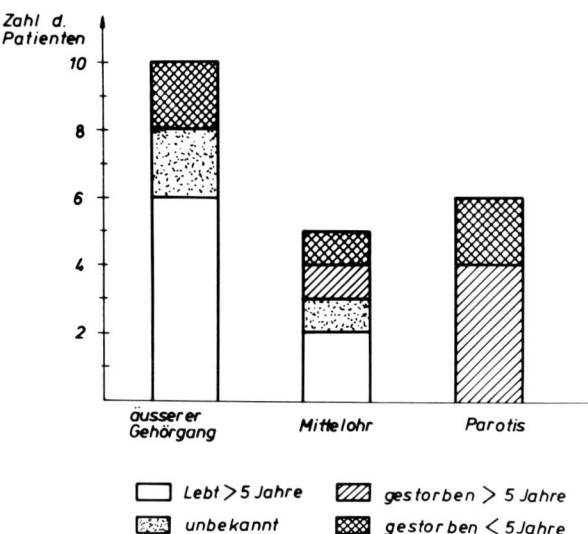

Abb. 1. Mortalitätsrate nach Operation von Gehörgangskarzinomen, Karzinomen des Mittelohrs und der Gl. parotis

Zur Aufstellung des operativen Planes brauchen wir eine sichere Diagnose. Für dieses Ziel müssen mehrere Spezialisten zusammenarbeiten. Die Aufgabe des Operateurs ist schwer, weil der Ausgangspunkt und das histologische Bild der Tumoren sehr vielfältig sind. In unserem Krankengut fanden wir in 11 Fällen Plattenepithelkarzinome, in 2 Fällen anaplastische Karzinome und in 8 Fällen vom Drüsenepithel ausgehende maligne Tumoren.

Das Grundprinzip des operativen Vorgehens ist die maximale Radikalität. Wegen der sehr schlechten Überlebenschancen ist von der Doppelforderung Sanation-Funktion die Sanation vorrangig. Wir haben bei allen Patienten eine partielle Parotidektomie durchgeführt.

Wenn es die Radikalität nicht gefährdet, wird der N. facialis geschont oder rekonstruiert. Eine Fazialisrekonstruktion führten wir in 9 Fällen durch, bei 7 Patienten war wegen der präoperativen Lähmung und der Ausdehnung des Tumors die Rekonstruktion nicht möglich.

Bei 14 Patienten wurden die regionalen Metastasen mit einer Blockdissection des Halses entfernt. Alle Patienten erhielten eine postoperative Bestrahlung.

Die Pyramidektomie ist nicht ohne Gefahren, intra- und postoperative Komplikationen, z. B. Blutung, Perilymph- oder Liquor-Abfluß, Meningitis, Infektionen, können auftreten. Bei unseren Patienten kam es 3mal zur Liquorrhö, einmal zur Meningitis. An diesen Komplikationen haben wir keinen Patienten verloren.

Die Prognose dieser Tumoren ist außerordentlich schlecht (Abb. 1). Von unseren Patienten mit Gehör-

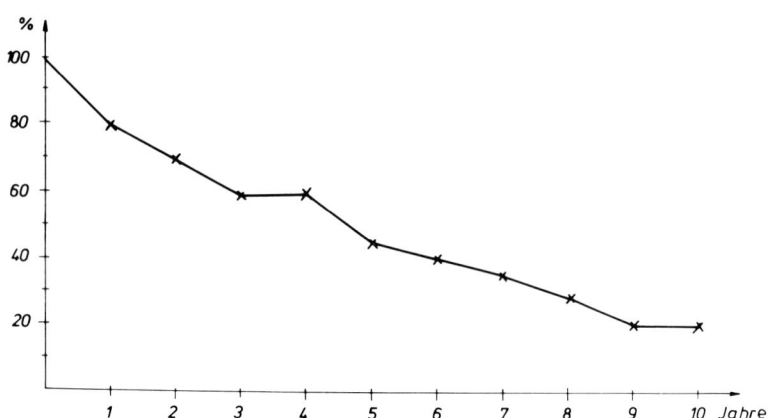

Abb. 2. Überlebenschance (in %) nach Tumoroperation

gangskarzinom leben 6 über 5 Jahre, 2 starben innerhalb von 5 Jahren. Noch schlechter steht es mit den vom Mittelohr und von der Gl. parotis ausgedehnten Tumoren: In letzter Gruppe starben alle Patienten. Die Rezidivneigung der Tumoren ist enorm (Abb. 2), die 5jährige Überlebenszeit beträgt – übereinstimmend mit Literaturangaben – 50%; nach dem 10. postoperativen Jahr leben nur noch 20% der Patienten.

Trotz schlechter Überlebensdaten muß man diese heroische Operation durchführen, weil sie die alleinige Chance der Patienten zur Heilung ist. Wir sind mit *Wilson* einverstanden, daß in manchen Fällen auch eine palliative Operation sinnvoll ist. Wir können den Patienten – wenn auch nur temporär – von den unerträglichen Schmerzen befreien. Bei einem verkleinerten Tumor kann die Strahlentherapie effektvoller sein, und damit das Leben der Patienten verlängert werden.

51. K. Minoru, H. Hosomi, M. Amatsu (Kobe/Japan): Conservative Treatment with Steroids and Dextran for Bell's Palsy

Manuskript nicht eingegangen

52. W. Damenz, R. Laskawi, P. Roggenkämper, J. Brauneis (Göttingen/Bonn): Magnetstimulation bei Patienten mit essentiellem Blepharospasmus

Die Palette der elektrophysiologischen Diagnostik bei Erkrankungen des N. facialis mit Elektromyographie, Neuromyographie und Ableitung des trigeminofazialen Reflexes wird durch die junge Methode der *transkortikalen magnetischen Stimulation* um die Möglichkeit der *zentralen Reizung* erweitert. So können neben der peripheren Reizung jetzt auch supranucleäre kortikale Strukturen sowie der zisternale Verlauf schmerzfrei gereizt und die resultierenden Latenzen und Amplituden mittels Ableitelektroden am Erfolgsorgan gemessen werden.

Bei den fazialen Hyperkinesien, deren Ursache bisher nicht restlos geklärt werden konnte, wird die Lokalisation einer Schädigung oberhalb oder unterhalb des Nucleus nervi facialis diskutiert. Differentialdiagnostisch sind hier die beiden Krankheitsbilder des *Blepharospasmus* und *Hemispasmus facialis* voneinander zu trennen. Beiden Erkrankungen gemeinsam ist das Auftreten von unwillkürlichen Kontraktionen der vom N. facialis innervierten mimischen Muskulatur. Beim essentiellen Blepharospasmus liegen vornehmlich tonische Kontraktionen vor; es ist meist beidseits nur der M. orbicularis oculi betroffen. Der Hemispasmus facialis tritt in der Regel einseitig auf; betroffen von den hier tonisch-klonischen Kontraktionen ist meist die gesamte mimische Muskulatur.

In der vorliegenden Arbeit wird über die Ergebnisse von Untersuchungen an insgesamt 31 Patienten der Bonner Universitäts-Augenklinik mit der Diagnose eines essentiellen Blepharospasmus berichtet. Es wurde mittels der Magnetstimulation kortikal gereizt mit kontralateraler Ableitung; bei der zisternalen Reizung wurde die

Reizantwort ipsilateral abgeleitet. Weiterhin wurde die Neuromyographie mittels Reizung des peripheren Nervenstammes durchgeführt. Bei den Untersuchungen wurden die Latenzen und Amplituden in zwei verschiedenen Regionen abgeleitet: Periokulär im Bereich des M. orbicularis oculi sowie in der Nasolabialfalte im Bereich des M. levator labii.

Die durchschnittliche Latenz des Summationspotentials nach elektrischer Reizung des extrakraniellen Nervenverlaufes betrug 3,0 ms, die durchschnittliche Amplitude 1913 µV. Die mittleren Werte der Latenzen bei zisternaler Reizung lagen mit 5,2 ms im M. orbicularis oculi und 4,6 ms in der Nasolabialfalte im Normbereich (eigene Normwerte: M. levator labii 4,6±0,4 ms) bei kortikaler Reizung fanden sich mit 14,4 bzw. 14,8 ms Werte im oberen Normbereich bzw. allenfalls gering erhöht (eigene Normwerte kortikal: 12,5±2,9 ms). Es zeigten sich im Gegensatz zu eigenen Untersuchungen bei Patienten mit Hemispasmus facialis keine Unterschiede der Häufungen erhöhter Latenzen zwischen Auge und Nasolabialfalte.

Mit der Magnetstimulation läßt sich die intrakranielle Verlaufsstrecke des N. facialis erfassen. In Kombination mit dem trigeminofazialen Reflex und der peripheren Reizung (Neuromyogramm) wird eventuell eine erweiterte Topodiagnostik mit Einschluß zentraler Strukturen möglich.

Die Deutung dieser Ergebnisse weist auf eine funktionelle Trennung der beiden Innervationssysteme Augenmuskulatur (M. orbicularis oculi) und übriger Gesichtsmuskulatur hin; damit wird die allgemein anerkannte Auffassung zweier getrennter Krankheitsbilder untermauert.

53. A. Schadel, E. Seifert (Mannheim):
Die Reagibilität der terminalen Strombahn des Nervus facialis – eine tierexperimentelle Studie

Die Kontraktilität von Arterien und Arteriolen beruht auf den glatten Muskelzellen ihrer Tunica media. Die Kontraktionsfähigkeit reicht bis zu den Endarteriolen, da diese noch von einer diskontinuierlichen Schicht glatter Muskelzellen umgeben sind. Die Perfusion der Kapillaren ist, da diese keine muskulären Elemente mehr aufweisen, ganz erheblich von den vorgeschalteten Widerstandselementen aus glatten Muskelzellen abhängig. Hinsichtlich der Innervation dieser Muskelzellen sind die vasomotorische, d. h. die im wesentlichen über das autonome sympathische/parasympathische Nervensystem laufende, sowie die mechanogene, d. h. die über lokale Druck- und Dehnungsreize Blutdruck- und Blutschwankungen kompensierende, Reaktion zu unterscheiden. Die Reduktion der Perfusion durch Vasokonstriktion ist möglicherweise pathophysiologisch für die idiopathische Fazialisparese von Bedeutung. Deshalb wurden die Gefäße des N. facialis hinsichtlich ihrer vasomotorischen und mechanogenen Reaktionsbereitschaft im Tierexperiment untersucht.

Mit Hilfe der Laser-Doppler-Flowmetry erfolgte die Perfusionsmessung des N. facialis ca. 2 cm distal des Foramen stylomastoideum. Für den quantitativen Vergleich der physiologischen Reaktionsweise wurden zusätzlich die desepithelisierte Haut (Ohr des Kaninchens) sowie über die ausgefräste Schädelkalotte die Pia mater einschließlich eines oberflächlich gelegenen Abschnittes der grauen Hirnsubstanz nach Resektion der Dura mater gemessen.

Die Strombahn von Pia mater/Hirnrinde und N. facialis zeigen danach im Gegensatz zu den Gefäßen der Haut nur eine geringe Reaktion gegenüber vasomotorisch aktiven Pharmaka. Der autoregulatorische, myogene Grundtonus überwiegt bei den Gefäßen des N. facialis und denen von Pia mater/Hirnrinde. Die Kapillaren dieser hochentwickelten Gewebe nehmen an der allgemeinen Gefäß- und Kreislaufregulation nur in geringem Ausmaß teil. Die lokale Autoregulation der Fazialisgefäße schützt die Nervenfasern offensichtlich vor einer kritischen Minderdurchblutung und damit vor einer Funktionsstörung. Im Hinblick auf die idiopathische Fazialisparese ist eine pathophysiologisch bedeutsame Perfusionsminderung durch Vasokonstriktion nach unseren Untersuchungen eher unwahrscheinlich.

54. A. Keilmann, M. Hülse (Mannheim):
Das Hörvermögen nach Ausschaltung des Nervus vertebralis

Zu den klassischen Symptomen des oberen Zervikalsyndromes wie Kopfschmerzen, Sehstörungen oder Schwindelbeschwerden werden von vielen Autoren auch Hörstörungen gerechnet. Zur Erklärung des oberen Zervikalsyndromes werden folgende Pathomechanismen angenommen:

1. Vaskuläre Theorie (z. B. De Kleijn)
2. Nervale Theorie (z. B. Barré und Liéou, Moritz)
3. Einheit von N. + A. vert. (Bärtschi-Rochaix)
4. Irritation der Propriozeptoren.

Unabhängig von der pathogenetischen Vorstellung führen alle Autoren eine Hörstörung als mögliches Symptom an.

Durch eine Unterbindung der Art. vertebralis und durch eine Irritation der Propriozeptoren kann im Tierexperiment keine Hörstörung ausgelöst werden.

Die Folgen einer Reizung oder Blockade des Nervus vertebralis wurde bis jetzt nur im akuten Experiment untersucht; es wurden zum Teil widersprüchliche Ergebnisse berichtet.

Die vorliegende tierexperimentelle Literatur läßt die Möglichkeit offen, daß eine Läsion des N. vertebralis erst nach längerer Zeit zu einem Hörverlust führt.

Wir untersuchten daher 10 Kaninchen präoperativ auf beidseitige Normalhörigkeit mittels Hirnstammaudiometrie und führten dann eine operative Durchtrennung von N. und Art. vertebralis links in Höhe der Atlasschlinge durch. Postoperativ wurden die Kaninchen hirnstammaudiometrisch unter den gleichen Bedingungen wie präoperativ untersucht, und zwar 4 Wochen, 3 und 6 Monate nach der operativen Durchtrennung.

Die so bestimmten Hörschwellen variierten bei keinem der 10 Versuchstiere um mehr als 10 dB. Darüber hinaus untersuchten wir die hirnstammaudiometrische Kurve bei 80 dB SPL, um evtl. retrocochleäre Schwerhörigkeiten erfassen zu können. Auch hierbei zeigte sich in keinem Fall eine Veränderung zwischen der prä-operativen und den postoperativen Ableitungen. Postoperativ zeigten die Kaninchen weder klinisch noch im Elektronystagmogramm Zeichen einer Gleichgewichtsstörung.

Bis in jüngste Zeit werden Uncarthrosen der Gelenke C 5, C 6 als mögliche Ursache einer Hörstörung diskutiert. Die Uncarthrosen könnten über eine Reizung der A. vertebralis und damit des N. vertebralis eine Läsion der sympathischen Versorgung des Innenohres bewirken. Sympathische Fasern erreichen die Cochlea zusammen mit der A. labyrinthi und mit dem N. cochlearis. Als mögliche Wirkungen führt Beck auf, daß über den Sympathicus die Durchblutung oder das Flüssigkeitsgleichgewicht des Innenohres reguliert werden könnte, oder daß der Sympathicus die Aktivität des Hörnerven direkt beeinflußt. Vorstellbar wäre, daß vergleichbar einem Sudeck-Syndrom über eine Art trophische Störung eine langsame Hörminderung eintritt. Unser Experiment zeigt aber, daß sich im Tierversuch eine Hörstörung über derartige Mechanismen nicht darstellen läßt. Über keine der vier eingangs erwähnten pathophysiologischen Vorstellungen ist im Tierexperiment eine zervikalbedingte Hörstörung erklärbar.

Allergie: Nase und Nasennebenhöhlen

55. E. Heise, Ch. Arglebe (Göttingen):
In vitro Untersuchungen an Nasenschleimhäuten zum Nachweis von Mediatoren der Entzündung und des Asthmas

Vortrag nicht gehalten.

56. H. Schöttke, B.-Chr. Padberg (Hamburg):
Immuncytochemische Charakterisierung chronischer Sinusitiden mittels monoklonaler Antikörper

Ziel der Arbeit ist es, eine Übersicht über die Verteilungsmuster sog. Tumormarker bei chronischen Sinusitiden zu geben. Die Fragestellung ergab sich aufgrund eines Falles von besonderer Polyposis, bei dem sowohl serologisch als auch immunhistochemisch eine massive Expression von carcinoembryonalem Antigen auffiel. Bisher ist nur sehr wenig über die Normalverteilung sog. Tumorantigene bei chronischen Sinusitiden bekannt.

Untersucht wurden die Operationspräparate von 44 Patienten, die sich einer endonasalen Siebbein-Operation unterzogen. Nach Formalin-Fixierung und Paraffin-Einbettung ergaben sich 116 Schnittpräparate, die in jeweils 1/3 der Fälle konventionell histologisch eine chronisch-eosinophile, chronisch-fibrosierende sowie chronisch-floride (katarrhalische) Sinusitis ergaben. Immuncytochemien mit folgenden monoklonalen, nicht kreuzreagierenden Antikörpern wurden unternommen: Leu M1, CA 50, CA 125, CEA (431/31) und CA 19-9. Serologische Kontrolltiter im Serum für CEA, CA 19-9 und CA 125 waren im untersuchten Kollektiv normal. Leu M1 und CA 50 konnten aus technischen Gründen serologisch nicht bestimmt werden. Die Marker CA 50, CA 125 und CA 19-9 wurden verwandt, weil sie miteinander verwandt sind. Sie gehören zur Gruppe der sog. „Blood-group related antigens", die aufgrund ihrer Molekularstrukturen dem Lewis-Blutgruppensystem nahestehen.

Ergebnisse

Es fand sich eine Positivität für Leu M1 40,5% der Schnittpräparate vornehmlich im submucösen Raum, für CA 50 von 96,6%, CA 125 25,0%, CEA 2,6% und CA 19-9 59,1%, die letzteren ausschließlich am Epithel. Eine Korrelation mit den konventionellen histologischen Diagnosen ergab keine signifikant unterschiedliche Tumormarker-Verteilung, ebenso eine versuchte Korrelation hinsichtlich des zeitlichen Verlaufs der Erkrankung ergab keine signifikante Mehranreicherung bei Fällen von exzessiver Rezidiv-Polyposis.

Auffällig ist an den Ergebnissen folgendes: Der sehr hohe Anteil von CA 50 und die absteigende Häufigkeit von CA 19-9 und CA 125; als Erklärung könnte dienen, daß CA 50 als Vorläufer des CA 19-9 und CA 125 gilt. Insofern würde eine Höherverteilung des „Precursors" sinnvoll sein, wobei es sich hier um teilweise noch nicht umgewandelte Markerstrukturen wie CA 19-9 und CA 125 handelt, die dann entsprechend niedriger auftreten. Bei nichttumorösen Geweben findet man eine Tumormarkerkonstellation von CA 50 und CA 19-9, beispielsweise bei schweren chronischen Pankreatitiden, wo der Markergrad mit der Schwere der Entzündung korrelieren soll. Leu M1 als Marker von Entzündungszellen ergab eine Reaktivität von immerhin 40%, welches bei Vorliegen einer chronischen Entzündung nicht verwunderlich ist. Sehr auffällig erschien auch, daß CEA als Marker praktisch nicht in Erscheinung tritt. Der eingangs erwähnte Sonderfall wies CEA überdies in extrem irregulärer Anreicherung in allen Zellagen auf; in unserem untersuchten Kollektiv stellte sich die CEA-Positivität hingegen nur gering dar. Für die Gruppe der „Blood-group related antigens" wird spekulativ vermutet, daß sie die Rezeptoren für bakterielle, virale oder mykotische Infektionen an Zelloberflächen darstellen können, weil die entsprechenden, korrelierenden Lektine der ebengenannten Aggressoren an diese Antigenstrukturen komplementär binden könnten. Das nun sehr häufige Vorhandensein dieser Markerstrukturen könnte die besondere Suszeptibilität dieser Patienten für ständige Infekte erklären. CEA ist aufgrund seines Sonderstatus als Marker für aggressive Polyposis zu diskutieren, aber auch die anderen gemessenen Marker können theoretisch bei permaximalem Verlauf einer Sinusitis serologisch in Erscheinung treten.

57. D. Loidolt-Lang, C. C. Vassella, A. L. deWeck, B. M. Stadler (Graz/Bern):
Anti-IgE-Antikörper bei allergischer Rhinopathie

Die Hyposensibilisierungsbehandlung stellt neben der Karenz bisher die einzige kausale Therapie bei der allergischen Rhinopathie dar. Untersuchungen von IgE/G-Antikörpern (spezifisch und gesamt) während einer spezifischen Immuntherapie zeigten zwar eine Veränderung dieser Parameter, waren jedoch nicht immer in Einklang mit dem klinischen Erfolg oder Mißerfolg zu bringen.

Bisher ist wenig über die In-vivo-Zusammenhänge zwischen dem Vorkommen von Anti-IgE-Autoantikörpern bei der Behandlung der allergischen Rhinopathie bekannt. Wir haben daher Patienten, die erstmals einer spezifischen Hyposensibilisierungsbehandlung unterzogen wurden, auf das Vorkommen und die Veränderungen während der Therapie von Anti-IgE-Autoantikörpern, sowie IgE- und IgG-Antikörpern untersucht. Der klinische Erfolg der Immuntherapie wurde anhand von subjektiver Erfolgsbewertung der Patienten ermittelt.

23 von 33 Patienten konnten nach der Hyposensibilisierungsbehandlung eine deutliche Reduktion ihrer Symptome verzeichnen. Bei 10 Patienten war kein Behandlungserfolg zu bemerken, wobei zwei davon während der Therapie systemische Nebenwirkungen gezeigt hatten.

Erfolgreich behandelte Patienten wiesen vor und nach der Therapie höhere ($p < 0,05$) spez. IgE-Titer auf als erfolglos therapierte. Die speziellen IgG-Spiegel waren vor der Therapie in beiden Gruppen gleich hoch, ein posttherapeutischer Anstieg dieses Wertes war nur in der Gruppe mit Therapieerfolg zu sehen.

Anti-IgE-Autoantikörper in freier und mit IgE komplexierter Form waren bei Patienten, die erfolgreich behandelt worden waren, vor und nach der Therapie wesentlich niedriger ($p < 0,001$), als bei jenen Patienten, die keinen Therapieerfolg gezeigt hatten. Die höchsten Anti-IgE-Autoantikörpertiter waren bei jenen Patienten zu finden gewesen, die während der Therapie systemische Nebenreaktionen entwickelt hatten.

Die Ergebnisse dieser Untersuchungen bieten erste Hinweise dafür, daß Anti-IgE-Antikörper auch in vivo bei der allergischen Rhinopathie eine Rolle spielen. Es ist anzunehmen, daß es möglicherweise zwei immunologisch verschieden reagierende Gruppen von Patienten gibt: Bei der einen Gruppe wird durch Allergenexposition nur die Bildung von IgE-Antikörpern gegen das entsprechende Allergen angeregt. Bei der anderen Gruppe kommt es zusätzlich zu einer Bildung von Autoantikörpern gegen IgE, die dann in freier und mit IgE komplexierter Form im Serum zu finden sind. Aus In-vitro-Versuchen ist bekannt, daß diese Autoantikörper einerseits das Allergen imitieren können, andererseits die Bindung von IgE an die Mastzelle verstärken können, wodurch eine Mediatorenfreisetzung induziert werden kann.

Aufgrund der vorliegenden Daten erscheint es uns wichtig, diese zweite Gruppe von Patienten vor einer geplanten Hyposensibilisierungsbehandlung zu erkennen, da eine Immuntherapie bei dieser Gruppe erfolglos ist und zusätzlich offensichtlich mit der Gefahr des Auftretens von systemischen Nebenreaktionen verbunden ist. Die Bestimmung von Autoantikörpern gegen IgE könnte somit einen Parameter für die Indikationsstellung zur Hyposensibilisierungsbehandlung darstellen.

58. H. W. Mahlo, W. W. Schlenter (Lübeck):
Wertigkeit verschiedener Verfahren zur IgE-Bestimmung in der nasalen Allergiediagnostik

Zur Diagnostik nasaler Allergien gehört neben Anamnese, Inspektion und Röntgenbild der Nasennebenhöhlen der Nachweis einer Sensibilisierung mittels Hauttest und nasaler Provokation. Die Bestimmung des IgE als Indikator der Sensibilisierung kann bei schwierig zu interpretierenden Ergebnissen hilfreich sein. Neben dem aufwendigen und teuren ELISA sind seit kurzer Zeit auch sog. Schnelltests verfügbar, die ohne größeren technischen und zeitlichen Aufwand die Bestimmung von spezifischem und unspezifischem IgE erlauben.

Wir haben bei unseren Untersuchungen den Visagnost-Schnelltest und den DHS-CLA-Test dem ELISA gegenübergestellt.

Es sollte festgestellt werden,
- ob bei nasalen Allergikern hinsichtlich des spezifischen und unspezifischen IgE eine Korrelation vorliegt zwischen Visagnost, DHS-CLA und ELISA;
- wie häufig das IgE im Nasensekret bei nasalen Allergikern erhöht ist (Visagnost) und ob eine Korrelation mit dem spezifischen und unspezifischen IgE im Serum vorliegt.

Material und Methode

Bei Patienten, deren Intrakutan-Tests eine allergische Reaktion auf Inhalations-Allergene zeigten, wurden folgende Untersuchungen durchgeführt:

- Visagnost-Schnelltest (spezifisches und unspezifisches IgE) im Serum
- DHS-CLA-Test (spezifisches und unspezifisches IgE) im Serum
- Enzygnost-IgE-Test (ELISA, unspezifisches IgE)
- Phadebas-Rast (ELISA, spezifisches IgE)
- nasale Provokation; Bestimmung des Gesamt-IgE im Nasensekret.

Zur Bestimmung des Gesamt-IgE wurde von allen Patienten Serum gewonnen und bis zur weiteren Verarbeitung bei −20°C eingefroren. Zur Gewinnung des Nasensekretes wurden nach der nasalen Provokation gekürzte, ca. 3 cm lange Spitztupfer in den unteren oder mittleren Nasengang eingelegt.

Anschließend wurden die Spitztupfer 10 min bei 4500 Umdrehungen zentrifugiert. Auch das Nasensekret wurde bei −20°C eingefroren.

104 Patienten wurden wegen des Verdachts auf eine nasale Allergie untersucht. Bei 53 Patienten war der Intrakutan-Test auf ein oder mehrere Inhalationsallergene zweifach bis vierfach positiv. Von diesen konnte bei 23 nach der nasalen Provokation eine nasale Allergie diagnostiziert werden. 16 nasale Allergiker produzierten eine für die IgE-Bestimmung ausreichende Menge an nasaler Flüssigkeit, so daß aufgrund von Mehrfachallergien insgesamt 21 Nasensekretproben gewonnen und untersucht werden konnten.

Ergebnisse

1. Der Visagnost-Test ist eng an den ELISA gekoppelt und zeigt hinsichtlich der positiven und negativen Ergebnisse eine hohe Übereinstimmung.
2. Die Übereinstimmung mit dem ELISA ist beim DHS-CLA geringer.
3. Es findet sich eine nur geringe Korrelation zwischen dem Gesamt-IgE im Nasensekret (Visagnost) und dem spezifischen IgE im Serum (Visagnost, ELISA).
4. Eine hohe Übereinstimmung findet sich hingegen zwischen dem Gesamt-IgE im Nasensekret (Visagnost) und dem Gesamt-IgE im Serum (Visagnost, ELISA).
5. Bei nasalen Allergikern führt eine nasale Provokation nicht immer zu einer für eine IgE-Bestimmung ausreichenden Produktion von Nasensekreten.
6. Deshalb ist die Methode der Gesamt-IgE-Bestimmung anhand des Nasensekrets nicht für alle nasale Allergiker geeignet.

Hinweis: Die vorliegenden Daten wurden einer noch laufenden Studie entnommen. Wegen der noch relativ kleinen Fallzahlen wurde auf die Angabe der Sensitivität und Spezifität verzichtet.

C. Bachert (Mannheim): Haben Sie Bezugsparameter (Alternin und Totalprotein) im Sekret gemessen?

K. Terrahe (Stuttgart): Frage nach der pathophysiologischen Bedeutung der verzögerten Reaktion. Man muß ja die Wirksamkeit der neugenerierten Mediatoren, Abbauprodukte der Mastzellen, Phosphotipide, ebenso in Rechnung stellen, wie auch Kettenreaktionen unterstellen, nämlich Degranulierung bisher noch unbeteiligter Mastzellen durch Einwirkung der Prostaglandine. Hinzu kommt zeitlich eine mögliche Interferenz mit Typ III-Immunkomplex-Reaktionen, die überhaupt nicht dabei erfaßt und nach meiner Vermutung sehr wichtig sind. Wie beurteilen Sie diese Komponenten? Wie verhalten Sie sich übrigens praktisch bei der klinischen Testung, um solche late reactions noch zu erfassen?

H.W. Mahlo (Schlußwort):
Für die Bestimmung anderer Proteine im Nasensekret zusätzlich zum Gesamt-IgE ist das zu gewinnende Quantum zu gering. Bei Patienten, die bei der nasalen Provokation negativ blieben, wurde kein Versuch unternommen, nasales Sekret zu gewinnen.

59. C. Bachert, U. Ganzer (Mannheim): Immunohistochemische Untersuchungen zur Spätphase der IgE-vermittelten Soforttypallergie

Auch die bisher als Soforttypreaktion verstandene IgE-vermittelte allergische Reaktion (Typ I nach Coombs u. Cell) an der Nase führt bei einem Teil der Patienten zu einer sogenannten Spätphase (LPR oder „Late Phase Reaction"). 3 bis 11 Stunden nach dem Allergenkontakt kommt es ohne erneute Reexposition zu einer meßbaren Erhöhung des Nasenwiderstandes. Die eosinophilen Granulozyten, deren Einwanderung in die Schleimhaut in vielen Untersuchungen belegt wurde, standen bislang im Mittelpunkt der LPR, ihre Zellmediatoren wurden für die klinische Symptomatik und die Steigerung der Reaktionsbereitschaft des Organes (Hyperreaktivität) verantwortlich gemacht. Aufgrund vorangegangener immunhistochemischer Untersuchungen an Nasenschleimhautbiopsien konnten wir erwarten, daß neben den Eosinophilen weitere Zellpopulationen in das respiratorische Epithel wandern.

Wir haben daher bei einer Gruppe von 11 Patienten mit einer Gräserallergie sowie 4 Kontrollprobanden nasale Provokationstestungen durchgeführt und sowohl die klinische Symptomatik als auch die Einwanderung von Zellen durch wiederholte Bürstungen der Schleimhautoberfläche über 8 Stunden untersucht. Die Zellpräparate wurden konventionell (Toluidinblau, Hämatosin-Eosin, Pararosanilin) als auch immunhistochemisch mit Hilfe verschiedener monoklonaler Antikörper [Anti-IgE, Anti-Makrophage-EBM 11,

CD 1 (Langerhanszellen), CD 4 (T-Helfer-Lymphozyten), CD 8 (T-Suppressor-Lymphozyten), HLA-DR (MHC-Antigene), Anti-Interleukin 2-Rezeptor, CD 23 (niedrig-affiner IgE-Rezeptor)] gefärbt.

Dabei konnten wir erstmals zeigen, daß nicht nur eosinophile Granulozyten, sondern auch metachromatische Zellen, IgE-positive Zellen, neutrophile Granulozyten und Makrophagen (jeweils $p < 0,01$) nach 3 bis 8 Stunden in das Epithel der exponierten Nasenschleimhaut wandern. Aus dem Verhältnis IgE-positiver zu metachromatischen Zellen konnten wir auf die Degranulation der Mastzellen schließen. Parallel zur Einwanderung der Makrophagen nahm die Zahl der HLA-DR-positiven Zellen zu; dies deutet auf eine immunologische Aktivierung dieser potentiell antigenpräsentierenden Zellen hin. Bei den T-Subpopulationen ergaben sich keine statistisch signifikanten Veränderungen, ebenso konnte keine Expression des Interleukin-2-Rezeptors sowie des niedrig-affinen IgE-Rezeptors gefunden werden. Die Einwanderung der IgE-positiven Zellen stellt eine immunologische Erklärung für die erhöhte spezifische Reaktivität der Nasenschleimhaut nach wiederholtem Allergenreiz dar. Die Befunde zeigen außerdem, daß die Mastzelle IgE in die Nasenschleimhaut sowie das Sekret transportiert; bislang war der Transportmechanismus für IgE unbekannt. Aus den Untersuchungen kann abgeleitet werden, daß die allergische Nasenschleimhaut einem ständigen Wechsel des Zellbildes unterworfen ist und daher je nach Zellbesiedlung auf spezifische und unspezifische Reize unterschiedlich reagiert. Die zelluläre LPR bietet sich als Modell für die Untersuchung der Wirkung antiallergischer Medikamente sowie der Immuntherapie an.

60. F. Feidert, H.-J. Heßler, H. Rudert (Kiel):
Acetylsalicylsäure (ASS)-Intoleranz bei polypöser Sinusitis

Die Bedeutung der ASS-Intoleranz als Ursache einer polypösen Sinusitis wird zunehmend erkannt. Schon geringe ASS-Mengen, wie man sie in vielen Lebensmitteln und Konservierungsstoffen findet, können zu Intoleranzerscheinungen führen.

Wir haben durch orale ASS-Testung versucht, unter Patienten mit Polyposis nasi, Asthma bronchiale, Polyp. nasi mit Asthma Risikogruppen herauszutesten, um diese dann gezielt behandeln zu können.

200 Patienten zwischen 11–76 Jahren wurden getestet; davon hatten 48 ASS-Intoleranzerscheinungen. Unter diesen Patienten war die Altersgruppe der 50–60jährigen mit 40% Intoleranten am stärksten vertreten.

Im Gegensatz zu den Patienten mit Polyp. nasi (12% ASS-positive), fanden wir in der Gruppe der Patienten mit Polyp. nasi mit Asthma 50% ASS-intolerante Patienten.

In der Asthmabronchiale-Gruppe fanden wir 36% positive Patienten; hier haben anamnestische Hinweise auf eine ASS-Intoleranz die recht hohe %-Zahl bewirkt. In den einzelnen Symptomengruppen war auch in den verschiedenen Altersgruppen eine deutliche Tendenz zu vermehrter ASS-Intoleranz ab dem 50. Lebensjahr zu sehen.

Wir empfehlen aufgrund unserer Ergebnisse bei Patienten mit Polyposis nasi mit Asthma bronchiale grundsätzlich eine ASS-Intoleranz-Testung ab dem 50. Lebensjahr durchzuführen, um die postoperative Rezidivgefahr durch salicylatarme Diät und Toleranzinduktion zu senken.

61. Ch. Reißer, H. Enzmann, E. Schleiermacher, I. Anton-Lamprecht (Heidelberg):
Ozaena und allergische Rhinitis bei Ichthyosis vulgaris

Das gleichzeitige Auftreten einer Ozaena und einer allergischen Rhinitis wird aufgrund der gegensätzlichen klinischen Symptomatik oft nicht erwartet. Die Ozaena ist eine Form der atrophischen Rhinitis, welche überwiegend bei Frauen ab der Pubertät beginnt. Die Nasenschleimhaut ist bei diesen Patienten von fötiden, purulenten Borken bedeckt; durch eine gleichzeitige Anosmie aufgrund der Atrophie der Regio olfactoria nehmen die Patienten selbst den Fötor nicht wahr.

Die autosomal-dominante Form der Ichthyosis vulgaris ist eine Hauterkrankung mit diffusen Verhornungsstörungen der Epidermis, bei der die Synthese der Strukturproteine Profilaggrin und Filaggrin gestört ist. Diese Proteine sind wesentliche Bausteine des Keratohyalins, das beim Aufbau weicher Keratine der Haut als Matrixsubstanz fungiert. Bei fast der Hälfte der Patienten wird die autosomal-dominante Ichthyosis vulgaris von Erkrankungen des atopischen Formenkreises begleitet.

Die beschriebene Patientin klagte seit Jahren über das Gefühl einer behinderten Nasenatmung mit rezidivierender eitriger Nasensekretion. Die Beschwerden traten besonders nachts und morgens nach dem Aufstehen auf und waren saisonal betont, besonders in den Wintermonaten stark ausgeprägt. Bei der Spiegeluntersuchung zeigte sich das typische Bild einer Ozaena. Die histologische Untersuchung einer Nasenschleimhautbiopsie zeigte eine schwere, teils exulcerierende Rhinitis mit vollständigem metaplastischen Schleimhautumbau. Die elektronenmikroskopische Untersuchung einer Nasopharynxbiopsie zeigte fokal eine Keratinisierung der metaplastisch umgebauten Schleimhaut.

Normale Schleimhaut des Nasopharynx keratinisiert nicht. Der histologische Befund einer Exulceration ist nicht typisch für die Ozaena. Es fanden sich jedoch keine Hinweise für eine andere spezifische Rhinitis (Rhinosklerom, Lues II – III, Tuberkulose, M. Wegener, etc.).

Eine mögliche Erklärung der Exulceration kann in der Kombination der Ozaena, der Infektion und der inhalativen Allergie liegen. Ein Zusammenhang zwischen der Ozaena und der autosomal-dominanten Ichthyosis vulgaris selbst ist unwahrscheinlich, obwohl

bei unserer Patientin ebenfalls eine pathologische Keratinisierung der Nasopharynxschleimhaut vorlag.

An diesem Fallbeispiel können wir zeigen, daß es auch bei Patienten mit einer Ozaena notwendig sein kann, eine eventuell gleichzeitig vorliegende allergische Rhinitis auszuschließen. Die eitrige borkige Rhinitis und das weite Nasenlumen der Ozaena verdeckt das klinische Erscheinungsbild der allergischen Rhinitis mit wäßriger Rhinorrhö bei engen Nasenlumina. Durch den intranasalen Provokationstest ist es möglich, auch bei einer stark veränderten Nasenschleimhaut die allergische Reaktion nachzuweisen. Dies ist deshalb wichtig, da durch eine spezifische Therapie der Allergie auch die scheinbar allein durch die Ozaena ausgelösten Beschwerden verringert werden können.

Weitere elektronenmikroskopische Untersuchungen werden zeigen, inwieweit ein Zusammenhang zwischen der pathologischen Keratinisierung der Nasopharynxschleimhaut und der Ozaena oder der Ichthyosis vulgaris besteht.

62. A. Weber, A. May, Ch. von Ilberg, A. Halbsguth (Frankfurt/M.): Ergebnisse computertomographischer Nasennebenhöhlendiagnostik bei nicht malignen Erkrankungen

Die Fortschritte der endonasalen Mikrochirurgie basieren nicht nur auf den weiterführenden Erkenntnissen zur mukoziliären Clearance (Messerklinger 1966), weiterentwickelten Operationstechniken und Instrumenten (Heerman 1958, Messerklinger 1970 u. a.) sondern auch auf einer verbesserten radiologischen Diagnostik der Computertomographie (Kazner 1975).

Seit 1986 ist die hochauflösende Computertomographie der Nasennebenhöhlen in zwei Ebenen fester Bestandteil des präoperativen diagnostischen Routineprogrammes bei Nasennebenhöhlenerkrankungen an unserer Klinik. Es wurden 138 CT's von Patienten mit akuter Rhinosinusitis, chronischer Rhinosinusitis und Polyposis nasi nachuntersucht.

Die chronische Rhinosinusitis wies in 82,5% pathologische Mukosaveränderungen im vorderen Ethmoid auf und die akute Rhinosinusitis mit kompliziertem Verlauf in 66,7%.

Bei der Polyposis nasi waren in allen Fällen Schleimhautveränderungen im vorderen Ethmoid vorhanden.

Diese Studie belegt, daß das vordere Ethmoid eine Schlüsselstellung für die Nasennebenhöhlenerkrankungen besitzt und exakt auf pathologische Mukosaveränderungen untersucht werden muß. Die hochauflösende Computertomographie in zwei Ebenen bildet einen Eckpfeiler für die Diagnosestellung und präzise Durchführung einer funktionellen Mikrochirurgie der Nasennebenhöhlen.

63. V. Bonkowsky, P. Pere, A. Frank (München): Neurologische Komplikationen bei akuten Sinusitiden

Unter den möglichen Komplikationen einer Sinusitis sind die neurologischen Komplikationen zwar selten, jedoch meist vital bedrohlich. Ziel dieser Studie war es daher, die verschiedenen neurologischen Komplikationen bei Patienten mit Sinusitiden darzulegen und die

sich daraus ergebenden diagnostischen und therapeutischen Konsequenzen zu diskutieren.

Im Zeitraum von 3 Jahren (1987–1989) haben wir 9 Patienten mit sinugenen neurologischen Komplikationen gesehen und analysiert. Das durchschnittliche Alter bei Erkrankungsbeginn betrug 24

Tabelle 1. Neurologische Komplikationen bei akuten Sinusitiden

1. Bakteriell bedingte intrakranielle Raumforderungen	
Epiduralabszeß	3
Subdurales Empyem	2
Hirnabszeß	1
2. Meningitis	2
3. Hirnnervenlähmungen	2

Jahre. Tabelle 1 zeigt die Häufigkeit der aufgetretenen Komplikationen. Die bakteriell bedingten intrakraniellen Raumforderungen wurden interdisziplinär HNO-ärztlich und neurochirurgisch versorgt; die Letalität war 0%. Allerdings kam es in 2 Fällen mit subduralem Empyem zu erheblichen Defektheilungen. Bei den Patienten mit Meningitis wurde von HNO-Seite eine endoskopische, mikrochirurgische Fokussanierung durchgeführt. Außerdem wurde eine systemische antibiotische Behandlung (Cephalosporine) durchgeführt.

Bei den 2 Patienten mit sinugenen Hirnnervenlähmungen wurde nur konservativ antibiotisch und antiphlogistisch therapiert, da die Eltern eine chirurgische Behandlung bei diesen 8- bzw. 11jährigen Kindern ablehnten. Bei beiden Kindern kam es zu einer Restitutio ad integrum.

In 7 der 9 Fälle mit neurologischen Komplikationen zeigte sich, daß die Erstbehandlung nicht fehlerfrei (Antibiotikatherapie zu kurz oder zu niedrig dosiert; keine abschwellenden Nasentropfen) war.

Kommt es zu einer intrakraniellen Komplikation, so ist es für die Prognose ganz entscheidend, ob die Dura noch nicht durchwandert ist — es sich also um einen epiduralen Abszeß handelt — oder ob die letzte Barriere (die Dura) überwunden ist, und es zu einem subduralen Empyem kommt, das sich nun ohne wesentliche anatomische Schranke weiter ausbreiten kann.

Es ist daher wichtig, die intrakraniellen Komplikationen frühzeitig, d.h. im Stadium des epiduralen Abszesses, zu erkennen.

Der behandelnde Arzt muß also über die Möglichkeit solcher Komplikationen Bescheid wissen und Frühsymptome bei intrakraniellen Komplikationen richtig deuten. Die richtige Diagnose ist dann heutzutage (im Gegensatz zu früher!) dank des Computertomogramms kein Problem mehr. Die einzelnen Frühsymptome (Fieber, Kopfschmerz, Nausea) für sich betrachtet sind unspezifisch. Entscheidend ist der Krankheitsverlauf und die Diskrepanz zwischen Schwere der Symptome und anscheinendem Abklingen der Sinusitis im Röntgenbild. Diese Frühsymptome deuten auf einen epiduralen Abszeß. Die Spätsymptome (Bewußtseinsveränderung, fokale neurologische Ausfälle) weisen auf ein subdurales Empyem hin. Die Prognose ist dann wesentlich schlechter, Defektheilungen sind die Regel.

Ein Vergleich des Erregerspektrums bei akuten Sinusitiden mit und ohne neurologischen Komplikationen zeigt keine wesentlichen Unterschiede, so daß die erregerorientierte antibiotische Behandlung wie bei den unkomplizierten Sinusitiden ist. Man muß bei intrakraniellen Komplikationen nur zusätzlich darauf achten, daß man ein möglichst liquorgängiges Antibiotikum auswählt.

Im Gegensatz zu früheren Arbeiten über neurologische Komplikationen war hier nicht die Stirnhöhle die am häufigsten betroffene Nasennebenhöhle, sondern die Siebbeinzellen. Dies liegt wohl daran, daß früher die Erkrankung der NNH anhand der Röntgenübersichtsaufnahme beurteilt wurde, die im Bereich der Siebbeinzellen nicht aussagekräftig genug ist. In unserem Krankengut wurde dagegen immer ein CT durchgeführt. Daß hier die Siebbeinzellen mit 100% erkrankt sind, entspricht auch dem Konzept von Messerklinger, daß Stirnhöhle und Kieferhöhle nachgeordnete NNH sind und die Ursache der Erkrankung dieser NNH im vorderen Siebbein liegt.

C. Herberhold (Bonn): Welche neuen Vorstellungen können Sie schildern, die den Weg der endokraniellen entzündlichen Komplikationen verstehen lassen?

W. Draf (Fulda): Auf die Becksche Bohrung mit Endoskopie der Stirnhöhle wird man heute nahezu immer verzichten können. Die moderne Hochauflösungscomputertomographie erlaubt eine klare Indikationsstellung, mit welchem Eingriff die Stirnhöhle am zweckmäßigsten bei endokraniellen Komplikationen saniert wird. Eine Stirnhöhlenradikaloperation nach Riedel ist extrem selten erforderlich, bei Stirnbeinosteomyelitis jedoch nicht zu umgehen.

H. Lamm (Hannover): Ist die zögernde Anwendung trepanierender Maßnahmen, ob Becksche Bohrung oder endonasale Stirnhöhlen-Siebbeineröffnung, nicht die Ursache der erschreckenden Zunahme dieser geschilderten sinugenen zerebralen Komplikationen?

V. Bonkowsky (Schlußwort):
Der Infektionsweg dürfte über Schleimhautvenen in der Hinterwand zur Dura gehen. Ein subdurales Empyem sollte unseres Erachtens immer kombiniert neurochirurgisch-HNO-chirurgisch versorgt werden. Bei klinischer Befundverschlechterung und adäquater Diagnostik (CT) ist die frühzeitige operative Intervention nötig.

64. R. Weber, W. Draf (Fulda):
Die endonasale mikroendoskopische Pansinusoperation bei chronischer Sinusitis

Die endonasale chirurgische Therapie der chronischen Sinusitis unter Benutzung moderner optischer Hilfsmittel gewinnt in den letzten Jahren zunehmend an Bedeutung. Wir verwenden seit 11 Jahren Mikroskop und Endoskop zur Schaffung einer gut zur Nase drainierten einheitlichen Siebbeinhöhle unter Einschluß von Stirn-, Keilbein- und Kieferhöhle je nach pathologischem Befund. In einer retrospektiven Studie wurden alle zwischen 1.2.79 und 31.12.87 wegen einer beidseitigen chronischen Sinusitis ethmoidalis in dieser Weise operierten Patienten untersucht. Der Nachbeobachtungszeitraum betrug 20 Monate bis 10 Jahre.

Insgesamt kamen 325 Patienten für die Studie in Frage. Davon konnten 170 nachuntersucht werden.

Wir schlagen zur Bewertung des Operationserfolges nach endonasaler Nasennebenhöhlenoperation folgende Erfolgsgraduierung vor:

Grad 1: Patienten mit unauffälliger NNH-Schleimhaut.
Grad 2: Patienten mit pathologischer NNH-Schleimhaut und Beschwerdebesserung.
Grad 3: Patienten mit pathologischer NNH-Schleimhaut und gleichgebliebenen Beschwerden oder Verschlechterung.

Die Zusammenschau von Untersuchungsbefund mittels flexibler Endoskopie und subjektiver Einschätzung des Operationsergebnisses im Sinne der oben angegebenen Erfolgsgraduierung ergibt einen Operationserfolg in 92,4%.

Voraussetzungen für die mikroendoskopische Pansinusoperation sind die präoperative Diagnostik mittels NNH-CT in Dünnschichttechnik mit multiplanarer Rekonstruktion sowie der Einsatz von Mikroskop und Endoskop.

65. J. Kainz, H. Stammberger (Graz):
Der N. opticus und die A. carotis interna in ihrem Verlauf an der hinteren Rhinobasis: Gefahrenstellen in der endonasalen Chirurgie

Die seitliche Wand der hinteren Siebbeinzellen und der Keilbeinhöhle stellt eine besondere Gefahrenquelle bei der endoskopischen wie auch bei anderen endonasalen Techniken der Rhinochirurgie dar. Von Bedeutung sind vor allem der N. opticus und die A. carotis interna.

Zur Exploration der topographisch-anatomischen sowie der mikroanatomischen Situation an der hinteren Rhinobasis wurden einerseits anatomische Präparationen an 26 obduzierten Schädeln und andererseits histologische Schnitte an einzelnen Präparaten durchgeführt. Die anatomischen Präparationen erfolgten lupenmikroskopisch von oben her an vorher in toto entnommenen Gewebsblöcken, die das hintere Siebbein und die Keilbeinhöhle mit intakter Seitenwand und mit N. opticus und A. carotis interna beinhalteten.

Auffallend war das häufige Auftreten von Onodi-Zellen, nämlich in 22 von 52 Präparaten (42%). Lang gibt eine Häufigkeit von 12% bei einer Studie an 53 Präparaten an. Möglicherweise ergibt sich dieser Unterschied aus einer unterschiedlichen graduellen Bewertung des Tuberculum n. optici. Wir bezeichneten jede hintere Siebbeinzelle als Onodi-Zelle, die endoskopisch eine erkennbare – wenn auch nur diskrete – Vorwölbung des Canalis opticus aufwies.

Die Wandstärke des Knochens des Canalis opticus im Bereich des Tuberculum ist mit 0,33 mm wesentlich

dünner als der Knochen über einer sich vorwölbenden A. carotis interna (0,8 mm), wobei jedoch in beiden Fällen im schlechtesten Fall mit einer Knochenstärke von 0,1 mm bzw. sogar mit einer Dehiszenz gerechnet werden muß.

Die genaue Kenntnis der anatomischen Varianten der hinteren Rhinobasis, besonders der topographischen Situation von N. opticus und A. carotis interna ist die Voraussetzung für die erfolgreiche Durchführung jeglichen chirurgischen Eingriffes in diesem Bereich, besonders der endonasalen Techniken.

Die Vorwölbung der A. carotis interna in eine Siebbeinzelle wird unseres Wissens hiermit von uns erstmalig beschrieben.

W. Draf (Fulda): Haben Sie im Vergleich zur anatomischen Literatur, insbesondere den von Lang jüngst publizierten Daten nicht sehr viele Dehiszenzen des Opticuskanals und der knöchernen Carotis-interna-Begrenzung gesehen?

J. Kainz (Schlußwort): In unserem Untersuchungsgut (52 Schädelhälften) fanden wir in 22 Fällen (42%) eine Vorwölbung des N. opticus in eine hintere Siebbeinzelle, d.h. eine Onodi-Grünwald-Zelle. Lang gibt eine Häufigkeit von 12% (n = 53) an. Der Unterschied ergibt sich deshalb, weil wir jede Siebbeinzelle, die auch nur eine diskrete Vorwölbung des N. opticus, ein sog. Tuberculum N. optici nach Killian aufweist und endoskopisch als solche imponiert, als Onodi-Zelle bezeichneten. Kennedy (Baltimore) fand wesentlich häufiger Dehiszenzen, da er jene Fälle mit sehr dünner Knochenwand als „Klinische Dehiszenz" includiert. In diesen Fällen würde die Wand des Canalis opticus praktisch dem Instrument keinen Widerstand entgegensetzen.

66. U. Schuss, K. Terrahe, H.-J. Meyer (Stuttgart):
Die transantrale, extraperiostale Ligatur der A. sphenopalatina bei schwer stillbarer posteriorer Epistaxis

Unsere Methode der transperiostalen Ligatur der A. sphenopalatina wurde in Anlehnung an eine von Simpson 1982 publizierte Technik entwickelt.

Wir haben diese Operation seit 1985 in nunmehr 43 Fällen erfolgreich und ohne Komplikation durchgeführt. Wichtigstes gefordertes Erfolgsmerkmal ist, daß auch bei stark blutenden Patienten am Ende des Eingriffes die endonasale Tamponade restlos entfernt werden kann.

Einige anatomische Vorbemerkungen sollen die operative Situation verdeutlichen:

Die Blutversorgung der hinteren, seitlichen und oberen Abschnitte der Nase erfolgt bekanntlich im wesentlichen über die A. sphenopalatina. Schon Zuckerkandl bezeichnete sie als das Hauptgefäß der Nasenschleimhaut. Die A. sphenopalatina verläuft durch das gleichnamige Foramen, der einzigen Pforte, die die Fossa pterygopalatina und die hinteren Nasenabschnitte miteinander verbindet. Gelegentlich verzweigt sie sich bereits im Foramen in ihre nasalen Endäste.

Mit der Arterie gemeinsam verlaufen, cranial von ihr, die Rami nasales posteriores (Lang), die Fasern des Nervus maxillaris, sowie autonome Nervenfasern.

Ziel des Eingriffs ist es, das Foramen sphenopalatinum möglichst medial – am Austrittsort der Arterie zu erreichen, ohne das Periost zu schlitzen.

Die Fossa pterygopalatina wird somit nirgends eröffnet.

Methode

Sublabialer Zugang zum meist blutgefüllten Sinus maxillaris in gewohnter Weise. An der dorso-medialen Wand der Kieferhöhle, im mittleren Drittel der Gesamthöhe, wird ein groschengroßer Schleimhautlappen umschnitten und entfernt. Anschließend wird in diesem Areal mit der Diamantfräse unter mikroskopischer Kontrolle der Knochen abgetragen und das zugehörige Mukoperiost der seitlichen Nasenwand freigelegt.

Die Bohrarbeit wird dann streng in dorsaler Richtung fortgesetzt. Der Knochen der Kieferhöhlenrückwand hat an dieser Stelle eine Dicke von 1 bis 3 mm.

Im Bereich der medialen Wand zur Nase hin kann er demgegenüber teilweise fehlen.

Danach wird an einer Stelle erkennbar, daß sich das nasale Mukoperiost lateralwärts – unmittelbar hinter die Kieferhöhlenrückwand – als schmaler Steg fortsetzt, den wir als sphenopalatinalen Hilus ansprechen. Er signalisiert dem Operateur, daß jetzt die mediale Öffnung des Foramen sphenopalatinum – der nasale Austrittsort der A. sphenopalatina – freigelegt ist.

Für die weitere Präparation eignen sich besonders die feinen Ohrinstrumente, um das nasale Mukoperiost ober- und unterhalb des Foramen noch etwas weiter nach dorsomedial abzuschieben, wodurch sich der Gefäßstiel heraushebt und dem gefäßverschließenden Instrument besser zugänglich wird. Der die A. sphenopalatina abdrosselnde Clip wird jetzt unter Umfassung der mukoperiostalen Manschette um die Gefäßkontur zusammengedrückt.

Gelegentlich kann man auch – trotz des engen Zugangsschachtes – transperiostal umstechen und ligieren.

Abschließend umschneiden wir den freigelegten nasalen Mukoperiostlappen und klappen ihn in die Kieferhöhle ein, um den knöchernen Defekt und den Clip zu bedecken, einem Boenninghaus-Lappen vergleichbar, der aber im Gegensatz zu seinem Original supraturbinal gebildet und dorsal gestielt ist.

Komplikationen sahen wir bei und nach unseren 43 Eingriffen, auch bei sorgfältiger neurologischer Kontrolle, bislang nicht. Wir empfehlen die extraperiostale Ligatur der A. sphenopalatina aufgrund unserer guten Erfahrung bei schwerer posteriorer Epistaxis, wenn zuvor die dorsolaterale Blutungsquelle endoskopisch gesichert wurde. Wir stimmen mit Simpson darin überein, daß sich der Rhinologe relativ frühzeitig zu dieser Maßnahme entschließen sollte, die ungefährlicher ist als eine mehrtägige Bellocq-Tamponade und dem Kranken einen oft unerträglichen Zustand erspart.

67. S. Holtmann, E. Wilmes, G. E. Diehl, G. Geyer (München/Würzburg):
Die Rekonstruktion des Stirnhöhlenausführungsganges mit Glasionomerzement

Die Stirnhöhlenoperation von außen kann man im wesentlichen unterscheiden in den klassischen extranasalen Eingriff über einen Augenbrauenrandschnitt nach Jansen-Ritter und in osteoplastische Verfahren mit oder ohne Obliteration der Stirnhöhle; – ein Eingriff

der häufig über einen koronaren Bügelschnitt ausgeführt wird. Das Vorgehen nach Jansen-Ritter ist immer noch das am meisten verbreitete Verfahren und wird insbesondere bei Frontobasisfrakturen Anwendung finden. Neben anderen Schwachpunkten (z. B.

der Auslösung der Trochlea mit möglichen, konsekutiven Doppelbildern) ist bei dieser Technik die Rekonstruktion des Stirnhöhlenausführungsganges problematisch. So kann es in bis zu 30% der operierten Stirnhöhlen zu einem Verschluß des Ausführungsganges kommen mit der Folge der Entwicklung von Muko- oder Pyozelen. Auch eine großzügige Mediandrainage und eine Schleimhautplastik können einen solchen Verschluß in vielen Fällen nicht verhindern. Daher wird häufig ein Platzhalter eingelegt. Trotz langen, mehrwöchigen Verweilens eines solchen Platzhalters − dabei handelt es sich meist um ein Silikonrohr − kann durch Narbenzug oder appositionelles Knochenwachstum auch schon nach kurzer Zeit eine komplette Abschottung der Stirnhöhle von der Nasenhaupthöhle möglich sein.

Daher wurde nun erstmalig mit Glasionomerzement (Ionos Bone Cement, V-O Cem[1]), einem neuartigen Knochenersatzmaterial, ein dauerhafter Ausführungsgang rekonstruiert. Platzhalter wurden damit überflüssig. Der Glasionomerzement ist als Wirkstoff seit 1969 bekannt und wird seit mehr als 10 Jahren als Zahnfüllungsmaterial verwendet. In letzter Zeit wird er auch mit Erfolg in der Ohrchirurgie eingesetzt. Es handelt sich hierbei um ein Zwei-Komponenten-System aus einem basischen, oberflächlich an reaktiven Ionen verarmten Glaspulver und einem ionischen Polymer (sog. „Ionomer"), das aus der wäßrigen Lösung einer Polycarbonsäure besteht. Die Abbindung beruht auf einer Neutralisationsreaktion (Salzbildung). Der Glasionomerzement zeichnet sich durch eine große biologische Verträglichkeit auch in infektionsgefährdetem Wundgebiet und einen fugenlosen, festen Verband mit dem Knochen aus. Ein wesentlicher Vorteil gegenüber herkömmlichen Keramikwerkstoffen ist die individuelle Formbarkeit bei rascher Aushärtung. Im Gegensatz zum PMMA (Palacos) geht die Aushärtung des Glasionomerzements ohne Schrumpfung und mit einer niedrigen Abbindetemperatur einher, ohne daß es dabei zu thermischen Nekrosen käme. Auch fallen keine toxischen Nekrosen an, da keinerlei Monomere vorhanden sind. Die zwei Komponenten des Zements sind im richtigen Mengenverhältnis in sterilisierten Patronen (Maxicap-System) vordosiert. Sie werden vor Gebrauch mechanisch vermischt. Der aktivierte Zement wird mit einem Applikator ausgedrückt und bleibt einige Minuten verarbeitbar bis er abbindet.

Im Rahmen einer klinischen Studie wurde dieser neuartige Zement bei Patienten, die extranasal an der Stirnhöhle und am Siebbeinzellsystem operiert werden mußten, zur Rekonstruktion des Stirnhöhlenausführungsganges in 9 Fällen verwendet, wobei lediglich in einem Fall keine Frontobasisfraktur vorlag. Der Ze-

mentkanal wurde noch jeweils individuell geformt (mittlerweile stehen vorgefertigte Formteile zur Verfügung) und anschließend fest am Knochen zementiert. Hierbei war auf ein trockenes Wundbett zu achten, da der Zement während des Abbindevorgangs relativ wasserempfindlich ist. Der Durchmesser betrug 0,5−1 cm, die Länge ca. 3 cm. Bei 2 Patienten wurden auch größere Knochenfragmente im Bereich der Glabella durch den Zement fixiert, wodurch eine Verplattung überflüssig wurde. Ein Patient mit sehr großen, ausladenden Stirnhöhlen mußte nach kurzer Zeit revidiert werden, wobei der Zementkanal lediglich gekürzt wurde. Die Nachbeobachtungszeit liegt derzeit zwischen 6 Wochen und 7 Monaten und beträgt im Durchschnitt 4 Monate. Sie ist noch relativ kurz − erbrachte aber folgende, vorläufige Ergebnisse:

1. Eine Epithelisierung des Zementes erfolgt nicht.
2. Abstoßungsreaktionen oder entzündliche Reaktionen, auch Granulationen, traten bei entsprechender Nachpflege nicht auf.
3. Der offene Belüftungskanal ermöglicht eine optimale Nachpflege und endoskopische Kontrollen der Stirnhöhle.
4. In allen Fällen waren die Patienten beschwerdefrei, die Stirnhöhlen belüftet.

Bereits zum jetzigen Zeitpunkt läßt sich sagen, daß mit dem Glasionomerzement ein Knochenersatzmaterial mit ausgezeichneten Eigenschaften und hervorragender Verarbeitungsfähigkeit zur Verfügung steht. Man kann daher erwarten, daß dieser Werkstoff nicht nur in der Ohrchirurgie, sondern auch in der Chirurgie des Mittelgesichts seinen Indikationsbereich finden wird.

C. Herberhold (Bonn): Mich interessiert das biologische Verhalten des Materials. Eine Epithelisierung des Implantatmaterials haben Sie nicht beobachtet, Granulationen an den Kanalenden auch nicht. Gibt es histologische Hinweise für osseo-integrierende Vorgänge?

S. Holtmann (Schlußwort):
Eine Störung der mukoziliären Clearance ist nicht ausgeschlossen, so daß Krusten o.ä. sich entwickeln können. Die Stirnhöhlen lassen sich über den rekonstruierten Ausführungsgang jedoch hervorragend endoskopisch kontrollieren und nachpflegen. Lediglich kleinere Flächen werden epithelisiert. Wie histologische Befunde aus Würzburg an nachoperierten Ohrpatienten ergeben haben, ist der vorgestellte Zement absolut biokompatibel. Hierzu gibt es auch extensive Tierversuche.

---

[1] Fa. Ionos, Seefeld, Obb.

68. M. Weidenbecher, W. Hosemann, R. Burlein, W. Buhr (Erlangen):
Ergebnisse der rhinochirurgischen Behandlung von Tränenwegstenosen

Zur Behebung von Stenosen der ableitenden Tränen-
wege eignen sich externe (z. B. Operationsverfahren
nach Toti) und transnasale Verfahren (West). Im Rahmen der endoskopisch kontrollierten Rhinochirurgie
haben wir 1985 das transnasale Verfahren aufgegriffen
und bis heute 86 Patienten nach dieser Methode operiert. Das Operationsprinzip besteht darin, nach Weg-
nahme der Schleimhaut und des Knochens aus der lateralen Nasenwand das mediale Blatt des Tränensackes
zu resezieren. Rhinologische Ursachen (z. B. Polyposis
nasi, Muschelhyperplasie usw.), die ursächlich für eine
entzündliche Genese der Stenose des Tränensackes
verantwortlich sein könnten, wurden in 39% der untersuchten Patienten gefunden.

Ergebnisse

Von den 63 Patienten, bei denen der Eingriff länger als
ein Jahr zurücklag, waren 87% beschwerdefrei, 6,5%
gebessert und 6,5% hatten unveränderte Symptome.
Einbezogen darin sind auch solche Patienten, die z. B.
nach Toti oder transnasal voroperiert waren und solche, bei denen es im Rahmen einer Mittelgesichtsfrak-
tur oder nach Fensterung der Kieferhöhle im unteren
Nasengang zu einer Stenose der ableitenden Tränenwe-
ge gekommen war. Bei Patienten mit einer Stenose aus
ungeklärter Ursache waren 84% beschwerdefrei, 11%
waren gebessert, 5% hatten unveränderte Symptome.
Mit einer Erfolgsquote von >93% erscheint das transnasale endoskopisch kontrollierte Verfahren dem externen Vorgehen überlegen.

69. H. Behrbohm, K. Sydow, K. Vogt (Berlin):
Zur Nachbehandlung nach endoskopischer Siebbeinchirurgie
mit der Ultraschall-Druck-Inhalation

Nach den Erkenntnissen über die pathogenetische Bedeutung des vorderen Siebbeins für den überwiegenden Teil rhinogener Sinusitiden werden durch die
funktionelle endoskopische Chirurgie des Siebbeins
zugleich die pathophysiologischen Grundlagen für eine wirksame Inhalationsbehandlung des Siebbeins
und der funktionell nachgeordneten Nebenhöhlen geschaffen.

  Die komplizierten Reparationsvorgänge des respiratorischen Epithels dauern Wochen bis Monate. Unmittelbar postoperativ verfügt die Schleimhaut der
Nebenhöhlen noch nicht über eine ausreichende mukoziliäre Clearance und neigt im Bereich der Opera-
tionshöhle und der erweiterten Ostien zu erheblicher
Ödem- und Borkenbildung. Diese Borken müssen abgetragen werden, weil sie die gerade erweiterten Ostien
erneut zu Engstellen machen und den Sekrettransport
behindern.

  Durch Aerosol-Depositionsuntersuchungen sollte
daher die Anwendungsmöglichkeit der UDV-Inhalati-
on für die postoperative Nachbehandlung überprüft
werden.

Wir verwendeten das UDV-2-Aerosolgerät der Firma Heyer.
Durch Ultraschallwellen kann ein feiner und relativ homogener Ne-
bel mit einer mittleren Teilchengröße von 1,9 µm erzeugt werden.
Zur Verbesserung der Penetrationsfähigkeit wird das Aerosol mit einem Vibrator in 100 Hz-Schwingungen versetzt. Der Patient löst
während des Schluckvorganges selbständig einen regelbaren Druck
stoß aus, mit welchem das Aerosol beschleunigt wird. Als Aerosol
verwendeten wir 0,9% Emser-Sole-Lösung.

Mit Hilfe der Szintigraphie läßt sich die tatsächliche Verteilung
des radioaktiv markierten Aerosols vor und nach endoskopischer
Chirurgie zeigen.

  Wir begannen mit der UDV-Behandlung bei bisher
80 Patienten am 1. postoperativen Tag und führten die
15minütige Inhalation bis zum 6. postoperativen Tag

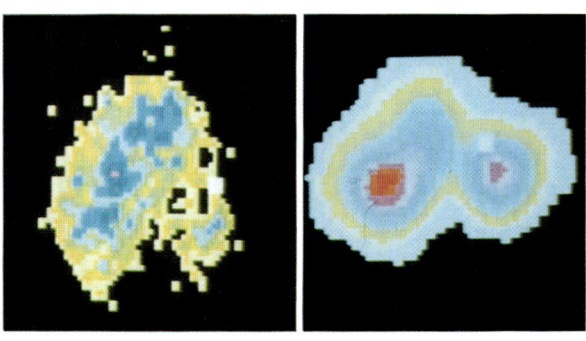

Abb. 1   Abb. 2

Abb. 1. Statistisches Szintigramm in ventraler Position nach Ultraschall-Druck-Inhalation (präoperativ). Es kommt nur zur Aktivitätsanreicherung in der Nasenhaupthöhle mit geringer Impulsrate
(rechts mehr als links). Die Kieferhöhlen stellen sich nicht dar

Abb. 2. Statisches Szintigramm in ventraler Position nach Ultraschall-Druck-Inhalation (postoperativ). Es kommt zur selektiven
Aktivitätsanreicherung in beiden Kieferhöhlen (rechts mehr als
links), wobei rechts eine Verbindung nach medial-kaudal zur Darstellung kommt (Recessus frontalis)

weiter. Alle 2 Tage erfolgten endoskopische Kontrollen. Die auf diese Weise nachbehandelten Patienten wiesen eine deutlich verminderte Borken- und Ödembildung im Bereich der Ostien und der Siebbeinhöhle auf. Die Behandlung wurde von allen Patienten als sehr angenehm empfunden. Durch das Aerosol breitet sich ein Flüssigkeitsfilm auf dem Epithel aus. Durch die Diffusion der 0,9% Emser-Sole-Lösung kann der Wasserverlust des Mukoziliarapparates zeitweise günstig beeinflußt werden.

Nach unseren Erfahrungen kann die Ultraschall-Druck-Inhalation mit dem UDV-2-Aerosolgerät für die postoperative Behandlung nach funktionellen Nebenhöhlenoperationen empfohlen werden.

Videopräsentation I

70. W. Meuser (Wuppertal):
Endaurale Cholesteatom-Operation (ECHO), Typ IV

71. J. Heermann (Essen):
Treppentrichter-Tympanoplastik mit Palisaden-Knorpelstückchen aus der Concha und Perichondrium-Knorpelmatte als Mastoidplastik

Seit mehr als 30 Jahren beobachten wir, daß Faszienplastiken im oberen Teil im Laufe der Jahre immer dünner werden, bis schließlich ein Defekt entsteht.

Der Film zeigt eine obere Perforation mit einer Keramikprothese kurz vor der Ausstoßung. Nach Entfernung der Prothese finden sich noch arrodierte Steigbügelschenkel. Der Trommelfellaufbau mit Ohrmuschelknorpel wird am Tubeneingang mit einer „Knorpel-Tunnelplastik" gezeigt (Abb. 1). Ein „Palisadenknorpelspan" liegt an der Innenseite dem Anulus an: „Simmerring". Als „Architrav" dient ein weiteres Knorpelstück, dem Tensor tympani aufliegend, um den Tubeneingang freizuhalten. Die Knorpelbrücke vom Anulus auf die arrodierten Steigbügelschenkel wird durch eine „Treppenplastik" fixiert. Sie verbindet die „Tunnelplastik" mit der Plastik III. Hier-

durch kann zugleich einer späteren Lateralisation vorgebeugt werden. Der Umbo oder die Trichterspitze des neuen Trommelfelles liegt über dem ovalen Fenster. Verschluß der Pauke mit weiteren „Palisadenknorpelstückchen".

Die Verkleinerung der Radikalhöhle erfolgt mit einem Perichondriumtransplantat, an dem palisadenförmig inzidierte Knorpelstücke haften. Die „Palisadenknorpel-Mastoidplastik" liegt mit dem Perichondrium in einer Ebene und kann sich der Unterlage anpassen. Zwischenräume, in die später Epithel einwachsen kann (z. B. bei Verwendung von Knorpelchips), können bei dieser Technik vermieden werden. Die Haut der hinteren Gehörgangswand wird auf die „Perichondrium-Palisadenknorpel-Mastoidplastik" replantiert (Abb. 2).

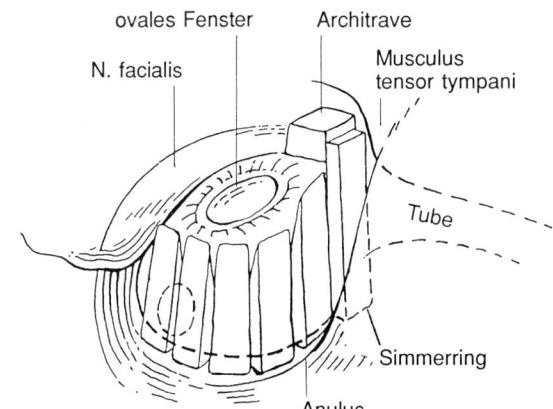

Abb. 1. Tunnelplastik im Tubeneingang mit autogenem Knorpel und Trichter-Palisadenplastik IV

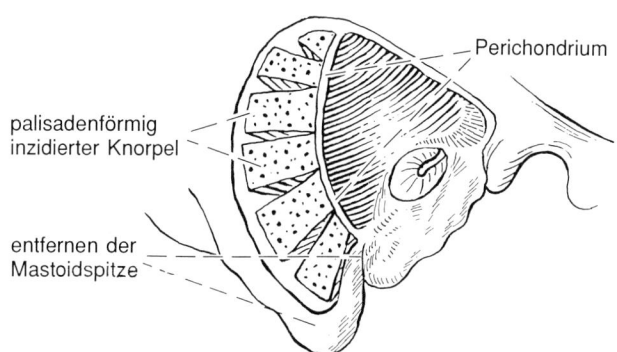

Abb. 2. Mastoidplastik mit Perichondrium und anhaftenden palisadenförmig inzidiertem Conchaknorpel

72. H. Schobel (St. Pölten):
Otosklerosechirurgie mit Keramikprothesen ohne Bügel

73. C. Jansen (Gummersbach):
Starre und flexible Endoskopie in der Otologie

74. J. M. Müller, J. Helms (Würzburg):
Mikrochirurgie des Mittelohres – Präparationsübungen am Felsenbeinpräparat

75. K.-B. Hüttenbrink (Münster):
Das Mittelohr: Die Schutzfunktion der Gehörknöchelchenkette bei Änderungen
des atmosphärischen Luftdruckes

Gemeinsam mit dem Institut für den wissenschaftlichen Film (IWF) in Göttingen wurde ein Videofilm erstellt, der unsere modernen Vorstellungen über die Arbeitsweise des Mittelohres aufzeigt. Neben der Funktion der Schalleitungskette beim Hören wird die Bedeutung der gelenkig gebauten Kette für den Schutzmechanismus des Ohres gegen statische Drucke dargestellt. Die in einer Röntgenvergrößerungstechnik gezeigten Gleitbewegungen der Ossikel im Felsenbeinpräparat werden aus didaktischen Gründen mit Modellen und Trickzeichnungen verdeutlicht. Leicht verständlich wird so die faszinierende Bauweise der Natur, daß die Ossikelkette einerseits winzige Schallschwingungen naturgetreu überträgt und sie gleichzeitig das empfindliche Innenohr vor den millionenfach größeren Schwankungen des statischen Luftdruckes schützt.

76. P. Federspil, G. Duncan, P. Kurt (Homburg):
Anbringung und Anfertigung von knochenverankerten Epithesen und Hörgeräten

77. W. Teiwes, A. H. Clarke, H. Scherer (Berlin):
Video-Okulographie – eine neue Methode zur klinischen Registrierung
von dreidimensionalen Augenbewegungen

78. T. Haid, P. Christ, W. Goertzen, Th. Meier (Erlangen):
Differentialdiagnose interessanter Nystagmusformen

„Plastisch-chirurgische Versorgung von Weichteilverletzungen im Gesicht- und Ohr-Bereich"

79. O. Staindl (Salzburg):
Plastische Versorgung von Tierbißverletzungen des Gesichts

Bei Tierbissen im Gesicht können in Abhängigkeit von der Tierart, dem Bißmechanismus, der Lage und Ausdehnung des Traumas grundsätzlich 3 verschiedene Verletzungstypen unterschieden werden:

1. Einfache Bißverletzungen, die lediglich die Stichkanäle der Zähne und Gewebequetschungen aufweisen.
2. Tiefe Gewebeein- und -ausrisse, jedoch o h n e Gewebeverlust. Sie entstehen durch die Hakenwirkung der Zähne des beißenden Tieres.
3. Gewebeabbisse.

Zu Punkt 1: Einfache Verletzungen, die nur die Bißkanäle der Zähne und Gewebequetschungen aufweisen, werden nach sorgfältiger Wundreinigung der Spontanheilung überlassen. Stichwunden mit ausgedehnter Gewebequetschung und Weichteilhämatomen sollten jedoch immer revidiert und genauso wie kleine Rißquetschwunden primär versorgt werden.
Zu Punkt 2: Bei großen Gewebeein- und -ausrissen, jedoch o h n e Gewebeverlust, wird die primäre plastische Wundversorgung unter dem Gesichtspunkt der ästhetischen Wiederherstellung durchgeführt. Die Wundreinigung erfolgt mit einer weichen Bürste und unter Verwendung lyssavirucider Lösungen (0,1 % Benzalkoniumchlorid, 1 %ige Seifenlösung, 40- bis 70 %iger Alkohol oder 0,1 %ige quarternäre Ammoniumbasen). Wundrandexcisionen sollten grundsätzlich unterbleiben, lediglich stark gequetschte Gewebeteile, die der Gefahr der Nekrose unterliegen, können entfernt werden. Der Wundverschluß erfolgt mehrschichtig mit atraumatischem Nahtmaterial und ausreichender Wunddrainage.
Zu Punkt 3: Glatte Gewebeabbisse finden sich vor allem an prominenten Regionen des Gesichts wie der Nase, den Ohren oder Lippen. Eine sofortige Versorgung derartiger Verletzungen wird nur in jenen Fällen durchgeführt, bei denen eine mikrovaskuläre Replantation

bei Vorhandensein des abgebissenen Organteiles in Erwägung gezogen werden kann.

In der Regel werden Abbißverletzungen zweizeitig versorgt: Die Wunde wird nach Reinigung zunächst mit einem oberflächlichen Epithelverband als künstlichem Hautersatz abgedeckt. Nach einem Zeitraum von 2 bis 3 Wochen wird der Defekt entsprechend den lokalen Anforderungen und unter Verwendung unterschiedlichster plastischer Verfahren, wie Lappenplastiken, freien Transplantaten etc. (Abb. 1, 2) rekonstruiert. Neben den chirurgischen Maßnahmen sollten bei Tierbißverletzungen noch folgende Punkte beachtet werden:

1. Schockbekämpfung
2. Tetanuschutzimpfung
3. antibiotische Therapie
4. Fotodokumentation
5. Tollwutprophylaxe.

Unter allen Bißverletzungen sind jene, die durch an Tollwut erkrankte Tiere hervorgerufen sind, äußerst selten. Da jedoch die durch ein Rhabdovirus hervorgerufene Lyssaerkrankung beim Menschen fast ausnahmslos tödlich verläuft, hat der Tollwutprophylaxe besondere Aufmerksamkeit zu gelten. Zur Abschätzung eines möglichen Tollwutkontaktes des beißenden Tieres ist die Kontaktaufnahme mit einer lokalen Tollwutimpfzentrale zu empfehlen. Kann eine Tollwutex-

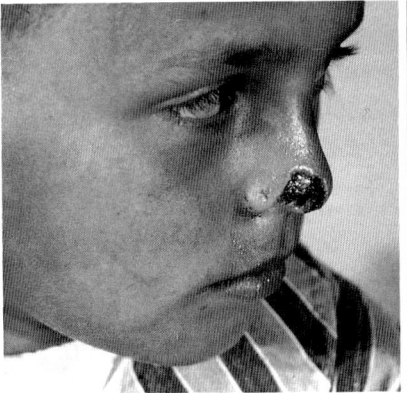 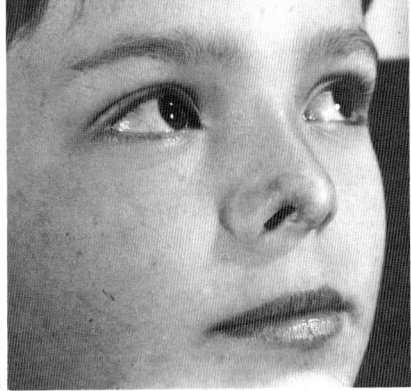

Abb. 1   Abb. 2

Abb. 1. Defekt des rechten Nasenflügels und der Nasenspitze nach Hundebiß bei einem 7jährigen Knaben

Abb. 2. Zustand nach Defektrekonstruktion mit einem 3-schichtigen Composite Graft aus der rechten Ohrmuschel

position nicht ausgeschlossen werden, ist das verdächtige Tier entkommen oder konnte bereits ein positiver Lyssanachweis erbracht werden, ist die Indikation zur simultanen aktiv/passiven Tollwutvakzination gegeben. Sie wird seit 1977 mit dem HDCS (Human Diploid Cell Strain)- Vakzine (Tollwutvakzine inaktiviert Merrieux), einem lyophilisierten Impfstoff durchgeführt. Mit 6 Teilimpfungen an den Tagen 0–3–7–14–30 und 90 ist die aktive Impfung abgeschlossen. Die passive Impfung wird mit einem humanen Antirabies-Hyperimmunglobulin (Rabiobulin, Lyssagam „Sero") in einer Dosierung von 20 IE/kg Körpergewicht vorgenommen. Davon sind 50% in das Wundgebiet zu instillieren, 50% werden i. m. verabreicht. Aufgrund der ausgezeichneten Immunogenität der HDCS-Vakzine ist bereits in den ersten Tagen nach der Vakzination mit der Entwicklung rabiesneutralisierender Antikörper zu rechnen. Schwerwiegende Nebenwirkungen wurden bisher an über 300 Vakzinationen im eigenen Bundesgebiet nicht beobachtet.

80. G. Rettinger (Erlangen): Weichteilverletzungen der Nase

Perforierende Verletzungen ohne Substanzdefekt werden prinzipiell von innen nach außen unter Rekonstruktion der Infrastruktur verschlossen. Die Qualität der Erstversorgung entscheidet über das spätere funktionelle und ästhetische Ergebnis. Gelingt die Vereinigung der Wundränder nicht spannungsfrei – liegt also ein Gewebedefizit vor, sollten zur Vermeidung von Verziehungen plastisch-rekonstruktive Verfahren angewendet werden.

Um die Vielzahl der zur Verfügung stehenden rekonstruktiven Techniken für Defekte verschiedener Lokalisation und Ausdehnung sinnvoll eingrenzen zu können, ist eine abgestufte Beurteilung von Gesichtspunkten, die den Patienten selbst und den Defekt betreffen, sinnvoll. Die endgültige Entscheidung kann sich dann an weiteren Selektionskriterien orientieren (Tabelle 1).

Tabelle 1. Rekonstruktion von Nasendefekten. Gesichtspunkte zur präoperativen Planung

Patient	→ Alter	
↓	Vorbestrahlung	
Defekt	Narben	
↓	Deckung definitiv/vorläufig	
Operative Möglichkeiten		
↓		
Selektions-kriterien	→ Spenderbezirk	Aufwand
	– Ästhet. Einheit	– ein-/mehrzeitig
	– RSTL/„wrinkle lines"	– Autonomisierung
	– Narben	
	– Verschluß-Entnahmedefekt	
	Ästhetik	Sicherheit
	– Farbe	
	– Form	
	– Narben	
	– Spätresultat	

Prinzipiell stehen *gestielte Lappenplastiken* (Nahlappen, regionale Transpositionslappen, gefäßgestielte Fernlappen) sowie *Transplantate* (Vollhaut, Haut-Knorpel-Transplantate) zur Verfügung. Von besonderer Bedeutung sind die regionalen Transpositionslappen, die eine Mittelstellung zwischen Nah- und Fernlappen einnehmen, da sie einen Transportstiel für das eigentliche Spenderareal besitzen. Bei nicht-axialer Gefäßversorgung müssen sie vor Verlagerung autonomisiert werden (z. B. „schräger Stirnlappen").

Columella: Umschriebene Defekte können mit einem dreischichtigen Haut-Knorpel-Haut-Transplantat ergänzt werden. Alternativ können Nasolabial-Lappen (z. B. subkutan gestielt) oder ein temporal gestielter retroauriculärer Lappen (Washio), evtl. mit Ohrknorpeleinschluß verwendet werden. Besser ist der en-bloc-Ersatz von Nasenspitze und Nasensteg, da diese eine geschlossene ästhetische Untereinheit der Nase bilden. Die ästhetisch beste, wenn auch aufwendige Lösung hierfür ist ein fronto-temporal gestielter, suprazilliar gelegener Transportlappen mit einem Spenderareal aus der Schläfe (Schmid, Meyer).

Nasenspitze: Sichere Verfahren sind der Glabella-Nasenrücken-Rotationslappen (McGregor, Rieger), Verschiebelappen aus Stirn und Nasenrücken (modif. nach Rintala) sowie ein buccal gestielter Brückenlappen mit VY-förmigem Verschluß des verlagerungsbedingten Defektes oberhalb der Nasenwurzel (Strauch, Fox).

Nasenflügel: Der typischerweise dreischichtige Defekt kann mit einem kranial gestielten Nasolabial-Lappen versorgt werden (Nelaton). Bei kleineren Substanzverlusten sind nach entsprechender Vorbereitung des Empfängerbettes Knorpel-Haut-Transplantate aus der Ohrmuschel gut geeignet (König).

Aus der neueren Literatur sind eine Modifikation des Nasenrücken-Rotationslappens (Gubisch), ein großes Composite graft aus der Ohrmuschel mit mikrovaskulärem Gefäßanschluß (Parkhouse) sowie ein dreischichtiger Rotationslappen nach treppenförmiger Inzision (Dreyer) bekannt.

Nasenrücken und Nasenabhang: Neben Nahlappen aus Wange und Stirn, die auch als Insellappen bzw. subkutan gestielte Lappen gebildet werden können (Converse, Monks), kommt über der knöchernen Pyramide bei erhaltenem Periost auch ein retroauriculäres Vollhauttransplantat in Betracht.

Naseneingang: Bei narbigen Stenosen liegt eine reduzierte innere Oberfläche vor, die durch Transpositionslappen aus der Wangenhaut oder dem Mundvorhof, bzw. durch Haut-Knorpeltransplantate ergänzt werden muß.

Subtotaler bzw. totaler Nasenersatz: Dieser macht in der Regel die Rekonstruktion der Innenauskleidung, des Stütz- und Formgerüstes sowie des äußeren Hautmantels erforderlich. Die Innenfläche kann aus dem Restseptum, Kipplappen aus Wange und Stirn sowie durch Einfalten der Hautbedeckung gebildet werden. Zum Wiederaufbau des Septums wird autogener Rippenknorpel, für die Nasenflügel autogener Ohrknorpel verwendet. Als Ersatz für die Haut ist nach Farbe, Dicke und Struktur die Stirnhaut am besten geeignet („indische Methode"). Sie wird entweder als Stirn-Skalplappen (Converse) oder als medianer/schräger Stirnlappen (Kazanjian) verlagert.

Durch Vordehnung der Spenderregion mit einem subkutan implantierten Gewebeexpander kann sowohl das Spenderareal vergrößert, als auch ein primärer Verschluß des Entnahmedefektes erreicht werden. Fernlappen aus Oberarm („italienische Methode") oder Unterarm (mit mikrovaskulärer Anastomose) sind für besonders gelagerte, seltene Ausnahmefälle reserviert.

D. Kleinfeldt (Rostock): Defekte der Nasenspitze und des Nasenrückens wurden mit Deckung durch einen Stirn- oder fronto-temporalen Lappen angegeben. Wir würden auf gute Erfahrungen mit dem freien Hauttransplantat verweisen, allerdings unter der Voraussetzung des erhaltenen Stützgerüstes der Nase. Die oft aufgeführten Nachteile der Verstärkung, des Niveauunterschiedes und der fehlenden Sensibilität konnten wir an Hand einer Studie gerade im Nasenbereich nicht feststellen. Bei Defekten des Nasenflügels teilen wir die oft negativen Erfahrungen mit dem Composite Graft, so daß wir hier den Rotations- oder Wangenverschiebelappen bevorzugen, wenn auch Nachkorrekturen erforderlich werden.

R. Münker (Stuttgart): Als Schüler von E. Schmid darf ich mir den Hinweis auf die Authentizität des fronto-temporalen Lappens erlauben. Die Methode wurde schon von Schmid für die Nasenspitzenrekonstruktion und die totale Nasenrekonstruktion angegeben. Herr Meyer hat lediglich das operative Vorgehen modifiziert. Bezüglich des Columellaaufbaus mit dem Composite Graft möchte ich auf Milhard verweisen, der dieses Rekonstruktionsprinzip bereits 1972 angegeben hat.

Zur Rekonstruktion mit dem para-medialen Stirnlappen ist anzumerken, daß der Gewebeexpander nicht submuskulär, sondern subcutan implantiert werden sollte. Bei entsprechend großzügiger Expansion über die ganze Stirn steht ein Lappen zur Verfügung, der eine totale Nasenrekonstruktion ermöglicht.

W. Ey (Darmstadt): Zur Rekonstruktion der Columella und Nasenspitze ist noch immer auch die Transplantation eines Oberarmlappens nach der italienischen Methode nach Tagliacozzi geeignet. Zum Anlegen eines Arm-Kopf-Thorax-Gipsverbandes kann man sich der Erfahrung chirurgischer OP-Pfleger bedienen.

E. Kastenbauer (München): Sie haben über den Einsatz des Gewebeexpanders berichtet. Können Sie uns Ihre Erfahrungen über die Schrumpfungstendenz des gestielten Lappens am Defektort mitteilen? Der Verschluß der Entnahmestelle ist ja unproblematisch.

C. Walter (Heiden): Nach der Verwendung von Composite Grafts empfiehlt sich neben der Gabe von Antibiotika auch die Verordnung von Cortison in höherer Dosierung für 4–5 Tage. Dies verbessert die Durchblutung mehr als vasodilatorische Medikamente. Vom 5. postop. Tag an erhalten die Patienten individuell angepaßte Platzhalter, die sie 3–4 Monate tragen sollen.

G. Rettinger (Schlußwort):
Zu Herrn Kleinfeldt: Bei freien Transplantaten im Bereich der Nasenspitze müssen Flügelknorpel mit Perichondrium vorhanden sein, was bei Defekten eher selten der Fall ist. Rotationslappen von der Wange haben den Nachteil, daß die Nasenflügelfurche und damit die Grenze zwischen zwei ästhetischen Bezirken verstreicht.

Zu Herrn Münker: Die historischen Urheberschaften der erwähnten Techniken habe ich genannt. Die verschiedenen Möglichkeiten der Expanderverwendung habe ich beschränkt auf die Vorbereitung eines Stirnlappens als Langzeitexpansion.

Zu Herrn Ey: Die italienische Methode der Nasenrekonstruktion hat den Nachteil, wie der gezeigte freitransplantierte, mikrovaskulär anastomierte Unterarmlappen, daß die Spenderhaut in Farbe, Textur und Dicke nicht mit der Gesichtshaut harmoniert und die neugebildete Nase fremd wirkt. Außerdem kann die notwendige Armfixation nur robusten Patienten zugemutet werden, deren Anzahl anscheinend im Abnehmen begriffen ist.

Zu Herrn Kastenbauer: Eine durch Expander vorgedehnte Haut neigt zur Schrumpfung, so daß mit einer Verziehung der rekonstruierten Nasenspitze und Nasenflügel zu rechnen ist.

81. H. Weerda (Lübeck):
Weichteilverletzungen im Ohrbereich und ihre Versorgung

Durch die exponierte Lage der Ohrmuschel kommt es zu einer Vielzal von verschiedenen Verletzungen.

Frische Serome und Hämatome werden von uns auf der Seite der Schwellung in einer natürlichen Falte inzidiert, Blutkoagel werden entfernt und das Hautperichondriumblatt nach Naht der Inzisionswunde mit Fibrinkleber und durchgreifenden Matratzennähten fixiert. Bei frischen Teilabrissen wird bei guter Durchblutung das abgerissene Teilstück von hinten nach vorne mit feinem Nahtmaterial in anatomisch richtiger Lage wieder angenäht. Bei kompletten Abrissen konnte nur bei einem sehr kleinen Helixabriß von

2,6×0,8 cm dieses Stück als Composite Graft replantiert werden. Bei über 20 anderen Abrissen kam es zu Nekrosen. Bessere Einheilungschancen bieten die Replantation mit mikrovaskulärer Anastomose (s. Vortrag Draws). Nach der Methode von Baudet und Arfai ist bei einer Replantation innerhalb von 24 Stunden eine komplette Einheilung zu erwarten.

Bei Teildefekten oder bei kompletten Abrissen oder Verlusten der Ohrmuschel ist eine Spätrekonstruktion erforderlich.

Bei kleinen Defekten im Bereich des Crus helicis, im Bereich der oberen oder hinteren Helix sowie im Bereich des Lobulus wird mit kleinen Rollappen aus der unbehaarten Haut der retroauriculären Region, oben oder unten gestielt, der Defekt wieder hergestellt. Zur Abstützung kann Knorpel aus der Concha der gleichen oder der Gegenseite verwendet werden. Bei *größeren Teilabrissen* der oberen oder hinteren Ohrmuschel verwenden wir in der Regel als Stütze autologen Knorpel der 7. oder 6. Rippe der gleichen Seite. Mit einem haarfreien Lappen der retroauriculären Region wird der Defekt gedeckt und mit durchgreifenden Matratzennähten die Scapha und die Helix ausgeformt. Nach fünf bis sechs Wochen wird entlang der Helix die Ohrmuschel abgetrennt und die postauriculäre Region mit einem dicken Spalthauttransplantat aus der Leiste oder vom Gesäß gedeckt. Evtl. werden später kleinere Korrekturen notwendig.

Der *Lobulus* kann durch einen Doppellappen nach Gavello rekonstruiert werden.

Nach *totalem Abriß* (Abb. 1 a) wird eine Schablone des gesunden Ohres aus durchsichtiger Kunststoffolie angefertigt. Entsprechend der Schablone wird aus der 7. und 8. oder 7. und 6. Rippe der gleichen Seite ein Ohrmuschelgerüst geschnitzt und dieses in eine präparierte Tasche in anatomisch richtiger Lage eingesetzt. Mit durchgreifenden Matratzennähten werden die Konturen der Helix und der Concha ausgeformt (Abb. 1 b). Nach fünf Wochen wird entlang der Helix inzidiert, die Rückseite der Ohrmuschel wird so frei präpariert, so daß ein gutes Lager von Granulationsgewebe das Stützgerüst umgibt. Auf dieses Stützgerüst wird dann mit Fibrinkleber (Fa. Immuno, Heidelberg) ein freies Transplantat vom Gesäß aufgeklebt und mit feinem Nahtmaterial an der Helixschnittkante fixiert. Weitere Narbenkorrekturen, Vertiefung der Scapha, Vertiefung der Concha oder andere Korrekturen werden, wenn nötig, nach weiteren fünf bis sechs Wochen durchgeführt (Abb. 1 c).

Bankknorpel oder alloplastische Materialien werden von uns nach schlechten Erfahrungen aus früheren Jahren nicht verwendet. Bei starker Vernarbung oder bei Verbrennungen kann das Ohrmuschelgerüst mit der parietotemporalen Faszie der gleichen Seite umhüllt und dann mit einem Vollhauttransplantat der retroauriculären Region der Gegenseite abgedeckt werden. Bei rigider Haut, besonders nach Verbrennungen, muß die Haut der auriculären Region mit Expandern vorgedehnt werden. Epithesen haben sich bei jungen Patienten nicht bewährt. Sie werden nur noch

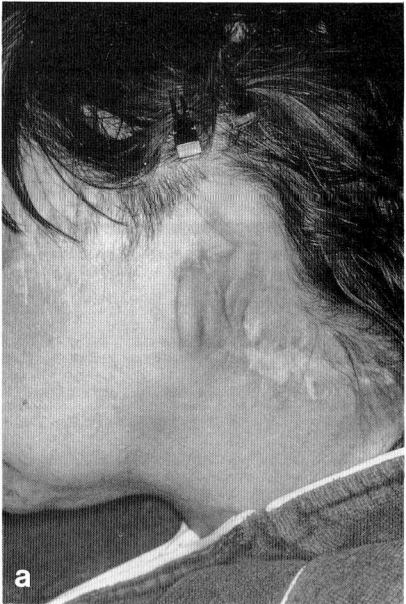 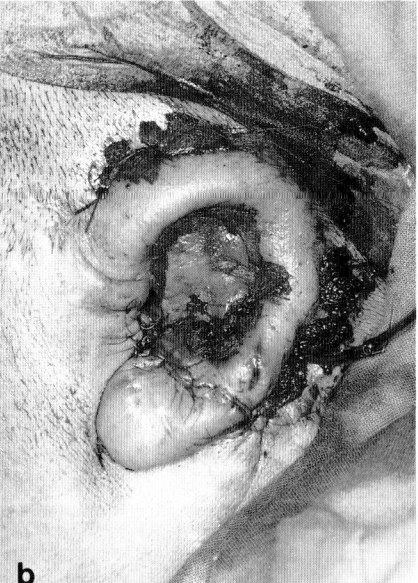 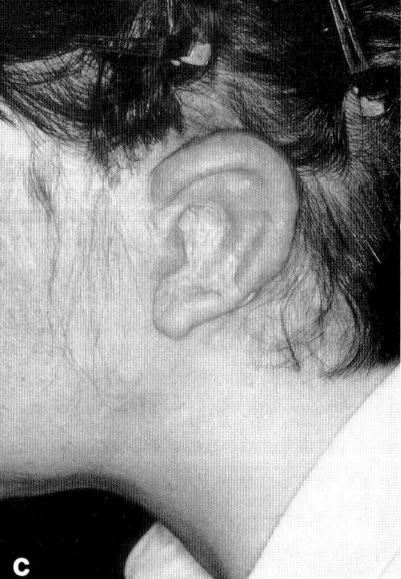

Abb. 1. a Ohrmuschelabriß mit Lazeration der Umgebung. **b** Zustand nach Ohrmuschelaufbau mit autologem Rippenknorpelgerüst.

Ausformen der Ohrmuschel mit über Tupfern geknüpften Matratzennähten. **c** Zustand ein Jahr nach Ohrmuschelrekonstruktion und Narbenkorrektur

gelegentlich bei alten Patienten angefertigt, wenn mehrere Operationen in Narkose nicht möglich sind oder vom Patienten nicht gewünscht werden.

C. Walter (Heiden): Bei der Verwendung von Gewebeexpandern bildet sich eine bindegewebige Kapsel, die die Haut nach Langzeitdehnung schwerer modellierbar macht. Sowohl bei der Schnell- und Langzeitdehnung kann die einsetzende Hautschrumpfung das primäre gute Ergebnis beeinträchtigen.

Gaben von Cortison in den Expander scheint die Kapselbildung zu verringern. Postoperativ muß die verlagerte Haut dank Kompression für 2–3 Monate an einer Schrumpfung gehindert werden. Im Gesicht bietet sich dafür die Gummistrumpfmaske an. Für die Ohrrekonstruktion hat sich in der Nachbehandlung eine angefertigte Ohrmuschelmoulage bewährt. Sie besteht aus Silikon, Weichkautschuk und paßt sich dem neuen Ohrmuschelrelief an. Pat. sollten sie 2–3 Monate tragen, um zu vermeiden, daß Hautschrumpfungen die neue Ohrmuschel wieder verziehen.

E. Kastenbauer (München): Verwenden Sie zur Dehnung von haarloser, ortsständiger Haut den Gewebeexpander und wie sind Ihre Erfahrungen mit der Schrumpfungstendenz der gedehnten Haut?

T. P. U. Wustrow (München): Sie haben bei der Versorgung des Othämatoms das Vorgehen von vorne angegeben. Herrmann hat die Methode der Knorpelfensterung von hinten angegeben. Ändern Sie den Zugang von vorne oder von hinten, je nachdem ob es sich um ein frisches oder altes Othämatom handelt?

H. Weerda (Schlußwort):
Herrmann hat ja vorgeschlagen, immer von hinten nach Fensterung des Knorpels das Hämatom auszuräumen. Dies hat sich uns nicht bewährt, da oft z. T. schon organisierte Blutkoagel aus größeren Taschen entfernt werden müssen. Die Narben in den natürlichen Falten der Ohrmuschelvorderseite sind kosmetisch unauffällig.

Wir haben häufig eine Kurzzeit-Expansion über 2 bis 2 1/2 Stunden eingesetzt. Man meint hier einen geringen Hautzuwachs zu sehen. Langzeit-Expansionen führen wir seit einiger Zeit durch, auch hier ist ein guter Hautzuwachs zu verzeichnen. Da wir wegen der geringen Anzahl solcher Expandereinsätze noch keine allzugroßen Erfahrungen haben, möchte ich diese Methode noch nicht für die Ohrmuschelrekonstruktion empfehlen. Ich darf hier aber auf die Literatur von Nordström verweisen, der den Expander generell bei größeren Ohrmuschelrekonstruktionen verwendet.

Plastische Chirurgie I

82. S. Botev, P. Bumm, C. Walter (Augsburg/Heiden):
Ergebnisse der Nasenklappenerweiterungsplastik nach Walter
bei Nasenflügelansaugphänomen

Für das Nasenflügelansaugphänomen gibt es verschiedene Ursachen. Deshalb ist eine exakte rhinologische Diagnostik erforderlich.

Berichtet werden soll über 34 Patienten unseres Krankengutes, bei denen funktionelle Septorhinoplastiken, Septumplastiken mit Columellaverschmälerung oder Conchotomien extern durchgeführt wurden, ohne daß von den Patienten eine subjektive Verbesserung der Nasenatmung angegeben worden war.

Aufgrund der rhinoskopischen und rhinomanometrischen Untersuchungen sind für diese Studie nur solche Fälle herangezogen worden, bei denen die Ursache der behinderten Nasenatmung äußerlich sichtbar durch das Nasenflügelansaugphänomen allein im Bereich der Minkschen Nasenklappe lag.

Es wurden folgende pathologische Befunde festgestellt:

1. Restseptumdeviation in Regio II nach Cottle mit ein- oder beidseitiger Deformierung der Nasenklappe.
2. Fehlende Nasenspitzenprotektion – Folge einer ausgedehnten Resektion der vorderen Septumkante mit unphysiologischer Deformation der Nasenklappe durch Hineinrollen ins Vestibulum der vorderen Kante des Dreiecksknorpels.
3. Postoperativ entstandene Synechien oder zu breite vordere Septumkanten.
4. Die interessanteste Patientengruppe stellten diejenigen Patienten dar, die eine gerade Nasenscheidewand und gute Stützfunktionen hatten und bei denen die behinderte Nasenatmung eine alleinige Folge der zu engen Nasenklappe ist. Bei diesen Patienten beträgt der Winkel zwischen dem Septum und Dreiecksknorpel, die sogenannte Minksche Klappe, unter 15° (nach E. Kern).

Die von Walter schon 1959 beschriebene Nasenklappenerweiterungsplastik unterscheidet sich deutlich von den von Fomo (1960), Hagen (1965), Martin (1968) und Masing (1971) vorgeschlagenen Techniken zur Beseitigung des Nasenflügelansaugphänomens. Im Gegensatz zu den erwähnten Techniken ist die Waltersche Technik die Methode, mit der die Minksche Klappe direkt erweitert wird. Operativ wird diese Technik in folgenden einzelnen Schritten durchgeführt (Abb. 1a, b). Zuerst wird zur Erweiterung der verengten Nasenklappen bds. eine Längsinzision zur Abtrennung des Dreiecksknorpels vom Septum angelegt. Diese knorpelspaltende Inzision durchtrennt auch die Schleimhaut.

Zur Bildung des Vestibulum-Hautknorpellappens, den wir zur Stabilisierung der Nasenklappe benötigen,

wurden ein interkartilaginärer und ein intrakartilaginärer Schnitt angelegt. Der erste interkartilaginäre Schnitt (hier caudal) liegt entlang der Vorderkante des Dreiecksknorpels und der zweite (cephale) spaltet das Crus laterale des Flügelknorpels. Durch die Zusammenführung der beiden Schnitte wird lateral die Länge des Lappens bestimmt. Der so gebildete Vestibulumhaut-Nasenflügelknorpellappen ist im Nasendombereich gestielt.

Dieser intranasal gebildete Transpositionslappen wird in die durch die Längsinzision zwischen Dreiecksknorpel und Septumknorpel geschaffene Rinne geschwenkt. Vorher wird der laterale Punkt des Lappens mit einem Zügelfaden armiert, von innen nach außen am Nasenrücken an der Knorpelknochengrenze durchstochen und über einen Spitztupfer geknüpft. Die postoperativ durchgeführten rhinologischen Nachuntersuchungen haben gezeigt, daß der Vestibulumhaut-Nasenflügelknorpellappen sowohl bei den Patienten mit Septumrevision kombiniert mit Walterplastiken als auch bei den Patienten mit alleiniger Walterplastik ausreichende Stabilität gegen die Zugkräfte im Nasenklappenbereich aufweisen. Dadurch wird eine zufriedenstellende Nasenatmung erreicht.

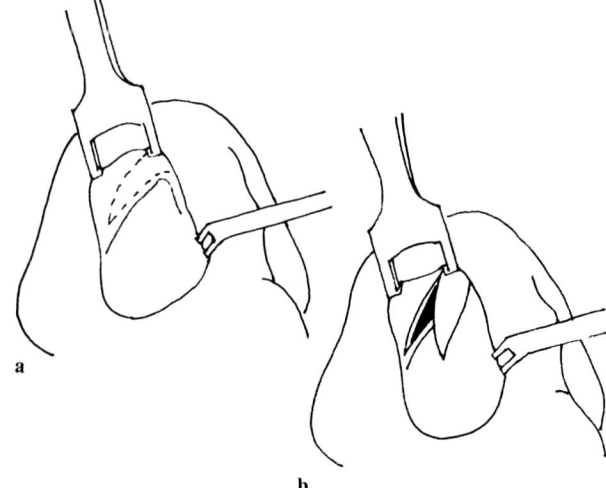

Abb. 1a, b. Schnittführung (a) mit Bildung des Walterlappens (b)

83. F. Schauss, W. Draf (Fulda):
Indikation, Technik und Ergebnisse der offenen Septorhinoplastik

In den 20er und 30er Jahren entwickelten namhafte Rhinochirurgen verschiedene Zugänge für die offene Rhinoplastik. Dieser Zugang wurde dann später besonders von Serter und Padovan weiterentwickelt. Nach 1973 verbreitete Goodman diesen Zugang im angelsächsischen Raum.

Bei der Gegenüberstellung der Eigenschaften der geschlossenen und der offenen Septorhinoplastik sind insbesondere 3 Punkte hervorzuheben.

1. Freilegung und Verschluß sind bei der offenen Rhinoplastik zeitaufwendiger.
2. Die offene Rhinoplastik ermöglicht eine übersichtliche Darstellung des Operationsgebietes.
3. Bei der offenen Septorhinoplastik bleibt eine mehr oder weniger sichtbare Columellanarbe bestehen.

In der Klinik für HNO-Krankheiten und Plastische Gesichtschirurgie des Klinikums Fulda führen wir eine offene Septorhinoplastik in etwa 5% aller Nasenplastiken durch.

Das Anwendungsgebiet der offenen Septorhinoplastik besteht nach unserer Auffassung in der Möglichkeit komplizierter oder ausgedehnter Operationsschritte mit dem Ziel, eine Optimierung des Ergebnisses durchzuführen. Eine offene Septorhinoplastik führen wir in folgenden Fällen durch: Bei ausgeprägten Mißbildungen, bei schwieriger Revision und zum Verschluß großer Septumperforationen.

R. Siegert (Lübeck): Habe ich es richtig gesehen, daß Sie die V-Y-Plastik bei dem Patienten mit voroperierter LK-Spalte auf der spaltfreien Seite angelegt haben und wenn ja, warum?

R. Münker (Stuttgart): 1985 habe ich, angeregt von den Mitteilungen von Anderson, die offene Rhinoplastik bei den verschiedenen Deformierungen eingesetzt und die Ergebnisse publiziert. Damals betrug unser Anteil ca. 10% offene Rhinoplastiken. Inzwischen setzen wir die Methode nur noch in vereinzelten Fällen von Spaltnasen und Septumperforationen ein. Vor allem den gestörten Lymphabfluß der Nasenspitze mit der Folge protrahierter Schwellungszustände empfinden wir als Nachteil.

F. Schauss (Schlußwort):
Zu Herrn Siegert: Der Schnitt wurde rechts gelegt, weil die Narbe der L-K-G-Spalte links gelegen, und weil sie korrigiert werden sollte. Durch diese Schnittlage konnte das unschöne Philtrum kosmetisch günstiger gebildet werden.

84. A. Rauchfuss (Hamburg):
Der sublabiale Zugang bei Rhinoplastik

Ein sublabialer Zugang zum Nasenseptum wurde 1908 von Kretschmann ausführlich beschrieben, wobei er sich auf frühere Arbeiten anderer Autoren bezog und ihn bei der submucösen Septumresektion empfahl. Dieses sog. „enorale Verfahren" blieb nicht unumstritten. Katz (1913) bezeichnete es als „wesentlich schwereren Eingriff als die endonasale Operation, ... der nur in seltenen Ausnahmefällen auch einmal in Anwendung kommen kann".

Hier wird unsere Erfahrung mit dem sublabialen Zugang bei Rhinoplastik mitgeteilt. – Von einem Schleimhaut-Schnitt im Bereich der Gingivo-Labial-Falte (in Kombination mit einer Frenulum-Z-Plastik) werden der Boden der Apertura piriformis, die Spina nasalis und die Septumvorderkante dargestellt. Bei leerem vorderen Septum werden eine Columellatasche sowie eine Septumschleimhauttasche angelegt. Von diesem Zugang aus ist die Präparation des Nasenrückens (bei posttraumatischen Sattelnasen oder bei dislozierten Implantaten) ebenfalls möglich. Das Vorgehen kann mit Etagenosteotomien (ebenfalls vom Mundvorhof ausgehend) kombiniert werden.

Plastisch-rekonstruktive Maßnahmen (Ausgleich von Sattelnasen, Aufbau der Columella und des vorderen Nasenseptums, Auffüttern des posttraumatisch eingesunkenen Oberkiefers unter Verwendung autologen Rippen- oder Ohrmuschelknorpels) ist jeweils unter Sicht möglich.

Der sublabiale Zugang ist indiziert bei Revisionsrhinoplastiken (Walter, pers. Mitteilung), bei Problemen, die sich aus einer leeren Columella und einem leeren Septum ergeben, sowie beim Nasenaufbau, z. B. nach Mittelgesichtstraumen. Insbesondere dann sollte sublabial vorgegangen werden, wenn bereits Narben im Bereich des Naseneinganges, vor allem im Septumbereich, vorliegen, aber auch dann, wenn zusätzliche Korrekturen (z. B. im Bereich der Nasenflügel) vorgesehen sind.

R. Münker (Stuttgart): Mit dem sublabialen Zugang habe ich persönliche Erfahrungen seit fast 20 Jahren. Der Vorteil liegt in einer sehr guten Darstellbarkeit der Spina nasalis. Die früher üblichen L-Späne ließen sich so hervorragend einbringen und verankern. Seit aber andere Rekonstruktionsmethoden der Sattelnase angewendet werden, hat der sublabiale Zugang in unserer Hand heute nur noch eine geringe Bedeutung.

R. Reck (Göttingen): Beim sublabialen Zugang entsteht für Doppelspäne (Nasenrücken/Columella) ein durchgehendes Transplantatlager. Die Plazierung von Doppelspänen in zwei getrennten Taschen ist für die Fixierung der Späne sicherer und reduziert die Möglichkeit für postoperative Komplikationen bei der Einheilung.

M. Münzel (Hamburg): Ein Nachteil des sublabialen Zugangs zur Rhinoplastik ist, daß es häufig zu Schwellungszuständen im Bereich der Oberlippe kommen kann. Was tun Sie, um dies zu verhindern, und was kann man nach eingetretener Schwellung Ihrer Erfahrung nach zur Behandlung tun?

A. Rauchfuss (Schlußwort):
Zu Herrn Münker: Der sublabiale Zugang gestattet eine gute Übersicht. Allerdings muß nochmals betont werden, daß er nur in speziellen Fällen angewendet werden soll.

Zu Herrn Reck: Bei der Präparation entsteht eine große „zusammenhängende Hauttasche". Aufgrund der Elastizität der Gesichtshaut kommt es dennoch nicht zu Verlagerungen von transplantiertem Knorpel.

Zu Herrn Münzel: Schwellungen im Bereich der Oberlippe treten nach unserer Erfahrung dann auf, wenn die Schleimhautinzision im Mundvorhof zu klein ist und daher bei der weiteren Präparation das Gewebe der Oberlippe durch die Instrumente gequetscht wird.

85. E. Müller-Hermann (Rottweil):
Zungenschleimhauttransplantat für die Nasenseptumchirurgie

Die Behandlung bei chron. Epistaxis und beim Morbus Rendu-Osler besteht in der Resektion der erkrankten Schleimhaut und dem Ersatz durch Spalthautlappen. Diese von Saunders angegebene Technik wurde von verschiedenen Autoren (Levy u. Hammond 1962; Denecke 1964; Kastenbauer 1977; Masing et al. 1980) u. v. a. modifiziert.

Kastenbauer empfahl beim zusätzlichen Vorliegen einer Septumperforation die Deckung mit einem fronto-temporalen Lappen nach Schmidt-Meyer.

Nach unseren Erfahrungen waren die Erfolge mit den angegebenen Techniken hinsichtlich der Epistaxis sehr gut. Leider neigten die operierten Nasen je nach Operationstechnik zu Ventilationsbehinderung durch Borkenbildung und durch die Dicke des verwendeten Transplantates. Nicht selten kam eine lästige Geruchsbelästigung hinzu.

Wir haben deshalb nach Erfahrungen mit verschiedenen Techniken ein freies Zungenschleimhauttransplantat zum Schleimhautersatz bei chron.-rez. Epistaxis verwendet. Dieses Zungenschleimhauttransplantat zeigte gegenüber den bisherigen Operationstechniken wesentliche Vorteile. Gute Einheilungstendenz auf dem Septumperichondrium. Das Transplantat besitzt ein mehrschichtiges, unverhorntes Plattenepithel mit mukösen Drüsen und wird nach unseren Untersuchungen im Laufe der Zeit von mehrzeiligem Flimmerepithel überzogen. Hierdurch wird die lästige Borkenbildung vermieden. Sollte das Transplantat nicht zur Einheilung kommen, kann der Eingriff problemlos wiederholt werden.

Nach ausgezeichneten, endoskopischen und funktionellen Resultaten haben wir die Technik für kleine Septumperforationen modifiziert. In die Septumperforation wird mittels „upside down"-Technik Knochen oder Knorpel verlagert. Daraufhin wird der Zungenschleimhautcraft mit der Aponeurosis linguae unter Verwendung von Fibrinkleber in einer speziellen Sandwichtechnik transplantiert. Die Einheilung des Crafts wird durch die Auflage von Gelfoam unterstützt. Eingenähte Splints stabilisieren den Rekonstruktionsbe-

reich und sollten frühestens nach 6 Wochen entfernt werden.

Histologische Untersuchungen an eingeheilten Zungenschleimhauttransplantaten zeigen nach 4 bis 6 Monaten einen teilweisen Ersatz mit respiratorischem Epithel.

Ergebnisse

Bislang haben wir mit diesen Techniken 16 Pat. operiert. 9 Patienten kamen wegen chron. Epistaxis zur Operation, 7 davon wurden beidseits operiert. Bei allen 9 Patienten heilte das Zungenschleimhauttransplantat sehr gut ein, rez. Epistaxis wurde in keinem Fall mehr beobachtet. 6 Patienten mit spontan häufig blutender Septumperforation wurden ebenfalls mit dieser Technik versorgt. Hierbei wurde in einem Fall nach Monaten eine stecknadelkopfgroße Reperforation beobachtet, die inzwischen durch ergänzende Zungenschleimhautplastik geschlossen wurde. Bei allen 16 operierten Patienten konnte ein ausgezeichnetes funktionelles Resultat erzielt werden.

B. P. E. Clasen (München): Sie haben eine Methode zum Septumperforationsverschluß gezeigt; auf Ihren Dias war eine sehr kleine Perforation zu sehen, die auch mit einem ortsständigen Schwenklappen aus der Septumschleimhaut zu decken gewesen wäre. Bis zu welcher Größe meinen Sie Perforationen mit der von Ihnen vorgestellten Technik verschließen zu können?

J. Hug (Luzern/Schweiz): Welche Erfahrungen haben Sie bei Verschluß von Septumperforationen? Welche Nachteile sehen Sie bei der Fascia lata?

E. Kastenbauer (München): Sie erwähnen in der Einleitung Ihres Vortrages eine Methode zum Septumperforationsverschluß mit einem gestielten Stirnhautlappen zu verschließen. Dies trifft natürlich nur auf die Rekonstruktion von subtotalen und totalen Nasenseptumperforationen zu. Für die von Ihnen gezeigten Perforationen bedienen wir uns ortsständiger Plastiken unter Verwendung von Conchaknorpel. Damit können Sie auf einer Seite eine komplette Rekonstruktion mit defektnaher Schleimhaut schaffen und können dann ein Conchaknorpel-Transplantat mit Perichondrium (auf beiden Seiten) einlegen. Damit findet auf der primär schleimhautfreien Seite durch Einsprossen von Gefäßen in das Perichondrium ein Transplantatanschluß ähnlich wie bei Tympanoplastik statt. Entscheidend ist, daß die Schienung des Septums mit Silastik-Endoprothesen mindestens über 12–14 Tage erfolgt, da die „feuchte Kammer" zwischen Endoprothese und Septum für den Transplantateinbau von eminenter Bedeutung ist.

E. Müller-Hermann (Schlußwort):
Zu Herrn Clasen: Die gezeigte Größe der Septumperforation ist lediglich beispielhaft. Für kleine Perforationen gibt es zahlreiche gute

Möglichkeiten eines Verschlusses. Unsere Methode ist auch für größere Defekte geeignet.

Zu Herrn Hug: Mit Fascia lata haben wir auch sehr gute Erfahrungen gemacht, jedoch ist mit einer längeren Granulationszeit wegen der fehlenden Epithelbedeckung zu rechnen.

Zu Herrn Kastenbauer: Die von uns vorgeschlagene Technik mit Knochen- und Knorpelverlagerung ist auch für größere Septumdefekte geeignet. Die von Ihnen vorgeschlagene Modifikation des fronto-temporalen Lappens nach Schmidt-Meyer ist natürlich für sehr große Septumdefekte, z. B. Tumorresektion, gedacht.

86. A. Koch, C. Andes, P. Federspil (Homburg/Saar): Die Ohrmuschelplastik nach Mustardé – Ergebnisse und Komplikationen

Material

Um die Ergebnisse unserer hausintern abgewandelten Technik nach Mustardé zur Ohranlegung zu untersuchen, wurden zunächst die Krankenakten von 340 Patienten retrospektiv ausgewertet. An die Patienten wurde ein Fragebogen verschickt und alle wurden zu einer Nachuntersuchung einbestellt. 231 Patienten haben unseren Fragebogen beantwortet und 150 kamen zur Nachuntersuchung.

Zum Zeitpunkt der Operation war der jüngste Patient 5 Jahre, der älteste 36 Jahre alt (Mittelwert 14,7 Jahre). Bis zur Nachuntersuchung vergingen je nach Patient zwischen 4 Monaten und 13 Jahren.

Operationsmethode

Präoperativ ist eine genaue Analyse und Photodokumentation der zu korrigierenden Deformität erforderlich. Eine gründliche und offene Aufklärung bezüglich der zu erwartenden Ergebnisse und möglichen Komplikationen gerade dieser im jugendlichen oder erwachsenen Alter oft in psychologischer Hinsicht stigmatisierten Patienten ist wichtig. In Übereinstimmung mit den interessanten Arbeiten von Pellnitz (1962) halten wir ein Alter von 5 bis 6 Jahren als ideal für den Eingriff. Die Operation kann ohne weiteres in Lokalanästhesie, in der Regel jedoch in Vollnarkose, durchgeführt werden.

Die Nahttechnik von Mustardé wird im Prinzip beibehalten, jedoch etwas abgewandelt und erweitert, um den verschiedenen ästhetischen Problemen gerecht zu werden. Als Nahtmaterial wurde zunächst Mersilene® und anschließend Dexon® verwendet. Seit dieser Nachuntersuchung kommt nur noch Gore-tex® zur Anwendung. Mindestens 3 bis 4 Faltungsnähte sind erforderlich. Bei einer ausgeprägten Conchahyperplasie werden die retroauriculären Weichteile entfernt. Zusätzlich wird die Concha rotiert. Auf einen ausreichend weiten Gehörgangseinsatz ist zu achten. Bei zu festem, dicken Knorpel kann eine gezielte Knorpelschwächung im Bereiche der Anthelixfaltung durch Abschleifen vorgenommen werden. Ein zu weit abstehendes Ohrläppchen wird zusätzlich durch eine retroauriculäre Hautexzision korrigiert.

Ergebnisse

Die Auswertung der Fragebögen ergab in 84,2% der Fälle ein sehr gutes oder gutes Ergebnis in den Augen der Patienten selbst. Zählt man die 7,2% hinzu, die nur zufrieden waren, so ergibt dies immerhin 91,4% mindestens zufriedene Patienten. Wesentliche Änderungen über die Jahre hinweg waren nicht zu erkennen. Das objektivere und kritische Urteil des nachuntersuchenden Arztes ergab nur in 44,7% der Fälle ein sehr schönes oder schönes Resultat, während 40% der Ergebnisse nur zufriedenstellend waren. Zusammen ergibt dies 84,7% mindestens zufriedenstellende postoperative Befunde.

Die postoperativ aufgetretenen Komplikationen und ästhetisch störenden Veränderungen sind in Tabelle 1 und 2 wiedergegeben.

Tabelle 1

Frühkomplikationen (n = 462 Ohren)		Spätkomplikationen (n = 300 Ohren)	
– retroauriculäre Hämatome	6	– Keloide	4
– Wundreizung bzw. -infektion	18	– Granulome (Mersilene)	28
– beginnende Perichondritis	1	Überempfindlichkeit (Kälte, Berührung)	15
		– (Teil)rezidive	26

Tabelle 2

Postoperativ ästhetisch störend (n = 300 Ohren)

– Ohrläppchen oder Cauda helicis abstehend	21
– Conchahyperplasie	30
– Relief der Anthelix störend	57
– Gehörgangseingang eingeengt	2
– retroauriculäre Falte zu klein	7
– Asymmetrie (Patienten)	14

Diskussion

Seit der ersten Publikation von Ely (1881) zu diesem Thema sind mehr als 40 verschiedene Techniken und Variationen veröffentlicht worden. Dies ist der Beweis dafür, daß bis heute das Problem der Korrektur abstehender Ohren nicht gelöst ist. Eine universelle, einfache Technik für alle Fälle gibt es nicht. Unsere Methode, die eine veränderte Nahttechnik nach Mustardé darstellt, scheint auch auf lange Sicht zufriedenstellende Ergebnisse sowohl für den Patienten, als auch für den Chirurgen selbst zu ermöglichen, wenn man die Grundtechnik je nach der präoperativ gegebenen Situation, wie oben erwähnt, erweitert. Das heute zur Anwendung kommende Gore-tex® verbindet die Vorteile des Mersilene und des Dexon, ohne deren Nachteile zu besitzen: Es ist ungefärbt (nicht von außen sichtbar), löst sich nicht auf (kaum Rezidive und Asymmetrien) und besitzt keine Neigung zu Granulomen (entsprechend der Literatur und unserer eigenen Erfahrung). Um das von Mustardé bereits beschriebene postoperativ auftretende Abstehen des oberen Poles der Concha zu vermeiden, muß in jedem Falle in diesem Bereich eine Haltenaht angebracht werden, auch wenn dies intraoperativ nicht erforderlich scheint. Des weiteren stimmen wir mit Jost überein, der in seinem „Atlas de chirurgie esthétique plastique" (1975) eine leichte Überkorrektur fordert, ohne die der Patient oft nicht zufrieden ist. Ein entscheidender Vorteil unserer Methode im Vergleich zu den Schnittechniken ist das insgesamt schonende, den Knorpel im Prinzip erhaltende Vorgehen: Eine Revision und sogar die Anwendung eines anderen Verfahrens ist problemlos möglich.

M. Handrock (Hamburg): Nach Ihrer Statistik hatten Sie bei mehr als 10% eine Wundinfektion. Bei dieser vergleichsweise hohen Anzahl an Infektionen ist es meiner Ansicht nach empfehlenswert, eine perioperative Antibiotikaprophylaxe durchzuführen.

C. Walter (Heiden): Was machen Sie für die Korrektur der großen Scapha oder bei Helixranddeformitäten? Aus der großen Zahl der Rezidive, die Sie angegeben haben, läßt sich doch wünschen, daß man mehr einer Technik zuneigen sollte, mit der alle Ohrmuscheldeformitäten korrigierbar sind.

E. Haas (Karlsruhe): Sie wenden routinemäßig die Nahttechnik bei allen abstehenden Ohren an, unabhängig von der Beschaffenheit des Ohrmuschelknorpels. Dies muß bei rigidem Knorpel zu den von Ihnen beobachteten relativ zahlreichen Rezidiven führen. Bei entsprechender Knorpelrigidität sollte deshalb eine Schnitt-Nahttechnik praktiziert werden.

R. Münker (Stuttgart): Letztes Jahr hatte ich die Gelegenheit, im Operationskurs der Homburger Klinik als Alternative zu den Methoden von Mustardé und Converse das Vorgehen nach Reichert/Münker zu demonstrieren. Die älteren Techniken leben im Prinzip von der Sicherheit der eingebrachten Haltenähte. Schneiden sie durch oder stoßen sie aufgrund einer Allergie oder Infektion ab, ist das Rezidiv programmiert. Durch Formung der Anthelix an der Vorderfläche nach der von uns geübten Technik beachten wir das natürliche Spannungsgefüge des Knorpels und sind imstande, die Rezidivrate sehr niedrig zu halten. Mein Anliegen mit dieser Diskussionsbemerkung ist, den technisch zwar schwierigen aber auch erfolgreichen Methoden der Ohrmuschelkorrektur zum Durchbruch zu verhelfen.

H. Weerda (Lübeck): Während bei der Converse-Technik, also einer Schnittnaht-Technik, die Elastizität des Knorpels gebrochen wird und dadurch eine gute Ausformung der Scapha erfolgt, haben wir bei den früher durchgeführten Mustardé-Plastiken und ihren Modifikationen häufig eine etwas flache, wenig ausgeformte Scapha im oberen Bereich gesehen. Haben Sie ähnliche Erfahrungen bei Ihrer Methode gemacht?

A. Koch (Schlußwort):
Zu Herrn Handrock: Bei den gefundenen 18 Wundinfektionen handelt es sich im wesentlichen um Wundreizungen und keine regelrechten Infektionen. Eine perioperative Antibiotikagabe ist nicht routinemäßig indiziert.
Zu Herrn Walter: Zur Korrektur der unvollständig ausgebildeten Helix verwenden wir dorsale Inzisionen parallel zum Helixrand, um eine Helixfaltung zu erreichen.
Zu den anderen Diskussionsrednern: Eine ausgeprägte Conchahyperplasie, insbesondere bei rigidem Knorpel, ist mit der Originalmethode nach Mustardé nicht zu korrigieren. Deshalb sind erforderlich:
Exzision der retroauriculären Weichteile,
Mastoidnaht und
Abschleifen des Knorpels im Faltungsbereich.

Die abgewandelte und erneuerte Methode nach Mustardé ergibt zufriedenstellende Ergebnisse. Wir möchten sie nicht als Methode der Wahl betrachten. Die Komplikationen nach anderen Methoden (Othämatom, Perichondritis, unebene unnatürliche und unebene Anthelix, starke postoperative Schmerzen), die wir mit Nachoperationen angehen mußten, ermunterten uns nicht, unsere Methode aufzugeben. Wer glaubt, eine Methode der Wahl zur Otoplastik zu beherrschen, sollte die Ohren zunächst auf längere Zeit nachuntersuchen.

87. W. Gubisch (Stuttgart):
Prinzipien der Ohrmuschelrekonstruktion nach traumatischen Defekten

In den vergangenen 10 Jahren wurden bei 29 Patienten Ohrmuschelrekonstruktionen wegen eines traumatischen Defektes durchgeführt.

Ursache hierfür war meist eine Verletzung im Rahmen eines Verkehrsunfalles oder Bißverletzungen durch Hunde bzw. Pferde.

Das Vorgehen bei der Primärversorgung hängt zunächst einmal davon ab, ob das abgetrennte Ohrmuschelstück gefunden wird und in welchem Zustand sich dieses befindet. Wenn die Dimensionen des Amputates nicht zu groß und die Weichteilverhältnisse intakt sind, so kann das abgetrennte Ohrmuschelstück als Composite Graft verwendet und entsprechend replantiert werden.

Um die Einheilungschancen für das Replantat zu verbessern, kühlen wir dies regelmäßig. Durch einen Verband wird das Operationsgebiet ruhiggestellt.

Sind die Weichteile stark geschädigt, so sind die Chancen einer erfolgreichen Replantation sehr gering. Man sollte deshalb besser den Knorpel denudieren und unter die Mastoidhaut in möglichst anatomisch gerechter Position einlagern, um so optimale Voraussetzungen für eine sekundäre Rekonstruktion zu schaffen. Liegt ein Teil des knorpeligen Ohrmuschelgerüstes frei, so muß bei der Primärversorgung der Knorpel in jedem Fall bedeckt werden, am besten durch eine Nahlappenplastik. Ging das abgetrennte Ohrmuschelstück verloren und liegt kein Knorpel frei, so ist es insbesondere bei stark traumatisierten Hautverhältnissen günstiger, eine sekundäre Ohrmuschelrekonstruktion anzustreben.

Am einfachsten ist das Ohrläppchen zu rekonstruieren. Im Gegensatz zur übrigen Ohrmuschel erfordert dieses kein knorpeliges Gerüst, sondern besteht ausschließlich aus Weichteilgewebe. Da ein Ohrläppchen voluminös ist, kann auch der Lappen, der zur Rekonstruktion herangezogen wird, dick sein, und es besteht somit keine Gefährdung seiner Durchblutung. Die besten Ergebnisse haben wir mit einem retroauriculären Schwenklappen erzielt, dessen Lappenstiel nach 3 Wochen durchtrennt und im Sinne eines Umkipplappens zur Bildung der Ohrläppchenrückfläche verwendet wird. Der Aufbau des Helixrandes ist erheblich schwieriger. Wenn der Defekt flach ist, so genügt es, die Rekonstruktion ausschließlich mit Weichteilgewebe vorzunehmen. Hierfür bietet sich z. B. ein mastoidaler Brückenlappen an, wobei der Hebedefekt dann mit einem Vollhauttransplantat gedeckt werden muß.

Bei tieferen Defekten ist außer dem Hautersatz auch eine knorpelige Abstützung notwendig. Der Knorpel kann aus der gleichseitigen oder der gegenseitigen Ohrmuschel gewonnen werden.

Nach Rekonstruktion des knorpeligen Skeletts wird der Weichteilersatz ebenfalls mit einem mastoidalen Brückenlappen durchgeführt. Die Wiederherstellung des oberen Ohrpols stellt die schwierigste Aufgabe dar. Gerade in diesem Bereich ist die Stabilität des Knorpelgerüstes für die Gesamtkonfiguration der Ohrmuschel entscheidend. Deshalb bevorzugen wir hierfür den dickeren Conchaknorpel (Abb. 1, 2).

Zusammenfassend ist festzustellen, daß das Ziel der Ohrmuschelrekonstruktion die weitestgehende Wiederherstellung einer natürlichen Ohrmuschelform sein muß. Obwohl diese funktionell kaum eine Rolle spielt, so ist sie doch von entscheidender ästhetischer Bedeutung.

H. Weerda (Lübeck): Wir haben ab und zu eine Resorption des transplantierten Ohrmuschelknorpels gesehen. Konnten Sie ähnliche Erfahrungen bei Ihren Rekonstruktionen machen?

W. Gubisch (Schlußwort):
Resorption von autogenen Knorpeltransplantaten aus der Ohrmuschel haben wir bisher nicht beobachtet.

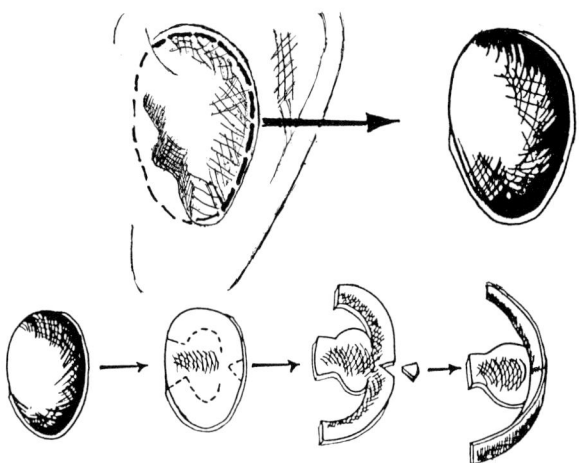

Abb. 1. Schemazeichnung: Rekonstruktion des Knorpelgerüstes zum Ersatz des oberen Ohrpols aus der Concha (n. Schuffenecker)

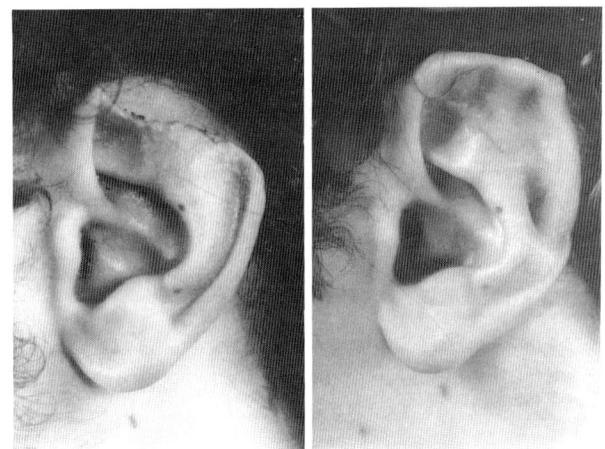

Abb. 2. 18jähriger Patient mit Verlust des oberen Helixpols nach Hundebißverletzung. Rekonstruktion des oberen Ohrpols mit Conchaknorpel von der Gegenseite sowie mit Schwenklappen vom Mastoid

88. G. Bertram, H. Luckhaupt, K.-G. Rose (Dortmund):
Der erweiterte transkonjunktivale Zugang mit lateraler Kanthotomie zu Orbitarand, -boden und Nervus infraorbitalis

Frakturen im Bereich des unteren Orbitarandes, des Orbitabodens im Rahmen von isolierten Blowout-Frakturen, bei lateralen Mittelgesichtsfrakturen und/oder Infraktionen in den Canalis infraorbitalis müssen häufig nach stumpfen Traumen auf das Mittelgesicht auch ohne vorangegangene Kontinuitätsdurchtrennung des deckenden Integuments operativ revidiert werden.

Die zur Darstellung der Frakturen gewählten operativen Zugangswege sind in ihrer überwiegenden Zahl durch nicht vernachlässigbare revisionsbedingte Nebenwirkungen belastet.

Besonders einschneidend sind persistierende Sensibilitätseinbußen in der Wange nach transmaxillärem Vorgehen, postoperative Verziehungen mit Lidfehlstellungen, En- und Ektropium nach Subziliarschnitt oder längerfristige Lymphödeme und unschöne Narben nach transkutanem Infraorbitalschnitt.

Wir wählten seit 1985 zunehmend, seit 1987 nahezu ausschließlich einen transkonjunktivalen Zugangsweg mit ergänzender lateraler Kanthotomie (Stoll et al. 1984) zu Exposition, Revision und Rekonstruktion von Orbitarand und -boden sowie zur Darstellung von Canalis infraorbitalis, der proximalen Anteile der fazialen Kieferhöhlenwand wie auch bei isolierten Impressionsfrakturen des Jochbeins.

Vor 1985 verwendeten wir i.d.R. einen transkutanen, lateral im Verlauf der RSTL (relaxed skin tension lines) abfallenden Infraorbitalschnitt ähnlich dem von Seiferth/Wustrow (1989) in ihrem Handbuchartikel verzeichneten.

Diesen transkutanen Zugangsweg verwenden wir heute nur noch ganz vereinzelt, z. B. zur Entlastung von Retrobulbärhämatomen.

Patienten und Ergebnisse

Von 1985 bis 1990 wurden 49 von 57 Patienten mit frischen Frakturen des unteren und lateralen Orbitarandes (n = 8), isolierten Blow-out- (n = 42) oder Jochbeinimpressionsfrakturen (n = 7) 3 bis 7 Tage nach dem Trauma transkonjunktival mit ergänzender lateraler Kanthotomie revidiert.

42 der 57 Patienten wurden zwischen 2 und 6 Monaten nach operativer Revision über die Ambulanz der HNO-Klinik zur Nachuntersuchung (Visus und Bulbusmotilität) in der Ambulanz der Augenklinik der Städtischen Kliniken konsiliarisch vorgestellt, äußere Inspektion und Kontrolle von sensibler Trigeminusfunktion der operierten Seite erfolgten in der HNO-Klinik.

Von den übrigen 15 Patienten liegen nur die Ergebnisse der Abschlußuntersuchung zum Zeitpunkt der Entlassung vor.

Durch unser geändertes operatives Vorgehen in der *OP-Technik des transkonjunktivalen Vorgehens mit lateraler Kanthotomie* (Stoll et al. 1984) können die wichtigsten durch den Zugangsweg mitbestimmten und bedingt vermeidbaren Nebenwirkungen deutlich reduziert werden:

- Sensibilitätsstörungen in der Wange,
- persistierendes Lymphödem und
- auf Dauer sichtbare Narbenbildung.

Persistierende Einschränkungen der Bulbusmotilität oder traumatisch bedingte Gesichtsasymmetrien können auch bei diesem Zugangsweg ebenso gut wie bei transkutanem infraorbitalem Vorgehen minimiert werden.

Diskussion

Der transkonjunktivale Zugangsweg ermöglicht in gleicher Weise

a) einen optimierten Überblick über alle anatomischen Strukturen des Orbitabodens einschließlich des Canalis infraorbitalis, der proximalen Anteile der fazialen Kieferhöhlenwand, den Processus zygomaticus ossis maxillaris sowie den angrenzenden Arcus zygomaticus;

b) ausreichend Platz sowie Übersicht für stabilisierende osteosynthetische Maßnahmen und

c) eine Schnittführung, die nach Abschluß der Wundheilung keine persistierenden, optisch auffälligen Narben nach sich zieht;

d) nach zusätzlich transnasal ausgeführter Kieferhöhlenfensterung kann auch bei diesem Vorgehen temporär ein Antralballon als Stütze des Orbitabodens eingebracht und vor Verschluß in seiner Lage kontrolliert werden.

Keiner der von uns operierten und nachbeobachteten Patienten klagte über die von anderen operativen Zugängen bekannten unangenehmen Folgen.

Wir sehen nach diesen Erfahrungen das transkonjunktivale Vorgehen mit lateraler Kanthotomie als Zugangsweg der Wahl für die dargelegten Regionen und Strukturen an. Es bietet sich wegen seiner optimalen intraoperativen Übersicht und minimierten revisionsbedingten Folgen sowie praktisch nicht sichtbarer Narbenbildung an. Dies gilt nicht zuletzt für die operative Behandlung der isolierten Blow-out-Fraktur ohne unfallbedingte Verletzungen der Gesichtshaut. Bei posttraumatischen Hautläsionen wird deren Verlauf und Ausdehnung in die Überlegungen zur Planung des operativen Zugangsweges einbezogen.

89. C. Walter (Heiden):
Die Rekonstruktion von traumatischen Mittelgesichtsdefekten unter Verwendung von Hydroxylapatit und Gore-Tex

Die Unfallversorgung Gesichtsverletzter hat gerade für unser Fach eine ganz besondere Bedeutung. Sie sollte aber noch stärkere Beachtung finden, da sonst andere Fachdisziplinen verständlicherweise ein Vakuum füllen.

Zur Ergänzung des Themenkreises einige zusätzliche Bemerkungen:

Häufig konfrontiert mit Problemen der Gewebeaugmentation bei der Rekonstruktion habe ich vor über 10 Jahren Hydroxylapatit und Tricalciumphos-phat als Ersatz für autogenen Knochen versucht. Mit gutem Erfolg, wie jahrelange Nachkontrollen zeigen sollten. Das Implantat wird, subperiostal eingelagert, vom einsetzenden Knochenneubau integriert und gut in neuen Knochen umgewandelt. Der Unterschied zwischen Hydroxylapatit und Tricalciumphosphat besteht darin, daß ersteres nur wenig abgebaut wird, dagegen aber auch einen geringeren Prozentsatz an Umwandlung in körpereigenen Knochen hat.

Bei der Bearbeitung hat sich die diamantstaubbeschichtete Kreissäge bewährt. Danach legen wir die Stücke in antibiotische Lösung einer großen Spritze und erzeugen durch Vakuum einen Unterdruck, durch den die Restluft entweicht und die antibiotische Lösung das Implantat durchtränkt.

Einmal eingesetzt, verbleibt das Stück durch seine rauhe Oberfläche im Gewebe haften. Allmählich wächst es dann ganz fest. Kombiniert mit autogenem Knochen kann man so wertvolles Eigenmaterial sparen.

Vor etwa 4 Jahren wurden wir auf das Material Gore-Tex aufmerksam und führten klinische Versuchsreihen durch, die durchwegs auch positiv ausfielen.

Das Material ist weich, modellier- und schneidbar. Dadurch kann es als Einzelmaterial in Lagen und in Kombination mit anderen Materialien verwendet werden. Darin und in der leichten Bearbeitbarkeit liegt der Vorteil des Gore-Tex.

Noch einige Bemerkungen zu den Spätversorgungen gesichtsverletzter Patienten: Z-Plastiken sind notwendig, um Narben aufzugliedern, speziell bei Kindern, um Wachstumsstörungen am Knochen zu vermeiden. Große Lappenplastiken sind dort notwendig, wo es gilt, flächenhafte Narben zu überdecken. Man kann leider nicht immer auf Gewebeexpander zurückgreifen, die auch ihre eigene Problematik haben.

Otologie III (Innenohr)

90. K. C. Schmitz, P. P. Péré, C. Kronthaler, M. Kraus (München):
Erste Ergebnisse der Auswertung des Ganglion spirale cochleae des Meerschweinchens nach chronischer elektrischer Stimulation des Innenohres am runden Fenster

Die chronische elektrische Stimulation des Innenohres ist ein jetzt bewährtes Verfahren, tauben Patienten zu gehörähnlichen Sensationen und damit der Verbesserung von Kommunikation zu verhelfen. Dieses Verfahren setzt eine entwickelte Hörbahn voraus. Die Reifung der Hörbahn findet beim Menschen, wie auch bei anderen Nesthockern, zum Teil in einer postnatalen Periode unter akustischer Reizung statt.

Bei tauben Neugeborenen fällt dieser Reiz weg. Um die Frage klären zu helfen, ob auch eine chronische elektrische Stimulation des Innenohres zu einer Weiterentwicklung der Hörbahn führen könnte, haben wir ein experimentelles Verfahren zur Durchführung von cochlearen Implantaten bei neugeborenen Meerschweinchen entwickelt.

Bei diesem Verfahren wurde eine Ertaubung neugeborener Meerschweinchen durch intracochleare Injektion isotonischer Kochsalzlösung durchgeführt.

Diese Form der Ertaubung ermöglicht die selektive Zerstörung der Haarzellen, ohne direkte Affektion des N. cochlearis. Anschließend implantierten wir eine einkanalige Elektrode an das runde Fenster der Bulla, eine Referenzelektrode wurde in die Nackenmuskulatur eingebracht.

Die Elektroden wurden von dem Institut für Experimentalphysik in Innsbruck (Fr. Prof. Hochmair) hergestellt.

Prä- und postoperativ, sowie langfristig wurden elektrophysiologische Kontrollen der Ertaubung durch Ableitung von akustisch evozierten Potentialen durchgeführt.

Die mit einem Elektrodenset implantierten Meerschweinchen wurden mit einem Rechteckimpuls variabler Pulsfolgefrequenz – zwischen 800 Hz und 2,7 kHz – und einer Amplitude — zwischen 0 und 4,7 V – chronisch elektrisch stimuliert.

Post mortem wurden die Cochleen in Form von Semidünnschnitten histologisch aufgearbeitet.

Die Degeneration von Neuronen im Ganglion spirale cochleae wurde durch eine quantitative Analyse der Neuronenkerne erfaßt. Bei der hierbei angewandten Methode wurden nach Anschneiden des Modiolus alle 30 µm ein Schnitt von Hand ausgezählt – im Mittel 40 Schnitte pro Cochlea.

Die quantitative Analyse der Neuronenkerne des Ganglion spirale cochlea hat bei den drei im Mittel 20 Tage chronisch elektrisch stimulierten Cochleen durchschnittlich 324 Kerne/Schnitt gezeigt, bei den 10 normalen Cochleen 280 Kerne/Schnitt und bei den kochsalzertaubten Tieren 217 Kerne/Schnitt.

Die ersten Ergebnisse der 3 bisher ausgezählten chronisch elektrisch stimulierten Cochleen zeigen ein vollständiges Verhindern von Neuronenkernen im Ganglion spirale cochleae, die ohne Stimulation nach Ertaubung nachweisbar ist.

In die Diskussion um den Zeitpunkt der Versorgung tauber Kinder mit einem cochlearen Implantat bringen die von uns erkennbaren Ergebnisse ein Argument ein für eine möglichst frühzeitige Versorgung. Eine zuverlässige Aussage wird aber erst nach Auswertung aller 10 chronisch elektrisch stimulierter Cochleen möglich sein.

J. Helms (Würzburg): Wann beginnt ein Meerschweinchen zu hören? Schon intrauterin wie der Mensch, oder erst Tage post partum wie die Ratte?

K. Schmitz (Schlußwort):
Erste objektive Hörprüfungen in Form von Ableitung akustisch evozierter Potentiale wurden 3 Tage post partum durchgeführt und zeigten einen Normalbefund bei einer durchschnittlichen Hörschwelle von 20–30 dB.

91. F. Böhnke, Th. Janssen, H.-J. Steinhoff (München):
Analyse der Wellenausbreitung in der menschlichen Cochlea

Eine wesentliche Ursache für die hohe Anzahl unge-klärter Fragen zum Hörvorgang ist die Unzugänglich-keit des Organs. Die Erforschung der neuronalen Si-gnalverarbeitung des Hörens erfordert aber unbedingt die Kenntnis des Eingangssignals, nämlich die Auslen-kung der mechanisch-elektrischen Wandler in der Cochlea.

Um diese Auslenkung zu bestimmen, haben wir eine Analyse der Anatomie und der mechanischen Eigenschaften der Cochlea durch-geführt. Die Cochlea ist eine kleine flüssigkeitsgefüllte Kammer. Zur Vereinfachung wird sie wie in Abb. 1 abgewickelt betrachtet. In ei-nem verzögerten Ausschnitt zeigt Abb. 2, daß es sich bei der Struk-tur, die üblicherweise als Basilarmembran bezeichnet wird, *nicht* um eine Membran sondern um eine Platte handelt. Die knöchernen Querfasern mit dem hohen Elastizitätsmodul E_y sind in das viel weichere Gewebe mit dem kleineren Elastizitätsmodul E_x eingebet-tet. Da die mechanischen Eigenschaften der Platte in zueinander senkrechten Richtungen sehr unterschiedlich sind, wird die Platte näherungsweise als orthotrop bezeichnet. Das dynamische Verhal-ten der Basilarplatte wird durch Anwendung des Schwerpunktes

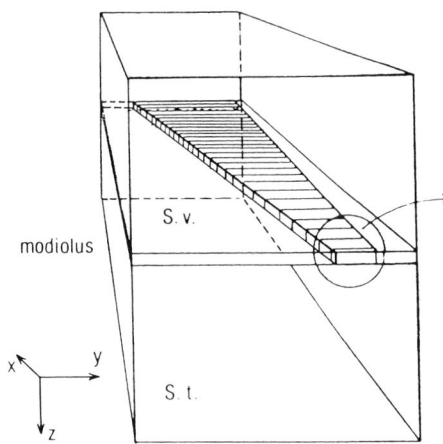

Abb. 1. Kastenmodell der Cochlea

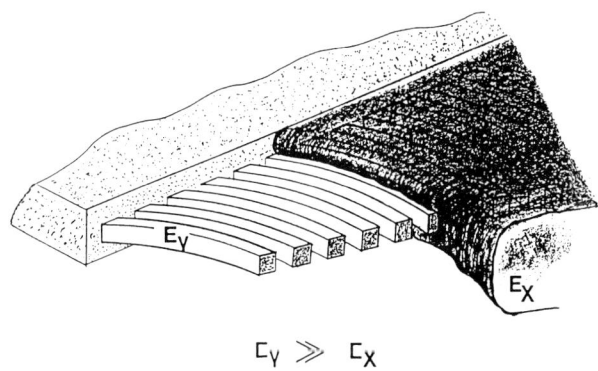

$$C_y \gg C_x$$

Abb. 2. Feinstruktur der Basilarplatte

und des Momentensatzes erfaßt. Durch diesen neuen Ansatz gelingt die Idealisierung der zweidimensionalen trapezförmigen orthotro-pen Platte in der Form des eindimensionalen elastisch gebetteten Balkens. Die Trapezform wird durch die ortsabhängige spezifische Steife berücksichtigt. Der Ansatz gestattet die Studie der Auswir-kung der longitudinalen Kopplung auf die Wellenausbreitung und schafft damit eine Verbindung der bisher meist getrennt betrachte-ten Makro- und Mikromechanik der Cochlea. Die äußere Anregung der Basilarplatte erfolgt durch die Lymphflüssigkeit, deren Wirkung in unserem zweidimensionalen Modell der gesamten Cochlea be-rücksichtigt wird. Die dritte Dimension (y-Richtung) bleibt zu-nächst unberücksichtigt.

Die numerische Lösung der partiellen Differential-gleichungen, die den raum-zeitlichen Wellenausbrei-tungsvorgang beschreiben, erfolgte an einer Großre-chenanlage. Zur Überprüfung der berechneten Werte wurde ein Vergleich mit psychoakustischen Daten ei-nes Experiments zur Tonhöhenlokalisation (Békésy 1963) und mit Meßergebnissen der Elektrocochleogra-phie (Eggermont 1976) durchgeführt. Die berechneten Orte der Auslenkungsmaxima auf der Basilarplatte zeigen bei den anregenden Kräften der Frequenzen $f_1 = 2\,kHz$ und $f_2 = 8\,kHz$ eine gute Übereinstim-mung mit den von Békésy experimentell ermittelten Werten ($x_1 = 17\,mm$ und $x_2 = 5\,mm$). Weiterhin konn-ten wir die Gruppengeschwindigkeit der Wanderwelle in 5 mm Entfernung vom ovalen Fenster mit $v_G = 17\,m/s$ berechnen. Dieser Wert stimmt mit dem mittleren Wert der Wanderwellengeschwindigkeit, der aufgrund des Latenzverhaltens der Schmalbandreak-tion bei der Elektrocochleographie gewonnen wurde, überein. Schließlich konnte durch Betrachtung des Zeit- und Frequenzverhaltens der akustischen Signale bei der Verarbeitung in der Cochlea eine theoretische Grundlage für die experimentellen Ergebnisse der Wanderwellenausbreitung gewonnen werden. Im Ge-gensatz zur frühen Resonanztheorie von Helmholtz (1863) ermöglichen die numerischen Ergebnisse der Simulation der Wanderwellenausbreitung auf der Ba-silarplatte eine Erklärung für das hohe Frequenzun-terscheidungsvermögen des Ohres bei gleichzeitiger Gewährleistung der Verarbeitung zeitlich kurz andau-ernder Signale (Transienten), wie sie beispielsweise im Sprachsignal enthalten sind. Ursache hierfür ist die spezielle Anatomie der Cochlea, insbesondere die tra-pezförmige orthotrope Basilarplatte, die die unsym-metrischen Resonanzen und damit die Wanderwellen-ausbreitung bewirkt.

H.P. Zenner (Tübingen): Ist in Ihrem Modell der aktive cochleäre Verstärker berücksichtigt?

F. Böhnke (Schlußwort):

Selbstverständlich handelt es sich bei der Cochlea um ein aktives nichtlineares System. Zur Klärung der grundsätzlichen Fragen zum Wellenausbreitungsvorgang haben wir jedoch eine lineare, passive Modellbildung im Zeitbereich durchgeführt. Erst nach Berücksichtigung der zweiten bzw. dritten Dimension können unserer Meinung auch begründet Nichtlinearitäten und Aktivitäten erfaßt werden.

92. B. Becker-Kreutz, H. P. Zenner (Bonn/Tübingen): Lebende äußere Haarzellen nehmen L-Aminosäuren auf − eine tierexperimentelle Untersuchung

Es wurde untersucht, welche Aminosäuren bevorzugt von äußeren Haarzellen aufgenommen werden und welche Stellung ihnen im Zellmetabolismus − insbesondere im Rahmen des Energiestoffwechsels − zukommen könnte. Dabei wurden die L-Aminosäuren Glutamat, Aspartat und Alanin wegen der engsten Beziehung zum mitochondrialen Zitratzyklus ausgewählt − ferner Glutamin als das Säureamid von Glutamat sowie Prolin und Leucin. Im Versuch wurden einzelne, lebende äußere Haarzellen vom Cortischen Organ des Meerschweinchens durch ein mikrochirurgisches Dissektionsverfahren gewonnen und in einem der Perilymphe entsprechenden Medium vierzig Minuten lang inkubiert. Die untersuchte Aminosäure lag dabei jeweils tritiummarkiert vor. Nach (^{3}H)-autoradiographischer Auswertung wurde die Menge an aufgenommener Aminosäure pro mg Zelltrockenmasse berechnet. Anhand der Präparationen kann gezeigt werden, daß Glutamin in Relation zu den anderen Aminosäuren weitaus am stärksten aufgenommen wurde, gefolgt von Alanin und Leucin, während die äußeren Haarzellen für Prolin, Aspartat und insbesondere Glutamat um das Zehnfache weniger aufnahmebereit waren. Für die Wertung dieser Ergebnisse ist bedeutsam, daß diese Aminosäuren in sehr unterschiedlicher intra- und extrazellulärer Verteilung innerhalb der Cochlea vorliegen. Aufgrund der spezifischen Verteilung kann im Cortischen Organ das Vorhandensein eines Glutamin-Glutamat-Zyklus vermutet werden, wie ähnlich auch von Pujol vorgeschlagen wurde. Auditorische Sinneszellen nähmen demnach vornehmlich exogenes Glutamin auf, das in der Zelle über Glutaminasen zu Glutamat umgeformt würde. Umliegende Zellen nähmen eher Glutamat aus dem Cortilymphraum auf, würden es zu Glutamin umformen und dieses wieder unverbraucht in die Cortilymphe ausschleusen. Haarzellen könnten dieses Glutamin dann erneut aufnehmen, worin möglicherweise auch der therapeutische Effekt der von Ehrenberger angegebenen Glutamat-Gabe beim Hörsturz und Tinnitus läge. Ein solcher Zyklus könnte für die Stickstoffdetoxifikation oder auch beim afferenten Transmissionsvorgang vorwiegend innerer und weniger der äußeren Haarzellen bedeutsam sein, falls Glutamat afferenter Transmitter ist. Neben den ubiquitären Funktionen von Glutamat sei die quantitative wie qualitative Bedeutung für die ATP-Synthese hervorgehoben, da aufgrund mangelnder Glycogenolyse in Haarzellen neben Glucose vor allem Aminosäuren als Energiebausteine in Betracht kommen. Zusammen mit Aspartat und Alanin ist Glutamat nämlich über die korrespondierenden α-Ketosäuren in den ATP-produzierenden Zitratzyklus integriert. Da anzunehmen ist, daß die Aminosäure Glutamin auch in Haarzellen über Glutaminase leicht zu Glutamat umgeformt werden kann, stellen also diese vier Aminosäuren wegen ihrer Quantität und Nähe zum Zitratzyklus unter energetischen Gesichtspunkten ein sehr ökonomisches, schnell verfügbares Reservoir an Energieäquivalenten dar. Zusammenfassend wird in der vorliegenden Untersuchung ein geeignetes autoradiographisches Verfahren mit isolierten, lebenden äußeren Haarzellen dargestellt, das auch Anwendung finden könnte bei weiteren Versuchen unter anderen Fragestellungen. Die Aminosäure Glutamin wurde im Versuch bei weitem am stärksten aufgenommen und ist daher neben Glucose und Sauerstoff offenbar ein weiterer wichtiger Stoff für die äußere Haarzelle. Die hohe Aufnahme von exogenem Glutamin könnte wegen der direkten Konvertierbarkeit zu Glutamat innerhalb der Zelle zur Aufrechterhaltung der hohen intrazellulären Konzentration dieser wichtigen Aminosäure beitragen. Die Aufnahme von exogenem Glutamat war wider Erwarten nur gering. Stattdessen könnte in reichlichen Mengen aufgenommenes Glutamin verbrauchtes Glutamat regenerieren, sei es beispielsweise im Rahmen der ATP-Synthese oder als direkter Neurotransmitter-Vorläufer, falls Glutamat Transmitter ist.

R. Klinke (Frankfurt): Die Tritiummarkierung ist an sich hochauflösend. Konnte dementsprechend evtl. eine erhöhte Korndichte in den synaptischen Ventrikeln beobachtet werden? Sollte, wenn Glutamat der afferente Transmitter ist, nicht besonders an den inneren Haarzellen eine hohe Glutaminaufnahme nachweisbar sein?

B. Becker-Kreutz (Schlußwort):

Bei allen gemessenen Aminosäuren war eine betonte Silberkornmarkierung jeweils am apikalen sowie basalen Anteil der äußeren Haarzelle festzustellen, also auch genau da, wo sich einerseits die synaptischen Cisternen und andererseits gehäuft Mitochondrien befinden. Darüber hinaus muß angenommen werden, daß bei Unterstellung von Glutamat als afferenter Transmitter der Haarzellen Glutamat in äußeren Haarzellen weniger als Transmitter verbraucht wird, da dort nur 10% der afferenten Fasern ansetzen, sondern hauptsächlich im Rahmen anderer Stoffwechselvorgänge, möglicherweise z. B. im Rahmen der ATP-Synthese.

93. P. K. Plinkert, H. P. Zenner (Tübingen):
Zur efferenten Innervation des Cortischen Organs

Monoklonale Antikörper gegen Acetylcholin (ACh)- und GABA$_A$-Rezeptoren wurden eingesetzt, um die efferente Innervation des Cortischen Organs näher zu definieren. Auf diese Weise gelang es uns zwei Rezeptortypen mit antagonistischer Wirkung in der Zellmembran isolierter äußerer Haarzellen (OHC) zu identifizieren: Die mit einer exzitatorischen Wirkung verbundenen ACh-Rezeptoren und die inhibitorisch wirksamen GABA$_A$-Rezeptoren. Die windungsgetrennte Präparation der isolierten Sinneszellen zeigte ferner ein tonotopes Verteilungsmuster der Rezeptoren entlang der Basilarmembran. Eine Immunoreaktivität gegen ACh- und GABA-Rezeptoren lag in allen Windungen der Cochlea vor, wobei die höchste cholinerge Rezeptorendichte in den basalen Windungen zu beobachten war. Die Zahl der GABA-Rezeptoren zeigte eine gegenläufige Verteilung mit signifikanter Zunahme der Immunoreaktivität zum Helikotrema hin.

In pharmakologischen Studien war die Applikation dieser antagonistisch wirkenden Neurotransmitter von einer Bewegungsantwort gefolgt. ACh induzierte eine reversible, langsame Zellkontraktion, welche sich durch gleichzeitige Zugabe des ACh-Antagonisten d-Tubocurarin spezifisch inhibieren ließ. GABA führte hingegen zu einer Elongation des zylindrischen Zellkörpers. Diese Bewegung war mit dem GABA-Antagonisten Picrotoxin zu inhibieren.

In elektrophysiologischen Untersuchungen beobachteten wir nach GABA-Applikation eine konzentrationsabhängige Hyperpolarisation der Zellmembran. Dieser GABA-Effekt ließ sich durch gleichzeitige Zugabe von Benzodiazepinen verstärken und mittels des spezifischen GABA-Antagonisten Picrotoxin inhibieren.

Um den genauen Wirkungsmechanismus des cholinergen Rezeptors zu definieren, galt es, eine weitere biochemische Differenzierung durchzuführen. Hierzu wurden isolierte OHC mit radioaktiv markiertem α-Bungarotoxin inkubiert und die spezifische Toxinbindung ermittelt. Es resultierte eine charakteristische Bindungskurve, welche bei 80 nM das Sättigungsniveau erreichte. Hieraus konnten wir berechnen, daß 0,02 fM α-Bungarotoxin an eine isolierte OHC binden. Dies entspricht einer Zahl von ca. 10^7 nikotinergen ACh-Rezeptoren.

Die neurobiologische Relevanz dieser Untersuchungsergebnisse liegt in dem Erklärungsansatz zahlreicher audiologischer Phänomene, wie otoakustische Emissionen, Tinnitus, der hohen Frequenzselektivität und Sprachverständlichkeit.

J. Helms (Würzburg): Welche biologische und funktionelle Bedeutung haben die unterschiedlichen Transmitterkonzentrationen in den verschiedenen Windungen der Cochlea?

P. Plinkert (Schlußwort):
Die tonotope Verteilung der Acetylcholin- und GABA$_A$-Rezeptoren entspricht dem Verteilungsmuster der bereits nachgewiesenen Enzyme des Transmitterstoffwechsels. Über die funktionelle Bedeutung liegen zum jetzigen Zeitpunkt jedoch nur Spekulationen vor.

94. W. Arnold, M. Anniko (Luzern/Umea):
Ionenkanäle in der Wand der äußeren Haarzellen des Menschen

Mit Hilfe der hochauflösenden Elektronenmikroskopie wurde in der vorliegenden Studie die Wandstruktur der äußeren Haarzellen des Menschen analysiert. Dabei wurden folgende Befunde erhoben:

1. Die Subsurface-Zisternen der äußeren Haarzellen des Menschen sind besonders spezialisierte Anteile des glatten endoplasmatischen Retikulums. Sie kleiden die innere Oberfläche der Haarzellwand mit einem interdigitierenden, einschichtigen Schlauchsystem aus, in das auch die postsynaptischen Zisternen der efferenten Innervation integriert sind (vgl. Lim 1986). Auf Sagittalschnitten findet man an der Oberfläche des inneren Blattes der Zisternenanschnitte Proteinkomplexe, das äußere Blatt ist mit der äußeren Zellmembran über paarweise angeordnete zarte Füßchen (Pillars) verbunden. Bei hoher elektronenmikroskopischer Vergrößerung wird die tubuläre Grundstruktur der Pillars mit einer Lumenweite von 4–6 nm deutlich. Innerhalb der Zisternen selbst liegen feinste Verbindungskanäle zwischen äußerem und innerem Blatt, ihr Lumen beträgt ebenfalls 4–6 nm.

2. In tangentialer Schnittrichtung wird deutlich, daß die an der Oberfläche des inneren Blattes befindlichen Proteinkomplexe aus zentralen Poren bestehen, die von 4–6 Proteinpartikeln besetzt sind. Das Lumen der Poren beträgt ca. 8 nm, nach ihrer Morphologie sind sie identisch mit Acetylcholinrezeptoren, wie sie beim Torpedofisch gefunden werden (Stevens 1987). Querschnitte durch das System der Pillars zeigen bei hoher elektronenmikroskopischer

Auflösung, daß etwa jedes dritte Pillar ein offenes Lumen von 4–6 nm besitzt und daß die Pillars in einer periodischen Verteilung angeordnet sind: Ein korrespondierendes Pillarpaar hat den regelmäßigen Abstand von 45 nm zueinander, der Abstand zum nächsten Pillarpaar beträgt 33 nm.

3. Auf Tangentialschnitten durch die äußere Zellmembran findet man wiederum Poren mit einem Durchmesser von 8 nm, deren geometrische Verteilung derjenigen der Pillars entspricht.

Die menschliche äußere Haarzellwand hat auf ihrer Innenfläche ein miteinander verkoppeltes System von feinsten Kanälchen, deren dem Zytoplasma zugewandte Porenöffnungen von Acetylcholinrezeptoren besetzt sind. Die Tatsache, daß man auf Querschnitten durch die Pillars oder durch die Oberfläche der äußeren Haarzellmembran teils geöffnete, teils geschlossene Pillarlumina oder Porenlumina erkennt, deutet an, daß sich die Kanäle in einem unterschiedlich funktionellen Zustand befinden. Nach immunzytologischen Befunden von Plinkert et al. (1990) sind im Bereich der äußeren Haarzellwand beim Meerschweinchen Acetylcholinrezeptoren lokalisiert. Nach unseren Befunden scheinen über diese Rezeptoren zarte Kanäle gesteuert zu werden, welche mit dem Extrazellularraum (Perilymphe des Nuel'schen Raumes) in Verbindung stehen. Es ist wahrscheinlich, daß es sich bei diesem Kanalsystem um Ionenkanäle handelt und daß über die Acetylcholinrezeptoren der intra-extrazelluläre Ionenaustausch gesteuert und kontrolliert wird. Als unterstützender Befund dient schließlich auch der kürzlich von uns erbrachte immunhistochemische Nachweis von Acetylcholinrezeptoren (mit Hilfe von α-Bungaratoxin) im Bereich der äußeren Haarzellwand beim Menschen (Anniko u. Arnold 1990). Die vorgelegten Befunde stützen die Forderung nach Ionenkanälen in der lateralen Haarzellwand (Zenner 1989; Ding et al. 1990).

95. J. Maurer, W. Mann, U.-R. Heinrich (Mainz/Freiburg): Histochemische Lokalisation von Calcium-binding sites und Calcium-ATP-ase am Innenohr des Meerschweinchens

Calcium ist ein wichtiger intracellulärer Botenstoff. Die freie cytoplasmatische Ca^{++}-Konzentration liegt bei Säugetierzellen um 10^{-7} Mol/l. Sie wird durch ein kompliziertes System von Calciumkanälen, Ionenaustauschmechanismen, intracellulären Calciumspeichern und Calciumpumpen kontrolliert.

Am Innenohr konnten intracelluläre Calciumspeicher als Reaktionsprodukte der Kaliumpyroantimonat-Fällungsreaktion in Form von Präzipitaten dargestellt werden. Durch die Anwendung dieser ultrahistochemischen Methode konnten Strukturen mit einer hohen Dichte von solchen mit einer niedrigen Dichte der Calcium-binding sites unterschieden werden. Wir fanden eine hohe Dichte der Calcium-binding sites in den Huschkezellen des Limbus und in den inneren Haarzellen. Außerdem war die Dichte der Calcium-binding sites in der Tectorialmembran und in der Basilarmembran sehr hoch.

Die von Ando beschriebene Präzipitationsmethode einer Einschritt-Reaktion mit Bleicitrat ermöglicht die Lokalisation einer durch Calcium aktivierten ATPase sowohl intracellulär als auch membranständig. Bei dieser Reaktion dient ATP als Substrat und Ca^{++} als Aktivator. Als Reaktionsprodukt entsteht Bleiphosphat, das sich in Form elektronendichter Partikel darstellt. Cytochemische Kontrollen werden durch Weglassen von ATP bzw. Ca^{++} aus dem Inkubationsmedium ermöglicht.

Nach Anwendung dieser Methode fanden wir Präzipitate als Ausdruck einer Ca^{++}-ATPase-Aktivität an den Stereocilien und der Kutikularplatte der äußeren und inneren Haarzellen, im Bereich der basolateralen Membran der äußeren Haarzellen und im Plasma der inneren Haarzellen. Außerdem konnten wir Reaktionsprodukte an den Gefäßwänden des Spiralgefäßes und an den Zellmembranen der Mesothelialzellen der Basilarmembran nachweisen. Im Bereich der Stria vascularis fanden wir eine Ca^{++}-ATPase-Aktivität an den basolateralen Membranen der Marginalzellen. Diese Lokalisation der Ca^{++}-ATPase wurde ebenso wie diejenige an der endolymphatischen Seite der Zellmembranen der Reissner'schen Membran bereits früher beschrieben (Yoshihara, Igarashi).

Die dargestellten Befunde sind ein weiterer Anhalt für die verschiedenartigen physiologischen Eigenschaften von äußeren und inneren Haarzellen. Es konnte gezeigt werden, daß die spezifischen Ca^{++}-Pumpen der äußeren Haarzellen im Bereich des Zellmembransystems liegen. In den inneren Haarzellen ist die Ca^{++}-ATPase-Aktivität hauptsächlich im Cytoplasma lokalisiert. Hier konnten durch die KPA-Reaktion auch die Ca^{++}-Speicher der inneren Haarzellen lokalisiert werden. Die an den Kutikularplatten und den Stereocilien der inneren und äußeren Haarzellen gefundenen Ca^{++}-ATPase-Aktivitäten deuten auf enzymatische Aktivitäten hin, die nach den gängigen Modellen von Hudspeth in diesem Bereich zu finden sind.

R. Klinke (Frankfurt/M.): An den äußeren Haarzellen zeigten Sie Ca^{++}-ATPase. So sollte dort Ca^{++} doch eine funktionelle Rolle spielen?

H. P. Zenner (Tübingen): Darf ich Sie verleiten, etwas über die unterschiedliche Bedeutung von Calcium in äußeren und inneren Haarzellen zu spekulieren?

J. Maurer (Schlußwort):
Zu Herrn Klinke: Die an den Stereocilien und den Kutikularplatten der Haarzellen lokalisierten Calcium-binding sites und Ca^{++}-ATPase-Aktivitäten dürften im Zusammenhang mit spezifischen Calcium-Pumpen stehen, die evtl. eine Bedeutung für die Regulation der Biegungsfähigkeit der Stereocilien haben.

Zu Herrn Zenner: Die Bedeutung unserer Befunde könnte darin liegen, daß die inneren Haarzellen das bei der Stimulation freigesetzte Calcium aus intracellulären Calcium-Speichern freisetzen, während die stimulationsbedingte intracelluläre Erhöhung der Calciumkonzentration in den äußeren Haarzellen durch Einfuhr von Ca^{++} durch Ca^{++}-Kanäle aus dem Extracellularraum erfolgt.

96. M. Ptok, R. A. Altschuler, J. Schacht, A. L. Nuttall, et al. (Ann Arbor): Ein monoklonaler Antikörper gegen Haarzell-Stereozilien: Immunzytochemische Studien zur In-vitro- und In-vivo-Bindung

Es konnte im letzten Jahr nachgewiesen werden, daß es möglich ist, monoklonale Antikörper (mAk) gegen Innenohrstrukturen zu generieren. Außerdem konnte gezeigt werden, daß die Immunisierung von Mäusen oder Meerschweinchen mit Innenohrgewebe nicht nur zu einer objektivierbaren Hörminderung, sondern auch zu zirkulierenden Antikörpern gegen Stereozilien von Haarzellen verschiedener Tierspezies führen kann. Aufgrund dieser Ergebnisse wurde vermutet, daß

1. Stereozilien zumindest ein Biomolekül besitzen, das sich durch ein entsprechendes polyklonales Serum markieren läßt. Da ein gleiches Bindungsmuster bei verschiedenen Tierspezies gefunden wurde, wurde angenommen, daß dieses Biomolekül phylogenetisch konserviert ist (außerdem wurde vermutet, daß dieses Molekül in der Lage ist, eine adäquate Immunantwort auszulösen);
2. mit Hilfe der gleichen Techniken, mit denen monoklonale Antikörper gegen Innenohrstützzellen generiert werden konnten, sich auch mAk gegen Stereozilien gewinnen lassen.

Diese mAk ließen sich dann als molekulare Sonden einsetzen, um die Natur der antigenen Struktur in den Stereozilien besser zu untersuchen. Sollten die mAk auch in vivo binden, könnte mit Pertubationsstudien die Funktion dieses Moleküls untersucht werden.

Zur Überprüfung dieser Hypothesen wurden Mäuse sequentiell mit Haarzellgewebe von Fröschen, Küken und Meerschweinchen immunisiert. Die Milzzellen immunisierter Tiere wurden dann mit Zellen einer murinen Myelomline in der Technik nach Köhler und Milstein fusioniert, die resultierenden Hybridome auf Antikörperbildung und -spezifität untersucht und ggf. zweimal subkloniert.

Zwei Klone produzierten zuverlässig Antikörper gegen Stereozilien. Beide Antikörper banden nicht nur an Haarzell-Stereozilien der Meerschweinchen-Cochlea oder der Küken-Basilarpapille, sondern auch an Stereozilien der vestibulären Organe. Beide Antikörper hatten bei immunzytochemischen Untersuchungen, nicht jedoch in ELISA-Testen mit Gewebehomogenaten, eine schwache Affinität zu Strukturen in glatter Muskulatur.

Zur Überprüfung der In-vivo-Bindung wurde der Antikörper, gegen künstliche Endolymphe dialysiert, bei narkotisierten Tieren mit einer Mikropipette in die Scala media appliziert. Nach einer halben Stunde wurden die Tiere getötet, die Felsenbeine entnommen und ein immunzytochemischer Assay durchgeführt. Die Ergebnisse bei wenigen Tieren ließen keine eindeutige Wertung zu. Bei immunzytochemischen Untersuchungen unter Verwendung von kultivierten Fibroblasten zeigte sich, daß der mAK gegen eine zytoskelettähnliche Struktur in Fibroblasten bindet. Die Doppelfärbung des gleichen Präparates mit Phalloidin zeigte, daß die von dem Antikörper erkannten Strukturen lediglich ähnlich, aber nicht identisch zu den F-Aktin enthaltenden Streßfasern sind. Immunzytochemische Untersuchungen auf elektronenmikroskopischer Ebene ließen vermuten, daß die Bindungsstellen für den Antikörper an den Teilungsstellen ca. 200–300 µm langer Fasern zu finden sind.

Dieses Bindungsmuster ließ sich nur finden, wenn die Zellmembran permeabilisiert wurde. Wurden die Zellen lebend im Nährmedium belassen, ließ sich keine Antikörperbindung nachweisen.

Diese Ergebnisse lassen folgende Schlüsse zu:

– Es ist möglich, monoklonale Antikörper gegen Haarzellen zu generieren.
– Der generierte Stereozilien-Antikörper bindet gegen ein aktinassoziiertes, zytoskeletales Element.
– Dieses zytoskeletales Element befindet sich im Zellinneren, aber nicht an der Zellmembran.

Für eine In-vivo-Anwendung der mAk zu Pertubationsstudien ist es wahrscheinlich notwendig, die Zellmembran zu permeabilisieren.

H. P. Zenner (Tübingen): Welches aktinassoziierte Protein könnte
dieses gesuchte Eiweiß sein?

M. Ptok (Schlußwort):
Zu Herrn Zenner: Ob der hier vorgestellte Antikörper an ein bereits
bekanntes oder gegen ein bisher noch nicht beschriebenes Biomolekül bindet, kann nur spekulativ beantwortet werden. Sollte der Antikörper gegen ein bereits bekanntes Molekül binden, würde man als
erstes alle Moleküle, die bekanntermaßen eine elektrophoretische
Mobilität entsprechend einem Molekulargewicht von 200 kD haben,
denken, so z. B. NF 200- oder Myosin-schwere Ketten.

97. Z. Bursa-Zanetti, F. Zanetti, R. Klein, P. A. Berg (Tübingen): Untersuchungen zur zellulären Immunität bei familiärer Innenohrschwerhörigkeit

In Fortsetzung unserer Untersuchungen zur humoralen und zellulären Immunität bei Patienten mit Innenohrerkrankungen unbekannter Ätiologie wurde an
ausgewählten Patienten mit familiärer Innenohrschwerhörigkeit und ihren hörgesunden Familienange-
hörigen der humorale und zelluläre Immunstatus bestimmt.

Unser besonderes Augenmerk galt der Untersuchung der zellulären Immunität und insbesondere der
T-Suppressorzellfunktion, um hieraus gegebenenfalls
Hinweise auf eine genetisch determinierte Störung auf
immunologischer Basis ableiten zu können.

Untersucht wurden 6 Familien mit deutlich gehäuftem Vorkommen von Innenohrschwerhörigkeit, wobei sowohl erkrankte als auch
hörgesunde Familienmitglieder untersucht wurden. Das Antikörpermuster im Serum wurde im IFL und ELISA bestimmt.
Untersucht wurde die spontane und stimulierte Proliferation der
Lymphozyten und insbesondere die T-Suppressorzellaktivität, gemessen an der Fähigkeit dieser con-A-induzierten Zellen, die Proliferation normaler Lymphozyten zu unterdrücken und die Synthese
von Immunglobulinen zu hemmen.
In den untersuchten Familien von Patienten mit familiärer Innenohrschwerhörigkeit zeigte sich kein einheitliches Antikörpermuster im Serum.
Bei der Untersuchung der zellulären Immunität konnte sowohl
bei den erkrankten als auch bei hörgesunden Familienmitgliedern
eine einheitliche Tendenz beobachtet werden:
Sowohl bei den innenohrkranken als auch bei hörgesunden Familienmitgliedern war die T-Suppressorzellaktivität gleichsinnig pathologisch verändert. In Abb. 1 und 2 sind beispielhaft Stammbäu-
me von zwei der untersuchten Familien dargestellt.
Bemerkenswert war die Feststellung, daß bei Patienten mit deutlich herabgesetzter T-Suppressorzellaktivität bei gleichzeitigem
Nachweis von Antikörpern gegen Kerne (ANA) die Hörstörung besonders ausgeprägt war (s. Abb. 1, 2).

In klinisch-immunologischen Studien während der
letzten Jahre konnte gezeigt werden, daß T-Suppressorzellen eine Vielzahl humoraler und zellulärer Reaktionen modulieren. Die T-Suppressorzellen besitzen
die Fähigkeit, die Funktion von B-Zellen und anderen
T-Zell-Subpopulationen (z. B. T-Helferzellen) unter
Mitwirkung von Antigen-präsentierenden Zellen und
HLA-Klasse-II-Antigenen direkt zu unterdrücken.
Darüber hinaus spielen die T-Suppressorzellen bei der

Protektion des Organismus vor der Autoimmunität eine wichtige Rolle. Bei klassischen Autoimmunerkrankungen wie systemischer Lupus erythematodes, primär biliäre Zirrhose und autoimmune Hepatitis ist die
T-Suppressorzellaktivität typischerweise deutlich erniedrigt. In unseren früheren Untersuchungen konnten wir bereits an einem großen Kollektiv von Patien-

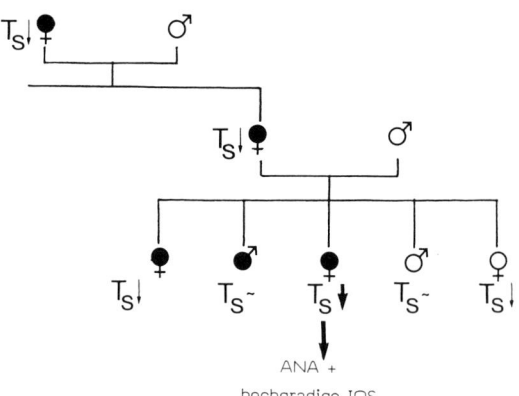

Abb. 1. Stammbaum der Familie G. *Geschwärzte Kreise:* Familien-
angehörige mit Innenohrschwerhörigkeit

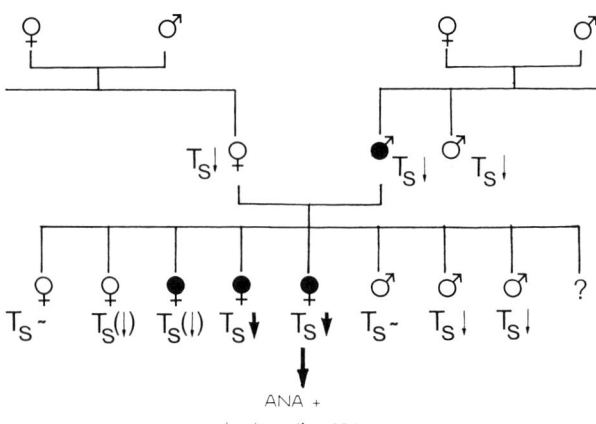

Abb. 2. Stammbaum der Familie S. *Geschwärzte Kreise:* Familien-
angehörige mit Innenohrschwerhörigkeit

ten mit Innenohrerkrankungen unbekannter Ätiologie eine kleine Gruppe von Patienten mit einer sog. autoimmunen Konstellation identifizieren.

Auffällig war, daß sowohl bei den klinisch betroffenen als auch bei hörgesunden Angehörigen der untersuchten Familien mit Innenohrschwerhörigkeit Parameter der zellulären Immunität, insbesondere die T-Suppressorzellaktivität, gleichsinnig pathologisch verändert waren. Und zwar zeigte sich innerhalb der untersuchten Familien sowohl bei Hörgesunden als auch bei den Erkrankten eine einheitliche Tendenz mit einer erniedrigten T-Suppressorzellaktivität. Interessant war auch festzustellen, daß bei einigen wenigen Familienmitgliedern mit Nachweis von positiven Kern-Antikörpern (ANA) und einer stark herabgesetzten T-Suppressorzellaktivität eine sehr ausgeprägte Hörstörung vorlag. Die Tatsache, daß das Antikörpermuster inner-

halb der untersuchten Familien keine einheitliche Tendenz aufwies, bestätigt unsere bisherige Annahme, daß die humorale Immunität als Parameter zur Erkennung einer Immunregulationsstörung eine untergeordnete Rolle spielt. Unsere vorläufigen Ergebnisse legen die Vermutung nahe, daß es sich bei der familiären Innenohrschwerhörigkeit um eine genetisch determinierte Störung der Immunregulation und Immunantwort handelt. Das Zusammentreffen von Nachweis von Antikörpern gegen Kerne (ANA) und der deutlich erniedrigten T-Suppressorzellaktivität scheint dabei ein prognostisch ungünstiges Kriterium zu sein.

Um die Hypothese einer genetisch determinierten Immunregulationsstörung erhärten zu können, sollte in Ergänzung zur zellulären Immunität als weiterführende Untersuchung eine HLA-Typisierung (Klasse I und II) bei den betroffenen Familien erfolgen.

98. A. Philipp, A. Mausolf, R. Laszig, N. Marangos (Hannover): Postmeningitische morphologische Veränderungen der Cochlea

Vortrag wurde nicht gehalten

99. P. Berger, M. Wafaie, M. Vollrath (Hannover): Ein ätiologischer Zusammenhang zwischen Innenohrschwerhörigkeit (IOS) und primär chronischer Polyarthritis (PCP) basierend auf Collagen Typ II

Das gleichzeitige Auftreten von Autoimmunerkrankungen in verschiedenen Organsystemen ist in der Immunologie schon lange bekannt. Auch bei autoimmun bedingter Innenohrschwerhörigkeit (IOS) ist das Auftreten anderer Autoimmunerkrankungen mehrfach beschrieben (Hughes et al. 1984). Elwany fand bei 68 Patienten, die an einer PCP litten, in 29% eine signifikante IOS – im Vergleich zu 7% in der Kontrollgruppe (1986).

Basierend auf dem Lymphocytentransformationstest (LTT) mit Collagen Typ II als Antigen (Berger et al. 1989) fanden wir im Rahmen einer Studie an Patienten mit beidseits progredienter IOS unter den im Test Positiven tatsächlich das Auftreten einer PCP in 8% der Fälle. Hughes et al. (1988) berichteten über ähnliche Ergebnisse unter Verwendung von humanem Innenohrgewebe als Antigen im LTT.

Im tierexperimentellen Bereich wurde bereits ein kausaler Zusammenhang beider Erkrankungen beschrieben; denn durch Immunisierung von Ratten mit Collagen Typ II konnte sowohl eine Arthritis (Trentham et al. 1977) als auch eine IOS (Yoo et al. 1983) induziert werden.

Aufgrund dieser Beobachtungen wurden 25 Patienten mit einer gesicherten PCP sowohl audiometrisch als auch im LTT mit Collagen Typ II untersucht. Eine deutliche Stimulation (Stimulationsindex mehr als 2,5) sahen wir bei 8 Patienten, die keine oder nur eine sehr geringe Steroidmedikation (durchschnittlich 2,5 mg/d) hatten. Bei den anderen 17 Patienten fand sich keine erhöhte Stimulation im LTT. Da die durchschnittliche Steroidmedikation in dieser Gruppe bei 33,8 mg/d lag,

ist eine deutliche Immunsuppression zu erwarten. Entsprechend fand sich eine geringe Stimulation nicht nur auf Collagen Typ II sondern auch auf das unspezifisch stimulierende Mitogen Concanavalin A, das als positive Kontrolle im LTT eingesetzt wird.

Bei 6 von 26 Patienten (22%) fanden wir eine signifikante IOS. In Anbetracht der Tatsache, daß es sich hierbei um Patienten aus einer Rheumatologischen Abteilung handelte, die unabhängig von ihrem Hörvermögen in die Studie einbezogen wurden, ist dies sicher eine erhöhte Inzidenz und vergleichbar mit den Ergebnissen der eingangs erwähnten Untersuchung von Elwany et al. (1986). Eine erhöhte Stimulation im LTT findet sich nicht nur bei bestimmten Formen von Innenohrschwerhörigkeit (Berger et al. 1989) sondern auch bei der klassischen Autoimmunerkrankung PCP. Wir konnten dies bei 87% der nicht immunsuppressiv behandelten Patienten mit PCP nachweisen. Die Tatsache, daß eine deutliche Stimulation bei beiden Erkrankungen nachgewiesen wurde, spricht für einen gemeinsamen Pathomechanismus basierend auf Collagen Typ II und verstärkt die Annahme einer autoimmunen Genese bei einer unklaren IOS mit positivem Resultat im LTT.

100. R. Brix (Wien):
Objektive Prüfung der Frequenzdiskrimination bei Cochlearimplantatträgern

Frequenz- und Intensitätsdiskrimination zählen zu den Hauptfunktionen des Sinnesorgansystems „Gehör". Basierend auf unserer Erfahrung mit einer audiologischen Testbatterie zur objektiven Bestimmung der Frequenzunterschiedsschwellen („Objektiver Frequenz-Dekrement-Test"; Brix 1975) bzw. zum subjektiven Screening der Frequenzdiskrimination („Frequenzdiskriminationstest" (Brix 1976) werden in dieser Studie die Diskriminationswerte (bei akustischer Stimulation) Normalhörender sowie Hörgestörter mit den Diskriminationsleistungen postlingual ertaubter „Cochlearimplantatpatienten" (elektrische Stimulation, „Elektrischer Frequenz-Dekrement-Test"; Brix 1988) in möglichst analoger Testanordnung verglichen. Dazu wird beim Cochlearimplantatträger die elektrische Stimulation „direkt" durchgeführt, um mögliche Interaktionen, die sonst bei der Transformation vom akustischen in den elektrischen Reiz im Sprachprozessor entstehen würden, zu vermeiden. Analog der „akustischen Testanordnung" wird jeweils eine bestimmte Sinus-Grundfrequenz (250 Hz, 500 Hz, 1 KHz, 2 KHz und 4 KHz) bei gleichbleibender Intensität nach 1 s auf eine niedrigere Frequenz moduliert (2. Frequenz: 1 s). Während für akustische Frequenzmodulation zwecks „Klickvermeidung" die Modulation rampenförmig (nach 100 ms 99,8% Endfrequenz erreicht) vorgegeben werden muß, kann bei der elektrischen Stimulation die Frequenzänderung „abrupt in Phase" generiert werden. Frequenzmodulierte „Testtöne" und frequenzstabile „Kontrolltöne" werden in zufälliger Reihenfolge abwechselnd angeboten, und die subjektiven Angaben mit den objektiven EEG-Daten der evozierten Potentiale in Beziehung gesetzt (EEG-Ableitung: Vertex-Nase, Zeitkonstante 1 s, obere Grenzfrequenz 30 Hz). Die bisher gewonnenen Ergebnisse können folgendermaßen zusammengefaßt werden:

1. Cochlearimplantatträger mit besonders guter Sprachdiskrimination (mit Implantat wird auch „Offene Sprache" ohne Lippenablesen verstanden) erzielen für die Frequenzbereiche 250 Hz bis 4 KHz Diskriminationsleistungen zwischen 5% und bis zu 20%; die Frequenzänderungen werden meist als Abnahme der Tonhöhe wahrgenommen. Außerdem werden die Grundfrequenzen bei vergleichbaren Intensitäten (jeweils „angenehm mittlere Lautstärke") nach den Kategorien „höher – tiefer" richtig zugeordnet.

2. Cochlearimplantatträger, bei denen nur eine Verbesserung des Lippenablesens erreichbar ist, haben FU-Schwellen zwischen 20% und 50%, die meist

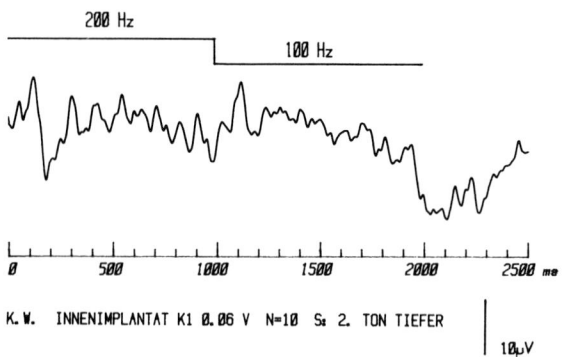

Abb. 1. Elektrischer Frequenz-Dekrement-Test (EFDT, Brix 1988)

nur auf den Tieftonbereich (bis 1 KHz) beschränkt sind.

3. Im Vergleich zu Normalhörenden (FU-Schwelle zwischen 0,2% bis 1%) bzw. Patienten mit charakteristisch gestörter Frequenzdiskrimination wie „M. Menière gering gestört" (im Tieftonbereich bis 3%) bzw. „M. Menière stark gestört" (im Tieftonbereich 4% bis 15%) sind die Diskriminationsleistungen (auch hinsichtlich Sprachdiskrimination) der Cochlearimplantatträger der Gruppe der „Akustikusneurinom-Patienten" (Tief- und Hochtonbereich bis 20%) am ähnlichsten. Dies entspricht auch der eingeschränkten nervalen Informationsübertragung mit erschwerter Reproduzierbarkeit der evozierten Hirnstammpotentiale bei dieser Patientengruppe.

4. Die Qualität der „frequenzmodulierten evozierten Potentiale" ist bei Cochlearimplantatträgern in Bezug auf Latenzzeit, Amplitude und Verlauf recht unterschiedlich (Abb. 1); oft sind infolge variabler Synchronisation zwei Potentiale registrierbar (wie bei „magnet-evozierten Potentialantworten"; Hari, et al. 1988).

A. Keilmann (Mannheim): Die von Ihnen zur Objektivierung der Wahrnehmung der Frequenzänderung benutzten Potentiale zeigten eine sehr unterschiedliche Latenz zum Zeitpunkt der Frequenzänderung. Können Sie das erklären?

R. Klinke (Frankfurt): Wie eliminieren Sie den elektrischen Reizartefakt?

T. Lenarz (Tübingen): Bei Cochlea-Implantat-Patienten ist die strenge Frequenzabhängigkeit der Lautheitsempfindung in Abhängigkeit von der Stimulusstärke bekannt. Bei Änderung der Stimulusfrequenz tritt auch eine Lautheitsänderung auf. Wie können Sie die evozierten Potentiale tatsächlich auf ein ΔF und nicht auf ein ΔI zurückführen, d.h. wie haben Sie die Lautheitsnormierung der Frequenzskala durchgeführt?

R. Probst (Basel): Warum sind die On-Latenzen der elektrisch induzierten Potentiale soviel kürzer als diejenigen, die durch die Frequenzmodulation hervorgerufen wurden?

R. Brix (Schlußwort):
Zu Frau Keilmann: Die mangelnde Potentialqualität der FM-Antworten ist für den Cochlearimplantatpatienten charakteristisch, und mit der retrocochleär bedingten Synchronisationsschwäche erklärbar.

Zu Herrn Klinke: Der Reizartefakt wird aufgrund der niedrigen Stromstärken und der EEG-Ableittechnik (30 Hz-Filter) minimiert.

Zu Herrn Lenarz: Intensität und Frequenz sind auch bei der akustischen Anbietung untrennbare Bestandteile des Reizes; bei FM-Modulation dominiert beim Patienten jedoch die Frequenzänderung.

Zu Herrn Probst: Der „On-Effekt" unterliegt nicht so sehr dem „Decay-Einfluß".

101. R. Matthias, K.-F. Hamann (Köln, München): Vorläufige Ergebnisse der Sachverständigenkommission für die Transparenz des Arzneimittelmarktes zum Gebiet der Innenohrfunktionsstörungen

Am 1.07.1976 beschloß der Bundestag, daß eine unabhängige Sachverständigenkommission zur Verbesserung der pharmakologisch-therapeutischen und der preislichen Transparenz für Arzneimittel eingesetzt werden soll.

1983 wurden die o. g. Autoren von der konstituierten Transparenzkommission als externe Gutachter für das Teilgebiet „Akute zerebrale Durchblutungsstörungen (Störungen des Hör- und Gleichgewichtssystems)" berufen. Seit dieser Zeit fanden mehrmals jährlich Sitzungen statt, in denen die von den Arzneimittelherstellern eingereichten klinischen Studien zu den ausgeschriebenen Indikationen diskutiert wurden.

Im Gegensatz zum Zulassungsverfahren von Arzneimitteln beim Bundesgesundheitsamt oblag der Transparenzkommission nicht die Aufgabe, Nebenwirkungen im Vergleich zur angestrebten Hauptwirkung eines einzuführenden Medikamentes zu beurteilen, sondern die Wirksamkeit bereits angewandter Medikamente für die vom Hersteller genannten Indikationen zu überprüfen.

Hierzu mußte zunächst ein Kriterienkatalog erstellt werden, nach dem Wirksamkeitsnachweise bei Medikamenten zur Behandlung von Störungen des Hör- und Gleichgewichtssystems erfolgen konnten. Dieser Katalog war zum Teil durch internationale Konvention (prospektive, placebokontrollierte, randomisierte Doppelblindstudien mit entsprechenden Berechnungen des Signifikanzniveaus) vorgegeben, mußte zum anderen Teil hinsichtlich methodischer Vorgehensweisen zur aussagekräftigen Bestimmung der Hör- und Gleichgewichtsfunktion neu definiert werden.

Mit Hilfe dieser Kriterien wurden anschließend zunächst alle klinischen Studien über Monopräparate (also nicht über Kombinationspräparate und polypragmatische Therapieansätze) einem ausgiebigen Beurteilungsverfahren unterzogen. Dabei mußte leider schrittweise der größte Teil der Untersuchungen als ungeeignet klassifiziert werden.

Bis heute sind nur einige Untersuchungen über Antiemetika (Anticholinergika, Neuroleptika, Antihistaminika bei der Indikation „Kinetose" und möglicherweise ein vasodilatierend wirkendes Medikament bei der Indikation „Hörsturz") als geeignet und signifikant wirksam eingestuft worden.

Andere Medikamentenstudien (z. B. Lokalanästhetika bei der Indikation „Tinnitus") waren zwar geeignet, belegten aber eine gleiche Wirksamkeit zu Placebo.

Weitere Studien sind angefordert, obwohl zu befürchten ist, daß sich an diesem vorläufigen Ergebnis nicht mehr viel ändern wird. Auch auf anderen nichtotologischen Gebieten ergibt sich ein ähnliches Bild (vgl. BGA-Schrift 3/89: Transparenzlisten, Stand 1. Juni 1989, MMV Medizin Verlag, München).

Hieraus sollte kein „therapeutischer Nihilismus" abgeleitet werden, sondern vielmehr Anstrengungen unternommen werden, unter Berücksichtigung des oben beschriebenen Kriterienkatalogs, kontrollierte, evtl. multizentrische Studien zu den Problemfällen der konservativen Otologie einzuleiten. Dies liegt nicht nur im Interesse unseres Faches, sondern auch dem der Arzneimittelhersteller. Inzwischen lassen sich auch Ethikkommissionen unter Vorlage der Ergebnisse der Transparenzkommission leichter überzeugen, daß placebo-kontrollierte Studien vertretbar sind.

(Literaturstellen können aus rechtlichen Gründen von den Verfassern nicht mitgeteilt werden).

102. K. Lamm, E. Lüllwitz, Ch. Lamm, H. Lamm, K. Schumann (Hannover/Ulm): Durchblutung, Sauerstoffpartialdruck und akustisch evozierte Potentiale des Innenohres während kontrollierter Hypotonie und Hypertonie. Eine tierexperimentelle Studie

Dem praktisch tätigen Hals-Nasen-Ohrenarzt fällt auf, daß Patienten mit akuten idiopathischen Labyrinthstörungen sehr häufig unter einer Hypotonie leiden. Folgerichtig stellt sich für den Experimentator die Frage: Haben Veränderungen des *Blutdruckes* eine Wirkung auf die *Durchblutung, Oxygenierung* und *Funktion* des *Innenohres?* Deswegen führten wir mit narkotisierten und beatmeten Meerschweinchen folgende Versuche durch:

1. *akute* Hypertension (6 min) mit 0,2 ml bolus i. v. einer Lösung aus 8 ml Epinephrin 1 : 1000 in 50 ml 0,9% NaCl (13 Tiere);
2. kontrollierte *langsame* Hypertension (30 min) mit einer intravenös infundierten Lösung aus 8 ml Epinephrin 1 : 1000 in 50 ml 0,9% NaCl (27 Tiere);
3. *akute* Hypotension (6 min) mit 1 ml Bicarbonat bolus i. v. (26 Tiere);
4. kontrollierte *langsame* Hypotension (30 min) mit 0,4 bis 5 Vol% Isofluran-Beatmung (23 Tiere).

Während dieser Blutdruckmanipulationen wurden folgende Parameter fortlaufend und simultan registriert:

1. mittlerer arterieller Blutdruck;
2. cochleärer Blutfluß (CoBF, Laser Doppler Flowmetry);
3. Sauerstoffpartialdruck in der Perilymphe der Scala tympani (mit der Mikrocoaxial-Nadelelektrode nach Baumgärtl und Lübbers aus dem Max-Planck-Institut);
4. Mikrophonpotentiale (CM) und die Wellen I bis V nach Jewett. Zur Überwachung der Narkose und der Beatmung wurden außerdem die arteriellen Blutgase und die Herzfrequenz gemessen.

Wenn bei Meerschweinchen mit einem mittleren arteriellen Blutdruck von 35 mmHg dieser auf normale Werte (50 bis 60 mmHg) *rapide* gesteigert wurde, beschleunigte sich der cochleäre Blutfluß um 100%. Parallel dazu erhöhte sich der perilymphatische pO_2 um 45% der Ausgangswerte. Bei weiterer rapider Blutdrucksteigerung sättigte sich der Sauerstoffgehalt in der Perilymphe, wohingegen die Innenohrdurchblutung weiterhin zunahm (um 180% Ausgangswerte bei 80 mmHg). Die CM vergrößerten sich um 30% ihrer Ausgangswerte, wohingegen sich die Amplituden der Wellen I bis V erst bei einem p_m von 80 mmHg geringgradig um 15% vergrößerten, verbunden mit minimalen Latenzzeitverkürzungen.

Eine *langsame* Blutdrucksteigerung von 35 mmHg auf normale Werte beschleunigte den CoBF nur um 50% und erhöhte den pO_2 in der Perilymphe nur um 10% der Ausgangswerte. Erst bei sehr hohen Blutdruckwerten (100 – 110 mmHg) ließen sich dann die Effekte erzielen, die wir bei der schnellen Blutdrucksteigerung schon mit einer Normalisierung des Blutdruckes erreicht hatten.

Auch hier vergrößerten sich die Mikrophonpotentiale um 40%, im weiteren Verlauf der langsamen Hypertension sogar bis auf das Doppelte ihrer Ausgangswerte. Die Wellen I bis V blieben unverändert.

Während der *akuten* Hypotension reduzierten sich der CoBF schon bei einem Druckabfall um 20 mmHg um 20% und der perilymphatische pO_2 um 10% der Ausgangswerte, und das sowohl bei den Tieren (n = 14) mit anfänglich hohen Blutdruckwerten (100 mmHg) als auch bei den Tieren (n = 12) mit normalen Ausgangswerten (60 mmHg).

Fiel der Blutdruck weiterhin rapide ab, reduzierten sich bei beiden Versuchsgruppen auch zunehmend der CoBF und der pO_2 in der Perilymphe. Auch die Mikrophonpotentiale verkleinerten sich bei beiden Versuchsgruppen schon während eines geringen plötzlichen Blutdruckabfalles um 30% ihrer Ausgangswerte.

Bei größeren rapiden Blutdruckabfällen reduzierten sie sich dann sogar um 50%.

Die Amplituden der Wellen I bis V verkleinerten sich schon bei einem geringen plötzlichen Blutdruckabfall um 10% und bei weiterem Blutdruckabfall um 30% ihrer Ausgangswerte, verbunden mit geringen Latenzzeitverlängerungen.

Im Unterschied zu den akuten Blutdruckabfällen wurden die *langsamen* Blutdruckabfälle deutlich besser toleriert.

Wenn der Blutdruck vorerst nur langsam um 20 mmHg abfiel, verminderten sich der CoBF und der pO_2 in der Perilymphe nur um 5 bis 10% ihrer Ausgangswerte. Und erst bei langsamen Blutdruckabfällen um mehr als 20 mmHg reduzierten sich auch zunehmend der CoBF und der pO_2 in der Perilymphe. Obwohl Durchblutung und Oxygenierung des Innenohres bei einem langsamen geringgradigen Blutdruckabfall nahezu unverändert blieben, verkleinerten sich die Mikrophonpotentiale um 20 bis 30% und die Amplituden der Hörnerven- und Hirnstammpotentiale um 10% ihrer Ausgangswerte, verbunden mit minimalen Latenzzeitverlängerungen. Und nach weiterem langsamen Blutdruckabfall reduzierten sich die Mikrophonpotentiale dann sogar um 60% und die Amplituden der Wellen I und V um 30% ihrer Ausgangswerte.

K.-F. Hamann (München): Wie erklären sich Ihre Ergebnisse im Lichte des Selbstregulationsmechanismus der Hirndurchblutung (Bayliss-Effekt)?

W. Ristow (Nieste): Im Hinblick auf die bei diesen Untersuchungen festgestellte Senkung der CM-Wellen beim Auftreten einer Hypotonie erscheint es verwunderlich, daß wir in Frankfurt unter Hunderten von Hörstürzen so gut wie niemals ursächlich einen Kreislaufkollaps haben nachweisen können.

R. Probst (Basel): Der Blutdruck kann entweder über das Volumen oder über den peripheren Widerstand manipuliert werden. Es ist anzunehmen, daß diese beiden Mechanismen unterschiedliche Einflüsse auf die Durchblutung des Innenohres haben. Wie nahmen Sie die Blutdruckmanipulation vor?

K. Lamm (Schlußwort):

Zu Herrn Hamann: Bei systemischen (peripheren) Blutdruckanstiegen findet bekanntlich eine kompensatorische Gegenregulation des Hirnkreislaufs statt. Das könnte die Ursache für die unveränderten Amplituden und Latenzzeiten der Wellen I bis V in unseren Hypertensionsversuchen sein. Periphere Hypotonien sollen nach neuesten neurophysiologischen Untersuchungen nicht gleichermaßen vom Hirnkreislauf kompensiert werden, so daß dies unsere Amplituden-

verkleinerungen und geringen Latenzverlängerungen der Wellen I und V während unserer Hypotensionsversuche erklären könnte. Dagegen scheinen die Mikrophonpotentiale von Veränderungen des peripheren Kreislaufs abhängig zu sein, da sie sich gleichsinnig veränderten.

Zu Herrn Ristow: Selbstverständlich haben wir periphere Gegenregulationen während unserer Blutdruckmanipulationen beobachtet, und da sich cochleärer Blutfluß und perilymphatischer (in der Scala tympani) fast simultan und gleichsinnig mit dem mittleren arteriellen Blutdruck veränderten, waren rein cochleäre Gegenregulationen zu trennen. Eine genaue Beschreibung dieser Vorgänge wäre über den Rahmen dieses Vortrags hinausgegangen.

Zu Herrn Probst: Die Blutdruckmanipulationen wurden durchgeführt:

1. akute Hypertension: 8 ml Suprarenin, 1 : 1000 in 50 ml 0,9% NaCl, davon 0,2 ml i. v. bolus;
2. kontinuierliche Hypertension: s. o. per infusionem i. v. (≥ 1 ml/...);
3. akute Hypotension: 1 ml Biocarbonat i. v. bolus;
4. kontinuierliche Hypotension: 0,4 bis 5,6 Vol. % Isoflurame in das Atemgasgemisch.

103. R. Hauser, R. Probst (Freiburg Br./Basel): Der Einfluß der Allgemeinnarkose auf transitorisch evozierte otoakustische Emissionen beim Menschen

Transitorisch evozierte otoakustische Emissionen (TEOAE) sind aktive akustische Signale des menschlichen Ohres, die in der Cochlea auf einen externen kurzen Stimulus (z. B. Click, Tone-Burst) hin erzeugt werden und im äußeren Gehörgang mit geeigneten Methoden gemessen werden können. Diese TEOAE sind derzeit auch unter klinischen Bedingungen relativ schnell und sicher zu messen. Ihr Nachweis in einem bestimmten Frequenzbereich ist dabei regelmäßig an eine normale cochleäre Funktion im entsprechenden Frequenzbereich gebunden. Die TEOAE reagieren auf mechanische und metabolische Veränderungen in der Cochlea. Sie stellen somit auch einen wesentlichen, nichtinvasiven Zugangsweg zur Beurteilung pharmakologischer Wirkungen auf das Innenohr dar.

Besonders zwei Gründe veranlaßten uns, die TEOAE unter den Bedingungen der Allgemeinanästhesie am Menschen zu untersuchen:

1. TEOAE werden bei den üblichen Laboratorien relativ selten beobachtet. Die Vollknarkose, die bei der Untersuchung von Tieren erforderlich ist, könnte für die unterschiedliche Häufigkeit bei Mensch und Tier verantwortlich sein.
2. Es konnte gezeigt werden, daß TEOAE als ein objektiver Hörtest unter klinischen Bedingungen für den Untersucher von Kleinkindern eine wesentliche Hilfe sein können. Mit Hilfe von Tone-Bursts scheint darüber hinaus eine frequenzspezifische Prüfung der cochleären Funktion möglich. Es gelingt nicht immer, Kleinkinder zur notwendigen minimalen Mitarbeit zu bewegen (Störschall!). Solche Kinder werden häufig unter Sedierung oder in Vollknarkose untersucht.

Zur Messung der TEOAE benutzten wir ein von Bray und Kemp (1987) entwickeltes Meßsystem. Zur akustischen Stimulation und Erfassung der TEOAE sind in eine Kunststoffsonde ein Mikrofon (Knowles 1843) und ein Lautsprecher (BP 1712) eingebettet und mit dem Meßsystem elektrisch verbunden. Als Stimulus diente ein ungefilterter Click von 80 μs Dauer. Die Bandbreite des Clicks betrug 0 – 5 kHz bei einer Schwerpunktfrequenz von 2,5 kHz im 1 cm^3 Zwislocki-Kuppler. Stimuliert wurde das Ohr mit einem nichtlinearen Stimuluspaket, bestehend aus drei Stimuli gleicher Lautstärke und Polarität und einem vierten mit dreifach höherem Schalldruck und inverser Polarität. Die Click-Folgefrequenz betrug 50/sec. Die Stimulationslautstärke betrug 75 – 80 dBspl Peak für den Click geringerer Intensität. Die Analyse der TEOAE wurde in einem Zeitfenster von 2,5 – 20 ms nach Beginn des Stimulus über eine Auflösung von 512 Punkten vorgenommen. Bei der Bewertung der Emission bezogen wir uns auf das Kriterium der Reproduzierbarkeit und der mittleren Amplitude der Emission (echo dBspl). Zur Berechnung der Abnahme von Reproduzierbarkeit und mittlerer Amplitude der Emission (echo dBspl) legten wir eine Regressionsgerade durch alle Einzelwerte der Messungen während der ersten 10 Minuten ab Einleitung der Narkose.

Es wurden 20 ohrgesunde, weibliche Personen (20 Ohren) im Alter von 18 – 52 Jahren (Mittelwert 27,8), die sich einem chirurgischen Eingriff außerhalb des Kopf-Hals-Bereiches unterziehen mußten, untersucht. Die TEOAE wurden für denselben Patienten immer mit der gleichen Lautstärke ± 1.5 dB am Tag vor der Narkose (3 Messungen), nach der Prämedikation (3 Messungen), während (Anzahl der Messungen abhängig von der Narkosedauer) und innerhalb einer halben Stunde nach der Narkose (3 Messungen) im Liegen untersucht. Die Messungen erfolgten im Abstand von 1 bzw. 2 Minuten. Zur Reduzierung des Umgebungslärmes trug die Probandin einen Pamir-Gehörschutz. Alle Probanden hatten für alle im Reintonaudiogramm geprüften Frequenzen eine Hörschwelle von ≤ 10 dB. Die Prämedikation bestand in der Gabe von Atropin und/oder Midazolam (oral 10 – 20 mg). Bei 10 Patienten wurde die Narkose mit, bei 10 Patienten ohne Lachgas durchgeführt. Die Nar-

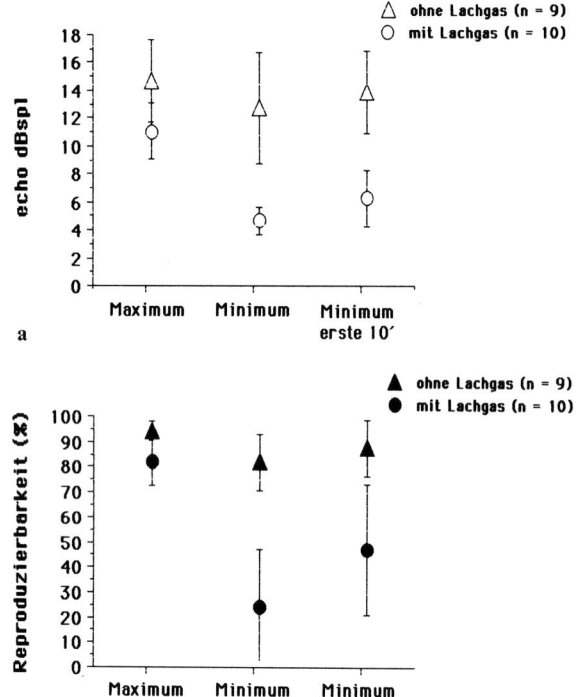

Abb. 1. Siehe Text

kosen wurden zumeist eingeleitet und unterhalten mit Methohexital oder Propofol, Fentanyl oder Alfentanil und einem Muskelrelaxans (Atracurium oder Succinylcholin). Außerdem wurden in einigen Fällen Atropin, Edrophonium, der Benzodiazepinantagon Flumazenil, Enflurane, Clonidin und Syntocinon angewandt. Die mittlere Narkosedauer betrug 50,3±31,6 min.

Beim Vergleich der jeweils drei Messungen je Ohr (n = 20 Ohren) am Tag vor der Narkose und nach Prämedikation vor der Einleitung fand sich kein statistisch signifikanter Unterschied für die Reproduzierbarkeit (%) und mittlere Amplitude der Emission (echo dBspl), so daß die Prämedikation mit Atropin und/oder Midazolam keinen wesentlichen Einfluß auf die TEOAE hatte. Auch beim Vergleich der Messungen am Tag vor und innerhalb von 30 Minuten nach der Narkose fanden wir statistisch keinen Unterschied. Ebenso zeigte sich im Intervall zwischen der Einleitung und Intubation keine signifikante Veränderung der TEOAE.

Das wichtigste Ergebnis dieser Studie war, daß die Narkose die TEOAE beeinflussen kann. Dabei zeigen die Veränderungen der TEOAE während N_2O-Narkose ein anderes, stereotyperes Muster als während der Narkose ohne N_2O und sind stärker ausgeprägt. Bei 9 von 10 Ohren kam es während N_2O-Narkose innerhalb der ersten 10 Minuten zur steilsten mittleren Abnahme der Reproduzierbarkeit (Mittelwert: $-2,9\pm2,4$%/min; Bereich: $-5,8$ bis 0,7) und der mittleren Amplitude der Emission (Mittelwert: $-0,4\pm0,34$ echo dBspl/min; Bereich: $-1,02$ bis 0,2). Die entsprechende mittlere Abnahme lag für die Narkosen ohne N_2O bei einem Mittelwert von $-0,23\pm0,72$%/min (Bereich: $-0,4$ bis 1,9) bzw. bei $-0,018\pm0,14$ echo dBspl/min (Bereich: $-0,3$ bis 0,14). Das absolute Minimum für diese Werte wurde bis auf einen Fall erst später als 10 Minuten nach Beginn der Narkoseeinleitung gemessen. Es lag im Mittel etwas tiefer (Abb. 1). Die Zeit bis zum Erreichen des Minimums der Meß-

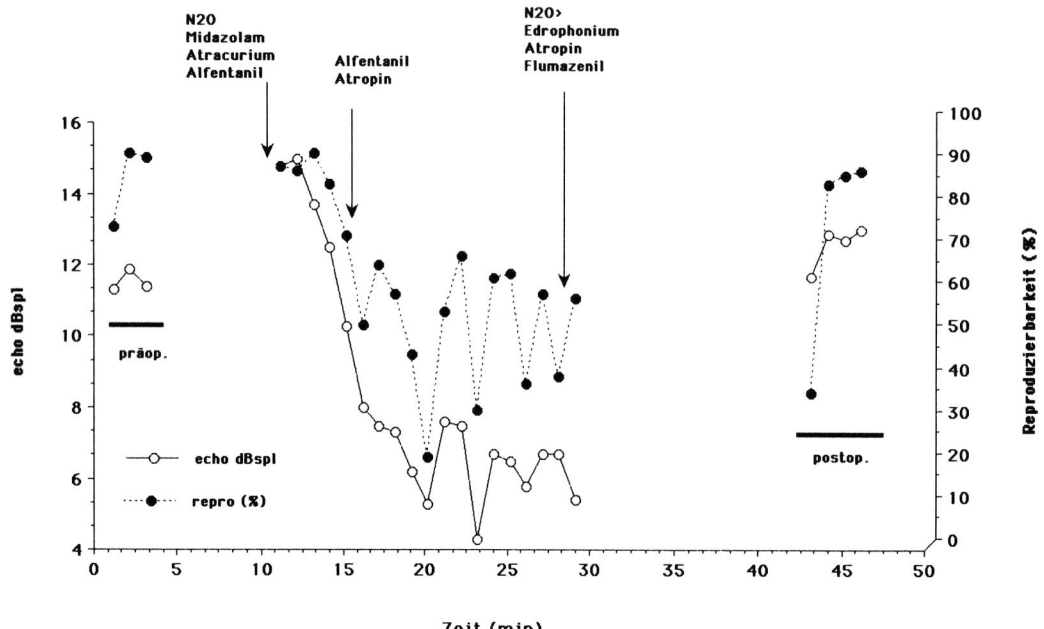

Abb. 2. Siehe Text

werte betrug für die Lachgasnarkose im Mittel 19,3 ± 11,4 min und für die nicht Lachgasnarkosen im Mittel 17,0 ± 13,6 min, so daß für dieses Minimum über den Effekt des Lachgases hinaus vermutlich noch andere Faktoren verantwortlich sind. Die Abb. 2 zeigt einen typischen Verlauf der Meßkurve während N_2O-Narkose. Zum steilsten Abfall der Emissionsamplitude kommt es während der ersten 10 Minuten der Narkose. Im weiteren Verlauf findet man eine relativ große Variabilität der Meßwerte. Die Reproduzierbarkeit fällt von einem Maximalwert bei 90% auf ein Minimum von 20%, die Amplitude von 9,5 auf 5,2 echo dBspl ab. Bei den Narkosen ohne Lachgas fand man drei verschiedene Kurvenverläufe. Insgesamt kam es bei 7 von 9 Ohren (n = 10; ein Ohr konnte wegen Herausfallens der Meßsonde nicht berücksichtigt werden) zu einer systematischen Abnahme der Ausgangsamplitude der Emission (Mittelwert: −2,52 echo dBspl; Bereich: 0,7 − 4,0), in 2 Fällen davon nach einer vorherigen Zunahme. Bei zwei Ohren kam es zu keiner Veränderung der Emissionsamplitude. In einem dieser beiden Fälle dauerte die Narkose nur 12 Minuten. Es zeigt sich weiter, daß die Variabilität des Minimums der Emissionsamplitude (Standardabweichung!), bei den Narkosen ohne Lachgas größer ist als bei der Lachgasnarkose (Abb. 1). Spiegelbildlich verhält sich die Standardab-

weichung für Narkosen ohne und mit Lachgas bezüglich der Reproduzierbarkeit.

Es kann mit diesen Untersuchungen gezeigt werden, daß die TEOAE unter den Bedingungen der Vollnarkose nachweisbar bleiben, wenn es sich nicht um eine Lachgasnarkose handelt. Die Messung der TEOAE unter Sedierung oder in Vollnarkose als Teil einer objektiven Hörprüfung sollte deshalb grundsätzlich möglich sein. Auch bei der Mehrzahl der Ohren, die ohne Lachgas untersucht wurden, kam es zu Veränderungen der TEOAE, besonders ihrer Amplituden. Es muß offen bleiben, ob es sich dabei um mittelohr- oder innenohrbedingte oder kombinierte Effekte handelt. Während der Lachgasnarkose kommt es zu ausgeprägten Veränderungen der TEOAE, die einen sicheren Nachweis der Emission je nach angelegtem Bewertungsmaßstab (z. B. 60% Reproduzierbarkeit) u. U. unmöglich machen. Der Hauptanteil dieser Veränderungen ist hier sicherlich durch Veränderungen des Mittelohrtransfers der TEOAE bedingt. Bei N_2O-Narkosen sollten wegen der großen Variabilität der Messungen wenigstens zwei Messungen durchgeführt werden. Die schlechte Nachweisbarkeit der TEOAE bei vielen Laboratorien ist nicht unmittelbar auf die hierbei notwendige Vollnarkose zurückzuführen.

104. W. Giebel, H. Strömer, R. Arold (Tübingen): Elektrophysiologie der Cochlea bei lokaler Ischämie durch einen ferromagnetischen Thrombus

Als tierexperimentelles Modell für den ischämischen Hörsturz entwickelten wir in Tübingen schon vor einigen Jahren den ferromagnetischen Thrombus. Die Thromben und die ischämischen Areale haben wir histologisch demonstriert und konnten auch die Pathohistologie der Degeneration im Bereich der Stria vascularis und dem Ganglion spirale beschreiben. Des weiteren fanden wir einen Abfall der Mikrofonpotentiale (MP) und der Summenaktionspotentiale (SAP) unmittelbar nach der ferromagnetischen Thrombosierung! In dieser Mitteilung soll darüber berichtet werden, wie sich das endolymphatische Potential (EP) bei dieser Versuchsanordnung verhält und die MP und SAP reagieren.

Während auf die rechte Cochlea ein Magnetfeld einwirkt, führt eine Injektion von 400 mg kapillargängigem Eisenpulver (Carbonyeisenpulver Typ HFF, BASF, Ludwigshafen) zu einer Thrombosierung. Dabei wurden EP, MP und SAP ipsilateral sowie MP und SAP kontralateral gemessen. Eine massive Thrombo-

sierung läßt sich nur erreichen, wenn die Körpertemperatur unter 34°C abgesenkt wird.

Die Messung der Mikrofonpotentiale am linken kontralateralen nicht thrombosierten Ohr dienen zur Kontrolle einer für die Hörfunktion ausreichenden Kreislauffunktion. Die Kurven vor und nach der Thrombosierung sind am Kontrollohr auch nach 2 Stunden noch identisch. Die Mikrofonpotentialkurve des rechten Ohres nach der Thrombosierung zeigt einen deutlichen Abfall in allen Frequenzen.

Bei suboptimalen Kreislaufbedingungen fallen über dem Versuchszeitraum von 2 Stunden auch am nicht thrombosierten Ohr die Mikrofonpotentiale geringfügig ab. Auf der thrombosierten rechten Seite findet sich ein massiver Funktionsverlust. Bei einigen Tieren wurde das endolymphatische Potential (EP) nach Tötung durch Injektion von T61 gemessen. In diesen Fällen fiel das EP innerhalb weniger Minuten bis zu dem aus der Literatur bekannten negativen Wert ab. Nach Thrombosierung verläuft der Abfall des EP wesentlich flacher. Die aus den Einzelwerten ermittelte Kurve erreicht den Nullpunkt erst nach etwa 20 Minuten.

Wenn das EP nach anfänglichem starkem Abfall für längere Zeit auf einem niedrigen, aber immer noch positiven Wert konstant bleibt, bleiben das MP und das CAP praktisch unverändert. Erst wenn das EP gänzlich zusammenbricht, fallen auch das MP und das CAP praktisch gleichzeitig massiv ab. Bei den Tieren, bei denen sowohl die Körpertemperatur als auch die Kreislaufbedingungen optimal waren, fand sich nur ein geringfügiger Hörverlust in einem engen Frequenzbereich bei etwa 5 kHz. Die hier dargestellten Ergebnisse machen deutlich, daß es mit Hilfe der ferromagnetischen Thrombosierung gelingt, eine selektive Ischämie der Cochlea atraumatisch hervorzurufen. Da jede kreislaufbedingte Einschränkung der Innen-

ohrzirkulation eine Veränderung der Potentiale des unbeeinflußten Gegenohres bewirkt, läßt sich durch die Messung der Potentiale des Kontrollohres eine für die Hörfunktion ausreichende Kreislauffunktion sichern. Der gleichsinnige Abfall von EP, MP und CAP deutet auf eine primäre Schädigung der Stria vascularis hin. Erst wenn das EP einen gewissen Wert unterschreitet, fallen auch die Mikrofonpotentiale und die Summenaktionspotentiale ab. Das heißt, die Schädigung der neuronalen Elemente, also der Sinneszellen und der Ganglienzellen, erfolgt erst später. Wenn man voraussetzt, daß die Abläufe beim ischämischen Hörsturz ähnlich verlaufen, ist es naheliegend, mit einer durchblutungsfördernden Therapie so schnell wie möglich zu beginnen, bevor die neuronalen Elemente irreversibel geschädigt sind.

105. T. Lenarz, Ch. Schreiner, R. Snyder (Tübingen/San Francisco): Pathologische Ensemble-Spontanaktivität (ESA) des Hörnerven – ein tierexperimentelles Tinnitus-Modell

Die pathophysiologischen Grundlagen von Tinnitus sind u. a. aufgrund des Fehlens eines validen tierexperimentellen Modells ungeklärt. Angenommen wird eine pathologische Spontanaktivität im Bereich des Hörnerven und des afferenten auditorischen Systems, wie sie beispielhaft von einzelnen Hörnervenfasern nach cochleärer Schädigung ableitbar ist. Die Spontanaktivität mehrerer Hörnervenfasern kann in ihrer simultanen zeitlichen Struktur durch die Registrierung der Ensemble-Spontanaktivität (ESA) ermittelt werden.

Die ESA wurde bei insgesamt 25 erwachsenen Katzen mittels Oberflächenelektroden vom Hörnerven am Porus acusticus internus nach mikrochirurgischer Exposition registriert. Das gemittelte Frequenz-Amplituden-Spektrum (n = 32) zeigt eine charakteristische Form mit einem Amplitudenmaximum zwischen 1200 und 2000 Hz. Nach pharmakologisch induzierter cochleärer Schädigung (Salicylat, Chinin intravenös) kommt es parallel zu dem Hörschwellenverlust zu einer konsistenten reversiblen Veränderung des Spektrums. Neben einer Reduktion der hochfrequenten Aktivität zeigt sich ein prominenter tieffrequenter Peak mit einer Mittenfrequenz um 200 Hz. Identische irreversible spektrale Veränderungen lassen sich durch Neomycin-Intoxikationen, Lärmtrauma und mechanisch induzierte cochleäre Läsionen erzeugen.

Die FFT einzelner durch Einzelfaserableitung gewonnener Hörnervenaktionspotentiale zeigt, daß dieser tieffrequente Peak nicht das Frequenzspektrum

dieser Aktionspotentiale widerspiegelt. Somit kann dieser Peak nur durch die zeitlich synchronisierte Aktivität mehrerer Hörnervenfasern erklärt werden. Gezeigt werden kann dies durch Event Triggered Averaging (ETA). Als Trigger werden dazu großamplitudige Spikes benutzt. Dabei treten sowohl im zeitlichen Vorlauf als auch Nachlauf prominente Amplituden mit einem Zeitabstand von 5 ms entsprechend 200 Hz auf, die im normalen Spektrum nicht vorhanden sind.

Das pathologische ESA-Spektrum weist weiterhin Eigenschaften auf, die denen von Tinnitus ähnlich sind. Durch intravenöse Lidocain-Gabe läßt sich der tieffrequente ESA-Peak reversibel für einige Minuten supprimieren ohne Veränderung des übrigen Spektrums. Dies entspricht der Suppression der Tinnitus-Lautheit beim Lidocain-Test. Das normale ESA-Spektrum ist dagegen nicht zu beeinflussen entsprechend einer unveränderten Hörleistung beim Lidocain-Test.

Die pathologische Synchronisation in der ETA läßt sich durch die intravenöse Lidocain-Gabe ebenfalls aufheben. So werden die im Event Triggered Average erkennbaren Aktiätsmaxima mit einem Zeitintervall von 5 ms passager supprimiert. Dies kann als Inhibition der pathologisch synchronisierten Aktivität am afferenten auditorischen System interpretiert werden.

Extrazelluläre Ableitungen aus dem Bereich des Nucleus cochlearis sowie des Colliculus inferior zeigen dieselbe synchronisierte Aktivität in Form großamplitudiger Spikes, die ohne Averaging des ESA-Signals bereits erkennbar sind. Dieser Befund deutet auf repetitive synchronisierte Aktivität, z. B. in Form oszillatorischer Entladungen, hin.

Das vorgestellte tierexperimentelle Modell spiegelt einige Eigenschaften von Tinnitus wieder und stellt möglicherweise ein objektives Tinnituskorrelat dar. Dies muß durch entsprechende Ableitungen am Patienten z. B. im Rahmen des intraoperativen Neuromonitoring verifiziert werden.

R. Brix (Wien): Welche cochleären Abschnitte sind geschädigt worden und wie ist die Entstehung des 200-Hz-Peaks mit den üblicherweise hochfrequenten Tinnitustypen zu korrelieren?

R. Klinke (Frankfurt/M): Inwiefern können die von Ihnen verursachten Läsionen wirklich als Tinnitusmodell akzeptiert werden?

Th. Lenarz (Schlußwort):
Zu Herrn Brix: Die Frequenzkodierung im Bereich des Hörnerven und des afferenten auditorischen Systems geschieht bekanntermaßen nicht über die Frequenz der Aktionspotentiale, sondern ist u. a. tonotop auf bestimmte zugeordnete Hörnervenfasern und Neuronen bezogen. Damit repräsentiert der 200 Hz-Peak nicht die Tinnitusfrequenz. Dies zeigt auch das konstante Auftreten des Peaks bei lokalisierter cochleärer Läsion unterschiedlicher Frequenz.

Zu Herrn Klinke: Die Frage nach dem Tinnituskorrelat ist nur aufgrund des analogen Verhaltens von elektrophysiologischen Parametern und Tinnitus zu beantworten. Der Link läßt sich aus dem Tierexperiment nicht herleiten, sondern nur durch intraoperative Ableitungen am Patienten, wie sie zur Zeit in Zusammenarbeit mit der Gruppe Janetta/Moller in Pittsburgh vorgenommen werden.

106. J. Kellner, A. Dziambor, M. Bellof, T. Steffens et al. (Gießen): Funktionsstörungen der Meerschweinchencochlea unter der Einwirkung von bakteriellen Exotoxinen

Die akute und chronische Otitis media führt neben der bekannten Schalleitungsschwerhörigkeit in nicht seltenen Fällen auch zu einer Beeinträchtigung der Innenohrfunktion u. U. auch mit bleibendem Funktionsverlust. Ein wesentlicher Schädigungsmodus kommt nach bisherigen Vorstellungen und experimentiellen Untersuchungen bakteriellen toxischen Proteinen zu. Für unsere Untersuchungen standen uns 3 isolierte bakterielle Exotoxine, wie das Pseudomonas-aeruginosa-Cytotoxin, das Streptolysin-O und Staphylococcus aureus-a-Toxin zur Verfügung, die an 220 Meerschweinchencochleae hinsichtlich ihrer Funktionsstörung gemessen wurden.

Um die Interaktion der genannten bakteriellen Exotoxine zwischen Mittel- und Innenohr und deren Funktionsstörungen zu messen, wurde ein In-vitro-System konstruiert, so daß die Permeabilität des multimembranösen Systems des runden Fensters unter dem Einfluß der bakteriellen Exotoxine bestimmt werden konnte. Wir fanden bei allen 3 genannten Exotoxinen eine dosiswirkungsabhängige Permeabilitätserhöhung für kleine Ionen (Na^+ u. Mannitol).

Zur weiteren Funktionsbeurteilung der Cochlea wurden in einem In-vivo-Modell über einen Zeitraum von 6 Stunden die 3 bakteriellen Exotoxine in die Bulla tympanica der Meerschweinchencochlea instilliert und mit dem Meßsystem EPC/100-16, die cochlea microphonics (CM), die compound action potentials (CAP) und die frühen akustisch evozierten Potentiale (FAEP) ermittelt.

Unter der Einwirkung von ansteigenden Toxinkonzentrationen von Staphylococcus aureus-a-Toxin und Streptolysin-O konnte gegen eine Kontrollgruppe eine deutliche Amplitudenverminderung der Welle IV in den frühen akustisch evozierten Potentialen (FAEP)

und ebenfalls eine Amplitudenverminderung (N_1-P_2) im Compound Action Potential (CAP) dargestellt werden. Diese Veränderungen waren dosis- und zeitabhängig nachweisbar. Raster- und transmissionselektronenmikroskopische Untersuchungen am multimembranösen Verband des runden Fensters, welches den wichtigsten Interaktionsort zur Funktionsstörung der Cochlea bei Mittelohrprozessen darstellt, ergaben dosis- und zeitabhängige zelluläre Veränderungen. Diese waren nachweisbar in Form von Reduktion und Deformierung der Mikrovilli der mittelohrseitigen Epithelzellen. Weiterhin waren Kernschwellungen erkennbar, Desorganisation der Chromatinstruktur der Kerne, Verlust der intrazellulären Organellen, Ausbildung von optisch „leeren" subepithelialen Räumen und in Folge des erhöhten intrazellulären osmotischen Druckes Destruktion der tight junctions.

Dosis- und zeitabhängig konnten am Corti-Organ insbesondere der äußeren Haarzelle ähnliche Beobachtungen gemacht werden, wobei die Cuticularplatte erheblich destruiert war.

M. Ptok (Ann Arbor): Lassen die elektronenmikroskopischen Untersuchungen eine Aussage zu über

– Veränderungen in der cuticularplattenfreien Zone der äußeren Haarzellen,
– Veränderungen am apikalen Pol der inneren Haarzellen und
– Veränderungen der Mikrotubuli-Anordnungen?

J. Kellner (Schlußwort):
Zu Herrn Ptok: Wir hoffen, die Störung der Mikrotubuli der Haarzellen mit Hilfe der Immunhistochemie darstellen zu können. Die Elektronenmikroskopie gibt uns keine eindeutigen Hinweise. Die Schädigungen betreffen die äußere und innere Haarzelle gleichermaßen.

107. T. Koch (Hannover):
Medikamentöse Hemmung der G-Protein assoziierten Adenylatzyklase in der Stria vascularis – ein Erklärungsmodell für die ototoxische Innenohrschwerhörigkeit?

Die Adenylatzyklase ist ein zellmembranständiges Enzym, das nach Stimulation durch Hormone den second messenger cAMP produziert und in das Zellinnere abgibt. Aus früheren Arbeiten anderer Autoren wie Thalmann, Schacht, Melichar u. a. ist bekannt, daß dieses Enzym im Innenohr des Säugetieres vor allen in den Marginalzellen der Stria vascularis vorkommt, daß der Enzymkomplex durch ototoxische Diuretika gehemmt werden kann und daß dies wiederum zu einer Störung der Kaliumkonzentration der Endolymphe sowie zu morphologischen Veränderungen im Innenohr führt.

Der Signaltransfer von den Hormonrezeptoren zum Enzym läuft über zwei G-Proteine (Gs und Gi), die die Aktivität der Adenylatzyklase regulieren. Immunfluoreszensmikroskopisch konnten wir in Gefrierschnitten aus der Cochlea des Meerschweinchens die beiden G-Proteine in der Stria vascularis und mit geringerer Konzentration auch im Cortischen Organ lokalisieren, was der Verteilung der Adenylatzyklase entspricht. Es war das Ziel dieser Untersuchung, den exakten Angriffspunkt ototoxischer Diuretika am Adenylatzyklasekomplex zu bestimmen, um auf diese Weise dem Mechanismus der konsekutiven Innenohr-

schwerhörigkeit näher zu kommen. Dazu wurden in vitro Membranpräparationen aus der Stria vascularis der Meerschweinchencochlea mit den Diuretika Furosemid und Ethacrynsäure sowie mit dem Zytostatikum cis-Platin inkubiert. Die gleichzeitige Stimulation mit spezifischen Agenten an bestimmten Stellen des Enzymkomplexes zeigte, daß nicht das Enzym Adenylatzyklase selbst durch die Medikamente beeinflußt wurde, sondern der vorgeschaltete G-Protein-Komplex, insbesondere das Gs-Protein. Dieses regulierende Protein im Adenylatzyklasekomplex wird offensichtlich durch die untersuchten ototoxischen Medikamente direkt blockiert. Die Inhibition der cAMP Produktion war linear abhängig von der Inkubationszeit und von der Konzentration der Pharmaka. Ob die Degeneration des Cortischen Organs und die folgende Innenohrschwerhörigkeit ein primärer oder sekundärer Effekt der Diuretikaintoxikation am Hörorgan ist, kann zur Zeit nicht sicher entschieden werden. Vorstellbar ist ein direkter Angriff an den G-Proteinen der Haarzellmembran, ebenso wie eine konsekutive Degeneration der Haarzellen nach Elektrolytentgleisung der Endolymphe durch Schädigung an den Membranen der strialen Marginalzellen.

108. J.C. Engelke, M. Westhofen (Hamburg):
Zum Stellenwert der Anamnese in der Differentialdiagnostik von Gleichgewichtsstörungen

Insbesondere bei Schwindelbeschwerden wird der ausführlichen Erhebung der Krankengeschichte zur Erkennung und Differenzierung des Krankheitsbildes ein hoher Stellenwert beigemessen. Um den Stellenwert der Anamnese zur Erkennung und Differenzierung eines otogenen Schwindels zu objektivieren, wurden umfassende Anamnesedaten und Befunde vestibulärer Funktionsprüfungen miteinander verglichen. Dabei wurden die Grenzkriterien für die Bewertung der thermischen Prüfung entsprechend den ADANO-Richtlinien festgelegt:

$$0{,}65 < \frac{WR_{SPV} + KR_{SPV}}{WL_{SPV} + KL_{SPV}} < 2{,}17$$

Nicht umkehrbarer Spontannystagmus und eine minimale Nystagmusgesamtaktivität waren ebenfalls pathologische Zeichen. Die ermittelten Daten wurden mit der auf 50 Schlüsselfragen reduzierten und digita-

lisierten Anamnese, die sich zum einen an den bekannten multimodalen Aufbau des vestibulären Systems, zum anderen am Beschwerdemuster des Patienten orientiert, korreliert.

Dazu setzten wir als analytisches Verfahren die Diskriminanzanalyse ein. Sie dient dazu, die anhand der festgelegten Befundkriterien der thermischen La-

Tabelle 1. Diskriminanzanalyse für otogenen Schwindel an 163 Patienten mit Schwindelbeschwerden

ENG	Anamnese		Total
	Krank	Gesund	
Krank	33 (61,1%)	21 (38,4%)	54 (100%)
Gesund	44 (40,4%)	65 (59,6%)	109 (100%)

byrinthprüfung und des Spontannystagmus vorgenommene Einteilung in otogenen und nicht otogenen Schwindel mit Hilfe der Anamnesedaten nachzuvollziehen und dabei relevante von nicht relevanten Anamneseinformationen zu trennen.

Die vorgelegten Ergebnisse zeigen, daß die Anamnese nicht in erster Linie der Diagnosestellung, sondern vielmehr der Vorbereitung gezielter Funktionstests und Vermeidung unnötiger Vestibularisdiagnostik dient. Die gewonnenen Erkenntnisse könnten in Zukunft für die Entwicklung von rechnergestützten Expertensystemen bedeutsam werden, die eine Verkürzung und Vereinfachung der diagnostischen Prozeduren auf wenige relevante Tests ermöglichen.

109. W. Elies, J. Bendorff, S. Agha-Mir-Salim (Bielefeld): Perilymphatischer Druckverlust – Hauptursache des Morbus Menière und anderer cochleovestibulärer Störungen?

Typische Ausfälle, wie Hörsturz, M. Menière und isolierter Vestubularisausfall, sind in ihrer Ursache unklar. Die Analyse klinischer und operativer Befunde und die umfangreiche Literatur haben uns veranlaßt, für einen bislang nicht überschaubaren, vermutlich doch sehr großen Anteil der Patienten mit Hörsturz und Menière-Symptomatik die Druckvolumendestabilisierung des perilymphatischen Raumes als krankheitsursächlich anzusehen.

Das postpunktionelle Liquorunterdrucksyndrom sowie die Ruptur der Membran des runden Fensters verursachen cochleovestibuläre Funktionsdefizite. Analysiert man die beschriebenen Symptome und Symptomkombinationen, findet sich die gesamte Innenohrsymptomatik vom Hörsturz über die Menièrsche Erkrankung bis zum Vestibularisausfall. Die Häufigkeitsverteilung ist annähernd analog dem otologischen Patientengut.

Abstrahieren wir die Anatomie des Innenohres, so sehen wir uns zwei Flüssigkeitskompartimenten gegenüber (Abb. 1). Diese müssen sich im Druck-Volumen-Verhältnis wechselseitig umgekehrt proportional beeinflussen. Bei starr begrenztem perilymphatischen und verformbar elastisch begrenztem Endolymphsystem mit Begrenzungen unterschiedlichen Widerstandes kann auf perilymphatische Volumenverschiebungen nur das endolymphatische System reagieren. Hier kommt es bei perilymphatischer Volumenverminderung zu einer Volumenzunahme, die sich an der schwächsten Stelle, der Reissnerschen Membran, manifestiert. Nach Überschreitung der biologischen Toleranzen werden cochleovestibuläre Symptome auftreten.

Die Symptomatik ist von der individuellen Anatomie sowie der Geschwindigkeit der Destabilisierung des Perilymphraumes abhängig. Im Gegensatz zum Endolymphsystem ist nur das perilymphatische System leicht über den Ductus perilymphaticus sowie das runde Fenster destabilisierbar.

Bei 5 µl Endolymphe und 20 µl Perilymphe werden geringe Volumenverschiebungen im perilymphatischen System erhebliche Auswirkungen auf das Endolymphsystem und die Reissnersche Membran haben. Drücke, die eine instabile Rundfenstermembran sprengen können, werden durch Liquordruckänderungen von 350 mm H_2O bei tiefem Kopfsenken erreicht.

Wie die Klinik zeigt, sind alle cochleovestibulären Symptome bei Destabilisierung des perilymphatischen Kompartiments denkbar. Wir fanden bei 21 Patienten mit cochleovestibulären Symptomen eine Läsion der Rundfenstermembran. Präoperativ wurden die Diagnosen Horsturz (10), M. Menière (7), Tinnitus (1), Vestibularisausfall (1) und traumatischer Labyrinthausfall (2) gestellt. Postoperativ waren Ohrgeräusche in 16 von 19, Vertigo in 9 von 9 Fällen gebessert oder behoben. Das Gehör im Sprachbereich besserte sich von 53 dB auf 27 dB.

Therapeutische Konsequenz ist die Volumenauffüllung und bei Therapieresistenz die Tympanoskopie. Mit Arnd sind wir der Ansicht, daß die Funktionsdiagnostik der Rundfenstermembran verbessert werden muß. Die Beurteilung des Wechseldruckphänomens und die Betrachtung bei geringer Vergrößerung ist unzureichend. Erst hohe Vergrößerungen und das Abtragen promontorialer Knochenüberhänge erlauben eine Beurteilung der Rundfenstermembran. Verborgene Defekte lassen sich durch Liquordruckerhöhung, Kopftieflage und Erhöhung des postexpiratorischen Druckes erkennen. Die therapeutische Konsequenz ist die Abdichtung der Rundfenstermembran.

Folgt man der Druckdifferenztheorie, so ist mangels funktioneller Defizite die Sicherheitsabdeckung der Rundfenstermembran ohne die genannte subtile Diagnostik zulässig.

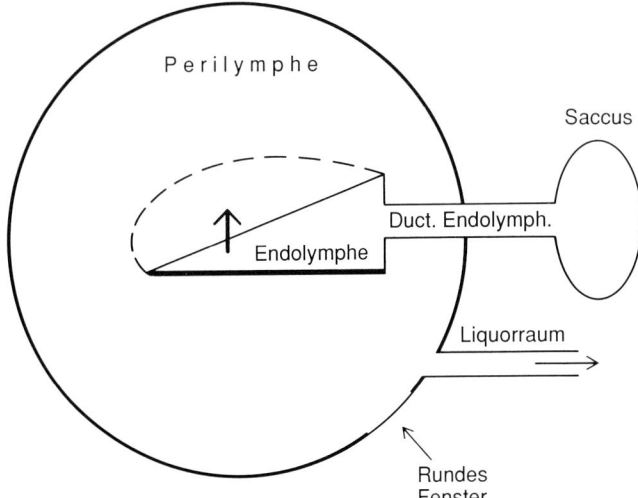

Abb. 1. Schema der intralabyrinthären Flüssigkeitskompartimente. Auslenkung der Reissnerschen Membran bei perilymphatischem Volumenverlust

Speicheldrüsen

110. W. Bergler, R. Metzler, H. Bier (Mannheim):
Verminderte EGF-Konzentration im Speichel bei Patienten
mit Oropharynxkarzinomen

Der epidermale Wachstumsfaktor (EGF), ein im Körper des Menschen ubiquitär vorkommendes Protein zur Stimulierung der Proliferation verschiedener Zellen, hat in der Onkologie Bedeutung erlangt, nachdem bei Malignomen eine veränderte Expression der Rezeptoren auf der Zelloberfläche beobachtet wurde. Frühere histochemische Untersuchungen zeigten eine erhöhte EGF-Rezeptorenausprägung in der oralen Schleimhaut bei Rauchern und bei Patienten mit Oropharynxkarzinom, weshalb eine pathologische Wachstumsstimulation in der Genese dieser Malignome diskutiert wird. Anhand immunhistochemischer Färbungen wird die unterschiedliche Ausprägung an Schleimhaut und Tumorgewebe demonstriert. Die Proliferation der Zellen unterliegt u.a. der Stimulation durch EGF, welches von den großen Speicheldrüsen sezerniert wird und so direkt auf die Mundschleimhaut wirkt. Ziel unserer Untersuchungen war es festzustellen, ob bei Patienten mit Oropharynxkarzinom ein unterschiedliches Sekretionsverhalten bezüglich EGF vorliegt. Untersucht wurden 3 Patientengruppen:

a) Nichtraucher ohne Karzinom (21 Patienten)
b) Raucher ohne Karzinom (21 Patienten)
c) Patienten mit Oropharynxkarzinom (14 Patienten).

Das durch einen Parotiskatheter gewonnene Parotissekret wurde mit Hilfe eines Radioimmunoassays auf seinen EGF-Gehalt untersucht. Desweiteren untersuchten wir den Sekretionsverlauf nach dem Genuß von 3 Zigaretten innerhalb von 30 min, wobei die EGF-Sekretion halbstündlich über 2 Stunden verfolgt wurde. Es zeigte sich, daß die basale Sekretion für Nichtraucher bei 5 ng/ml lag. Raucher und Patienten mit Malignomen zeigten eine verminderte Sekretionsleistung, die bei etwa 2,5 ng/ml lag. Bei der Beobachtung des Sekretionsverlaufes nach dem Rauchen fand sich für Nichtraucher ein maximaler EGF-Anstieg nach 60 min mit nachfolgendem Abfall auf den Ausgangswert. Raucher und Karzinompatienten wiesen keine veränderte Erstsekretion auf. Sowohl Raucher als auch Karzinompatienten zeigen eine erhöhte Ausprägung der EGF-Rezeptoren bei gleichzeitig verminderter Konzentration von EGF im Parotissekret. Diese Befunde lassen vermuten, daß ein Dysequilibrium der Proliferationsstimulation in der Genese der malignen Transformation beteiligt sein könnte. Zwei Mechanismen sind hierfür denkbar:

1. Die bekannte wundheilungsfördernde Wirkung von EGF auf die Mukosa ist durch die erniedrigte Konzentration abgeschwächt, so daß verschiedene Noxen (z. B. durch Rauchen) verstärkt auf die Mukosa einwirken können.
2. Onkogeninduktion durch eine kompensatorische Erhöhung der EGF-Rezeptoren, wie dies bereits durch In-vitro-Studien nachgewiesen werden konnte.

111. M. Cornelius, H. Rudert (Kiel):
Welche Vorteile hat die TNM-Klassifikation der UICC von 1987
bei Speicheldrüsenkarzinomen?

Seit 1987 liegt jetzt auch eine Klassifikation der UICC für Karzinome der großen Speicheldrüsen vor. Da wir bis 1986 diese Speicheldrüsenkarzinome an der Kieler HNO-Klinik nach den Klassifikationsrichtlinien von Schwab bearbeitet hatten, lag es nahe, beide Klassifikationen zu vergleichen (Abb. 1, 2).

In Kiel wurden von 1960 bis 1986 bei 170 Patienten Karzinome der großen Speicheldrüsen diagnostiziert und behandelt. Der klini-

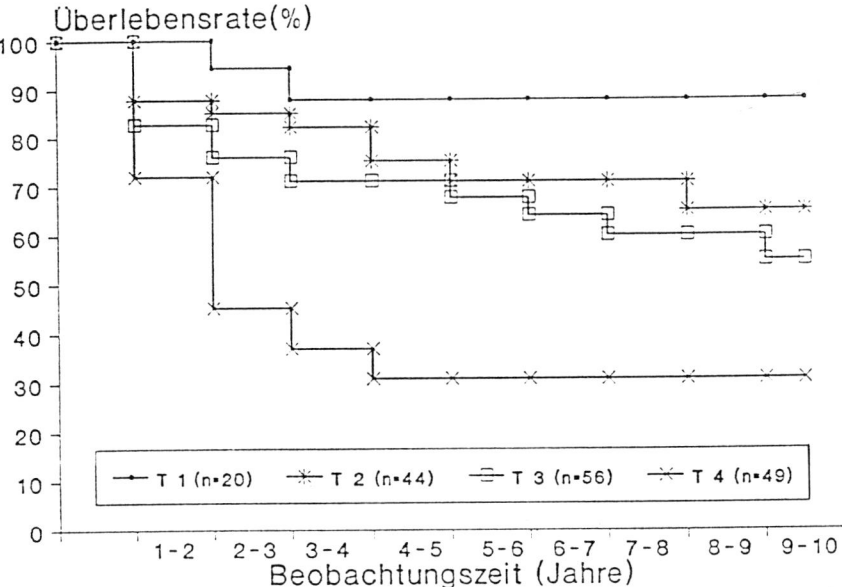

Abb. 1. Siehe Text

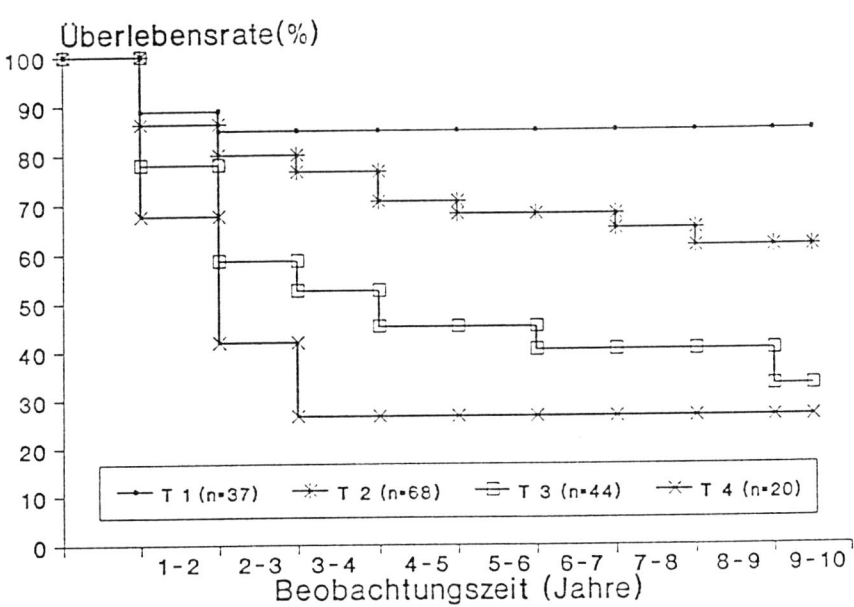

Abb. 2. Siehe Text

sche Verlauf wurde über mindestens 18 Monate und maximal 22 Jahre beobachtet. Wir behandelten 148 Karzinome der Gl. parotis und 22 Karzinome der Gl. submandibularis. Die klinische Einteilung erfolgte ursprünglich nach den Richtlinien von Schwab (T1 <2 cm, T2 = 2 bis 3 cm, T3 = 3 bis 4 cm, T4 >4 cm). Fixierte Tumoren oder Karzinome mit Nerveninfiltration wurden in die T3-Kategorie, Tumoren mit Ausbreitung in das Nachbargewebe werden in die T4-Kategorie eingeordnet. Es konnte retrospektiv eine Einteilung der 170 Karzinome in die T-Kategorien der UICC von 1987 vorgenommen werden (T1 ≤2 cm, T2 >2 bis 4 cm, T3 >4 bis 6 cm, T4 >6 cm). Jede T-Kategorie wird unterteilt in a) Nichtlokale Ausbreitung und b) Lokale Ausbreitung.

Betrachtet man die Verteilung der Karzinome auf die vier T-Kategorien der beiden Klassifikationen, so ist die Umverteilung der Hauptmenge der Tumoren von der T2- (26,1%), T3- (33,1%) bis T4-Kategorie (29%) in der Schwabschen Klassifikation auf die T2-

(45%) und T3-Kategorie (26%) in der Klassifikation der UICC von 1987 auffällig. Dies liegt neben den geringgradigen Größenunterschieden in den T2- und T3-Gruppen vor allem daran, daß kleine Tumoren mit Nervenbeteiligung oder Infiltration des Nachbargebietes, die früher der T3- und T4-Gruppe zugeordnet wurden, heute in die b-Kategorie der T1- und T2-Gruppen eingeordnet werden.

Wir haben die Überlebenswahrscheinlichkeiten der T1- bis T4-Gruppen der beiden Klassifikationen mit der Life-table-Methode errechnet und nach der Methode von Breslow miteinander verglichen. Die Einbeziehung der Lymphknotenmetastasierung war nicht möglich, da in den Richtlinien von Schwab keine vergleichbare Stadieneinteilung vorliegt und sich die

N-Kategorien auch nicht vergleichen ließen. Bei der Schwabschen Klassifikation fällt die geringe, nichtsignifikante Differenz zwischen den Überlebensraten der T2- und der T3-Gruppe auf. Ein Vorteil der TNM-Klassifikation von 1987 liegt also in den signifikanten Unterschieden zwischen den Überlebenskurven der vier T-Kategorien.

Ein weiterer Vorteil der TNM-Klassifikation ist, daß die Tumorgrößen der T-Kategorien an die Richtlinien für z. B. die Mundhöhlen- und Pharynx-Karzinome angeglichen wurden und den Richtlinien des American Joint Committee vergleichbar sind. Ob die Verdoppelung der T-Kategorien durch die Einführung jeweils einer a- und b-Gruppe einen Vorteil darstellt, ist schwer zu beurteilen, da die an sich sehr kleinen Fallzahlen der einzelnen Gruppen dadurch weiter verringert werden.

T-Kategorien sind somit nicht mehr miteinander vergleichbar. Auch das Prinzip der TNM-Klassifikation, daß z. B. ein T2-Tumor ungünstiger als ein T1-Tumor sein soll, wurde durchbrochen. Es wird deshalb wahrscheinlich in Zukunft nur noch sinnvoll sein, nach Tumorstadien unter Einbeziehung sowohl der T-, der N- und der M-Kategorien zu rechnen. Die Zukunft wird lehren, ob die Festlegung der Stadien durch die UICC für Karzinome der großen Speicheldrüsen bessere Verlaufskurven und prognostische Erkenntnisse bringt als das bisherige Klassifikationsschema.

W. Schwab (München): Zur Historie: Ich habe 1973 den von Ihnen erwähnten Vorschlag gemacht, um überhaupt einmal die Diskussion in Gang zu bringen, weil die UICC damals bekanntlich keine Richtlinien hatte. Mein Vorschlag wurde dann Gegenstand von zwei Pilotstudien (mit über 800 Fällen) 1976–1980 und 1981–1985, an denen sich unsere Fachvertreter und die Kieferchirurgen im Rahmen des DÖSAK beteiligten mit der Weiterleitung an die UICC, wo noch Vorschläge anderer Autoren eingingen. Die ab 1.1.1987 gültige UICC-Klassifikation stellt eine Modifikation des Konzepts von Levitt 1981 dar; in ihr erkennt man aber auch Tendenzen, die dem Vorschlag von Spiro 1975 und unserem Vorschlag zugrunde liegen.

R. Chilla (Bremen): Haben Sie neben den TNM-Klassifikationen auch die histologischen Typen der Speicheldrüsentumoren in ihrer prognostischen Wertigkeit bestimmt, die in unseren Untersuchungen deutlich größer war als die aller gängigen TNM-Klassifikationen?

H. Rudert (Kiel): Die neue Klassifikation der UICC hätte tatsächlich nur Sinn, wenn sie mit der Klassifikation der A.J.C. vergleichbar wäre. Zur Zeit stimmen zwar die TNM-Kategorien überein. Die daraus resultierenden Stadieneinteilungen sind aber weiterhin unterschiedlich.

M. Cornelius (Schlußwort):
Auch nach unseren Untersuchungsergebnissen hat die jeweilige Tumorhistologie bei Speicheldrüsenkarzinomen einen erheblichen Einfluß auf die Überlebensrate. Da unser Vortrag die TNM-Klassifikation zum Thema hatte, sind wir auf diese Ergebnisse nicht näher eingegangen. Vorteil der Klassifikation der UICC von 1987 ist, daß zwischen den Überlebensraten der vier T-Kategorien signifikante Unterschiede bestehen. Nachteil ist die Verdoppelung der T-Kategorien durch die a- und b-Subklassifikation.

112. D. Knöbber, M. Axhausen, H.-J. Wilhelm (Berlin/Homburg/Saar):
Tumoren der kleinen Speicheldrüsen des Gaumens:
Einsatz moderner bildgebender Verfahren und Differentialdiagnose

Tumoren der kleinen Speicheldrüsen des Gaumens haben nach Haubrich (1984) und Seifert et al. (1984) mit 5–9% einen geringen Anteil an allen Speicheldrüsentumoren, sind aber in einem hohen Prozentsatz maligne: 44–65% (Eneroth 1970; Becker et al. 1978). Zahlreiche andere Tumoren des Gaumens und angrenzender Strukturen kommen differentialdiagnostisch in Betracht, wobei eine Vorwölbung des weichen Gaumens oft wie ein Peritonsillarabszeß imponiert. Tumoröse Schwellungen lassen sich von einem entzündlichen Geschehen meist anamnestisch schnell differenzieren; bei Gaumentumoren bestehen aber diagnostische Schwierigkeiten. Durch die klinische Untersuchung der Patienten (Palpation) und Sonographie der Regio parotidea und des Halses ist nicht sicher zu entscheiden, ob es sich um einen Tumor der kleinen Speicheldrüsen des Gaumens handelt oder ein nach innen vorwachsender Tumor der Ohrspeicheldrüse (sog. Eisbergtumor) vorliegt. Hier ist dann die Durchführung einer Computertomographie (CT) erforderlich; die

Kernspintomographie (MR) stellt eine sinnvolle Ergänzung dar.

An den Universitäts-HNO-Kliniken Berlin (Rudolf Virchow, FU Berlin) und Homburg/Saar wurden in den letzten drei Jahren sechs Patienten mit einem Tumor des weichen Gaumens stationär behandelt. Die Tumoren waren von glatter Schleimhaut überzogen — derb, indolent und unverschieblich. Die Schwellungen hatten ein erhebliches Ausmaß erreicht. Bei zwei Patienten war auswärts eine Inzision vorgenommen worden in der Annahme, es handele sich um einen Peritonsillarabszeß.

Nach dem CT waren die Tumoren nicht mit Sicherheit von der Ohrspeicheldrüse abzugrenzen, so daß auch die Kernspintomographie durchgeführt wurde. Dieses Verfahren eignet sich bekanntlich vor allem für Weichteilprozesse; so war auch bei unseren Patienten im Kernspintomogramm der weiche Gaumen als Ursprungsort des Tumors eindeutig zu erkennen. Durch Anreicherung mit Kontrastmittel (Gadolinium) war gut zu erkennen, daß die Gaumentumoren die Glandula parotis zwar erreichten, aber nicht infiltrierten. So war aufgrund des MR-Befundes eine exakte Operationsplanung möglich. Die glatt begrenzten Tumoren wurden von enoral entfernt. Bei drei Patienten lag histologisch ein pleomorphes Adenom vor; je einmal fand sich ein solides Adenom sowie ein adenoidzystisches Karzinom. Bei einem 22jährigen Patienten wurde ein Neurilemmom (Schwannom) nachgewiesen, das hantelförmig konfiguriert war und in die Fossa retromandibularis reichte.

Es ist sicher nicht erforderlich, daß bei jeder tumorösen Schwellung des Gaumens ein CT und MR angefertigt werden, aber bei einer der klinischen Untersuchung schwer zugänglichen anatomischen Region (Regio tonsillaris, retromandibularis) halten wir die Durchführung eines Kernspintomogramms durchaus für indiziert.

M. E. Wigand (Erlangen): Sie haben große Tumoren des Gaumens gezeigt. Wie leistungsfähig ist das Magnettomogramm aber im Bereich kleinster Tumoren?

H.-G. Schroeder (Marburg): Sicher ist in den von Ihnen geschilderten Fällen die transkutane Sonographie wenig erfolgreich. Die Differentialdiagnose zwischen einem Tumor und einem Abszeß im Gaumenbereich kann aber sicher mit Hilfe der intraoralen Sonographie gestellt werden. Zur Bestimmung der Tumorausdehnung ist allerdings eine Kernspintomographie unerläßlich.

N. Nitsche (Erlangen): Die enorale Sonographie hat sich in unseren Händen sehr gut bewährt; es ist meines Erachtens nicht immer erforderlich, bei Tumoren dieser Lokalisation und Ausdehnung ein MRT zu veranlassen.

D. Knöbber (Schlußwort):
Zu Herrn Wigand: Mit dem Kernspintomogramm werden noch Tumoren erfaßt, die einen Durchmesser von etwa 1 cm besitzen.

Zu Herrn Schroeder und Herrn Nitsche: Sicher stellt die Sonographie eine wertvolle Untersuchungsmethode bei Tumoren der Ohrspeicheldrüse dar und genügt neben der Anamnese und dem Untersuchungsbefund meistens als diagnostische Maßnahme. CT und/ oder MR sind aber nicht entbehrlich bei Tumoren, die sich in die Fossa retromandibularis erstrecken. Auch kann durch die bildgebenden Verfahren erst eine Aussage über die Beziehung des Tumors zur Umgebung (z. B. Knochen) und zu den großen Halsgefäßen erhalten werden.

113. D. Höhmann, P. Landwehr (Würzburg): Wertigkeit der Sialographie in der Speicheldrüsendiagnostik

Mit der digitalen Subtraktionstechnik steht ein bildgebendes Verfahren zur Verfügung, welches eine überlagerungsfreie Darstellung kontrastierter Lumina erlaubt.

Das Ziel der vorliegenden prospektiven Studie war die Überprüfung der Aussagefähigkeit der Sialographie in digitaler Technik im Vergleich zur konventionellen Technik und zur Sonographie unter Berücksichtigung der histologischen Befunde.

91 Patienten mit klinisch tumorverdächtigen Befunden der Gl. parotis (n = 65) und der Gl. submandibularis (n = 25) wurden einer digitalen Sialographie unterzogen, um entzündliche, obstruktive, autoimmunentzündliche und neoplastische Erkrankungen zu differenzieren. Die Untersuchung erfolgte auf einem DVI-II-Angiographiesystem (Philips) mit gepulster Strahlung. Die Bildfrequenz betrug 0,5 Bilder pro Sekunde, ein 15-cm-Bildverstärker wurde eingesetzt.

Nach Katheterisierung des Stenonschen bzw. Whartonschen Gangs wurden ein bis zwei Milliliter eines nichtionischen Kontrastmittels (Solotrast 300) injiziert.

Zur Sonographie wurde ein 5-MHz-Schallkopf (Picker CS 2000) verwandt. Zusätzlich konnte mit der 100-mm-Kamera eine konventionelle Sialographie angefertigt werden.

Die untersuchten Fälle verteilten sich zu 39% auf Normalbefunde, in 9% wurden Sialadenosen, in 9% Sialolithiden und in 43% fokale Läsionen unterschiedlicher Histopathologie gesehen. Der Häufigkeit nach fanden sich die chronische Sialadenitis, das Zystadenolymphom, die Sialolithiasis, die diffuse Drüsenfibrose, das pleo-

morphe Adenom, Non-Hodgkin-Lymphome, Zysten, Karzinome, herdförmige Schwielen und intraglanduläre Lymphknoten.

In 93% konnte mit der digital subtrahierten Sialographie eine gute oder ausreichende Bildqualität erreicht werden. Eine schlechte Bildqualität fand sich bei Vorliegen von Schluckartefakten. In 5 von 6 Fällen konnte hierbei das unsubtrahierte Bild ausgewertet werden (Abb. 1). Das unsubtrahierte digitale Bild bot in 23% eine bessere Bildqualität als die konventionelle Sialographie, in 74% ließen sich keine Unterschiede objektivieren.

Bei der Mehrzahl der Untersuchungen (74%) konnten mit den digital subtrahierten Aufnahmen bessere Bildqualitäten gegenüber den digital nicht subtrahierten Aufnahmen erreicht werden.

Die Gegenüberstellung der Sensitivität und Spezifität der drei Diagnostikverfahren (Abb. 2a–c) zeigte Vorteile der Sonographie für den Tumornachweis (4 falsch-positive).

Der Nachweis intraduktaler Steine gelang sonographisch in 60% der Fälle, während sialographisch unabhängig von der Technik alle Steine erfaßt werden konnten.

Die DSA-Sialographie fand sich im Tumor- (2 falsch positive) und Entzündungsnachweis der kon-

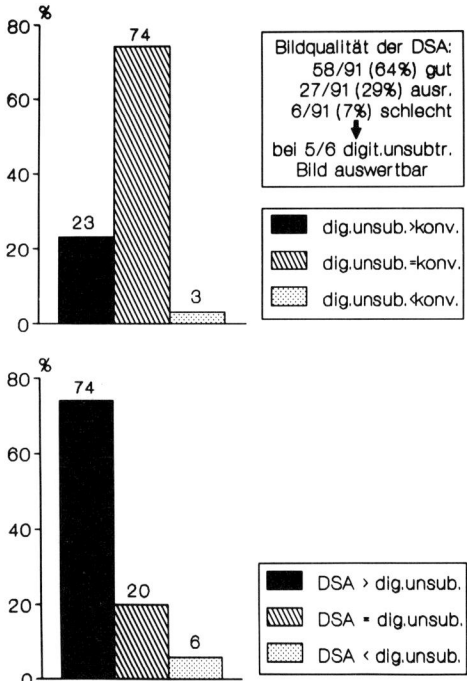

Abb. 1. Gegenüberstellung der erzielten Bildqualität der digital subtrahierten Sialographie, der digital unsubtrahierten Aufnahmen und der konventionellen 100-mm-Aufnahmen

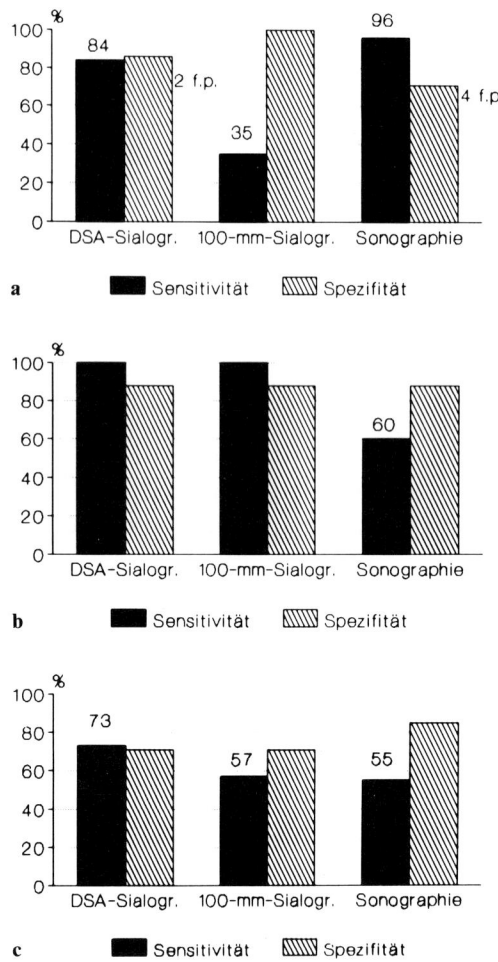

Abb. 2a–c. Gegenüberstellung der Sensitivität und Spezifität der digital subtrahierten Sialographie, der konventionellen Sialographie in 100-mm-Technik und der 5-MHz-Sonographie für den Tumor-, Stein- und Entzündungsnachweis

ventionellen 100-mm-Technik überlegen. Bei ergänzendem Einsatz der Sonographie war dieser Vorteil nur bei der Sialadenitis diagnostisch nutzbar. Trotz der theoretischen Vorteile der digital subtrahierten Sialographie ergaben sich keine Änderungen in der Indikationsstellung zur Sialographie.

H.-G. Schroeder (Marburg): Wie hoch ist die Strahlenbelastung bei der DSA-Sialographie im Vergleich mit der konventionellen Technik?

Im übrigen sollte darauf hingewiesen werden, daß die Sialographie heute nur noch bei chronischen Sialadenitiden indiziert ist. Zum Nachweis von Tumoren, Konkrementen und bei akut entzündlichen Erkrankungen sollte wegen der Strahlenbelastung und der geringen Aussagekraft auf die Sialographie zugunsten der Sonographie verzichtet werden.

H. Iro (Erlangen): Warum gelingt Ihnen nur in 60% der sonographische Steinnachweis?

D. Höhmann (Schlußwort):
Die Untersuchungen der digital subtrahierten Sialographie wurden mit einer Bildrate von 0,5 Bildern pro Sekunde durchgeführt. Der Untersuchungszeitraum betrug 10 Sekunden. Aus strahlenhygienischer Sicht ist dieses Verfahren der konventionellen Technik unter Durchleuchtungsbedingungen überlegen. Die Diskrepanz im Steinnachweis zur zitierten Literatur wird sich in erster Linie anhand des 5 MHz Schallkopfes gegenüber einem 7,5- oder 10-MHz-Schallkopf erklären lassen. Es ist bekannt, daß ein relativ großer Anteil (40 bis 60%) der Speichelsteine aufgrund ihrer Ionenzusammensetzung nicht sonographisch darstellbar sein können.

114. Th. Disselbeck, F. Zanella, H. Eckel, E. Stennert et al. (Köln): Kernspintomographie bei Speicheldrüsentumoren

Zwischen Januar 1988 und Februar 1990 wurden 183 Patienten in der HNO-Universitätsklinik Köln an krankhaften Prozessen der großen Speicheldrüsen operiert. Bei 132 handelte es sich um primär tumoröse Prozesse. Zusammen mit dem Radiologischen Institut sollte herausgefunden werden, welche Stellung die Kernspintomographie in der Diagnostik von Speicheldrüsentumoren einnimmt. Bei Auswertung der Ergebnisse zeigte sich, daß mit Anamnese, klinischer Untersuchung, Sonographie und Feinnadelbiopsie in *über 90%* der Fälle die histologische und morphologische Diagnose gestellt werden konnte. Die Sialographie war von untergeordneter Bedeutung. Die Indikation zu modernen Schnittbildverfahren wie der Computertomographie (CT) oder Kernspintomographie (MR) ist nur für spezielle Fragestellungen gegeben, wobei ganz überwiegend Prozesse der Gl. parotis betroffen sind:

- Darstellung von Prozessen in der Tiefe, d. h. v. a. des Parotisinnenlappens;
- Darstellung von Prozessen, die die Schädelbasis erreichen – ihr Bezug zur Schädelbasis;
- Prozesse, die in die Fossa pterygoidea and pterygopalatina vorgedrungen sind;
- parapharyngeal ausgebreitete Prozesse und ihr Bezug zu Nachbarorganen (Infiltration?).

Neben der morphologischen Klärung kann ein Schnittbildverfahren wesentlichen Beitrag bei unklarer Symptomatologie, etwa Schmerzen oder Funktionseinbußen des Kiefergelenks unklarer Genese leisten. Bei der Auswahl eines Schnittbildverfahrens sollte man dem MR den Vorzug gegenüber dem CT geben, da

- die Darstellung in multiplanaren Schnittebenen möglich ist;
- besserer Weichteilkontrast zu erreichen ist;
- störende Artefakte, z. B. durch Zähne, unterdrückt werden können.

Als Nachteil gegenüber dem CT muß genannt werden, daß die Darstellung knöcherner Strukturen nicht möglich ist.

Rückschlüsse auf die Art eines Prozesses sind außerordentlich schwierig. Generell kann gesagt werden, daß Tumoren auf T1-gewichteten Bildern signalarm erscheinen – dann eine Signalanhebung auf T2-gewichteten Bildern und auf T1-gewichteten Bildern nach Gabe von Gadolinium erfahren. Mit dem MR ist eine gute Aussagekraft hinsichtlich der Sensitivität gegeben, allerdings nur eine schwache Aussage hinsichtlich der Spezifität möglich. So lassen eine unscharfe Abgrenzbarkeit gegen die umgebenden Strukturen sowie eine inhomogene Signalverteilung im Tumor ebenfalls die Malignität eines Tumors vermuten; sichere Zeichen gibt es aber nicht.

115. P. Bumm, E. Maier, Ch. Bannert (Augsburg): Feuchtigkeitsmessungen der Schleimhaut bei Xerostomie nach Applikation einer Mucinlösung

Auf dem letztjährigen HNO-Kongreß in Kiel 1989 wurde ein neuer Speichel- und Schleimersatz für die oberen Luft- und Speisewege vorgestellt. Dieser besteht aus zwei Lösungen; Lösung 1 enthält Calciumsalze, Lösung 2 Natriumalginat. Sie werden hintereinander auf die Schleimhaut appliziert.

In dieser Studie wird die Verweildauer des neuen Speichelersatzes auf der Mundschleimhaut gemessen.

In Abb. 1 ist dargestellt, daß die zweifach positiv geladenen Calciumionen sich auf dem Epithel verteilen und evtl. sogar in die Restmucinschicht eindringen und eine Ionenbindung mit den negativen Ladungen der Alginsäure eingehen. Die elektronegative Ladung der Alginsäure übernimmt die Schutzfunktion der oberen Luft- und Speisewege.

In einer placebo-kontrollierten Doppelblindstudie wurden Wirksamkeit und Verträglichkeit dieses alkalischen Mundwassers bei 20 Patienten mit Xerostomie nach Radiatio im Vergleich zu Placebo untersucht.

Hauptkriterium zur Beurteilung der Wirksamkeit waren Ausmaß und Dauer der Befeuchtung der Schleimhaut. Zur Ermittlung der Feuchtigkeit wurde ein kreisförmiges Filterpapier mit 47 mm Durchmesser auf die Zunge des Patienten aufgelegt. Die Gewichtsdifferenz des befeuchteten zum trockenen Filter hatte sich in einer Pilotstudie als valides Maß für die Mundfeuchtigkeit erwiesen. Diese Messungen wurden unmittelbar vor sowie 5, 15, 30 und 60 min nach Applikation der Testlösung durchgeführt. Weitere Wirksamkeitskriterien waren ein Fragebogen zu den subjektiven Symptomen der Xerostomie sowie Globalurteile der Patienten und des Prüfarztes. Der Hauptphase der Prüfung ging jeweils eine dreitägige Wash-Out-Phase voraus, in der die Patienten nur Wasser zur Mundspülung erhielten. Die Dokumentationsbögen wurden biometrisch ausgewertet.

Abbildung 2 zeigt die Werte der Feuchtigkeitsmessungen der Mundschleimhaut bei Anwendung der

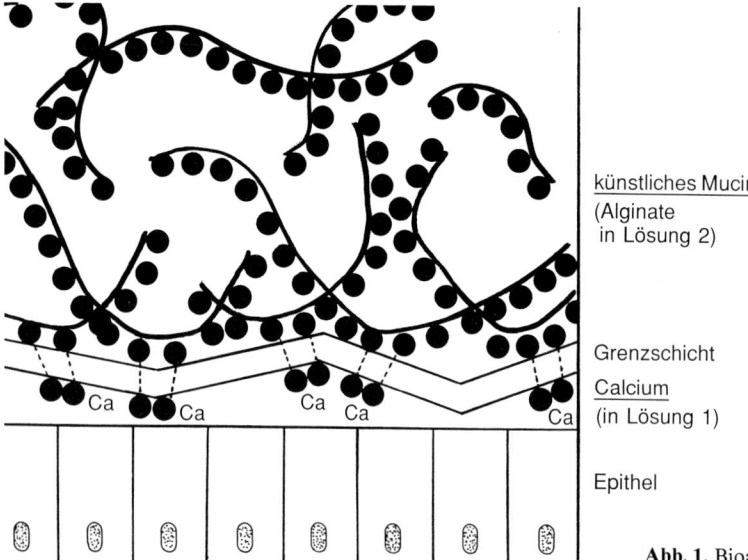

künstliches Mucin
(Alginate
in Lösung 2)

Grenzschicht

Calcium
(in Lösung 1)

Epithel

Abb. 1. Bioadhäsion von Mucin an das Epithel durch die Ligandenwirkung von Calciumionen

Mucinersatzlösung gegenüber Placebo. Auf der Ordinate ist die Gewichtszunahme des hydrophilen Filters nach Auftragen auf die Zunge eingezeichnet. Auf der Abszisse ist die Zeit nach Applikation in Minuten aufgetragen. Bei Null ist der mediane Ausgangswert vor der Applikation der Mucinlösung dargestellt. In der oberen Linie sind die Werte nach Applikation der Mucinlösung (Alk. MW) dargestellt, in der unteren Kurve die Feuchtigkeitswerte nach Spülen mit Wasser (Placebo).

Die medianen Ausgangswerte für beide Lösungen sind gleich. Man sieht, daß die Feuchtigkeitswerte für das alkalische Mundwasser, also die Mucinlösung, nach 5 min stärker ansteigt als für die Placebolösung. Anschließend fallen die Feuchtigkeitswerte für beide Lösungen langsam ab, für die Mucinlösung jedoch weniger als für die Placebolösungen. Für alle Meßpunkte ist die mediane Befeuchtung der Mund-

schleimhaut nach Applikation der Mucinlösung besser als nach Applikation der Placebolösung. Die Unterschiede zwischen den Verläufen sind hoch signifikant.

Mit dieser Testmethode kann die subjektive Feuchtigkeitsempfindung der Patienten durch die Messung der Feuchtigkeitsaufnahme des Filters objektiviert werden. Bei Feuchtigkeitswerten von 100 mg und darüber wird von dem Patienten ein Wohlbefinden angegeben. Bei geringeren Werten wird über Xerostomie geklagt. Bei der Mittelwertkurve wird die 100 mg-Linie bei der Mucinlösung für ungefähr 20 min überschritten, bei der Placebolösung nur 10 min. Dies sind auch ungefähr die Werte, die von den Patienten als subjektiv angenehme Wirkzeit nach Applikation angegeben wird. Sie sagen, es fühlt sich im Mund alles weich, ölig und geschmeidig – wie „geschmiert" – an. Vorher war alles rissig, hart und furchig.

Nach den subjektiven Bewertungen bewirkt das alkalische Mundwasser tagsüber und nachts eine Verbesserung der Trockenheit von Mund und Zunge gegenüber Placebo. Positiv bewertet wurde auch die Verhinderung der zähen Schleimbildung und die Verbesserung beim Schlucken. Die Schwierigkeiten beim Kauen wurden gleich bewertet.

Patienten, die das alkalische Mundwasser nehmen, brechen in der Regel die Bestrahlung nicht ab – es sei denn, bei verschlechtertem Allgemeinzustand, aber nicht wegen Einzelsymptomen, wie Schmerzen im Mund, Schluckbeschwerden oder Entzündungen im Mund.

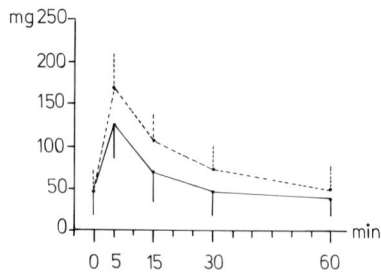

Abb. 2. Ergebnisse der Feuchtigkeitsmessung der Mundschleimhaut (Mittelwerte n = 20) mittels Filterpapier

116. F. Hoppe, M. Braun, G. Sprotte (Würzburg):
Autoimmunologische Befunde bei Patienten mit chronischen Schmerzen unter besonderer Berücksichtigung des Sjögren-Syndroms

Bei Patienten mit chronischer Schmerzsymptomatik finden sich häufig anamnestische und serologische Hinweise auf eine entzündliche immunologische Krankheit, so daß eine Immunopathie als Schmerzursache in Betracht gezogen werden sollte.

In Zusammenarbeit mit der Würzburger Schmerzambulanz wurden die Seren von 299 Patienten mit chronischen Schmerzen auf Autoantikörper untersucht und mit einer aus 101 Blutspendern bestehenden Kontrollgruppe verglichen. Die Testung erfolgte auf Mischgewebeschnitten von Mausorganen, da bekanntermaßen eine hohe Antigenverwandtschaft zwischen Maus- und menschlichem Gewebe besteht. Die mikroskopische Auswertung wurde durch zwei Untersucher unabhängig voneinander durchgeführt.

Ein positiver Autoantikörperbefund fand sich bei 64% der Patienten und 33% der Kontrollpersonen. Somit zeigt sich ein signifikanter Unterschied zwischen Patienten und Kontrollkollektiv.

Die Aufschlüsselung der Befunde erbrachte eine Autoantikörperbindung an Gefäßendothelien in 49%, an Kernantigene in 30% und an intramurale Ganglienzellen in 24% – die erstmalig in einer solchen Patientengruppe damit beschrieben wurden. Deutlich weniger häufig zeigte sich eine Bindung an Parietalzellen des Magens (19%) und der Skelettmuskelantigene (12,5%). Eine annähernd gleiche Verteilung war auch im Kontrollkollektiv festzustellen, hier jedoch ohne Krankheitswert.

Die Diagnose eines Morbus Sjögren wurde bei 52 von 299 Patienten aufgrund der klinischen Sicca-Symptomatik, eines pathologischen Schirmertestes und speicheldrüsenszintigraphischer Befunde gestellt. Von diesen 52 Patienten zeigten 65% Autoantikörper im Serum; ein Unterschied im Vorkommen der verschiedenen Autoantikörper zur übrigen Patientengruppe wurde nicht gefunden.

Unsere Befunde zeigen also, daß bei chronischen Schmerzsymptomen häufig eine Autoimmunopathie vorliegt, die durch die technisch einfache Bestimmung von Autoantikörpern diagnostiziert werden kann. Ungeklärt bleibt jedoch, ob die vorkommenden Autoantikörper die Ursache der vielfältigen Beschwerden neurogener, myogener, gastrointestinaler und vaskulärer Art sind oder lediglich Epiphänomene eines Immundefektes darstellen. Weiterhin sollte bei Patienten mit chronischen Schmerzen immer auch ein Sjögren-Syndrom ausgeschlossen werden.

In der Therapie chronischer Schmerzen wäre neben der Symptombekämpfung aufgrund des Gesagten auch eine Behandlung, die in die Pathogenese der Immunopathie eingreift, denkbar – z. B. durch Immunsuppression oder die Eliminierung der Autoantikörper durch Plasmaphorese oder die Gabe von antiidiotypischen Antikörpern.

117. P. Gundlach, J. Hopf, H. Scherer, C. Scholz (Berlin):
Die endoskopische Laserlithotrypsie von Speichelsteinen

Manuskript nicht eingegangen

118. J. Hopf, P. Gundlach, M. Linnarz, N. Leege et al. (Berlin):
Das Verletzungspotential der endoskopisch kontrollierten Laserlithotrypsie von Konkrementen der Kopfspeicheldrüsen

Das neu entwickelte Verfahren der endoskopisch kontrollierten Laserlithotrypsie von Speichelsteinen soll die bisher üblichen, recht unphysiologischen Verfahren der Gangschlitzung von Marsupalisation wie auch der Exstirpation des gesamten Drüsenkörpers bei bestehender Sialolithiasis bis auf wenige Ausnahmen vollständig ablösen.

Es erfolgte eine kritische Analyse des realen und maximalen Verletzungsrisikos für den Patienten:

Hierzu wurden die Synopsis der minimalen und reversiblen Läsionen bei den bisher von uns durchgeführten 109 Sialendoskopien und 14 Laser-Lithotrypsien sowie die eigenen Erkenntnisse bei der eingehenden Testung verschiedener Laser-Desintegrationssysteme herangezogen.

Darüber hinaus führten wir eine In-vitro-Untersuchung an 26 menschlichen Submandibularis-Drüsen durch – bei der gepulste Excimer-Laserstrahlung der Wellenlänge 308 nm über eine Glasfaser senkrecht auf die Epitheloberfläche im Kontakt- und im Non-Kontakt-Verfahren appliziert wurde. Die Einzelpulsenergie betrug dabei 10 mJ.

Die genaue histomorphologische Aufarbeitung erbrachte, daß bei Applikation von 600 Einzelpulsen, gleich ob mit einer Frequenz von 20 oder 40 Hz, eine senkrechte Non-Kontaktbestrahlung (d = 320 µm, ED = 3,8 J/cm^2) zwar zu einer größeren Gewebedestruktion führt, bei gleichzeitig jedoch geringerer Eindringtiefe und -breite der erzeugten Läsion im Vergleich zu einer Kontakt-Bestrahlung (d = 0, ED = 7,5 J/cm^2) und damit zu einem geringeren Volumenverlust des Gewebes.

Dieser maximale Verletzungsmodus tritt jedoch in der Praxis nicht auf, da zum einen Endoskop-, Faserund Gangverlauf in etwa koaxial sind und dadurch in der Regel nur tangentiale Bestrahlungen möglich sind und zum anderen Laserstrahlung beim Lithotrypsievorgang nur unter endoskopischer Sichtkontrolle ausgelöst wird.

Daraus ist zu ersehen, daß die endoskopisch kontrollierte Laserlithotrypsie von Konkrementen der großen Kopfspeicheldrüsen ein neuartiges und gewebeschonendes Verfahren zur symptomatischen Therapie der Sialolithiasis ist, das in praxi nur ein geringes Verletzungspotential für den Patienten beinhaltet.

119. H. Iro, N. Nitsche, G. Waitz (Erlangen): Extrakorporale piezoelektrische Lithotrypsie von Speichelsteinen

Die extrakorporale Stoßwellenlithotrypsie steht seit Beginn der 80er Jahre als Behandlungsmöglichkeit der Urolithiasis zur Verfügung und beginnt sich auch in der Gastroenterologie als nichtchirurgische Therapie bei Steinleiden zu etablieren.

Die extrakorporale Stoßwellenlithotrypsie von Speichelsteinen hingegen schien – in Anbetracht der in unmittelbarer Nähe gelegenen zentral-nervösen Strukturen – bisher kaum vorstellbar. Dies ist auf die physikalischen Eigenschaften der bis vor kurzer Zeit ausschließlich verfügbaren elektromagnetischen und elektrohydraulischen Lithotriptoren zurückzuführen. Die relativ großen Abmessungen der Hochdruckzone dieser Lithotrypsiesysteme lassen den Einsatz im Kopf-Hals-Bereich als problematisch erscheinen.

Das seit 1986 eingeführte piezoelektrische Stoßwellenprinzip weist bei weitgehend schmerzfreier, sonographisch kontrollierter Anwendung ein sehr kleines Fokusvolumen ohne unfokussiert auftreffende Schallpulsanteile auf und erscheint deshalb auch für den Einsatz im Kopf-Hals-Bereich geeignet.

Basierend auf den vielversprechenden Ergebnissen unserer In-vitro-Fragmentationsversuche an chirurgisch entnommenen Speichelsteinen sowie der im akuten und chronischen Tierversuch gewonnenen Erkenntnisse erschien uns die piezoelektrische Sialolithotrypsie bei der Steinerkrankung der großen Kopfspeicheldrüsen gerechtfertigt.

An 14 Patienten (8 Submandibulariskonkremente, 6 Parotissteine) mit symptomatischen Speichelsteinen wurde eine Lithotrypsie mittels extrakorporaler piezoelektrisch generierter Stoßwellen vorgenommen. In keinem Fall waren eine Narkose oder sedierende Maßnahmen vor oder während der Behandlung erforderlich. Alle Speichelsteine konnten durch die erste Lithotrypsie vollständig fragmentiert werden. Alle Patienten waren bei einer Nachuntersuchung 3 Monate nach der Stoßwellentherapie beschwerdefrei. Bei 7 der 14 Patienten konnte ultrasonographisch Steinfreiheit nachgewiesen werden. Die piezoelektrische Sialolithotrypsie führte zu keinen ernsthaften Nebenwirkungen. Begleitende laborchemische, sonographische und kernspintomographische Untersuchungen ergaben keine Beeinträchtigung umliegender Organe bzw. der jeweils behandelten Speicheldrüse. Die extrakorporale piezoelektrische Lithotrypsie ist eine neue – in ausgewählten Fällen anwendbare, vielversprechende, nichtchirurgische – Behandlungsmodalität der Steinerkrankung oder großen Kopfspeicheldrüsen.

J. Theissing (Nürnberg): Bei den hier vorgestellten konkurrierenden Lithotrypsieverfahren interessiert auch die Frage nach den jeweils erforderlichen investiven Kosten.

K. Hüttenbrink (Münster): Wenn von 14 symptomatischen Steinträgern noch bei 7 Steine zurückbleiben, machen diese keine Symptome mehr? Warum, wenn nicht? Bleiben die kleineren Steine in einem ödematösen Gang stecken, denn sonst müßten sie doch abgehen?

E. Steinbach (Reutlingen): Durch die Steinzertrümmerung wird nur ein Symptom behandelt, sicher mit bemerkenswert gutem Erfolg. Die Vielfalt der Symptome, die eine chronische Sialadenitis hervorruft, bleibt unberührt. Sicher sollte man abwägen, wann nur eine Steinzertrümmerung und wann eine Drüsenentfernung durchzuführen ist.

Th. Deitmer (Münster): Wie ist die Nebenwirkung der Lithotrypsie auf Knochengewebe, das ja gelegentlich benachbart zum Speichelstein liegen kann? Warum wurde als Voruntersuchung nicht eine normale Radiographie und Sialographie als definitiver Steinnachweis durchgeführt? Wie erklären sich in Ihrem Kollektiv die vielen Parotissteine?

D. Collo (Hamburg): Wie groß muß ein Speichelstein sein, um ihn präzise sonographisch zu fokusieren, denn erst dann darf extracorporal Steinzertrümmerung mit dem Lithotryptor betrieben werden.

R. Chilla (Bremen): Sind bei der Lithotrypsie Zerstörungen von Zahnfüllungen möglich und vermeidbar?

J. Hopf (Berlin): Lassen Ihre prätherapeutischen Untersuchungen zu, sicher zu differenzieren, ob ein intraduktulärer Stein vorliegt oder eine kalzifizierende Sialadenitis mit Konkrementbildung im Parenchym? Wie schätzen Sie das lokale Verletzungsrisiko, wenn Sie eine extracorporale Lithotrypsie durchführen und dabei nicht sicher sein können, ob die Fragmente, die erzeugt wurden, auch Anschluß an das Ausführungsgangsystem haben?

Können Sie nicht oder nur wenig kalzifizierte Konkremente sonographisch sicher orten?

H. Iro (Schlußwort):
Zu Herrn Theissing: 3 Fachdisziplinen (Urologie, Gastroenterologie, HNO) können die piezoelektrische Lithotrypsie nutzen, so daß sich die einmaligen Anschaffungskosten verteilen.

Zu Herrn Hüttenbrink: Eine Quote von 50% Erfolg ist bei einer absolut neuen Methode m.E. als sehr positiv zu werten, insbesondere da Mehrfachbehandlungen – die in Zukunft durchgeführt werden – noch höhere Erfolgsquoten erwarten lassen. Im Vergleich zu anderen Fächern ist erwähnenswert, daß nur ca. 5% aller Gallensteine erfolgreich mittels extrakorporaler Stoßwellen behandelt werden können.

Zu Herrn Steinbach: Nach Beteiligung eines Speichelsteines ist nur bei ca. 15–20% der Patienten eine erneute Steinbildung zu erwarten. Dies rechtfertigt u.E. die Entfernung eines Steines bei Drüsenerhalt dies umso mehr, da sich die Drüsen funktionell erholen können.

Zu Herrn Deitmer: Weder in vitro noch in vivo ließen sich stoßwelleninduzierte Verletzungen knöcherner Strukturen nachweisen. Der hohe Anteil an Parotissteinen kommt dadurch zustande, daß Patienten aus ganz Deutschland und dem benachbarten Ausland insbesondere mit Parotissteinen sich bei uns vorstellen.

Zu Herrn Collo: Wenn es oft auch mühevoll ist, so gelingt uns eine Ortung der Konkremente bis zu einer Größe (Kleinheit) von 2,2 bis 2,5 mm.

Zu Herrn Chilla: So weit möglich, wird bei der klinischen Anwendung von Stoßwellen ein Plastik-Zahnschutz den Patienten appliziert. Von seiten der Zähne sahen wir bisher noch keine Besonderheiten nach Stoßwellenapplikation.

Zu Herrn Hopf: Behandelt wurden bisher drüsennah gelegene Gangsteine, deren Behandlung durch Schlitzung oder Bougierung nicht erfolgversprechend erschien.

120. R. Laskawi, J. Brauneis, W. Damenz (Göttingen):
Der seltene Fall eines exulzerierten Zystadenolymphoms der Glandula parotis – eine Kasuistik

In der Gruppe der monomorphen Adenome der Ohrspeicheldrüse tritt das Zystadenolymphom mit über 70% als größte Gruppe auf. Häufiger liegt ein bilateraler oder multifokaler Befall vor. Zystadenolymphome sind in der Regel gut abgegrenzt und verschieblich zu palpieren. Eine maligne Transformation ist selten, eine gewisse Koinzidenz mit anderen Tumoren besteht.

Der vorgestellte Fall eines exulzerierten Zystadenolymphoms der Glandula parotis weist gewisse Besonderheiten auf:

Es handelt sich um eine 79jährige Patientin, bei der 1979 auswärtig ein retroauriculärer Knoten entfernt wurde (Zystadenolymphom). Postoperativ kam es zu einer hartnäckigen Fistelung, die symptomatisch behandelt wurde. Auf der Gegenseite fand sich eine ca. 6mal 3 cm große gut abgegrenzte Geschwulst mit intakter Haut. Nachdem die Patientin in unsere Behandlung kam, zeigte sich uns aktuell bei Aufnahme ein ca. 3 mal 4 cm großer *primär maligne anmutender* exulzerierter (seit einem Jahr) Tumor mit eitriger Sekretion (Klebsiella pneumoniae) im Bereich der betroffenen Ohrspeicheldrüse (Abb. 1).

Aus dem *Randbereich des Tumors* wurde eine Probeexzision entnommen (siehe Pfeil Abb. 1). Makroskopisch konnte man den Tumor als „ulzeropolypös" wachsend beschreiben.

Erstaunlicherweise zeigte die aus diesem Bereich genommene Biopsie das typische Bild eines Zystadenolymphoms mit einer epithelialen, monomorphen, onkozytären Komponente und einer lymphoiden Stromakomponente.

Das sorgfältig histologisch aufgearbeitete *Operationspräparat* ergab wiederum ausschließlich das Bild eines Zystadenolymphoms. Der Tumor war teilweise von Hautgewebe mit einer unauffälligen Epidermis überdeckt.

Beim Wiederauftreten des hier aufgezeigten Tumors handelt es sich um ein Lokalrezidiv als Folge eines während der Primäroperation möglicherweise nicht vollständig entfernten Zystadenolymphoms. Die *Ulzeration des Tumors* wie auch die dadurch mögliche bakterielle Besiedlung sind offensichtlich die Folge der lange bestehenden Fistelung, wobei bezüglich des *Wachstumsverhaltens ein Auswachsen von Tumorzellen durch den Fistelkanal nach außen* angenommen werden muß, was wiederum zu diesem seltenen *klinischen Erscheinungsbild* des Prozesses geführt hat und die positive Histologie der ersten Probeentnahme erklärt.

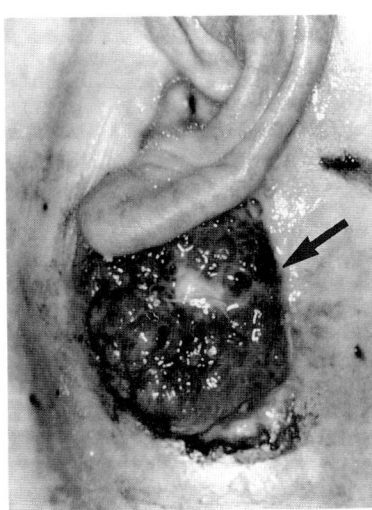

Abb. 1. Darstellung des beschriebenen Tumors (*Pfeil* markiert Ort der PE)

121. J. Knothe (Dresden):
Aspekte zum operativen Vorgehen bei Speicheldrüsenerkrankungen im Kindesalter

Die Probleme in der Behandlung von Parotiserkrankungen im Kindesalter bestehen vorrangig im Hinblick auf die generelle Übertragbarkeit aller Behandlungsprinzipien von der Erwachsenenpathologie her, Feststellungen, die sich aus der Inzidenz ableiten; den langfristigen Ausheilungsaussichten bei malignen Neoplasien sowie den Umständen von Vorbefunden und Voroperationen für die Möglichkeit einer dauerhaften Sanierung.

Unter allen 519 Speicheldrüsenerkrankungen der Jahre 1973 bis 1988 betrafen 89% das Erwachsenenalter und 11% das Kindesalter, welches 57 Kindern im Durchschnittsalter von 12,1 ± 6,3 Jahren entspricht.

Es dominieren bei den einzelnen Erkrankungsformen Tumoren, gefolgt von chronisch-rezidivierender sialektatischer Parotitis. Die nichttumorösen Erkrankungen umfassen: Chronisch-rezidivierende Sialoadenitis (9), Sialoadenose (2), Sialolithiasis (3), Ranula (5), sonstige Erkrankungen wie z.B. Morbus Sjögren (3).

Für die Tumorgruppe läßt sich die Reihenfolge Hämangiom bzw. Lymphangiom bzw. pleomorphes Adenom und maligner Tumor bestimmen. Das Verhältnis benigner zu malignen Prozessen ist mit 9:7 bemerkenswert ausgewogen, es erhöht sich unter Einbeziehung vaskulärer Malformationen auf 26:7 (4:1) zugunsten benigner Prozesse und entspricht damit nur unter diesen Bedingungen den von der Erwachsenenpathologie her bekannten Relationen. Synsialome sind dann zu operieren, wenn sich der Tumor als nicht abklärbare Geschwulst mit rascher Wachstumstendenz im Kindesalter manifestiert. Der Eingriff besteht in einer lateralen Parotidektomie, wobei größere Anteile des Innenlappens bei der Resektion mit zu erfassen sind. Auf die möglichst vollständige Entfernung ist in den Fällen, wo man sich zur Operation entschließt, größter Wert zu legen, da bei Wiederholungseingriffen nicht mehr die Bedingungen gegeben sind, den Nerv in allen Anteilen ordnungsgemäß freizulegen und zu schonen.

In der Gruppe der benignen Speicheldrüsentumoren mit 9 Kindern wurde ausnahmslos das pleomorphe Adenom histologisch nachgewiesen. Darunter befanden sich 2 Patienten mit einem sog. aggressiv wachsenden pleomorphen Adenom, was histologisch anhand der Infiltration des Hüllgewebes des N. facialis ersichtlich war. Daraus leitet sich die Forderung ab, noch konsequenter als beim Erwachsenen die laterale Parotidektomie als das adäquate therapeutische Verfahren anzuwenden. Bezüglich der in unserem Krankengut gefundenen 7 malignen Speicheldrüsenneoplasien mit einer sehr differenten Histologie konnten bei kombiniert chirurgisch-radiologischer Vorgehensweise sowie Polychemotherapie bis auf zwei Ausnahmen Ausheilungszeiten von inzwischen 9 bis 16 Jahren erreicht werden. Beachtenswert ist, daß sich ein Teil der malignen Neubildungen (3 Kinder) aus primär nicht adäquat versorgten benignen Tumoren entwickelt hatten.

Unser Krankengut läßt die Aussage zu, daß bei konsequenter Wahrnehmung selbst in diesen Fällen noch eine reale Chance zumindest quod vitam für das Kind gegeben zu sein scheint.

Videopräsentation II

122. S. Wolf, M. Weidenbecher (Erlangen):
Die endonasale Dakryozystorhinostomie

123. D. Adler, R. Leinberger, H. Krastel (Heidelberg):
Die Dacryocystorhinostomia interna

124. H. Scherer, P. Gundlach (Berlin):
Die Laserbehandlung der Polyposis nasi

125. F. X. Brunner, G. Geyer, M. H. Eckstein, J. M. Müller (Würzburg):
Osteoplastische Versorgung von Gesichtsschädel- und Schädelbasisfrakturen

Videopräsentation III

126. Ch. Milewski (Würzburg):
Wiederherstellung des Orbitabodens unter Verwendung eines tetraederförmigen Silikonballons

127. R. Königsberger, J. Feyh, V. Schilling, A.E. Götz (München):
Klinischer Einsatz der endoskopischen laserinduzierten Speichelsteinlithotrypsie (LISPL)

128. W.-L. Mang (München):
Face-lifting unter Berücksichtigung der Kollagen-Implantation und Fibrinklebung

129. J.M. Müller, F.X. Brunner, H. Hauck (Würzburg):
Grundlagen HNO-ärztlicher Allergiediagnostik

Plastische Chirurgie III

130. A. Laubert, K. Reumann, H. Becker (Hannover): Rechnergestützte präoperative Konstruktion und Herstellung individueller alloplastischer Implantate

Die ästhetisch-funktionellen Ergebnisse nach herkömmlichen plastisch-rekonstruktiven Operationen zur Deckung größerer Knochendefekte mittels Knochen- und Knorpelimplantaten oder Kunststoffprothesen sind oft unbefriedigend.

Als neuartige Operationsplanung soll die präoperative Konstruktion und Herstellung individueller Schädelmodelle und Implantate mittels verschiedener bildgebender und aufbereitender Verfahren am Beispiel eines traumatischen Totaldefektes der Stirnhöhlenvorderwand vorgestellt werden, die sich grundsätzlich in 5 Abschnitte gliedern läßt:

Als erstes wird der ossäre Defekt mittels herkömmlicher axialer Computertomographie in 3-mm-Schichten abgebildet und mit Hilfe eines 3-D-Software-Programms dreidimensional dargestellt.

Im zweiten Schritt werden auf den CT-Daten basierend im Graphik-Computer Konturlinien der knöchernen Strukturen generiert. Ihre Koordinaten dienen zur rechnergestützten Ansteuerung einer Laserschneidmaschine. Sie schneidet Scheiben entsprechend den Konturlinien und der Dicke der CT-Schichten. Die Scheiben werden aufeinander geschichtet, wodurch eine dreidimensionale Gußform entsteht, deren Fläche – entsprechend der Schichtdicke – stufig

ist. Durch Interpolationen lassen sich Zwischenschichten erzeugen und die Flächen glätten. Wir haben diese Methode „Finite-Scheiben-Modellierung" genannt. Das Ausgußpräparat aus Gips oder Kunststoff ist das naturgetreue Modell des knöchernen Schädels. Das Schädelmodell erlaubt die unmittelbare und plastische Veranschaulichung des Knochendefektes und ermöglicht bereits präoperativ die Herstellung eines Implantates, sowohl konventionellerweise als Handarbeit als auch rechnergestützt.

Für die rechnergestützte Konstruktion des Implantatdesigns (*dritter Schritt*) eignet sich ein im Fahrzeugbau routinemäßig eingesetztes, professionelles Computer-aided-design (CAD)-System zur Freiformflächen-Konstruktion. Als Referenz für die zu konstruierende Stirnhöhlenvorderwand diente ein „Standardschädel", dessen Konturen nach der 2-D-CT im CAD-System schichtweise mit dem Defekt überlagert werden. Die Konturlinien des Patientenschädels werden im fehlenden Vorderwandbereich mit denen des Referenzschädels ergänzt. Vorder-, Hinterwand und Defektränder bilden dann eine Serie geschlossener Konturlinien, die als Stützdaten für eine darübergelegte Freiformfläche dienen.

Im vierten Schritt werden nach Erzeugung einer geschlossenen Oberfläche daraus automatisch Verfahrwege für eine numerisch gesteuerte Fräsmaschine zur Fertigung eines Implantatmodells generiert. Das Implantatmodell wird dann mittels Computer-aided-manufactoring (CAM)-System in einer computergesteuerten Fräsmaschine gefertigt. Anschließend wird die Paßgenauigkeit des Implantatmodells am Schädelmodell überprüft (Abb. 1).

Im fünften und letzten präoperativen Schritt ist mit Hilfe der gleichen Technik eine Prothese aus biokompatiblem Material herzustellen.

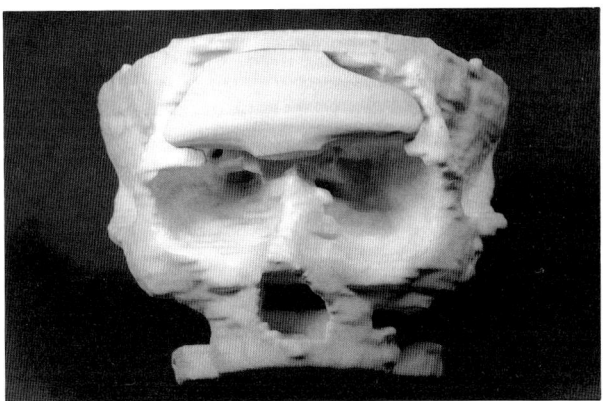

Abb. 1. Rechnergestützt mittels CAD/CAM-Einsatz hergestelltes individuelles Schädel- und Implantatmodell zur Rekonstruktion eines traumatischen Totaldefektes der Stirnhöhlenvorderwand

Die sterilisierte Hydroxylapatit-Prothese lag zur Operation vor. Intraoperativ erfolgte der Zugang über einen koronaren Hautschnitt nach Unterberger. Das Implantat konnte paßgenau und problemlos in den traumatischen Stirnhöhlenvorderwand-Defekt eingesetzt und mit Fibrinklebstoff fixiert werden. Der postoperative Verlauf war komplikationslos.

Das ästhetisch-kosmetische Ergebnis ist als sehr gut zu bezeichnen. Die exakte Rekonstruktion der Stirnhöhlenvorderwand verdeutlichen die entsprechenden 2-D- und 3-D-CT-Bilder 5 Monate nach der Operation. Damit ist dieses Verfahren eine Alternative zu den etablierten Methoden.

131. H. Enzmann, V. Daniel (Heidelberg): „Excited skin syndrome" und plastische Chirurgie

Es wird auf die Bedeutung der hyperergen Reaktionslage bei Allergien vom Typ IV (Synonym: angry back, excited skin syndrome) für die postoperative Phase der Wundheilung und die Toleranz des Körpers gegenüber Transplantaten, insbesondere gegenüber Fremdmaterial, eingegangen. Neu ist, daß wir durch die Beurteilung der T-Zellsubpopulation im Blut die Möglichkeit haben, systemische allergische Reaktionen vom Typ IV (in der Klassifikation nach Coombs und Gell) zu erkennen. Auf die bisher notwendige Mitreaktion der Haut zur Diagnostik sind wir damit nicht mehr angewiesen. Klagt der Patient über Abgeschlagenheit, Muskelschmerzen, kurz über eine „Grippe ohne Fieber" – also den typischen Symptomen des Tuberkulinschocks bzw. der systemischen Form der Allergie vom Typ IV oder finden sich postoperativ Wundheilungsstörungen, die dem „excited skin syndrome" entsprechen, können wir unsere Diagnose durch die Beurteilung der T-Zell-Subpopulation sichern.

Die Morphologie der allergischen Spätreaktion, auch nach Untersuchung mit monoklonalen Antikörpern, ist hinreichend bekannt. Es kommt zu einer lokalen Vermehrung von T-Helferzellen und von Monocyten. Eine Aktivierung durch das Antigen ist wahrscheinlich. Es ergibt sich, daß nur bei dem sehr akuten Geschehen der oralen (und nasalen) Provokation und den seltenen Fällen einer entsprechenden kurzfristigen, einmaligen Allergenaufnahme es zu einer prozentualen Zunahme der Helfer-T-Lymphocyten kommt, bei den länger anhaltenden Reaktionen wahrscheinlich aber die Suppressor- und zytotoxischen T-Lymphozyten oberhalb der Norm liegen. Bei allen drei vorgestellten Patienten mit „excited skin syndrome" war die vermehrte Markierung mit OKlAI und OKMl gleich. Die vermehrte Markierung mit OKlAI wurde jedoch bei der lokalen Immunhistologie nicht von allen gefunden, weshalb dieser Marker nicht überbewertet werden darf.

Daraus ergibt sich: Bei akuten Beschwerden ist die Bewertung von CD4-Markern, bei mehr chronischem Verlauf vor allem von OKMl-Markern von diagnostischem Wert.

Die ungezielte, prophylaktische Medikamenteneinnahme muß bei Patienten mit einer hyperergen Reaktionslage wegen einer manifesten Allergie vom Typ IV erneut überdacht werden.

132. K. Mees, E. Kastenbauer, C. Walter (München/Heiden): Das Gore-Tex-Implantat in der rekonstruktiven und ästhetischen Gesichtschirurgie

Zur Wiederherstellung der Gesichtskonturen nach Trauma oder bei angeborenen Fehlentwicklungen stellt sich grundsätzlich die Frage, ob man eine Rekonstruktion bzw. Augmentation der betroffenen Gesichtsregion mit einem freien oder einem mikrovaskulär anastomosierten Transplantat oder gar einem Implantat durchführen soll. Die Entscheidung wird in erster Linie beeinflußt durch die Defektgröße. So weisen z. B. die mikrovaskulären Profilplastiken bei der Hemiatrophia faciei, der Lipodystrophie und dem Treacher-Collins-Syndrom die besten Langzeitergebnisse auf. Bei umschriebenen kleineren Defekten kann hingegen auf einen mikrovaskulären Gewebetransfer verzichtet werden. Hier stellt sich dann die Frage, ob man einem biologischen oder einem synthetischen Material den Vorzug geben soll. Neben der Größe des Gewebedefektes spielt aber auch die Lokalisation des Defektes eine entscheidende Rolle. So zeigt z. B. Knorpelgewebe bei der Augmentation des Nasenprofils nach wie vor die günstigsten Langzeitergebnisse. Bei den übrigen Gesichtsregionen gibt es noch keine endgültigen Empfehlungen. Weder biologische noch die älteren synthetischen Materialien wie Silikon und Proplast u. a. mehr zeigen letztlich befriedigende Langzeitergebnisse. Als neues Implantatmaterial hat sich in den letzten Jahren poröses Polyäthylen bewährt. Das flexible Polytetrafluoräthylen (PTFE), bekannt unter dem Handelsnamen Gore-Tex, wird bereits seit Jahren in der plastischen Chirurgie und Gefäßchirurgie verwendet. Es zeigt z. B. gute Ergebnisse bei dem Verschluß von Bruchpforten an Zwerchfell und Leiste, ferner haben sich auch Gefäßprothesen und Nahtmaterial aus Gore-Tex als sehr gewebekompatibel erwiesen. Gore-Tex besteht aus einem fibrillären Netzwerk, in das ortsständiges Bindegewebe einsprießt und auf diese Weise zu einer sicheren ortsständigen Implantatverankerung führt. PTFE ist form- und volumenstabil und eignet sich aufgrund dieser Eigenschaften insbesondere auch zur Augmentation im Gesichtsbereich. PTFE wird als blattartiges Implantat in Größen bis zu 20×30 cm und in einer Stärke von 1 bzw. 2 mm angeboten. Dadurch, daß Gore-Tex geschichtet werden kann, läßt sich jede

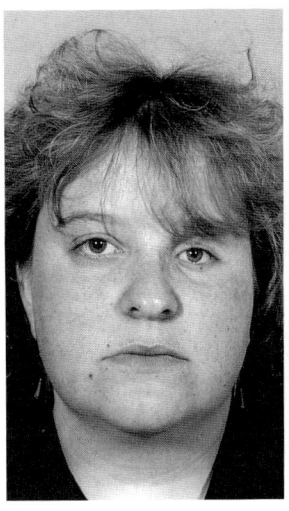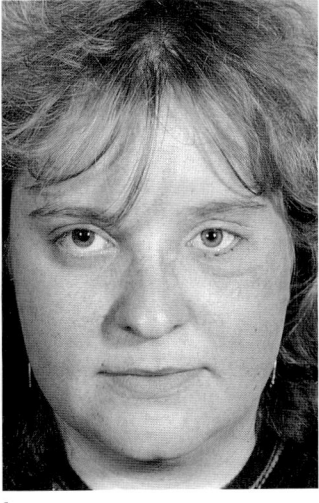

a   b

Abb. 1a, b. Augmentation des Orbitabodens, des unteren Orbitarandes und des Jochbeins links nach traumatischer Impression. **a** Präoperativer Aspekt. **b** Postoperativer Aspekt

gewünschte Augmentation erzielen. Nicht benötigtes PTFE-Material kann mit Äthylenoxyd wieder resterilisiert werden.

Unseren Erfahrungen zufolge hat sich Gore-Tex insbesondere bewährt bei der Beseitigung knöcherner Asymmetrien des Gesichtsschädels, insbesondere in der Stirnkopfregion, der Periorbita (Abb. 1) und dem Jochbein. Ferner hat es sich bewährt bei der Augmentation des Orbitabodens zur Beseitigung eines Enophthalmus und zur Zügelplastik bei der Fazialisparese.

Aber auch in der ästhetischen Gesichtschirurgie gewinnt PTFE eine zunehmende Bedeutung. Augmentationsplastiken der Jochbein- und der Kinnregion stellen gute Indikationen dar, ebenso die Beseitigung tief eingezogener Gesichtsfurchen, insbesondere nasolabial und frontal.

H. Weidauer (Heidelberg): Bei der intrathorakalen Trachealchirurgie haben wir Gore-Tex zur Gefäßprotektion eingesetzt und dabei bei einem Patienten eine schwere Arrosions-Blutung durch Kalk-Einlagerung und Versteifung des Gore-Tex nach mehreren Monaten gesehen. Haben Sie hierfür eine Erklärung?

E. Haas (Karlsruhe): Es wurde gezeigt, daß das Gore-Tex-Implantat im Bedarfsfalle mehrschichtig eingelagert werden kann. Gibt es eine Begrenzung der Schichtenzahl?

A. Schadel (Mannheim): Zu unterscheiden sind die „Surgical Membrane" und der „Soft time patch". Gore-Tex ist nicht inert, es wird maximal toleriert. Aus eigenen histologischen Untersuchungen geht hervor, daß die Fremdkörperreaktion auf Gore-Tex relativ schwach, aber extrem lange verläuft. Ob Gore-Tex über Jahre hinweg deshalb toleriert wird, bleibt zunächst abzuwarten.

C. Walter (Heiden): Seit über 3 Jahren haben wir an über 180 Patienten Gore-Tex Soft patch-Implantate eingesetzt. 4 Implantate mußten wir wegen Infektion entfernen.

Wenn aber ein Material als FDA genehmigt in den Handel kommt, so meine ich, daß wir es auch in der Gesichtschirurgie verwenden können. Wo sollte man sonst die Grenze ziehen, ein Material klinisch zu verwenden, obwohl experimentelle Hinweise Zeichen leichter Gewebirritation vielleicht für die Zukunft ergeben.

K. Mees (Schlußwort):
Zu Herrn Weidauer: Die Entwicklung der von Ihnen beobachteten Kalkplatte peritracheal bleibt unklar.

Zu Herrn Haas: Die maximale Schichtung betrug bei uns bislang 5 Lagen.

Podiumsdiskussion:
Ästhetisch-korrektive Chirurgie bei Kinn- und submentalen Deformitäten

Teilnehmer: A. Berghaus, Berlin
                R. Münker, Stuttgart
                F. Nagel, Pforzheim
                G. Szábo, Budapest
Sitzungsleiter: C. Walter, Heiden

133. E. Gunzenhäuser, B. Mayer (Berlin):
Der freie mikrochirurgische, muskuläre Latissimus-dorsi-Lappen des Schweins: In-vitro-Modell zur experimentellen Weiterentwicklung der mikrochirurgischen Rekonstruktion im Kopf-Hals-Bereich

Manuskript nicht eingegangen

134. W. Friedrich, C. Herberhold, W. Lierse (Hamburg/Bonn):
Zur vaskulären Anatomie des Platysmalappens

In der vaskulären Taxonomie von Mathes und Nahai zählt das Platysma zu den Muskeln des Versorgungstyps II, mit einem Hauptgefäßstiel, der A. submentalis, sowie mehreren Nebenzuflüssen: A. thyreoidea sup., A. transversa colli, myokutane Perforatoren des M. sternocleidomastoideus.

Wir haben an 14 Leichen Ausdehnung und Struktur des autonomen myokutanen Versorgungsgebietes der A. submentalis untersucht. Die Untersuchungen erfolgten durch Injektion von Tusche oder Silikonkautschuk in die A. submentalis und anschließender Präparation oder Gewebeaufhellung.

Das Gefäß entspringt submandibulär aus der A. carotis externa, zieht nach medial in Richtung Zungenbein und durchbricht die Fascia superficialis colli. Oberhalb der Faszie erfolgt eine fächerförmige Aufteilung; es entsteht ein muskulärer Gefäßplexus, der über myokutane Perforatoren die darüberliegende Haut versorgt (Abb. 1). Regelhaft bestand ein gleichmäßiges Verteilungsmuster von 6–8 Perforatoren über die gesamte Muskelfläche. Das Stromgebiet der A. thyreoidea superior ließ sich über die A. submentalis retrograd füllen. Abbildung 2 zeigt das flächendeckende Anastomosennetz zwischen den beiden Gefäßen, das sich in den Hauptgefäßstämmen fächerförmig, in den kutanen und subkutanen Abschnitten eher horizontal anordnet.

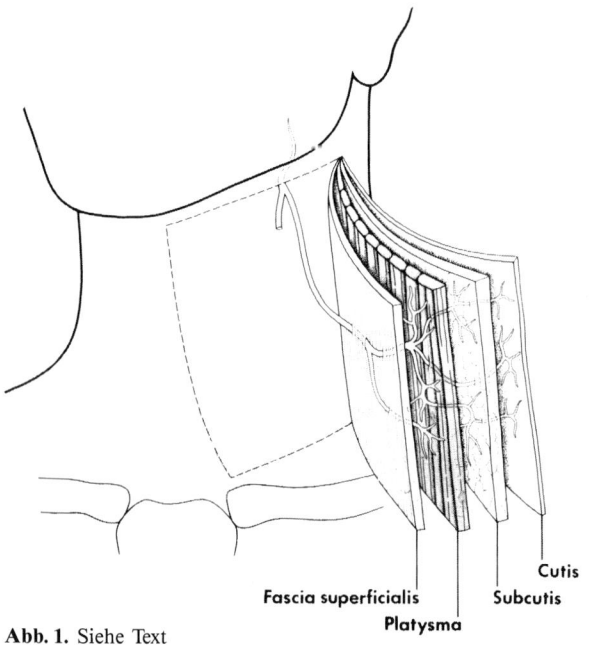

Abb. 1. Siehe Text

Fascia superficialis

Platysma

Subcutis

Cutis

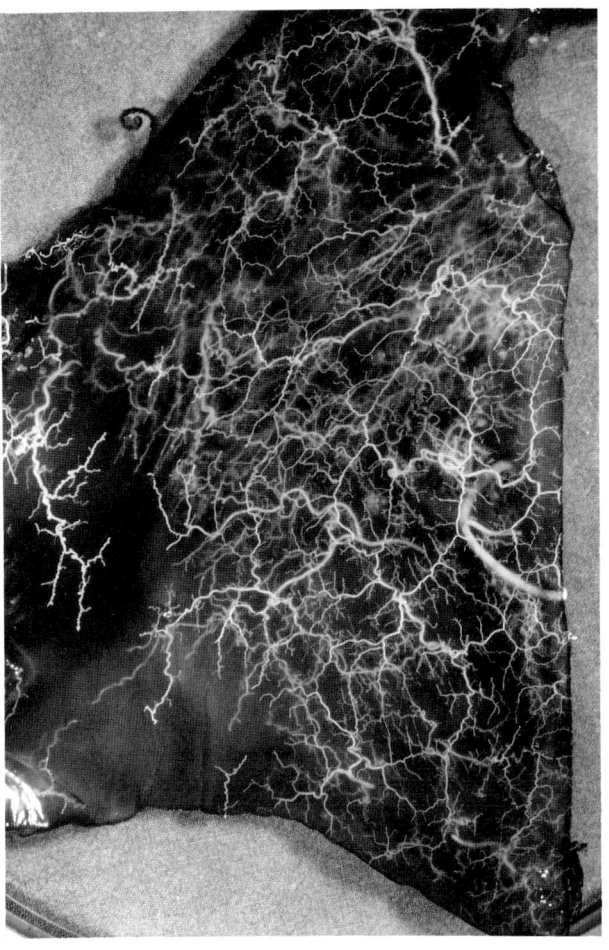

– Es ist somit falsch, von einem autonomen Versorgungsgebiet der A. submentalis zu sprechen. Vielmehr wird der größte Muskelanteil durch ein dichtes arterioarterielles Anastomosennetz mit der A. thyreoidea sup. gebildet. Diesen klinisch besonders wichtigen Befund der Gefäßverdichtung im Anastomosenbereich zweier Gefäßbahnen haben wir bereits bei der Versorgung des Pectoralis-major-Lappens festgestellt und vorgetragen.
– Offensichtlich kann der arterielle Fluß auch in retrograder Richtung erfolgen. So kann das gesamte Areal bis zur Clavicula aus der A. submentalis unter Benutzung des Thyreoidea-superior-Systems versorgt werden.
– Die Versorgung geht zur Mitte hin über die Muskelgrenze hinaus und reicht im Hautniveau bis zu zwei QF über die Medianlinie.

A. Berghaus (Berlin): Die Untersuchungsergebnisse bestätigen die Art der Blutversorgung des Platysma-Lappens (Gundlach und Berghaus). Die Versorgung von kaudal können wir aber bei der Lappenbildung nicht nutzen, weil diese Gefäße dann mit dem Platysma durchtrennt werden.

Abb. 2. Siehe Text

135. B. Mayer (Berlin):
Konnektor-Technologie: Entwicklung des einfachen Schnelltransfers freier, mikrochirurgischer Gewebelappen im Kopf-Hals-Bereich

Manuskript nicht eingegangen

136. F. Bootz (Tübingen):
Transplantation von respiratorischem Epithel auf mikrovaskularisiertem, freiem Gewebetransfer

Mit Hilfe freier mikrovaskularisierter Transplantate kann die Kontur des durch Tumorresektion im Kopf-Hals-Bereich veränderten Bezirkes (z. B. Mundhöhle und Oropharynx) funktionell rekonstruiert werden, jedoch auf Kosten des ursprünglichen Epithels, z. B. der Mundschleimhaut. In der Mundhöhle bzw. dem Oropharynx bringt dies meist keine besonderen Probleme mit sich.

Andere Anforderungen an das Transplantat stellen jedoch Regionen, die mit respiratorischem Epithel versehen sind, wie z. B. der Bereich der Trachea. Dort führen Rekonstruktionen mit nicht-ortsständigem Gewebe regelmäßig zu Vernarbungen, Stenosen und Verborkungen. Eine adäquate epitheliale Auskleidung dagegen könnte das proliferierende Bindegewebe stoppen und so das Lumen vor einer Obliteration schützen.

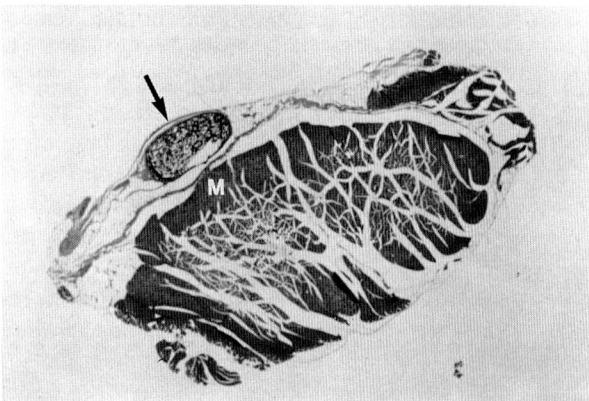

Abb. 1. Übersichtsaufnahme des nach 4 Monaten entnommenen M. rectus abdominis (*M*). Das respiratorische Epithel hat sich darüber zu einem Rohr geformt (*Pfeil*), in dessen Lumen sich Schleim entleerte, PAS-Färbung. Vergrößerung 10×

Daneben käme es durch die mukoziliäre Aktivität zur Reinigung und Vermeidung von Borkenbildung. Um diese Forderungen zu erfüllen, sollten speziell vorbereitete und mit respiratorischem Epithel versehene freie mikrovaskularisierte Gewebe für solche rekonstruktiven Maßnahmen herangezogen werden.

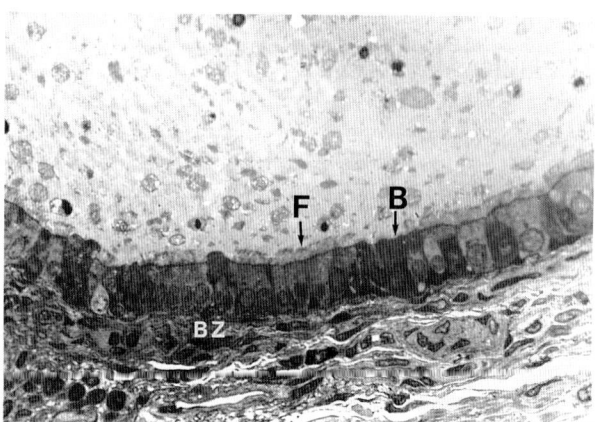

Abb. 2. Semidünnschnitt von der Basis über dem Muskel (modifizierte Polychromfärbung). Es sind sowohl Flimmer (*F*)- als auch Becher (*B*)- und Basalzellen (*BZ*) zu erkennen. Vergrößerung 1 : 160

Zunächst im Tierexperiment wurde daher untersucht, ob respiratorisches Epithel als freies Transplantat auf der Muskelfaszie oder Muscularis eines Dünndarmpatches anheilt und ob danach das Flimmerepithel seine Funktion wieder aufnimmt. Die Versuche wurden von uns an Inzuchtstämmen von Lewis-Ratten durchgeführt.

Auf ein am Mesenterium gestieltes, in die linke Flanke der Ratte eingenähtes mukosektomiertes Ileumpatch brachten wir Septumschleimhaut eines Spendertieres auf.

In einer weiteren Versuchsreihe wurde auf den exponierten M. rectus abdominis ebenfalls Septumschleimhaut transplantiert. Nach vier Monaten erfolgte die Gewebeentnahme.

Auf der Darmmuscularis kam es zu keinem regelrechten Anwachsen des respiratorischen Epithels, vielmehr regenerierte die offensichtlich nicht ganz vollständig entfernte Mukosa des Darmes und überwucherte das gesamte transplantierte Areal.

Dagegen entwickelte sich das respiratorische Epithel auf dem M. rectus abdominis, wobei es sich zu einem Rohr formte, in dessen Lumen sich Schleim entleerte (Abb. 1). Im Semidünnschnitt stellt sich eine normale Differenzierung des Epithels mit Becher-, Flimmer- und Basalzellen dar (Abb. 2). Unter dem Elektronenmikroskop sind mit Sekretgranula gefüllte Becherzellen und mit regelrecht geformten Zilien (9+2 Konfiguration) ausgestattete Flimmerzellen sowie Basalzellen zu erkennen. Alle Zellen sitzen einer intakten Basalmembran auf. Die Zellorganellen, wie Golgi-Apparat mit Sekretgranula, endoplasmatisches rauhes Retikulum und zahlreiche Mitochondrien an der Basis der Zilien deuten auf einen regelrechten Funktionsstoffwechsel der Zellen hin.

Diese Ergebnisse zeigen, daß im Tierversuch das transplantierte respiratorische Epithel seine Differenzierung und Funktion auch in einer untypischen Umgebung unter Ausschluß von Sauerstoff, z. B. auf dem M. rectus abdominis, wiedererlangt.

Daraus läßt sich schließen, daß Septumschleimhaut, übertragen auf freie mikrovaskularisierte Transplantate wie z. B. einen desepithelisierten Unterarmlappen ein funktionierender Gewebeersatz für Bereiche sein könnte, die respiratorisches Epithel tragen. Wir erwarten, daß sich somit neue Aspekte in der rekonstruktiven Chirurgie der Trachea oder des Kehlkopfes nach ausgedehnten Resektionen ergeben können.

137. R. Hagen (Würzburg):
Larynxersatzplastik (Laryngoplastik) mit einem mikrovaskulär anastomosierten Unterarmlappen zur Stimmrehabilitation nach totaler Laryngektomie – Ergebnisse, Variationen und Komplikationen nach 1 Jahr Beobachtungszeit

Im Zeitraum von März 1989 bis Mai 1990 wurde an der Univ.-HNO-Klinik Würzburg bei 28 Laryngektomie-Patienten eine Larynxrekonstruktion mit einem mikrovaskulär anastomisierten Unterarmlappen zur Stimmrehabilitation durchgeführt. Aus dem Transplantat wurde ein innen epithelisiertes Rohr sowie eine knorpelverstärkte Neoepiglottis geformt (Abb. 1). Der Anschluß an den Pharynx erfolgte unterhalb des Zungengrundes; die Neoepiglottis ragt dabei nach unten in den Pharynx. Kaudal wurde das Rohr an den Trachealstumpf angenäht. Die Magensonde wurde am 9. oder 10. postoperativen Tag nach Röntgenbreischluckkontrolle entfernt. Operiert wurden 8 T3- und 7 T4-Larynxkarzinome sowie 2 T2-, 3 T3- und 8 T4-Hypopharynxkarzinome. 3 Patienten hatten einen Mitbefall der Trachea, so daß bis zu 7 Trachealringe mit durch das Transplantat rekonstruiert werden mußten. Die durchschnittliche Op.-Dauer betrug 8 Stunden. Mit Ausnahme der vorbestrahlten Patienten wurden alle Patienten nachbestrahlt.

Ergebnisse

Mit Ausnahme von 4 Patienten mit einer partiellen oder totalen Transplantatnekrose konnten alle Patienten bis zur Entlassung sprechen. 12 Patienten bekamen ein Tracheostoma-Ventil zur fingerfreien Sprache. Auffallend war der niedrige Phonationsdruck (Tabel-

le 1). Auch bei lauter Phonation bleiben die Druckwerte deutlich unter denen der Stimmprothesenträger. Die Werte der Lautstärken, der Grundfrequenz und die Tonhaltedauer (Tabelle 1) waren vergleichbar mit denen der Stimmprothesenträger.

Tabelle 1. Stimm-Messungen bei Laryngoplastik

Initialer Phonationsdruck	
– Normal	ca. 0,2 kPa
– Stimmprothese	>2,0 kPa
– Laryngoplastik	ca. 0,8 kPa
Lautstärke-abhängiger Phonationsdruck	
– Normal	0,2 – 0,5 kPa
– Stimmprothese	2 – 8 kPa
– Laryngoplastik	0,5 – 3 kPa
Stimmintensität	
– Normal	bis ca. 120 dB
– Stimmprothese	50 – 80 dB
– Laryngoplastik	50 – 90 dB
Grundfrequenz	
– Normal männlich	ca. 120 Hz
– Normal weiblich	ca. 240 Hz
– Stimmprothese	ca. 65 Hz
– Laryngoplastik	50 – 150 Hz
Tonhaltedauer	
– Normal	20 – 30 s
– Stimmprothese	5 – 25 s
– Laryngoplastik	5 – 20 s

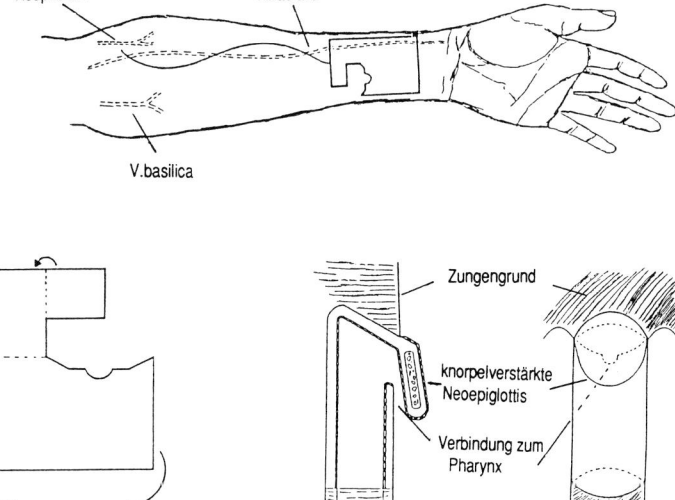

Abb. 1. Schnittführung und Schema bei Laryngoplastik

Komplikationen

Bei 6 Patienten kam es postoperativ zu einer Fistelbildung, 3mal mußte eine operative Revision der Fistel erfolgen; bei 3 Patienten genügte die konservative Behandlung. Die Fistelbildungen traten alle am Zungengrund auf; hier unterliegt die Naht aufgrund der ständigen, unwillkürlichen Schluckvorgänge der größten Belastung. Durch die Begleitinfektion im Rahmen der Fistelbildung kam es 2mal zu einer Teilnekrose und 1mal zu einer totalen Nekrose des Transplantates. Eine weitere Lappennekrose trat nach einer Venenthrombose auf. 2 Tumorrezidive wurden bislang gesichert. Nach der Bestrahlung kam es bei 6 Patienten vorübergehend zu einem Überlauf beim Trinken in den Ersatzlarynx. Zweimal trat nach Bestrahlung eine Verschlechterung der Stimmfunktion durch eine Stenosenbildung am Trachealstumpf auf. Die stenosierten Segmente wurden reseziert und ein Platzhalter eingelegt.

Variationen

Um einer Spastik des M. constrictor pharyngis vorzubeugen, wurde bei den letzten 10 Eingriffen eine dorsomediane Myotomie vorgenommen. Bei einem Patienten mit einem T4-Trachealkarzinom wurde vom Larynx nur der Ringknorpel zusammen mit den befallenen Trachealringen reseziert und das Ersatzrohr subglottisch angenäht. In einem Fall wurde die rekonstruierte Trachea mit Glasionomer-Zement-Ringen stabilisiert.

Zusammenfassend spricht die schnelle Stimmrehabilitation, der geringe Phonationsdruck und die Unabhängigkeit von der Stimmprothese für die hier dargestellte Larynxrekonstruktion mit einem Unterarmlappen.

A. Weerda (Lübeck): Bei allen Versuchen der Stimmrehabilitation, sei es durch eine operative Technik, sei es durch ein Kunststoffventil, besteht die Gefahr der Leckage mit Aspiration vor allem beim Schlucken von Flüssigkeiten. Wann sprechen Sie von Erfolg: Wenn überhaupt keine Flüssigkeit in die Trachea eintritt, wenn nur geringe Mengen eintreten oder wenn trotz Flüssigkeitsdurchtritt keine Pneumonie entsteht?

R. Hagen (Schlußwort):
Zu Herrn Weerda: Bislang sind bei den 6 Patienten mit der vorübergehenden Überlaufproblematik keinerlei pulmonale Komplikationen aufgetreten; 3 Patienten mußten vorübergehend mit einer geblockten Kanüle versorgt werden. Nachdem das Überlaufproblem nur passagerer Natur war, mußte bei keinem Patienten die offene Verbindung zum Pharynx verschlossen werden.

138. W. Schlenter, H. Weerda (Lübeck):
Die Verwendung des Musculus temporalis in der oralen und maxillären Defektrekonstruktion

Defekte im Bereich des Oberkiefers, der Orbita und der Mundhöhle sind gewöhnlich das Ergebnis einer Exstirpation ausgedehnter Malignome in diesem Bereich. Für den Patienten wie für den Operateur ist nach der kurativen Entfernung des Malignoms die anschließende Rekonstruktion mit gutem kosmetischen Erfolg ein wesentliches Kriterium des Eingriffs. Eine Vielzahl von Rekonstruktionsmöglichkeiten wie die Verwendung von Spalt- oder Vollhaut, gestielte Hautlappen, myocutane oder freie Lappen sowie der Temporalisfaszienlappen wird beschrieben.

Bereits Françoise Golovine beschrieb im Jahre 1898 nach Exenteratio orbitae die Deckung dieser Augenhöhle mit Hilfe eines temporalen Muskellappens. Ausgedehnte Orbita und Maxilladefekte nach Tumorresektion endeckten Campbel (1948), Webster (1955) sowie Bakamjian u. Souther (1975) ebenso mit dem Musculus temporalis. Gillies (1920), Shagetes et al. (1983) sowie Renner et al. (1981) verwenden den Musculus temporalis zur Rekonstruktion komplizierter Weichteildefekte im Stirn-, Kalotten- und Wangenbereich. Conley (1976) betont die muskulo-ossäre Rekonstruktionsmöglichkeit. Die intraorale Verwendung des Muskelfaszienlappens nach Resektion von Oropharynxkarzinomen beschreiben Bradley et al. (1981), Habel (1984) und Hüttenbrink (1986, 1989).

Die Rotationsbewegung des Muskellappens wird durch den Jochbogen und das Os zygomaticum der lateralen Orbita eingeschränkt. Die Abtrennung des Processus coronoideus vom Unterkiefer begünstigt die Rotation des Muskellappens. Jedoch ist der Gefäßstiel relativ kurz. Durch eine zu starke Traktion kann die Arteria maxillaris mit den wichtigen tiefen Temporalarterien verletzt werden.

Durch die Fensterung oder Resektion der lateralen Orbitawand besteht die Möglichkeit, den Temporalismuskel weit nach ventral und medial zu bringen. Auf diese Weise kann die Orbita im unteren medialen und lateralen Bereich oder der Gaumen gut mit dem Muskellappen gedeckt werden. Ist das laterale Fenster im Bereich der Orbita nicht groß genug, muß ein Teil der Fascia temporalis des großen Keilbeinflügels zur mittleren Schädelgrube knöchern abgetragen werden.

Im folgenden ein Beispiel: Ein 58jähriger Mann litt an einem ausgedehnten Plattenepithelkarzinom des rechten Oberkiefers, das die Kieferhöhle, das Siebbein, das Keilbein sowie die untere Orbita ausfüllte und den retromaxillären Raum im lateralen Bereich erreichte. Die chirurgische Ausräumung beinhaltet eine Oberkieferteilresektion mit Entfernung des Orbitabodens und eines Teils der Orbita über eine laterale Rhinotomie. Der laterale retromaxilläre Raum sowie die hintere Orbita wurde durch einen zusätzlichen laterodorsalen Zugang nach Abtrennen des Musculus temporalis von der Linea temporalis superficialis erreicht. Die Faszie des Keilbeinflügels, ebenso wie auch ein Teil der Fascia temporalis des Keilbeinflügels und der untere ventrale Anteil des Pars squamosa des Os temporale wurden entfernt. Um den M. temporalis ausreichend weit nach ventral und medial bis an den lateralen Siebbeinbereich des Os nasale zu bringen und ihm genügend Raum zu verschaffen, mußte der untere Anteil des großen Keilbeinflügels sowie der ventrale und caudale Bereich des Pars squamosa des Os temporale zusätzlich knöchern entfernt werden. Im folgenden ließ sich der Muskel nach vorne und medial rotieren, nachdem der hintere Anteil der Fascia temporalis und die darunter liegenden Muskelfasern oberhalb des Arcus zygomaticus durchtrennt worden waren.

Der verbleibende Anteil des Orbitainhalts wurde auf eine dem knöchernen Defekt des Orbitabogens und der seitlichen Orbita angepaßten Pallacosplatte gelegt, die nach ventral und caudal vom Temporalismuskel gedeckt wurde, wobei die Faszie der ehemaligen Kieferhöhle und dem Nasengang zugewandt war. Der Temporalismuskel wurde medial hinten im Bereich des Siebbeins und Keilbeins, sowie vorne am subepithelialen Gewebe des Unterlides fixiert, so daß die Pallacosplatte vollständig gedeckt wurde. Anschließend wurde die laterale Rhinotomie verschlossen. Postoperativ kam es infolge des resezierten Orbitafettes zu einem leichten Einsinken des Bulbus oculi.

Aufgrund seiner direkten Nachbarschaft bietet sich der Temporalis-Faszienlappen zur Rekonstruktion der Orbita und der Mundhöhle an. Die dem Naseninneren und der Mundhöhle zugewendete Faszie epithelisiert sich innerhalb kurzer Zeit. Selbst die Deckung ausgedehnter Defekte mit Hilfe des M. temporalis zeigte keine wesentlichen postoperativen Komplikationen.

139. E. Richter (Linz):
Ergebnisse mit verschiedenen Fazialisanastomosen

Vortrag wurde nicht gehalten.

Audiologie

140. S. Hoth, H. Weidauer (Heidelberg):
Erfahrungen mit der Elektrostimulation des Hörnerven vor Cochlea-Implantation

Die wichtigste Voraussetzung für die erfolgreiche Versorgung eines tauben oder gehörlosen Menschen mit einem Cochlea-Implantat ist die elektrische Stimulierbarkeit des Hörnerven. Diese zu prüfen ist daher ein wesentlicher Teil der präoperativen Patientenauswahl. Eine zuverlässige Vorhersage des postoperativen Rehabilitationserfolges aufgrund der präoperativen Elektrostimulationstests ist derzeit trotz einer Vielzahl verschiedener Tests noch nicht möglich. Es ist aber plausibel, daß niedrige Wahrnehmungsschwellen, große Dynamikbereiche und gute Diskriminationsfähigkeiten sich günstig auf den Erfolg der Behandlung auswirken. Daher wird diesen Kriterien besonderes Augenmerk zugewandt.

An der Heidelberger Univ.-HNO-Klinik wurde eine Palette von 5 Tests an über 40 Cochlea-Implantat-Kandidaten angewandt. Die hierbei erhaltenen Daten wurden zur Ermittlung von Normwerten und zur Überprüfung physiologischer Gesetzmäßigkeiten herangezogen. Darüber hinaus wurden die Ergebnisse auf mögliche Korrelationen zwischen verschiedenen Teiltests untersucht. Anlaß hierfür war die Fragestellung, ob verschiedene Teile der sehr zeitaufwendigen Testserie redundante Information enthalten und daher eine Reduktion des Aufwandes ohne Verlust an Information möglich ist.

Die Ermittlung von Wahrnehmungs- und Unbehaglichkeitsschwellen für elektrische Reize ist der wichtigste Teil der Eignungstests. Für Puls- und Burst-Reize erhält man Auskunft über die grundsätzliche Reizbarkeit des Nerven und über den verfügbaren Dynamikbereich. Die beobachteten Schwellenwerte hängen dergestalt von der Pulsform ab, daß hohe Fre-

quenzen bzw. schmale Pulse höhere Schwellenwerte zur Folge haben. Dieses Verhalten läßt sich im Falle der Pulse durch die Wirkung verschiedener Refraktärstadien erklären. Die Schwellen für Pulse korrelieren signifikant mit denen für Bursts, so daß man sich in der Praxis auf die Verwendung einer dieser zwei Reizformen beschränken kann.

Zur Ermittlung des Frequenz- und Zeitauflösungsvermögens werden die Tonhöhenunterscheidung („Pitch Test") und die Zeitunterschieds- bzw. Pausenerkennung („Temporal Difference Limen" bzw. „Gap Detection") getestet. Die Ergebnisse dieser drei Tests korrelieren mit den Schwellenversuchen sehr schwach; es zeigt sich lediglich ein Trend zu besseren Diskriminationseigenschaften bei Patienten mit niedrigen Schwellen und großem Dynamikbereich. Ebenfalls gering sind die Korrelationen zwischen den Ergebnissen bei Frequenz- und Zeitauflösung. Hingegen besteht ein deutlicher und signifikanter Zusammenhang zwischen den Resultaten bei der Erkennung von Reizen unterschiedlicher Dauer und der Erkennung von Reizen mit Unterbrechungen. Der „Temporal Difference Limen Test" und der „Gap Detection Test" prüfen offensichtlich dieselbe Fähigkeit und es kann daher in der Praxis auf einen von ihnen ohne Einbuße von Information verzichtet werden.

Die Anwendung von drei Tests, nämlich der Ermittlung von Wahrnehmungs- und Unbehaglichkeitsschwellen für Bursts, der Unterscheidung von Bursts unterschiedlicher Frequenz und der Erkennung von Pausen variabler Dauer innerhalb eines Bursts, ist diesen Untersuchungen zufolge für eine Beurteilung der elektrischen Reizbarkeit des Hörnerven hinreichend.

141. R. D. Battmer, E. Lehnhardt, D. Gnadeberg (Hannover):
Intraoperativ elektrisch ausgelöste Stapediusreflexe und ihre Bedeutung zur Anpassung beim Cochlear-Implant

Die Registrierung des elektrisch ausgelösten Stapediusreflexes bei Cochlear-Implant-Patienten wurde erstmals 1987 von Jerger u. Mitarbeitern beschrieben. Sie

wiesen in einer zweiten Arbeit bereits 1988 auf die Möglichkeit hin, die elektrisch ermittelte Stapediusreflexschwelle zur Anpassung des Sprachprozessors zu

Abb. 1. Veränderung des Dynamikbereichs über die Zeit. Bei der Erstanpassung lag die Stapediusreflexschwelle noch oberhalb des C-Levels. Mit zunehmendem Gebrauch des Sprachprozessors erhöhte sich der C-Level und entsprechend rückte die Stapediusreflexschwelle auf 71% des Dynamikbereiches (Rawya S., *06.12.85; Implantiert 5/88)

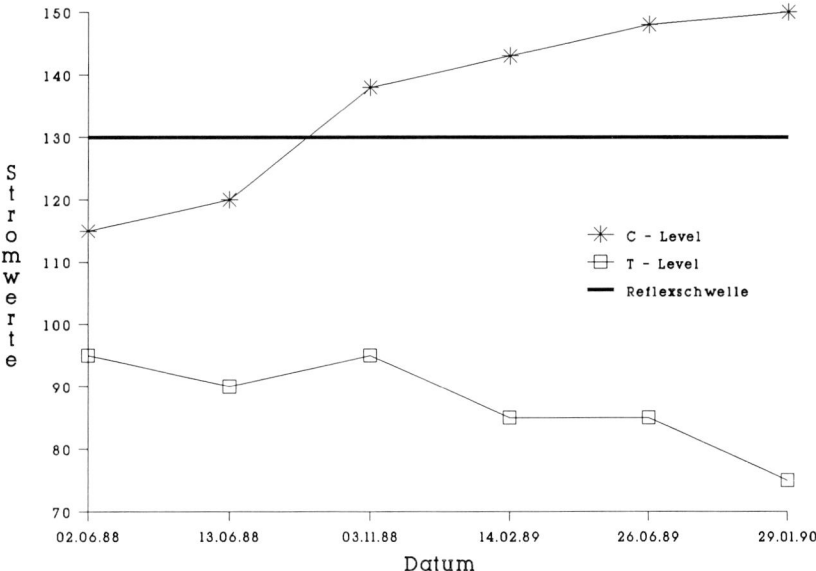

verwenden. Über ähnliche Ergebnisse berichteten Stephan et al. (1988) bei Patienten mit dem Wiener Implantat. In einer eigenen Untersuchung an einem Kollektiv von 25 Erwachsenen (Battmer et al. 1990) konnten wir zeigen, daß die elektrisch ausgelöste Stapediusreflexschwelle etwa am Übergang vom mittleren zum oberen Dynamikbereich zwischen elektrischer Hör(T)- und Unbehaglichkeits(C)schwelle zu registrieren ist.

Die postoperative Anpassung des Sprachprozessors bei Klein- und Kleinstkindern kann aufgrund fehlender Verständigungsmöglichkeiten nur spielaudiometrisch erfolgen und mit der Gefahr einer Überstimulation durch Fehlinterpretation der Reaktionen des Kindes. Daher entschlossen wir uns, die elektrische Stapediusreflexschwelle schon intraoperativ zu bestimmen. So liegt bereits zur Erstanpassung ein Anhaltspunkt über die Lage des Hörfeldes im möglichen Reizstrombereich von 0,01–1,5 mA vor.

In der ursprünglichen Meßanordnung wurde der Stapediusreflex über das normale Anpassungssystem mittels Sprachprozessor und Sprachprozessorinterface ausgelöst und mit einem herkömmlichen Impedanzgerät (ZO 73) mit angeschlossenem Schreiber kontralateral registriert. Zur Erhöhung der Genauigkeit wurde die Anlage inzwischen so erweitert, daß auch mehrere Reflexantworten gemittelt werden können. Zusätzlich zur kontralateralen Messung beobachteten wir kurz nach Einführen des Elektrodenbündels in die Cochlea die Kontraktion des Musculus stapedius ipsilateral.

Zur Kontrolle der intraoperativ ermittelten Ergebnisse führten wir postoperativ bei Erwachsenen und kooperativen Kindern eine Vergleichsmessung mit dem gleichen Meßsystem durch. Dabei zeigte sich eine Differenz zwischen intra- und postoperativer Messung. Die intraoperativ ermittelten Werte liegen im Mittel

um ca. 7 Stromeinheiten höher als die postoperativen Schwellen.

Sollen die Reflexschwellenwerte zur Anpassung verwendet werden, muß ein weiterer Aspekt berücksichtigt werden: Bei implantierten Erwachsenen konnte die Stapediusreflexschwelle im Mittel um 65%–75% des jeweiligen individuellen Dynamikbereichs registriert werden; alle diese Patienten waren aber bereits über einen längeren Zeitraum Nutzer ihres Sprachprozessors. Unsere früheren Untersuchungen (Battmer et al. 1987) zeigen, daß sich die T- und C-Werte während des ersten halben Jahres nach Implantation noch erheblich verändern; die Hörschwelle sinkt und die Unbehaglichkeitsschwelle steigt. Beides, die Differenz zwischen intra- und postoperativer Reflexmessung und die Veränderung des Dynamikbereichs über die Zeit läßt u. E. die Folgerung zu, für eine Erstanpassung die Stapediusreflexschwelle nur als *maximalen* C-Wert zu verwenden; realistischer erscheint es uns, noch etwa 5–10 Stromeinheiten unterhalb der Schwelle zu bleiben, um Überstimulationen zu vermeiden.

Dieses soll anhand eines Beispiels (Abb. 1) demonstriert werden:
Bei der Erstanpassung der Patientin (Rawya S., *06.12.85, implantiert 5/88), die noch ausschließlich spielaudiometrisch durchgeführt worden war, lag die später gemessene Stapediusreflexschwelle deutlich oberhalb des von ihr zunächst tolerierten C-Wertes. Mit zunehmender Nutzungsdauer erweiterte sich der Dynamikbereich; entsprechend rückte die Stapediusreflexschwelle im Dynamikbereich von 125% bei der Erstanpassung hin zu 71% und näherte sich damit nach ca. 1,5 Jahren dem für die erwachsenen C.I.-Patienten errechneten Mittelwert.

Das beschriebene Verfahren hat sich inzwischen in der klinischen Routine bei der Anpassung von 20 Klein- und Kleinstkindern erfolgreich bewährt.

S. Hoth (Heidelberg): Wie oft kommt es vor, daß trotz subjektiv wahrgenommenem elektrischen Reiz kein Stapediusreflex nachgewiesen werden kann?

R. D. Battmer (Schlußwort):
Unter der Voraussetzung, daß das kontralaterale Ohr tympanometrisch unauffällig war, konnten wir nur einmal die Kontraktion nicht beobachten. Hier war eine andere Narkose durchgeführt worden und ein Curarepräparat zur Relaxation verwendet worden.

142. A. Mausolf, N. Marangos, E. Lehnhardt (Hannover): Der Stellenwert der Cochlear-Microphonics bei der Cochlear-Implant-Voruntersuchung

Die präoperative Diagnostik zum Cochlear-Implant soll den cochleären Schaden aufzeigen und die Funktionsfähigkeit des Hörnerven prüfen. Beim Erwachsenen haben die Otologen mit der elektrischen Reizung des Hörnerven während des Promontoriumstests und der über die gleiche Nadel angeschlossenen Elektrocochleographie ein verläßliches Testkonzept in der Hand. Weit schwieriger ist die topische Zuordnung der Taubheit des Kleinkindes. In Analogie zum Erwachsenen ist anzunehmen, daß sie überwiegend im Innenohr gelegen ist. Der subjektive Promontoriumstest ist bei Kindern nicht durchführbar. Diese Lücke in der präoperativen Diagnostik sind wir bemüht durch die Elektrocochleographie auszufüllen. Folgende Befundkonstellationen sind möglich:

a) Sind bei bestehender Taubheit keine oder nur Rest-Cochlear-Microphonics (CM) bei höchsten Reizlautstärken zu registrieren, so spricht dies für eine im Innenohr gelegene Ertaubung. Ein Cochlear-Implant wäre dann indiziert.

b1) Erhaltene CM bei tauben Kleinstkindern könnten Hinweise auf ein noch durch Hörgeräte zu förderndes Restgehör sein – das Cochlear-Implant ist nicht indiziert.

b2) Mit annähernd normaler Schwelle registrierbare, wohlkonfigurierte CM schon ab 50–60 dB jedoch müssen auf die Möglichkeit einer neuralen Hörstörung hinweisen. Wiederum ist das Cochlear-Implant kontraindiziert.

Elektrocochleographisch kann bei fehlendem CAP nur die Innenohrleistung beurteilt werden, und zwar aufgrund der Rezeptorenpotentiale. Sind auch diese CM ausgefallen, so ist elektrocochleographisch ein Rückschluß auf die Funktionsfähigkeit des Hörnerven nicht möglich. Shelton und House berichteten 1989 von 3 implantierten Kindern, die vom CI keinen Nutzen hatten. Bei sehr engen inneren Gehörgängen vermuteten sie in diesen Fällen einen ausgeprägten neuralen Schaden, wenn nicht sogar ein vollständiges Fehlen des Hörnerven. Diese Beobachtung veranlaßt uns, die Diagnostik zu intensivieren und kontinuierlich weiter auszubauen.

Bei in Amplitude und Schwelle normalen CM kommt eine Implantation ohnehin nicht in Frage, weil die Taubheit überwiegend neural entstanden ist. Aber auch bei der bislang als Grundlage für die Indikation zum CI geltenden Befundkonstellation a) ist, sollte sich die Beobachtung von Shelton und House bestätigen, ein überwiegender neuraler Schaden mit unseren derzeitigen Mitteln nicht auszuschließen. Denn ein zusätzlicher neuraler Schaden im Sinne einer Reduktion der Neuronenzahl wird bekanntlich auch durch den subjektiven Promontoriumstest nicht erfaßt. Diese Lücke müßte durch ein drittes Verfahren objektiv zu schließen sein, und es wird daher unsere nächste Aufgabe sein, mit Hilfe der elektrischen Stimulation Auskunft über die neurale Restfunktion zu erlangen.

143. R. Türk, D. Nekahm, K. Neuwirth-Riedl (Wien): Klinisch-audiologische Aspekte programmierbarer Hörgeräte

Unter „programmierbarem Hörgerät" in engerem Sinne verstehen wir sogenannte halbdigitale Hörgeräte. Hierbei handelt es sich um Apparate, die mittels Kabelverbindung an einen Mikroprozessor angeschlossen werden können, über den die Feineinstellung des Hörgerätes erfolgt. In dieser Studie soll untersucht werden, inwieweit sich bei der Anpassung solcher Geräte neue klinisch-audiologische Aspekte ergeben.

Wir haben deshalb 30 erfahrene Hörgeräteträger (durchschnittliche Tragezeit 12 Jahre) zu einer Vergleichsuntersuchung mit ihrem gewohnten Hörgerät und einem neuen digitalprogrammierbaren Drei-Kanal-HdO-Gerät eingeladen. Die Altersverteilung war breit gestreut (13–81 Jahre). Bei allen Patienten lag eine symmetrische mittel- bis hochgradige Innenohrschwerhörigkeit beidseits vor. Die Frequenzverläufe waren sehr unterschiedlich; etwa die Hälfte der Fälle wiesen extreme Steilabfälle auf. Der Dynamikbereich war bei der Hälfte der Fälle extrem eingeschränkt. Alle Patienten waren trotz dieser ungünstigen Voraussetzungen seit Jahren gut mit herkömmlichen HdO- und Im-Ohr-Geräten versorgt.

Das von uns verwendete digitalprogrammierbare Drei-Kanal-HdO-Gerät bietet die Möglichkeit, über einen Mikroprozessor (PMC-System) drei Parameter zu beeinflussen:

Abb. 1. Blockschaltbild des 3-Kanal-HdO-Gerätes

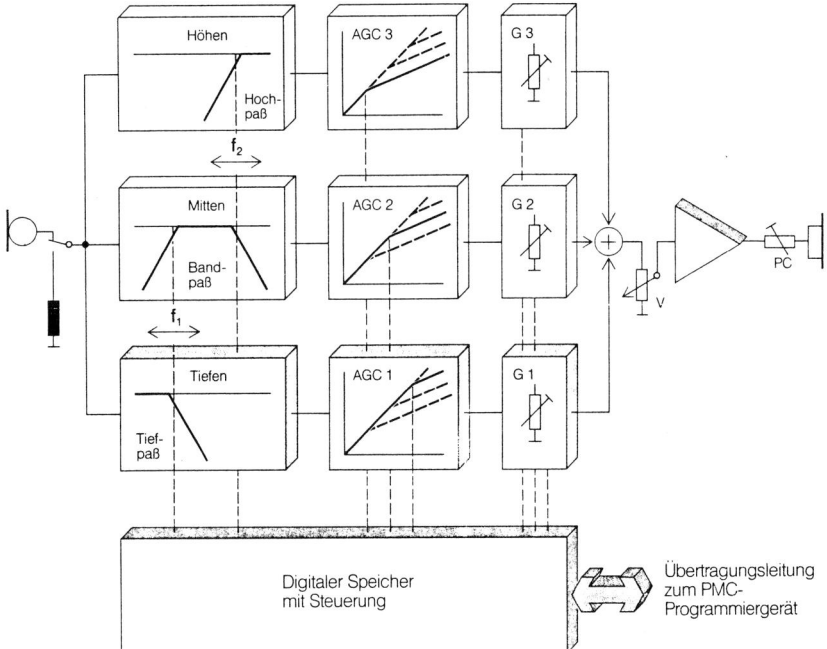

1. die Trennfrequenzen
2. die Verstärkung
3. den Einsatzpunkt der AGC-I (Abb. 1).

Auf dem Bildschirm des Gerätes (Abb. 2) sind sowohl numerisch als auch graphisch die eingestellten Daten des Hörgerätes sichtbar. Durch Verschieben von zwei getrennten Cursorn können die Trennfrequenzen bis zu einem gewissen Grad unabhängig voneinander verschoben werden, so daß drei Kanäle entstehen. Innerhalb jedes einzelnen Kanales kann dann die Verstärkung geregelt werden. Danach wird der Einsatzpunkt des Begrenzungssystems (AGC-I) für jeden einzelnen Kanal gewählt. Verschiedene Einstellmöglichkeiten können abgespeichert und so am Bildschirm miteinander verglichen werden. Ebenso ist durch Knopfdruck eine sekundenschnelle Programmierung des Gerätes am Ohr des Patienten möglich. Damit hat der Patient die Möglichkeit, rasch und beliebig oft hintereinander verschiedene Einstellmöglichkeiten zu testen.

Um eine Grobeinstellung des Gerätes am Computer vorzunehmen, wurde bei allen Patienten ein Tonaudiogramm, eine Unbehaglichkeitsschwelle und ein Sprachaudiogramm durchgeführt. Danach erfolgte die Feinabstimmung mit einer In-situ-Messung und teilweise mit der Rauschimpulsaudiometrie.

Als Vergleichskriterien zwischen dem laufend benützten Hörgerät und dem neuen Drei-Kanal-Gerät dienten: Einsilbentest des Freiburger Sprachaudiogramms (65 und 80 dB) in ruhiger Umgebung und mit Partygeräusch (S/N 55/50, 65/60, 65/65, 80/80). Die In-situ-Messung einschließlich Dynamik-Messung sowie standardisierte Interviews (bei 10 Patienten einschließlich der Bestimmung der Selektionskomponente des Social Handicap Hearing Index). Während die Sprachaudiometrie in ruhiger Umgebung keine signifikanten Unterschiede der beiden Geräte zeigte, war beim Sprachtest in geräuschvoller Umgebung in allen geprüften Lautstärken eine deutliche Verbesserung mit dem Drei-Kanal-Gerät zu beobachten. Ebenso zeigte sich bei der In-situ-Messung, daß die Frequenzkurve der gewünschten Verstärkungskurve (NAL) mit dem neuen Gerät wesentlich besser angepaßt werden kann. Diese Befunde decken sich mit dem subjektiven Empfinden der Patienten, wobei vor allem die Verständigkeit von Sprache in lärmreicher Umgebung (standardisiert durch SHHI) mit dem neuen Hörgerät deutlich verbessert werden konnte.

Die statistische Auswertung erfolgte mit dem Chi-Quadrat-Test und zeigte in den letzten drei genannten Punkten statistisch signifikante Unterschiede zugunsten des digitalprogrammierbaren Drei-Kanal-Gerätes.

Welche klinisch-audiologischen Konsequenzen ergeben sich aus dieser Untersuchung?

1. Durch das digitalprogrammierbare Hörgerät kann ein rascher direkter Vergleich verschiedener Einstellungen während der Anpassung mit dem Patienten durchgeführt werden. Dies ist für den Patienten und den Anpasser angenehm und zeitsparend.
2. Durch die große Variationsbreite der Einstellbarkeit der beiden Trennfrequenzen kann eine sehr exakte Anpassung an die Frequenzkurve erreicht werden. Diese wird jedoch aufgrund des ungewohnten Höreindruckes vom Patienten nicht immer sofort ak-

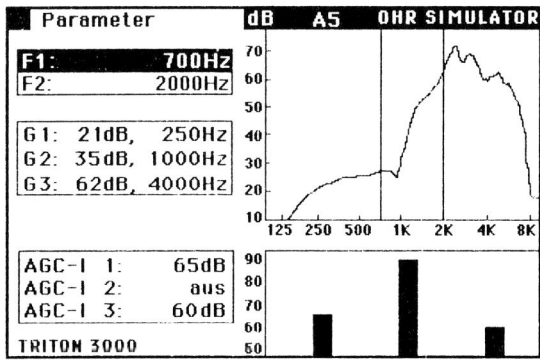

Abb. 2. Bildschirm des PMC-Gerätes

zeptiert, so daß eine schrittweise Annäherung an die Optimalkurve erfolgen sollte.

3. Durch die Störschallunterdrückung und gleichzeitige Einstellung unterschiedlicher Dynamik im Mittel- und Hochtonbereich ist der Ausgleich eines positiven Recruitment-Phänomens wesentlich leichter. Damit verbessert sich subjektiv und objektiv die Verständlichkeit für Sprache im Störgeräusch.

Zusammenfassend wird festgestellt, daß das programmierbare Drei-Kanal-HdO-Gerät eine wertvolle und wichtige Ergänzung zu herkömmlichen Hörgeräten darstellt, das sich bei besonders schwer zu versorgenden Hörstörungen bewährt. Es muß aber betont werden, daß durch die Vielzahl der Einstellmöglichkeiten, die sich durch den Mikroprozessor ergeben, ein

hohes Fachwissen und ein gutes Einfühlungsvermögen des Anpassers gefordert werden.

L. M. Moser (Würzburg): Laut Schlußbemerkung bedarf es zur Einstellung des digitalen Hörgerätes sehr viel Einfühlungsvermögen. Bedeutet das, daß die heutigen Anpaßformeln, z. B. Beyer, POGO, nicht zum Optimum für den Probanden führen.

R. Türk (Schlußwort):
Das PHC-System erleichtert die Feinanpassung des Hörgerätes durch die Vielzahl der Einstellmöglichkeiten. Es beinhaltet jedoch kein audiometrisches Verfahren, um die Hörstörung des Patienten genau zu definieren. Die Kriterien hierfür bleiben den Angaben überlassen. Wir nahmen die In-situ-Messung, bzw. die Rauschimpulsaudiometrie, das Sprachverstehen in geräuschvoller Umgebung und die durch das Gespräch ermittelte Patienten-Erwartung als Anpaßkriterium.

144. Th. Janssen, H.-J. Steinhoff, F. Böhnke (München):
Frequenzfolgepotentiale: Eine Überlagerung von Hirnstammpotentialen

Frequenzfolgepotentiale (FFP) sind Potentiale, die wie das Cochleamikrophonpotential ein Spiegelbild des Reizes abgeben (Moushegian et al. 1973). Sie treten jedoch wie das Hirnstammpotential mit einer Latenz von etwa 6 ms auf. Die FFP lassen sich am besten mit Tonimpulsen der Frequenz 500 Hz auslösen. Der Begriff „Frequenzfolgepotentiale" führt daher zu der falschen Vorstellung, daß es sich hierbei um ein Potential handelt, welches die Aktivität apikaler Cochleabereiche widerspiegelt.

Unbedingte Voraussetzung zur Messung der elektrischen Aktivität auf den Nervenfasern der peripheren Hörbahn an der Kopfhaut ist die *synchrone* Auslösung von Aktionspotentialen. Wegen der breitbandigen Filterwirkung der Cochlea im basalen Bereich ergeben sich bei einem tieffrequenten Tonimpuls auch an Orten im vorderen Cochleabereich Schwingungsverläufe in der Form des Schallreizes. Wegen der hohen Ausbreitungsgeschwindigkeit der Wanderwelle weisen nur die basalen und vorderen medialen Membranorte Schwingungen mit engen Phasenbeziehungen auf, so daß im wesentlichen über die Sinneszellen dieser Cochleaabschnitte eine an die einzelnen Schwingungsphasen gekoppelte synchrone Auslösung von Aktionspotentialen stattfindet. Eine synchrone Entladungsaktivität aus dem apikalen Cochleabereich gibt es nicht, weil hier die Membranorte mit extrem unterschiedlichen Phasen schwingen.

Frequenzfolgepotentiale werden bei akustischer Reizung mit einem Gauß-Tonimpuls der Frequenz 500 Hz abgeleitet. Die Potentialkomponenten traten mit einem der Periodendauer des Schallreizes (2 ms) entsprechenden Abstand auf. Die mit initialer Sogflanke aus-

gelösten Potentialkomponenten haben eine um die halbe Periodendauer (1 ms) kürzere Latenz als die mit initialer Druckflanke. Dies läßt auf eine an die einzelnen Sogphasen des Schallreizes gekoppelte Potentialauslösung schließen. Um zu beweisen, daß es sich bei den FFP um eine Überlagerung von Hirnstammpotentialen handelt, wurden Hirnstammpotentiale bei akustischer Reizung mit aus dem Gauß-Tonimpuls ausgeschnittenen Impulsteilen (8 Perioden) abgeleitet und aufsummiert. Dies wurde getrennt für Druck- und Sogimpulse durchgeführt. Die Summe der im Gehörgang des Probanden gemessenen Schalldruckverläufe der Impulsteile entsprach dem zur Auslösung der FFP verwendeten Gauß-Tonimpuls. Die Summe der bei den einzelnen Impulsteilen abgeleiteten Hirnstammpotentiale ergab ein dem FFP entsprechendes Potentialmuster.

Daß das FFP tatsächlich die Aktivität basaler und medialer Cochleaabschnitte und nicht die Aktivität des Tieftonbereiches widerspiegelt, konnte aus dem Latenz- und Amplitudenverhalten der Potentiale bei Maskierung der Cochlea mit hochpaßgefiltertem Rauschem abgeleitet werden: Wie die Hirnstammpotentiale traten auch die Komponenten des FFP bei fortschreitender Maskierung der Cochlea von der Basis aus mit zunehmender Latenzverschiebung und Amplitudenverminderung auf. Bei Filterfrequenzen < 750 Hz war keine reproduzierbare Potentialableitung möglich.

Dem Ergebnis zufolge entsteht das FFP aus einer Überlagerung von Hirnstammpotentialen, die die in den einzelnen Perioden des Tonimpulses ausgelöste Entladungsaktivität basaler und medialer Cochleaabschnitte widerspiegelt. Gleichermaßen wie das Hirnstammpotential eignet sich auch das FFP nicht als Meßgröße zur objektiven Bestimmung eines Tieftonhörrestes. Das FFP ist nichts anderes als ein mit Mehrfachflanken ausgelöstes Hirnstammpotential.

B. Lütkenhöner (Münster): In Ihrer Modellstudie wurde meines Erachtens eine Situation simuliert, wie sie bei höheren Reizintensitäten vorliegen mag. Haben Sie auch Simulationen durchgeführt, bei denen mit Hilfe einer nichtlinearen Kennlinie die Tatsache berücksichtigt wurde, daß ein tieffrequenter Reiz in Schwellennähe tatsächlich nur Neurone in apikalen Cochleaabschnitten erregt?

Th. Janssen (Schlußwort):
Das verwendete Modell besteht aus drei Stufen. Mittelohrmodell (Möller 1963), Innenohrmodell (de Boer 1980), Sinnesteilmodell (Janssen 1989). Das Modell zur Simulation der makromechanischen Eigenschaften der Cochlea ist linear, das Sinneszellmodell ist ein nichtlineares Modell, wobei als Grundlage die Rezeptorpotential-messung von Russel und Locky zugrundegelegt wurden, die eine nichtlineare Hemmlinie eines Einweggleichrichters mit Sättigung aufweisen. Prinzipiell kann mit dem Modell auch der Einfluß der Reizintensität auf die Potentialauslösung untersucht werden. Da die Frequenzfolgepotentiale nur bei hohen Reizintensitäten ausgelöst werden können, haben wir auf die Darstellung dreier Modellergebnisse verzichtet.

145. B. Lütkenhöner, G. Kauffmann, C. Pantev, B. Ross (Münster): Verbesserung der Synchronisation auditorisch evozierter Hirnstammpotentiale durch Verwendung eines die cochleären Laufzeitunterschiede kompensierenden Stimulus

Ein kurzer Rechteckreiz („Click") erregt die basalen Abschnitte der Cochlea einige Millisekunden früher als die weiter apikal gelegenen. Es stellt sich daher die Frage, ob durch Verwendung von Reizen, die diese cochleären Laufzeitunterschiede kompensieren, eine verbesserte Synchronisation der neuronalen Entladungen und somit eine größere Amplitude der auditorisch evozierten Hirnstammpotentiale erreicht werden kann (Kauffmann 1989).

Ausgangspunkt für die Entwicklung eines zur Klärung dieser Frage geeigneten Stimulus war die von Pantev et al. (1985) für frequenzspezifische Hirnstammpotentiale erhaltene Latenzkennlinie, die die frequenzabhängige Laufzeit der Wanderwelle in der Cochlea widerspiegelt. Diese Kennlinie zeigt, daß zwischen der Frequenz des Reizes, f, und der Latenz der evozierten Antwort, t, näherungsweise die Beziehung $t = t_\infty + f^{-a}$ gilt, wobei t_∞ der Grenzwert der Latenz für sehr hohe Reizfrequenzen und $a > 0$ ein anzupassender Parameter ist. Nach Invertierung der Zeitachse ergibt sich die in Abb. 1a dargestellte Kennlinie. Unter Zugrundelegung dieser Kennlinie wurde ein als Chirp bezeichnetes Signal definiert, welches mit Hilfe einer Fensterfunktion ein- bzw. ausgeblendet wird (Abb. 1b).

In einem zweiten Schritt wurde der in Abb. 1b gezeigte Chirp wie folgt modifiziert. Zunächst wurde mit Hilfe einer Fouriertransformation das Phasenspektrum des Chirps ermittelt. In der gleichen Weise wurde

das Amplitudenspektrum eines Rechteckimpulses von 0,125 ms Dauer („Click") bestimmt. Nach Kombination des Phasenspektrums des Chirps mit dem Amplitudenspektrum des Clicks wurde eine Rücktransformation in den Zeitbereich vorgenommen. Da das so

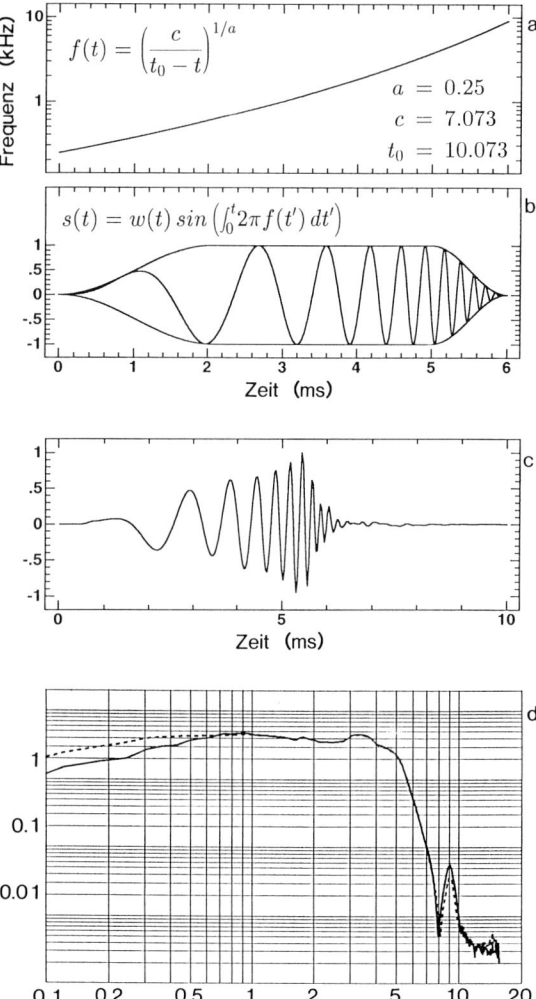

Abb. 1. Charakterisierung des benutzten Stimulus. **a** Momentane Frequenz, t, als Funktion der Zeit, t. **b** Unter Zugrundelegung der Kennlinie $f(t)$ definierter Chirp, der mit Hilfe der Fensterfunktion $w(t)$ ein- bzw. ausgeblendet wurde. Dauer der beiden Flanken des Fensters 2,056 ms (entsprechend der halben Periodenlänge der zum Zeitpunkt $t = 0$ gehörigen Frequenz) bzw. 1 ms; die Form der Flanken entspricht einem von-Hann-Fenster (Hamming 1983). **c** Zeitverlauf des für die Untersuchungen benutzten modifizierten Chirps (am künstlichen Ohr gemessener Schalldruck in willkürlichen Einheiten). **d** Amplitudenspektrum des in Abb. c dargestellten Signals (willkürliche Einheiten). Die gestrichelte Kurve zeigt zum Vergleich das Amplitudenspektrum eines Clicks

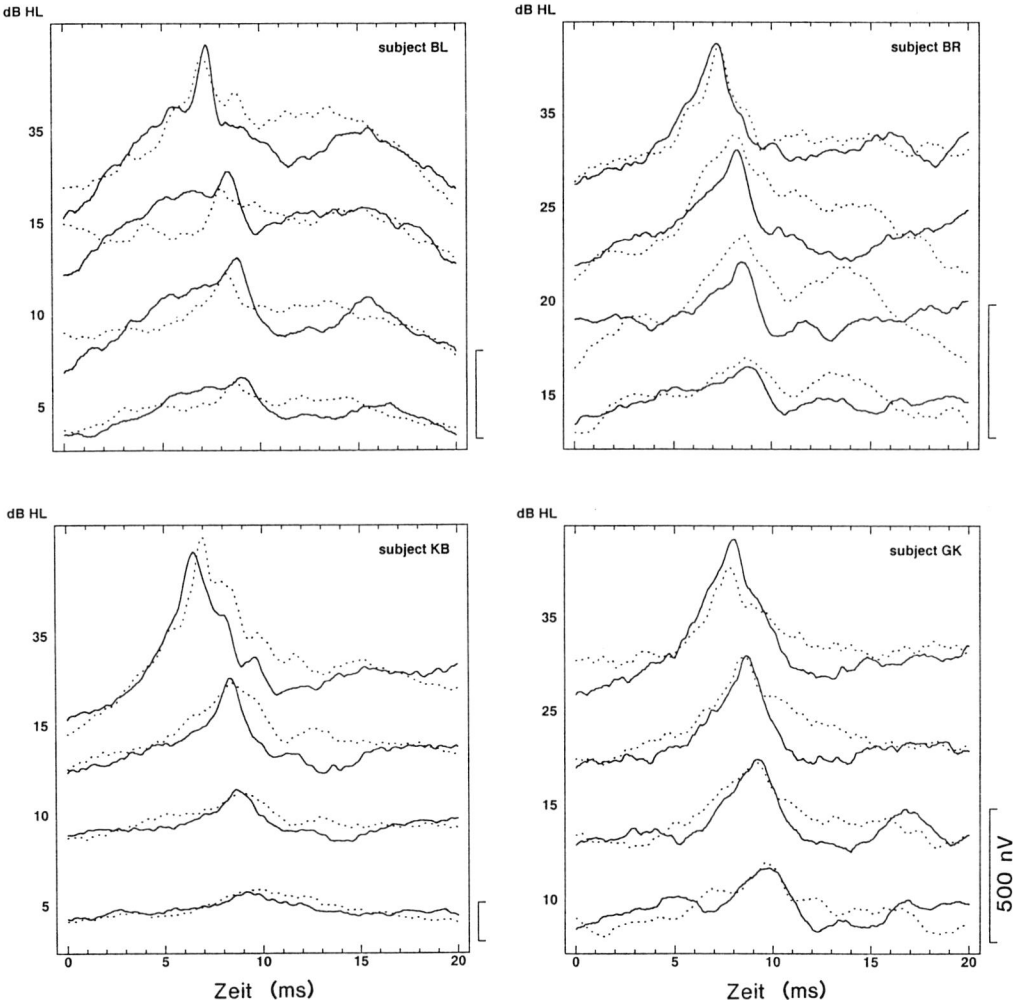

Abb. 2. Vergleich zwischen chirp- (durchgezogene Kurven) und click-evozierten Hirnstammpotentialen (gepunktete Kurven). Der jeweils in der rechten unteren Ecke dargestellte Maßstab entspricht 500 nV. Die für den Chirp erhaltenen Kurven wurden um 4 ms verschoben, um einen unmittelbaren Vergleich mit den für Clicks erhaltenen Kurven zu erleichtern. Clicks und Chirps wurden im Wechsel dargeboten, wobei das Intervall zwischen zwei Reizdarbietungen

50 ms betrug. Vor der Analog-Digital-Wandlung wurden die abgeleiteten Potentiale tiefpaßgefiltert mit einer oberen Grenzfrequenz von 3000 Hz (Butterworth 8. Ordnung). Abgesehen von einem Detrending wurden keine weiteren Manipulationen an den Daten vorgenommen. Die Anzahl der Mitteilungen variierte zwischen 4000 und 14000

erhaltene Signal zum Zeitpunkt t = 0 einen Wert ungleich Null hatte, erfolgte eine erneute Fensterung (Verwendung der ansteigenden Flanke des bereits zuvor benutzten Fensters), um einen Einschaltimpuls zu verhindern. Auf diese Weise wurde schließlich, nach elektroakustischer Wandlung (Kopfhörer TDH 49), das in Abb. 1c gezeigte Schallsignal erhalten. Das zugehörige Amplitudenspektrum ist in Abb. 1d dargestellt. Ein Vergleich mit dem Amplitudenspektrum eines Clicks (gestrichelte Kurve) ergibt für Frequenzen oberhalb von 500 Hz keine nennenswerten Unterschiede. Auch bezüglich der Hörschwelle wurden keine signifikanten Unterschiede gefunden. Es sei angemerkt, daß die geringfügigen Unterschiede zwischen den bei-

den Amplitudenspektren auf die abschließende Fensterung des Chirps zurückzuführen sind.

Abbildung 2 zeigt – für vier normalhörende Probanden und jeweils vier verschiedene Intensitäten – einen Vergleich zwischen den auditorisch evozierten Hirnstammpotentialen (registriert zwischen Vertex und ipsilateralem Ohrläppchen) in Antwort auf einen Click von 0,125 ms Dauer (gepunktete Kurven) und einen Chirp (durchgezogene Kurven). Ausnahmslos ist die abfallende Flanke der Welle V (in der Nomenklatur von Jewett) bei Stimulation mit einem Chirp steiler als bei Click-Stimulation. Bei entsprechender Hochpaßfilterung der Kurven äußert sich dieser auf eine verbesserte neuronale Synchronisation zurückzuführende Effekt als eine Amplitudenvergrößerung, die mit einer erheblich verbesserten Detektierbarkeit verbunden ist. Es sei darauf hingewiesen, daß das beschriebene Phänomen nur bei mittleren bis schwellennahen Reizintensitäten beobachtet werden kann. Bei hohen Reizintensitäten ist dagegen die Reizung mit Clicks vorzuziehen, da die erhaltenen Potentiale in der Regel klarer strukturiert sind.

In der gleichen Weise, wie das Amplitudenspektrum des Chirps in dieser Studie an das eines Clicks angepaßt wurde, kann selbstverständlich eine Anpassung an beliebige andere Reize erfolgen. Die hier vorgestellten Gedanken könnten daher von großer Bedeutung sein für die Durchführung einer Hirnstammaudiometrie im Tieftonbereich, die wegen der unzureichenden Synchronisation der neuronalen Entladungen bislang noch größte Probleme bereitet. Bei der Suche nach einem möglicherweise vorhandenen Resthörvermögen bei einem mutmaßlich tauben Patienten mag außerdem von Interesse sein, daß — bei gleicher Aussteuerung des elektroakustischen Wandlers — ein Chirp um etwa 10 dB energiereicher ist als ein Click.

D. Mrowinski (Berlin): Der vorgestellte Chirp-Reiz kann bei der Suche der Hörschwelle Vorteile bieten. Für den zweiten Einsatzbereich der Hirnstammaudiometrie, die Latenzdiagnostik bei Hochtonabfällen bzw. neuralen Hörschäden, scheint er weniger geeignet, da weitere Bereiche der Cochlea zeitlich unterschiedlich erregt werden.

Th. Janssen (München): Die mit dem „Chirp"-Reiz ausgelösten Hirnstammpotentiale sollten auch verglichen werden mit Hirnstammpotentialen, die mit Impulsen mit großer Dauer (51 ms) ausgelöst werden. Hier ist ein ähnliches Latenz- und Amplitudenverhalten der Potentiale zu erwarten.

F. Böhnke (München): Welche Fensterfunktion wurde verwendet?

B. Lütkenhöner (Schlußwort):
Zu Herrn Mrowinski: Ich stimme mit Ihnen überein, daß ein Chirp für Untersuchungen, bei denen es im wesentlichen auf die Latenzen ankommt, wohl kaum geeignet ist. Das wesentliche Anwendungsfeld wird sicherlich die Schwellensuche sein.

Zu Herrn Janssen: Die Entwicklung von Chirps, deren Amplitudenspektren ihren Schwerpunkt im tieffrequenten Bereich haben, ist vorgesehen.

Zu Herrn Böhnke: Die Flanken der Umhüllenden des Chirps entsprechen einem von-Hann-Fenster.

146. F. Mathe, D. Anft, D. Mrowinski (Berlin):
Ermittlung der Latenzverlängerung der Hirnstammreaktion bei basocochleärer Schwerhörigkeit unter Berücksichtigung des Click-Frequenzspektrums

Bei der Differentialdiagnostik des Akustikusneurinoms wird die BERA in der Basisdiagnostik eingesetzt, wobei die Latenzverlängerung des durch Click-Reize evozierten Hirnstammpotentials über den Normbereich hinaus beurteilt wird. Beim Vorliegen eines Hochtonhörverlustes ist der Gipfel I meist so schlecht ausgebildet, daß die Latenzdifferenz V–I nicht bestimmt werden kann. Die absolute Latenz der Welle V muß dann allein bewertet werden. Falsch positive Befunde entstehen immer wieder durch die cochleär bedingte Latenzverlängerung bei ausgeprägten Hochtonabfällen, wenn sich die Hirnstammlatenz der Welle V auch für hohe Reizpegel nicht normalisiert. Diese Zunahme der Latenzzeit entsteht durch die längere Laufzeit der Cochlea-Wanderwelle bis zum Erreichen weiter apikal gelegener erregbarer Haarzellpopulationen. Für jeden Punkt der Audiogrammflanke läßt sich diese Frequenz leicht ablesen. Vergleicht man die entsprechenden Laufzeiten mit den gemessenen Wer-

ten für die Latenzverlängerung der Hirnstammreaktion, so ergeben sich aus den Laufzeiten zu geringe Latenzwerte. Für Reizpegel, die einen begrenzten Abfall übersteigen, finden sich sogar normale Latenzwerte, was der Praxis meist widerspricht.

Eine Methode zur Überprüfung der Latenz der Welle V bei Hochtonabfällen, welche das Click-Frequenzspektrum mit berücksichtigt, ist in Abb. 1 dargestellt. Das Clickspektrum ist in einem 10 dB-Raster in das Tonschwellenaudiogramm (links oben) eingetragen. Auch ein Clickreiz, dessen Pegel das Ausmaß des Hochtonabfalls übersteigt (z. B. 60 dB, unterer Pfeil), verliert durch den Hochtonabfall latenzbestimmende hochfrequente Anteile seines Spektrums; seine höchsten Frequenzen liegen am Schnittpunkt seines Spektralverlaufs mit dem Tonschwellenaudiogramm. Da der Erregungsschwerpunkt der latenzbestimmenden Sinneszellen nicht an der Bereichsgrenze, sondern weiter apikal liegt, wo nicht die ersten wenigen, sondern

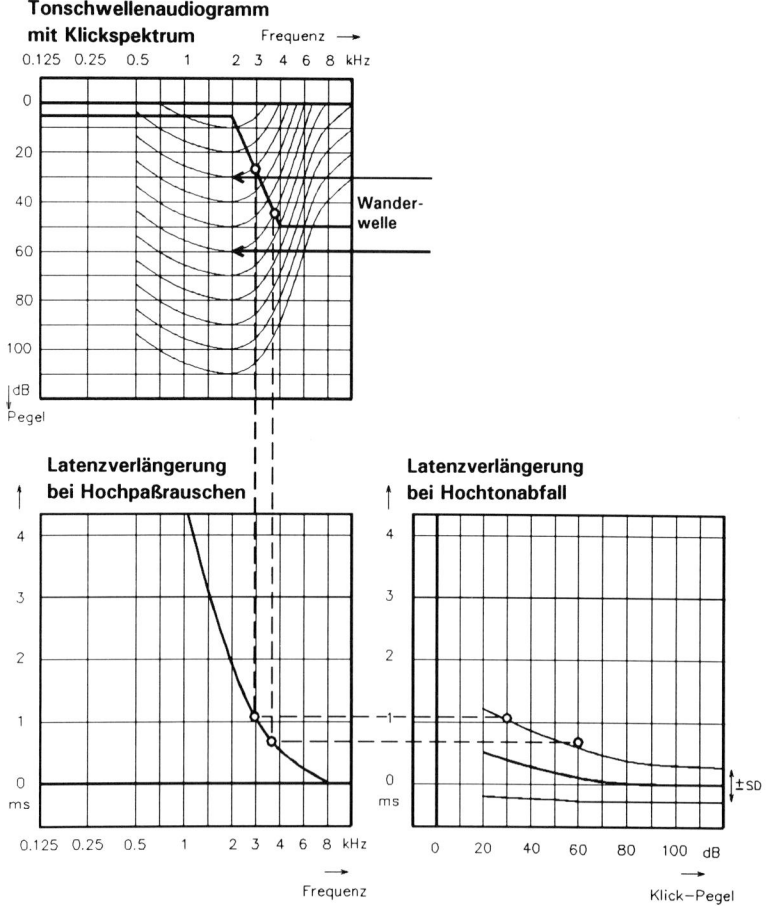

Abb. 1. Ermittlung der Latenzverlängerung bei Hochtonabfall durch Hochpaßrauschen

eine große Anzahl von Haarzellen erstmalig erregt werden, würden sich aus dem einfachen Laufzeitwert entsprechend der Schnittpunkt-Frequenz zu kurze Latenzen ergeben. Deshalb empfiehlt sich der Latenzvergleich mit Meßergebnissen bei Hochpaßrauschen (96 dB/Okt.) an einem Normalkollektiv.

Die für die jeweilige Eckfrequenz ermittelte Latenzverlängerung wird pegelabhängig in das rechte Diagramm eingetragen, dessen Nullinie den Mittelwert der Normal-Latenzkennlinie (±SD) darstellt. Da in dieser an Normalhörenden ermittelten Funktion die Latenzverlängerung infolge des an der Hörschwelle für kleine Pegel zunehmend verschwindenden hochfrequenten Anteils des Clickspektrums schon enthalten ist, muß für diesen Bereich der Verlauf der Nullinie korrigiert werden: Von den bei Hochtonabfall ermittelten Latenzverlängerungen werden die Werte abgezogen, die sich aus dem Schnittpunkt der Spektralverläu-fe mit der Normalhörschwelle (Diagramm links oben) ergeben.

Mit diesem Vorgehen wurden die an zwei Kollektiven mit abgesicherter basocochleärer Schwerhörigkeit (Abb. 2) gemessenen Latenzwerte der Welle V überprüft. Die aus dem Audiogramm-Mittelwert ermittelten Latenzverlängerungen stimmen vor allem bei höheren Reizpegeln mit den Meßwerten gut überein. Für das Kollektiv mit dem bei 2 kHz beginnenden Hochtonabfall kann so der cochleäre Ursprung der auch bei hohen Clickpegeln gefundenen, den Normalbereich überschreitenden, Latenzverlängerung bestätigt werden.

Unsere Methode wurde darauf ausgelegt, bezüglich der Fragestellung einer retrocochleären Ursache einer Hörstörung die Zahl der falsch-positiven Befunde deutlich zu senken und dem Patienten somit eine überflüssige Diagnostik zu ersparen.

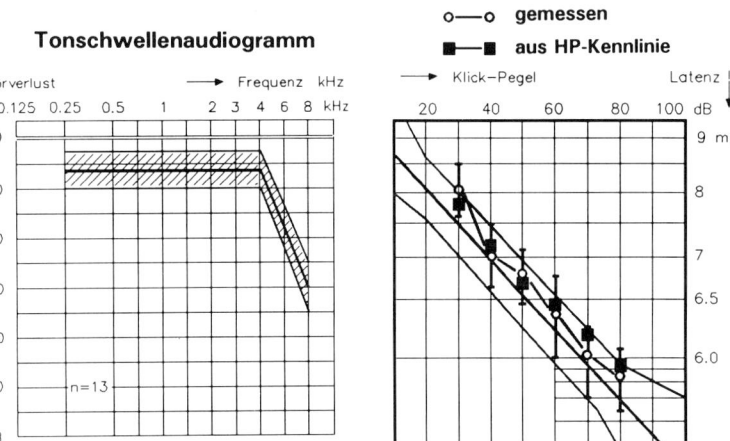

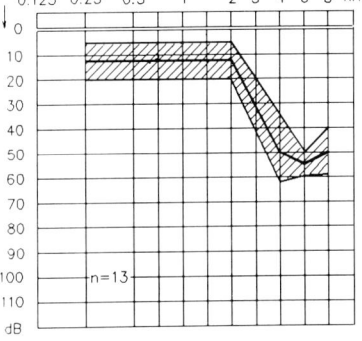

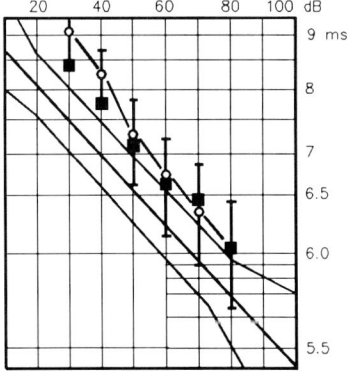

Abb. 2. Latenzverlängerung bei Hochtonabfall für zwei Kollektive mit abgesicherter basocochleärer Schwerhörigkeit

147. E. Schneider, H. Maurer, R. Stehr, P. Finkenzeller (Saarbrücken/Erlangen): Frequenzspezifische BERA durch gezielte Modifikation der Reizparameter

Die Problematik bei der Ableitung frequenzspezifischer Hirnstammpotentiale liegt grundsätzlich in der zeitlich exakten und zugleich frequenzbandbegrenzten Anregung bestimmter Areale der Cochlea. Je kürzer die zeitliche Anregung ist, um eine hohe Synchronisation der Antworten zu erreichen, desto breiter wird das angeregte Frequenzband. Daher werden bei der routinemäßigen BERA zur Reizung kurze Rechteckpulse verwendet, um möglichst eine breitbandige Anregung und damit große Antworten zu erhalten. Für die Untersuchung des tieferen Frequenzbereichs müssen zwangsläufig breite Stimuli mit entsprechend flacher Anstiegsflanke verwendet werden; diese wiederum führen nur zu geringer Synchronisation der Antworten. Die Zuordnung der Hirnstammantworten zu bestimmten bandbegrenzten Frequenzbereichen wird daher entscheidend vom zeit- und frequenzabhängigen Verlauf der angeregten Energiespektren abhängen. Diese wird wesentlich von der Form der elektrischen Anregung des Wandlers und seinem Übertragungsverhalten bestimmt.

Untersuchungen zum Übertragungsverhalten des Wandlers (z. B. TDH 39) haben gezeigt, daß bei einer pulsartigen elektrischen Anregung die Antwortfunktion des Kopfhörers im wesentlichen durch die Resonanzeigenschaften bestimmt wird. Bei bestimmten elektrischen Gauß-Reizen kann die Antwortfunktion durch eine tiefpaßähnliche Breitbandanregung genähert werden, wobei die zeitliche Abfolge der Schalldruck-Maxima von hohen nach tiefen Frequenzen verläuft. Da grundsätzlich die Anstiegsflanke des Reizes eine breitbandige Anregung mit einer Mittenfrequenz und entsprechenden Seitenbändern produziert, müssen zur Realisierung eines tiefpaßähnlichen Reizes die Resonanzfrequenzen in ganz bestimmter Weise angeregt werden. Dies wurde für 3 Reizformen experimentell ermittelt. So konnten Reizformen mit oberen Eckfrequenzen von ca. 3000, 1000 und 500 Hz bestimmt werden. Die entsprechenden elektrischen Anregungsfunktionen waren Gauß-Funktionen mit Halbwertszeiten von ca. 97, 264 und 1115 µs. Die hiermit erhaltenen bandbegrenzten Reizmuster haben in den Eckfrequenzen eine Seitenbanddämpfung von mindestens 30 dB/Okt. bezüglich höherer Frequenzen und wirken damit als tiefpaßgefilterte Breitbandreize. Die „Frequenzspezifität" der Reize liegt daher in ihrer Bandbegrenzung und der Kenntnis über die zeitliche Abfolge der Frequenzkomponenten.

Die drei Reizmuster wurden quasi-simultan an Normalhörenden und Hörgeschädigten getestet. Die Schallpegel der verschiedenen Reize wurden vorher an Normalhörenden auf 0 dB nHL (normal hearing level) geeicht. Es waren jeweils deutlich Hirnstammpotentiale bis zur Schwelle ableitbar. Die entsprechenden Latenzen des Jewett-Potentials V für den tieffrequenten Reiz erreichen schwellennah zum Teil bis zu 18 ms. Deshalb ist für die Ableitung ein weites Analysefenster notwendig. Es kann gezeigt werden, daß der Bezugspunkt für die Latenzen annähernd dem ersten Schalldruckmaximum bei Sogreizung entspricht. Dies ist insbesondere für tieffrequente Reize von Bedeutung, da hier die Phase des Reizes weitgehend das Antwortpotential bestimmt. Es kommen daher alternierende Reize nicht in Frage. An einer großen Patientenzahl wurden Latenzverhalten und Schwellen mit dem Tonschwellenaudiogramm verglichen. Dabei stellte sich insbesondere die Frequenzspezifität der Tieftonreizung als wertvolle diagnostische Ergänzung heraus. Für den Frequenzbereich um 500 Hz können jetzt Hörschwellen bis ca. 90 dB HL untersucht werden. Dieser bisher in der pädaudiologischen Diagnostik nicht objektiv erfaßte Bereich dürfte gerade für die Hörgeräteauswahl bei Kleinkindern mit Tiefton-Restgehör bzw. bei der Selektion von Cochlea-Implantat-Patienten von Bedeutung sein.

Th. Janssen (München): Warum werden die Impulsreize mit Frequenzen gekennzeichnet, wo es sich doch nicht um Tonimpulse handelt: Im Hinblick auf den Entstehungsmechanismus der Potentiale in die Ausgabe einer Zeitgröße (z. B. Anstiegszeit der potentialauslösenden Reizflanke) neben dem Frequenzinhalt ein bedeutendes Merkmal.

E. Schneider (Schlußwort):
Die Halbwertsbreiten der verwendeten elektrischen Gauß-Pulse betragen 97, 264 und 1115 µs entsprechend den Eckfrequenzen von ca. 3000, 1000 und 500 Hz. Die hier verwendeten elektrischen Gauß-Pulse sind dem Wandler TDH 39 angepaßt und erreichen eine möglichst hohe Seitenbanddämpfung bzgl. höherer Frequenzen.

148. N. Marangos, A. Mausolf, R. Laszig (Hannover): Elektrocochleographisch registrierte myogene Potentiale beim normalen und pathologischen Ohr

Die sonomotorischen Reizantworten, die ca. 10 ms nach einem akustischen Reiz auftreten, sind seit den 60er Jahren bekannt. Sie waren und sind als Artefakte bei der Hirnstammaudiometrie zu werten. Auch bei der transtympanalen Elektrocochleographie haben wir biphasische Wellen beobachtet, die nach ihrer Latenz diesen myogenen Potentialen entsprechen. Beim Normalhörenden fanden wir ihre Schwelle bei ipsilateraler

Beschallung mit Clicks bei 70 dB nHL. Ihre Latenz beträgt für 90 dB im Mittel 12,4 ms (S.D. 1,3), für 80 dB 13,4 ms (S.D. 1,1) und für 70 dB 14,5 ms (S.D. 1,4).

Bei zwei Patienten mit einem einseitigen zentralen Trommelfelldefekt und einer Schalleitungsschwerhörigkeit von rund 30 dB waren die myogenen Potentiale nach Beschallung der betroffenen Seite nicht, wohl aber von der normalen Gegenseite auslösbar und vom kranken Ohr mit normaler Latenz registrierbar. Die Impedanzaudiometrie kann wegen des Defektes auf dieser Seite keine Aussage treffen, ob der akustikofaziale Reflex funktioniert.

Gleiches gilt auch für zwei Patienten mit Otosklerose. Solange die Mittelohrschwerhörigkeit kleiner als 30 dB ist, sind die myogenen Potentiale sowohl von ipsi- als auch von kontralateral auslösbar. Auch hier versagt die Impedanzaudiometrie wegen der Stapesfixation.

Bei 4 weiteren Patienten mit beidseitiger Otosklerose und Mittelohrschwerhörigkeit größer als 30 dB waren keine myogenen Potentiale registrierbar, da der akustikofaziale Reflex bei so großer Knochenleitungs-Luftleitungsdifferenz gar nicht auslösbar ist.

Innenohrschwerhörigkeiten mit Hörschwellen nicht über 40 – 50 dB wiesen ipsilateral auslösbare myogene Potentiale auf. Dieses Verhalten ist von der Impedanzaudiometrie bekannt als Metz-Recruitment. Bei Hörschwellen im Hochtonbereich über 60 dB konnten myogene Potentiale wie bei der Impedanzaudiometrie nicht mehr ausgelöst werden.

Schließlich konnten wir bei keinem der 45 ipsilateral getesteten Akustikusneurinomen myogene Potentiale ableiten – selbst dann nicht, wenn die Tonschwelle nicht beeinträchtigt war und der Stapediusreflex noch auslösbar war.

Zusammenfassend möchten wir auf die Ähnlichkeiten der transtympanal abgeleiteten myogenen Potentiale mit dem impedanzaudiometrisch registrierten Stapediusreflex hinweisen:

1. Sie sind bei Intensitäten über 70 dB nHL auslösbar und sowohl ipsi- als auch kontralateral registrierbar.
2. Sie sind bei geringer Mittelohrschwerhörigkeit sowie bei Innenohrschwerhörigkeit nicht über 60 dB auslösbar.
3. Sie sind bei neuraler Schwerhörigkeit, z. B. bei Akustikusneurinomen nicht auslösbar, so daß diese Diagnose bei registrierbaren myogenen Potentialen unwahrscheinlich ist.

Alle diese Fakten weisen darauf hin, daß es sich zumindest um einen dem SR ähnlichen akustikofazialen Reflexbogen, wenn nicht um den SR selbst handelt. Im Gegensatz zur Impedanzaudiometrie sind myogene Potentiale auch bei otosklerotischer Stapesfixation, narbigen Trommelfellveränderungen und Trommelfelldefekten noch registrierbar, so daß sie in solchen Fällen die Impedanzaudiometrie ergänzen.

149. N. Stasche, M. Stasche, K. Hörmann (Kaiserslautern/Würzburg): Vorstellung eines Konzeptes zur umfassenden Funktionsdiagnostik im HNO-Bereich durch Integration aller Reiz-, Ableit- und Biosignalverarbeitungsfunktionen in einem Computersystem

Der Computer ersetzt zunehmend, so auch in der medizinischen Diagnostik, analoge Techniken im Bereich des Messens, Regelns, Signalverarbeitens und der Kommunikation. Die HNO-Funktionsdiagnostik hat mittlerweile zur Entwicklung jeweils relativ aufwendiger Einzelmeßplätze geführt. Durch Integrierung aller Reiz-, Ableit- und Verarbeitungsfunktionen dieser unterschiedlichen Untersuchungsmethoden in ein Computersystem können Raum und Kosten gespart werden.

Die Autoren haben, basierend auf eigenen Erfahrungen in Zusammenarbeit mit der Firma Toennies/Jaeger, durch Integrierung verschiedener Softwarepakete und einfacher Hardwarevariationen in ein bestehendes Computersystem ein auf den HNO-Arzt zugeschnittenes Funktionsdiagnosekonzept entwickelt.

Der Rechner steuert erstens die Generierung der unterschiedlichen Reize, er verarbeitet zweitens die gewonnenen digitalisierten Biosignale und drittens übernimmt er durch seine Peripherie die Dokumentation und Datenspeicherung.

Computergesteuerte Reizgenerierung

Neben der Reizgenerierung für akustisch evozierte Potentiale ist eine sequenzielle Stimulierung möglich. Vom Rechner werden Clicks mehrerer Intensitäten in einer Messung angeboten. Der Vorteil liegt darin, daß alle BERA-Kurven unter gleichen Bedingungen abgeleitet werden. Die Meßdauer wird deutlich verkürzt.

Das vorgestellte System steuert die Beschleunigungsreize eines Drehstuhls ebenso wie die Erzeugung von Reizen zur Untersuchung der Blickmotorik, wie Pendelblickfolgebewegungen, Optokinetik und Sakkaden. Dabei werden über einen Reizmonitor dem Patienten programmierbare Bewegungsmuster angeboten.

Über eine Gleichstromquelle lassen sich vom Rechner Reize zur Elektrogustometrie sowie zur 1964 von v. Békésy und später von Plattig bzw. Thumfart beschriebenen Impulsgustometrie generieren. Durch Variation von Impulsdauer und Frequenz kommt es zur Wahrnehmung der Geschmacksqualitäten süß, sauer, bitter und salzig.

Dieselbe Gleichstromquelle liefert durch Softwarevariationen auch die Reize für trigeminussomatosensibel und gustatorisch evozierte Potentiale, sowie für die Fazialisneuronographie.

Signalverarbeitung

Mit dem vorgestellten Rechnersystem ist durch Programmvariationen die Ableitung evozierter Potentiale unterschiedlicher Sinnesqualitäten möglich. Die gewonnenen Potentialkurven lassen sich weiterverarbeiten. So ist z. B. das automatische Erstellen eines Latenzzeit-Intensitätsdiagrammes für AEP's möglich. Die Steilheit der Kurve ermöglicht einen zusätzlichen Hinweis auf ein Recruitment.

Die mittels EMG oder Photoelektronystagmographie aufgezeichneten Augenbewegungen bei der Vestibulometrie werden durch einen als Softwarepaket integrierten Nystagmusanalysator erkannt und je nach interessierendem Nystagmusparameter als Kumulogramm der Frequenz, Amplitude oder Geschwindigkeit der langsamen Phase dargestellt.

Das vorgestellte System ist ebenfalls in der Lage, EMG-Untersuchungen von Muskeln im Kopf-Hals-Bereich durchzuführen.

Eine entsprechende Variation der Reiz- und Ableitbedingungen ermöglicht auch die Durchführung der Fazialisneuronographie, sowie die Messung der Nervenleitgeschwindigkeit (NLG) anderer motorischer Leitungsbahnen.

Durch ein moduläres Bauprinzip lassen sich die verschiedenen Interessen unterschiedlicher Anwender sowie zukünftige Optionen wissenschaftlicher Entwicklungen berücksichtigen.

150. J. Hartwein, H. W. Pau, H. Leitner (Hamburg-Eppendorf): Der Einfluß der Impedanz des Trommelfell-Gehörknöchelchen-Apparates (TGA) auf das Resonanzverhalten des Gehörganges

Das Resonanzverhalten von Gehörgang und Radikalhöhle entspricht im Prinzip demjenigen des Helmholtzschen Resonators: Es wird hauptsächlich durch die variable Größe des Einganges sowie das Volumen geprägt.

Während der größte Teil der Auskleidung mit Haut über Knochen bzw. Knorpel akustisch gleichgeartet ist, kann es im Bereich des Trommelfells durch Veränderung der TGA-Impedanz zu einer Veränderung der Reflexion und somit des Schalldruckpegels (SPL) vor der Trommelfellebene kommen.

Um den Einfluß von Impedanzveränderungen des Trommelfell-Gehörknöchelchen-Apparates (TGA) auf den Schalldruckpegel zu untersuchen, wurde ein Mittelohr-/Gehörgangsmodell konstruiert, bei dem mit Hilfe der statischen Impedanzmessung verschiedene Compliancewerte fest einstellbar sind. Der einstellbare Bereich schwankt zwischen Werten, wie sie bei Ohrgesunden nachzuweisen sind, und einer völligen Versteifung des TGA.

Mit Hilfe der In-situ-Messung des Schalldruckpegels vor der Trommelfellebene (Gerät: Rastronics CCI

10) läßt sich nachweisen, daß eine zunehmende Versteifung des TGA (über eine Erhöhung des reflektierten Schallanteiles) zu einer Zunahme des trommelfellnahen SPL von bis zu 6 dB führen kann (Tabelle 1). Diese Verstärkung läßt sich nur in einem schmalen Frequenzbereich in Gegend der Resonanzfrequenz nachweisen. Eine artifizielle Versteifung des TGA bei 10 Probanden durch Valsalva-Manöver führt zu einer klinischen Bestätigung der experimentellen Untersuchungen: Auch hier läßt sich eine Anhebung des SPL von max. 6 dB nachweisen.

Eine klinische Bedeutung der SPL-Veränderung vor dem Trommelfell durch unterschiedliche TGA-Impedanz könnte vor allem bei der Hörgeräteversorgung auftreten, wenn nach der HG-Anpassung bedeutsame Veränderungen am TGA auftreten, die dann nicht ohne Einfluß auf den SPL sind: Die Veränderungen sind mit bis zu 6 dB nämlich stets in einem für das Sprachverständnis wichtigen Frequenzbereich lokalisiert.

G. Esser (Düsseldorf): Der Gewinn, den Sie im Modell erreicht haben, war durch die Resonanzüberhöhung als Folge der Trommelfellversteifung entstanden. Beim natürlichen Ohr ist mit einer Trommelfellversteifung (Unterdruck, Erguß, Otosklerose usw.) immer ein Hörverlust verbunden. Haben Sie diesen Hörverlust bei ihrem Berechnungsbeispiel berücksichtigt?

J. Hartwein (Schlußwort):
Pathologisch veränderte Zustände im Mittelohr führen normalerweise zu einem wesentlich ausgeprägteren Schalleitungsverlust als die durch Erhöhung der Reflexion (infolge Impedanzerhöhung) „nebengegangene" Energie.

Sie wurden bei unserer Untersuchung nicht berücksichtigt, obwohl natürlich häufig mittelohrbedingte Schalleitungsverluste mit einer Impedanzänderung des TGA vorgeschaltet sind.

Tabelle 1. SPL-Werte vor Trommelfellebene in Abhängigkeit der Compliance des TGA (dB SPL oberhalb Eingangspegel von 80 dB). Zwischen „Ruhecompliance" des Modells und völliger Versteifung findet sich trommelfellnah eine Differenz von 6 dB (SPL)

Compliance (ml Luft)	Max. Verstärkung (dB SPL)	Resonanzfrequenz (Hz)
2,5 („Ruhecompliance")	21	2594
2,0	23	2594
1,5	24	2594
1,2 (völlige Versteifung)	27	2594 – 2670

151. F. J. Brügel, K. Schorn (München):
Die Gehörgangsresonanz von Kindern und ihre Bedeutung für die Hörgeräteversorgung

Die Hörgeräteversorgung auf dem heutigen Stand der Technik erlaubt die Integration vieler Parameter des einzelnen Patienten in den Anpaßvorgang. Diesen Fortschritt verdanken wir der Einführung der In-situ-Messung, die es möglich machte, das Übertragungsverhalten des Hörgeräts am Patientenohr zu bestimmen. Bei dieser Meßmethode wird mittels eines dünnen, flexiblen Sondenschlauchs der am Trommelfell wirkende Schalldruckpegel aufgezeichnet.

In den Anpaßvorgang können auf diese Weise die individuellen anatomischen Gegebenheiten, die Mittelohrimpedanz und auch die Effekte von Ohrpaßstückmodifikationen, über die von uns bereits an anderer Stelle berichtet wurde, integriert werden. Hier soll nun ein weiterer wichtiger Einflußfaktor, die individuelle Gehörgangsresonanz, in ihrer Bedeutung für die Hörgeräteanpassung dargestellt werden. Erst seit Einführung der In-situ-Messung ist es möglich, diese Pegelüberhöhung im Gehörgang aufzuzeichnen und in den Anpaßvorgang einzufügen. Dies erweist sich insofern als wichtig, als normalerweise im äußeren Gehörgang eines Erwachsenen zwischen 2 kHz und 4 kHz eine Schalldruckpegelanhebung von bis zu 30 dB erfolgt, die nach dem Einsetzen des Ohrpaßstücks in den Gehörgang in Frequenzbereiche oberhalb 8 kHz verschoben wird. Und aus diesem Grund entsteht neben dem bereits vorhandenen Hörverlust zusätzlich noch ein Pegelverlust, der sogenannte Insertion loss, von bis zu 30 dB zwischen 2 kHz und 4 kHz, der vom Hörgerät ersetzt werden muß. Da in dieser Frequenzregion ein großer Anteil der Sprachinformation vor allem für die Konsonanten angesiedelt ist, erhöht sich die Bedeutung dieses Anpassungseffektes.

Um den Effekt der Gehörgangsresonanz in die Hörgeräteanpassung zu integrieren, wurde das lange Zeit angewandte Kupplerverfahren durch den KEMAR abgelöst, welcher aus der Mittelung der anatomischen Daten von Erwachsenen konstruiert wurde. Ein Aspekt ist dabei aber bisher nicht berücksichtigt worden. Die für Erwachsenenohren entworfenen Hörgeräte werden ohne Veränderungen auch an Kinderohren angepaßt. Da der äußere Gehörgang, ebenso wie der übrige Schädel, noch deutlichem Wachstum unterliegt, sind bei Kindern auch veränderte Resonanzverhältnisse zu erwarten. Wir untersuchten deshalb in dieser Studie die Gehörgangsresonanzen von Kinderohren sowie den Einfluß des Alters der Kinder auf die Lage der maximalen Pegelüberhöhung im äußeren Gehörgang.

Die von uns für die Messung der Gehörgangsresonanz ausgewählten kleinen Patienten kamen zur Abklärung und Behandlung einer Innenohrschwerhörigkeit in die Audiologische Abteilung unserer Klinik. Da für den Meßdurchgang ein ruhiges Verhalten vor der Meßapparatur nötig ist, konnte die Messung nicht bei allen Kindern durchgeführt werden – trotzdem standen uns aber zusätzlich eine Reihe von sehr kleinen Kindern zur Verfügung, die aufgrund einer zuvor durchgeführten Hirnstammaudiometrie sediert waren. Insgesamt konnten wir bei 87 Kindern die Gehörgangsresonanz aufnehmen. Das Alter der Kinder variierte zwischen 0,5 und 15 Jahren und betrug im Durchschnitt 5,9 Jahre.

Die bei jedem Kind durchgeführte Impedanzmessung führte bei pathologischem Ausfall zu einem Ausschluß für die Studie. Der Grund hierfür liegt in dem deutlichen Einfluß der Mittelohrverhältnisse und damit der Schwingungsfähigkeit des Trommelfells auf die Resultate der Gehörgangsresonanzmessungen.

Unsere Untersuchungsergebnisse zeigten, daß eine Beziehung zwischen der Lokalisation der Pegelüberhöhung im Gehörgang und dem Alter der Kinder besteht (Abb. 1). Je jünger das Kind war, desto höherfrequenter lag die Gehörgangsresonanz. Mit zunehmendem Alter der Kinder verschiebt sich die Gehörgangsresonanz zu niedrigeren Frequenzen. Wir fanden als durchschnittliche Lage der Gehörgangsresonanz 3,5 kHz (Abb. 2). Damit zeigte sich ein deutlicher Unterschied zum KEMAR, dessen Resonanzmaximum

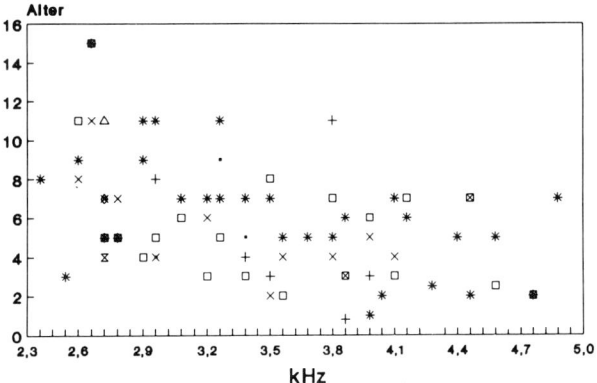

Abb. 1. Positionierung der Resonanzmaxima der 87 Gehörgänge, einzeln aufgetragen, in Abhängigkeit vom Alter der Kinder

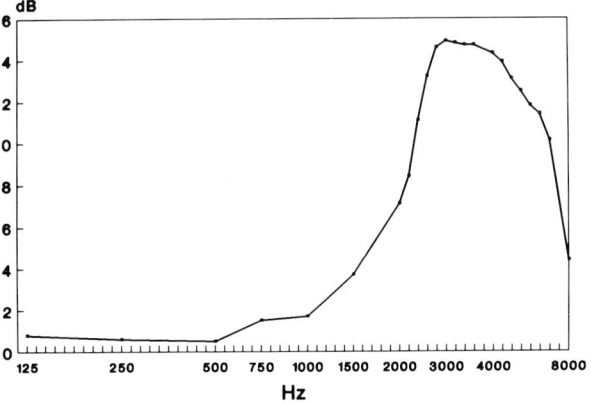

Abb. 2. Durchschnittliche Gehörgangsresonanzkurve der 87 Ohren über den gesamten Frequenzbereich

bei 2,7 kHz liegt. Die durchschnittliche Überhöhung des Schalldruckpegels betrug an der Stelle des Maximums der Gehörgangsresonanz 19 dB. Zudem ergab sich ein Korrelationskoeffizient zwischen dem Alter der Kinder und der Positionierung des Maximums der Gehörgangsresonanz von −0,45.

Unsere Ergebnisse zeigen deutlich, daß bei der Anpassung von Hörgeräten und der Auswahl von entsprechenden Ohrpaßstücken die meßbaren individuellen Parameter mit in die Überlegungen einbezogen werden müssen. Hierzu gehört auch die Betrachtung der Gehörgangsresonanz. Diese Pegelanhebungen sind bei den einzelnen Kindern, auch bei Gleichaltrigen, an sehr unterschiedlichen Stellen lokalisiert und können dadurch bei Hörgeräteanpassungen ohne Erhebung individueller Meßdaten niemals ausreichend berücksichtigt werden. Gerade die Kinder benötigen für ihre Sprachentwicklung die bestmögliche Hörgeräteversorgung und somit den exaktesten Ausgleich ihres Hörverlusts. Erst durch die Messung der individuellen Gehörgangsresonanz wird die Auswahl des besten Hörgeräts für das einzelne Kind ermöglicht. Darüber hinaus könnten die hier vorliegenden Meßergebnisse die Konstruktion von Hörgeräten anregen, die in ihrer Verstärkungsleistung auf die veränderte Gehörgangsresonanz bei Kindern einstellbar sind bzw. die speziell für Kinderohren und in diesem Fall kindliche Gehörgangsresonanzen gefertigt sind. Wie bei bestimmten Hörgeräten, bei denen eine zusätzliche Verstärkung im Bereich der durchschnittlichen Gehörgangsresonanz von Erwachsenen zugeschaltet werden kann, so wäre im Rahmen der Digitalisierung im Hörgerätebereich auch für Kinderanpassungen ein entsprechendes Schaltsystem wünschenswert. Hiermit könnte zumindest ein größerer Anteil des Schalles, der bei Einpassen des Ohrpaßstücks verloren geht, kompensatorisch zusätzlich verstärkt werden.

R. Türk (Wien): Die In-situ-Messung bei Kindern hat in speziellen Fällen sicher ihre Berechtigung. Bei vielen Kindern gibt es jedoch Kooperationsprobleme. Glauben Sie nicht, daß Sie oft die „Resonanzspitzen" indirekt in der Aufblähkurve auch erkennen können?

J. Hartwein (Hamburg): Die Korrelation zwischen Alter und Resonanzgipfel ist sicher eine sekundäre.

Selbstverständlich besteht ein Zusammenhang zwischen Alter und Resonanzverhalten – ganz einfach dadurch, daß die Gehörgänge mit zunehmender Adoleszenz voluminieren werden. Haben Sie Volumenbestimmungen an kindlichen Gehörgängen durchgeführt?

B. Heidemüller (Chemnitz): Können in Abhängigkeit von der Lage des Sondenmikrophons Meßprobleme durch stehende Wellen auftreten?

F. J. Brügel (Schlußwort):
Zu Frau Türk: Für die In-situ-Messung ist im Gegensatz zur Aufblähkurve keine konzentrierte Mitarbeit der Kinder notwendig. Daher hat sich in unserer Klinik die In-situ-Messung bewährt und sie ist mit einem gewissen Zeitaufwand und Geduld auch bei kleinen Kindern durchführbar.

Zu Herrn Hartwein: 1. Wir haben keine Volumenmessung durchgeführt; 2. Die Korrelation zwischen dem Alter der Kinder und der Lage der Gehörgangsresonanz erklärt sich aus den anatomischen Größenunterschieden.

Zu Herrn Heidemüller: Die Reproduzierbarkeit der Meßergebnisse ist bis ca. 4,5 kHz sehr gut, d.h. die Abweichungen liegen unter 2 dB.

152. K. Welzl-Müller, K. Stephan, A. Graber (Innsbruck):
Der Artikulationsindex – ein Maß für die Sprachverständlichkeit Schwerhöriger?

In den letzten Jahren wurde zunehmend versucht, das Hörvermögen bei sensorineuraler Schwerhörigkeit modellmäßig als Hörvermögen Normalhörender bei Verdeckung (Maskierung) darzustellen. In diesem Zusammenhang von Bedeutung ist natürlich die Frage, inwieweit auch die Sprachverständlichkeit Schwerhöriger durch Verdeckung bei Normalhörenden im Modell darzustellen ist. Konkret würde das bedeuten, daß die Sprachverständlichkeit Hörgestörter derjenigen von Normalhörenden bei Verdeckung entspricht. Für diese ist der Artikulationsindex (AI) eine Größe, die aufgrund der Pegeldifferenz zwischen Sprachschall und Störschall pro Frequenzgruppe berechnet wird, entscheidend.

In der vorliegenden Studie wurde untersucht, ob der Zusammenhang zwischen AI und Sprachverständlichkeit, wie er für Normalhörende gilt, auch auf Patienten mit sensorineuraler Schwerhörigkeit zutrifft, und ob das Modell des AI auch auf diese Patienten übertragen werden kann.

Dazu wurden Ton- und Sprachaudiogramm von 435 Patienten mit rein sensorineuraler Schwerhörigkeit unterschiedlichen Grades ausgewertet. Aufgrund der Hörschwellen erfolgte eine Einteilung in zwei Gruppen:

Gruppe 1: Mittelwert des Hörverlustes < 50 dB;
Gruppe 2: Mittelwert des Hörverlustes ≧ 50 dB.

Für jedes Ohr getrennt wurde einerseits aus Hörschwelle und Sprachschallpegel die AI berechnet, andererseits die Einsilberdiskrimination bei diesem Sprachschallpegel ermittelt. Die Wertepaare AI und Diskrimination wurden einer multiplen Regressionsanalyse unterworfen.

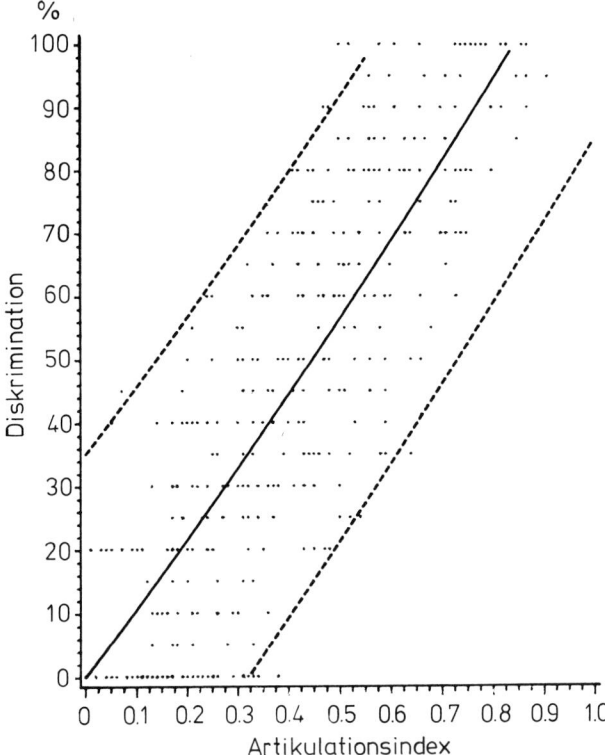

Abb. 1. Zusammenhang zwischen Diskrimination und Artikulationsindex bei Patienten mit leicht- und mittelgradiger Schwerhörigkeit. —— Regressionsgerade; − − − innerhalb dieser Grenzen liegen 95% der Meßwerte

Ergebnisse

In beiden Gruppen besteht ein Zusammenhang zwischen AI und Einsilbendiskrimination, allerdings ist er unterschiedlich.

Gruppe 1 (Abb. 1): Der funktionelle Zusammenhang kann in erster Näherung durch eine Gerade be-

schrieben werden. Der Anstieg der Regressionsgeraden beträgt durchschnittlich 0,12, d. h. 12% Änderung der Diskrimination pro 0,1 Änderung des AI.

Gruppe 2: Auch in dieser Gruppe nimmt die Einsilberdiskrimination mit steigendem AI zu, die Beschreibung durch lineare Approximation ist jedoch nicht sinnvoll.

Vergleich Gruppe 1 mit Normalhörenden. Für dieselben Versuchsbedingungen kann für Normalhörende die Funktion Diskrimination gegen AI innerhalb des AI-Bereiches von 0,12 bis 0,64 in erster Näherung durch eine Gerade mit dem Anstieg 0,13 beschrieben werden. Bei dem AI 0,5 beträgt die Diskrimination 56%. Dies bedeutet: 1. der Anstieg der Diskriminationsfunktion in Gruppe 1 ist vergleichbar mit dem Normalhörender (0,13 verglichen mit 0,12); 2. die Lage der Diskriminationsfunktion − dem AI von 0,5 entspricht eine Diskrimination von 62% im Falle Normalhörender bzw. 56% bei Patienten der Gruppe 1 − ist annähernd gleich.

Zusammenfassung

Der in Gruppe 1 (Hörverlust unter 50 dB) gefundene Zusammenhang zwischen Einsilbendiskrimination mit AI bei Hörgestörten entspricht dem vorgeschlagenen Modell, die Hörschwelle Hörgestörter als Verdeckungsschwelle Normalhörender zu deuten. Es müßte noch abgeklärt werden, in wieweit es möglich wäre, durch geeignete Klassifizierung der Hörstörungen und eventuell notwendige Modifikationen bei der Berechnung des AI die Streuung der Einzelwerte zu verringern.

Für Patienten der Gruppe 2 (Hörverluste größer/gleich 50 dB) erscheint das Modell in dieser Form jedoch nicht geeignet.

153. R. Schunicht, E. Kulbatzki, G. Esser (Düsseldorf):
Ergebnisse einer Screening-Untersuchung zur Erfassung von Grundschülern mit zentraler Fehlhörigkeit

Hörstörungen beeinträchtigen das Hörvermögen nicht nur quantitativ, sondern auch qualitativ. Die quantitative Komponente bezeichnen wir als Schwerhörigkeit, die qualitative als Fehlhörigkeit. Zu ihr zählt nicht nur die allgemein bekannte Selektionsstörung, sondern alle Störungen der Reizverarbeitung wie z. B. Einbußen im Intensitäts-, Frequenz- und Zeitauflösungsvermögen oder im Fusionsvermögen. Eine Fehlhörigkeit bei normaler Tonhörschwelle bezeichnen wir als zentrale Fehlhörigkeit. Sie kann sich besonders in der Kindheit auswirken, wo an das Gehör hohe Anforderungen gestellt werden und Kompensationsmechanismen und Bewältigungsstrategien noch nicht ausgebildet sind, und zwar zunächst beim Spracherwerb und dann in der Grundschulzeit.

Um Fragestellungen wie Häufigkeit und Ausmaß von zentraler Fehlhörigkeit an größeren Kollektiven mit vertretbarem Aufwand untersuchen zu können, ist ein praktikabler Screeningtest erforderlich. Für unsere Untersuchung haben wir aus dem umfänglichen Selektionstest unserer Fehlhörigkeitstestbatterie eine Kurzform entwickelt. Sie prüft die Sprachdiskrimination nur einer Gruppe Freiburger Einsilber, die mit 70 dB Schallpegel dem rechten Ohr angeboten werden, unter binauraler Repräsentation des Partygeräusches nach

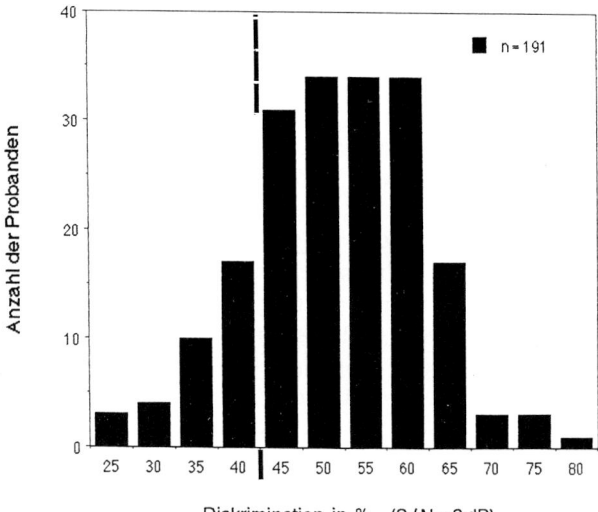

Abb. 1. Häufigkeitsverteilung des Screening-BILD-Tests

Niemeyer und Sapper. Der Signalgeräuschabstand ist mit 6 dB so gewählt, daß Normalhörende eine mittlere Diskrimination von 50% erreichen. Mit diesem Screeningtest untersuchten wir unsere Stichprobe, 191 Schüler der zweiten Klasse von 6 Grundschulen, vor Ort. Die Ergebnisse sind in Histogrammform dargestellt. Da die statistische Überprüfung ergab, daß keine Normalverteilung vorliegt, vermuten wir, daß unsere Stichprobe nicht homogen ist, sondern aus zwei Po-

pulationen besteht − nämlich aus normalhörenden und fehlhörigen Kindern. Wir bezeichneten daher alle 34 Probanden, deren Diskriminationsleistung 40% oder schlechter war, als auffällig − unserem Angebot einer umfassenden audiologischen Untersuchung folgten aber nur 12 Schüler.

Unsere Fehlhörigkeitstestbatterie besteht (neben Tympanogramm, Tonaudiogramm und Hörweitenmessung) aus einem speziellen Stapediusreflex-Audiogramm (Reflexschwellendifferenz zwischen Sinustönen und Rauschsignalen mit 1 kHz absoluter Bandbreite), dem o. g. Selektionstest (einem modifizierten BILD-Test), dem Dichotischen Diskriminationstest (nach Feldmann) und einer speziellen Cortical Evoked Response Audiometry, bei der die Abhängigkeit der Reizantwort vom Interstimulusintervall geprüft wird. Alle Testergebnisse wurden durch eine 5-stufige Skalierung vergleichbar gemacht und durch eine quadratische Mittelung zu einem Gesamtbefund vereinigt. Bei der Darstellung der Abhängigkeit der Werte in den Einzeltests bzw. im Gesamtbefund von der Diskriminationsleistung im Screeningtest erlaubte die geringe Anzahl von Probanden nur die Berechnung der Regressionsgeraden und der Korrelationskoeffizienten. Sie betragen: Stapediusreflex-Audiogramm: 0,02; BILD-Test: 0,47; Dichotischer Diskriminationstest: 0,26; CERA: 0,47 und Gesamtbefund: 0,44.

Die Fehlhörigkeitssymptomatik ist offenbar so vielgestaltig, daß sie mit einem Einzeltest − zudem noch in einer Screeningversion − nur ungenügend zu erfassen ist. Dennoch scheint uns die Validität des vorgestellten Screeningstests, solange keine besseren Verfahren zur Verfügung stehen, ausreichend zu sein.

154. H. v. Wedel, U.-C. v. Wedel, P. Zorowka (Köln): Untersuchungen zur Altersabhängigkeit von Diagnose und Therapie bei Tinnitus

Über einen umfangreichen Fragebogen zur Anamnese des Tinnitus werden mögliche Ursachen, bisherige Therapiemaßnahmen, die Zeitdauer des Tinnitus und Faktoren, die zur Tinnituszunahme oder -reduzierung führen, ermittelt. Über eine spezielle Tinnitusanalyse werden die Lokalisation des Tinnitus, die Qualität, die Tinnitusfrequenz sowie der Grad der Belästigung über einer Skalierung festgestellt. Für insgesamt 462 Patienten, bei denen eine Tinnitusanalyse sowie die umfangreiche Anamnese vorlagen, wurden folgende Therapiemaßnahmen durchgeführt:

Transtympanale Elektrostimulation am Promontorium, Iontophorese mit Lidocain, EMG-Biofeedback und Maskierung mit Hörgeräten oder Tinnitusmaskern. Die Effektivität dieser Therapiemaßnahmen wurde für die Altersgruppen der Unter- und Über-50jährigen im Vergleich zur Gesamtpatientengruppe aber auch im Vergleich zu einzelnen Therapiemaßnahmen verglichen.

Abbildung 1 zeigt den Einfluß von Alter und Geschlecht für 7 Altersgruppen. Bis zum Alter von 50 bis 60 Jahren ergibt sich eine signifikante Zunahme in der Prävalenz von Tinnitus. Die Unterschiede zwischen männlichen und weiblichen Patienten sind für Patienten älter als 60 Jahre signifikant, was auf die unterschiedliche Einflußnahme von Lärm zurückgeführt werden konnte. Ältere männliche Patienten berichteten häufiger über Lärmexposition! Vergleicht man für die möglichen Ursachen (otogene Erkrankung, Lärmexposition, Streß, Nackenverspannungen, HWS-Syndrom, Durchblutungsstörungen) die beiden Kollektive, so ergibt sich nur für die Lärmexposition und für die Durchblutungsstörung eine signifikante Dominanz für die älteren Probanden. Vergleicht man die bisherigen Therapiemaßnahmen (Tinnitusinstrument, Tinnitusmasker, Hörgerät, Physiotherapie, Neuraltherapie, Sauerstofftherapie, Akupunktur, autogenes Training, Psychotherapie, Iontophorese, durchblutungsfördernde Medikamente etc.), so sind signifikante Unterschiede nur für die Physiotherapie zu ermitteln, die bei älteren Patienten häufiger durchgeführt wurde und für die Sauerstofftherapie, die häufiger durch jüngere Patienten wahrgenommen wurde. Die Zeitdauer des Tinnitus wurde in 10 Jahresstufen eingeteilt. Hier zeigt sich ein signifikanter Unterschied für die Angaben zur Tinnitusdauer von 10 bis 20 Jahre bei älteren Patienten im Vergleich zum jüngeren Patientenkollektiv. Die Angaben zur Lokalisation des Tin-

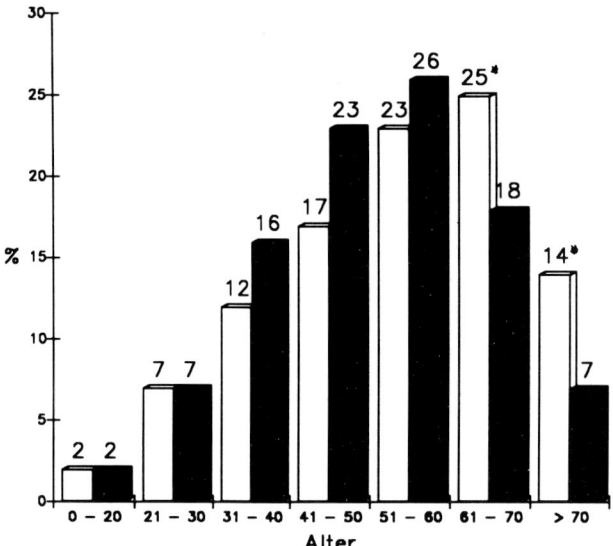

Abb. 1. Alters- und Geschlechtsverteilung für 462 Patienten mit Tinnitus

Tabelle 1. Effektivität verschiedener Therapiemaßnahmen im Vergleich zur einzelnen Maßnahme oder im Vergleich zu allen 462 untersuchten Patienten

Therapie (von 462 Patienten mit Tinnitus-Analyse)	Effektivität (%)	
	< 50	> 50
Elektrostimulation (transtympanal)	n = 10 10,0% **0,2%**	n = 14 7,1% **0,2%**
Iontophorese	n = 72 2,7% **0,4%**	n = 96 3,1% **0,6%**
Biofeedback	n = 78 2,6% **0,4%**	n = 42 4,8% **0,4%**
Hörgerät	n = 55 67,3% **8,0%**	n = 87 64,4% **12,1%**
Tinnitus-Masker	n = 76 17,1% **2,8%**	n = 58 17,2% **2,1%**

Fett gedruckte Zahlen in Bezug zu allen Patienten (n = 462)

nitus ergeben eine signifikante Dominanz nach links für die älteren Patienten und häufigere Angaben über einen beiderseitigen Tinnitus bei jüngeren Patienten. Vergleicht man die Qualität des Tinnitus (Klingeln, Ton, Pfeifen, Geräusch), sind signifikante Unterschiede nur bei der Angabe von Geräuschen festzustellen, die von älteren Probanden signifikant häufiger wahrgenommen werden als von jüngeren. Die Frequenzbestimmung des Tinnitus weist für ältere Probanden signifikant häufiger einen hochfrequenten Tinnitus im Frequenzbereich oberhalb 6000 Hz auf. Versucht man, mögliche Tinnitusveränderungen im Sinne einer Zunahme des Tinnitus durch Lärmexposition, Alkohol, Koffein, Nikotin, Nervosität und Müdigkeit heranzuziehen, dominiert nur die Lärmexposition bei älteren Patienten. Ermittelt man mögliche Veränderungen des Tinnitus im Sinne einer Linderung durch laufendes Wasser, Verkehrsgeräusche, Fernsehen, Radio, Geräusche am Arbeitsplatz etc., so zeigen sich keine signifikanten Unterschiede zwischen beiden Gruppen.

Auffällig sind die Ergebnisse beim Vergleich des Leidensdruckes durch Tinnitus, der über eine sechsstufige Antwortskala (0 = kein Tinnitus und 6 = unerträglicher Tinnitus mit Suizidäußerungen) ermittelt wird. Jüngere Patienten skalieren ihren Tinnitis wesentlich häufiger mit 4 bis 6 als ältere, die sehr oft eher in der Lage sind, ihren Tinnitus ausreichend zu kompensieren.

Die Effektivität der 5 Therapiemaßnahmen im Vergleich zu allen Patienten (n = 462) und im Vergleich zur einzelnen Methode ist in Tabelle 1 dargestellt. Die Effektivität ist dadurch gekennzeichnet, daß diese Patienten signifikante Reduzierungen im Leidensdruck durch den Tinnitus angeben, der über die oben aufgeführte Skalierung ermittelt werden kann. Diese Patienten empfinden häufig eine partielle oder komplette Reduzierung ihres Tinnitus oder beschreiben eine deutliche partielle oder komplette Maskierung und auch bleibende Hemmungseffekte durch einen Tinnitusmasker oder durch ein Hörgerät. Zusätzlich werden für die apparativen Therapiemaßnahmen häufig bleibende Hemmungseffekte (Residual Inhibition!) angegeben. Beim Vergleich der beiden Altersstufen zeigt sich ein signifikanter Unterschied nur bei der Therapiemaßnahme Hörgerät. Ältere Patienten profitieren signifikant häufiger von einer Hörgeräteversorgung als jüngere.

Die Ergebnisse dieser Studie zeigen eine deutliche Altersabhängigkeit des Tinnitus, wie sie auch in der Literatur berichtet wird, mit einem Maximum in der Altersstufe zwischen 50 und 70 Jahren. Qualität und Quantität des Tinnitus zeigen fast keine Altersabhängigkeit. Dies gilt weitgehend auch für andere Faktoren wie die möglichen Ursachen, die Tinnitusdauer, Faktoren die den Tinnitus reduzieren oder verstärken etc. Insgesamt scheinen ältere Patienten weniger unter ihrem Tinnitus zu leiden als jüngere Patienten, wie durch eine Skalierung des Leidensdruckes festgestellt werden kann. Die meisten der aufgeführten therapeutischen Maßnahmen zeigen nur in weniger als 1% eine positive Effektivität. Nur für die Patienten, die mit Hörgeräten versorgt wurden, zeigt sich eine deutlich größere Effektivität. Patienten mit Tinnitusmaskern zeigen in ungefähr 3% positive Ergebnisse. Die Ergebnisse unterstreichen, daß auch im Vergleich zu neueren Ergebnissen der externen Elektrostimulation sowie zu neueren Berichten über Maßnahmen mittels der verschiedenen Methoden der Psychotherapie, die Hörgeräteversorgung für Patienten mit Tinnitus bei zusätzlichem Hörverlust die effektivste Therapiemaßnahme sowohl für junge als auch für ältere Patienten darstellt.

G. Goebel (Prien): In unserer Klinik behandeln wir schwerpunktmäßig Patienten mit komplexem chronischen Tinnitus, u.a. auch mit Biofeedback, das wir als gezielt eingesetztes Medium durchaus als sinnvolle Ergänzung und Steigerung eines psychotherapeutischen

Effektes bei der Tinnitusbehandlung ansehen. Es wundert mich nicht, daß der Effekt Ihrer Untersuchung so enttäuscht, da 6 Sitzungen 30 Minuten ohne psychologische Unterstützung für Tinnitusbetroffene zu kurz erscheint und für die meisten Betroffenen deshalb ohne Wirkung bleiben muß. Wir sehen oft Patienten, die erst nach Monaten intensiver Entspannungsübungen erstmals in den Bereich einer Relaxation kommen und erst dann von dieser Methode profitieren. Insofern ist das Biofeedbackverfahren gerade bei Patienten mit komplexem chronischen Tinnitus kein Wundermittel, das rasch und leicht zur Linderung des Tinnituserlebens eingesetzt werden kann und nur im Rahmen einer umfassenden Psychotherapie sinnvoll eingesetzt werden sollte.

G. Esser (Düsseldorf): Wann setzen Sie Tinnitus-Masker ein, wann Hörgeräte?

C. Seiler (Würzburg): Wieviele der Tinnituspatienten sind schwerhörig?

H. v. Wedel (Schlußwort):
Von den über 400 Patienten wiesen ca. 75% eine mittel- bis hochgradige sensorineurale Hörstörung überwiegend im Hochtonbereich auf.

Bei geringgradigen Hörverlusten wurde überwiegend der Tinnitus-Masker effektiver eingesetzt, wogegen dieses Hörgerät durch seine maskierende Wirkung eher bei den oben angesprochenen Hörstörungen eingesetzt wurde, was bei der heutigen Technologie der Hochton-Hörgeräte und der Otoplastiken häufig erfolgreich möglich ist. Das Biofeedback, als EMG-Biofeedback am M. frontalis abgeleitet, wurde in 6 Sitzungen vorgenommen und war nicht in ein autogenes Trainingsprogramm eingebettet. Der Erfolg im Rahmen einer umfassenden Psychotherapie könnte vermutlich höher sein. Die Erfolge am House-Ear-Institut können nicht so gravierend gewesen sein, da diese Methode nach einem dort kürzlich erfolgten Besuch nur noch in wenigen Fällen praktiziert wird.

Onkologie III

155. W. Müller, J. Feyh, A. E. Goetz, W. Brendel (München): Photodynamischer Effekt und Gewebeperfusion bei Malignomen im Kopf-Hals-Bereich

Die Photodynamische Therapie (PDT) wird in zunehmendem Maße auch zur Behandlung von malignen Tumoren des Hals-Nasen-Ohren-Bereichs eingesetzt. Sie besteht in der intravenösen Injektion eines photosensibilisierenden Fluoreszenzfarbstoffes, der sich bevorzugt in tumorösem Gewebe ansammelt, und einer 48 h später stattfindenden Bestrahlung mit monochromatischem, rotem Licht eines Farbstofflasers. Als Wirkort der PDT werden sowohl die Tumorzellen selbst diskutiert, als auch das Mikrozirkulationssystem des Tumorgewebes, wo eine akute Durchblutungsminderung für das Absterben der Tumorzellen verantwortlich sein soll.

Um einen frühen Parameter für die Wirksamkeit der PDT zu erarbeiten, verfolgten wir die Fluoreszenzkinetik des Photosensibilisators Photosan III (PH III) in Tumor- und Normalgewebe und kontrollierten die Perfusion von Tumor- und mitbestrahltem Normalgewebe vor und nach PDT mit Hilfe der Natriumfluoreszein-Fluxmetrie.

10 Patienten mit Hauttumoren (8 Basaliome, 2 Plattenepithelkarzinome) im Kopf-Hals-Bereich erhielten 2 mg/kg KG PH III intravenös verabreicht. Die Fluoreszenz wurde mit Videofluoreszenzmakroskopie und digitaler Bildverarbeitung bis 72 h p.i. aufgenommen und quantifiziert. Die Verwendung von fluoreszierenden Referenzpartikeln ermöglichte die Korrektur bei unterschiedlicher Positionierung oder Beleuchtung. 48 h p.i. erfolgte die PDT (100 J/cm^2, 100 mW/cm^2 bei 630 nm, Argon-Dye-Laser). Vor, sowie 1 h und 24 h nach Bestrahlung wurde die Natriumfluoreszein-Fluxmetrie durchgeführt. Sie bestand in einer niedrig dosierten Injektion von Natriumfluoreszein in kochsalzhaltiger Lösung und der Verfolgung seiner Verteilung in Tumor- und Normalgewebe mittels Fluoreszenzmakroskopie bis 45 min p.i. Auf Grund seiner Eigenschaften wie hohe Diffusibilität, geringe Eiweißbindung, schnelle Elimination und hohe Quantenausbeute ist die Fluoreszenz von Natriumfluoreszein ein Parameter für die nutritive Durchblutung eines Gewebes. Die Fluoreszenzintensitäten in Tumor- und umliegendem Normalgewebe wurden mit dem digitalen Bildverarbeitungssystem off-line-densitometrisch ausgewertet.

Die Fluoreszenz von Photosan III stieg bis 48 h p.i. sowohl im Tumor- als auch im Normalgewebe an, während sie im Anschluß an die Bestrahlung wieder abfiel. Das Verhältnis zwischen der Fluoreszenz in Tumor- und Normalgewebe war während des gesamten Beobachtungszeitraums nahezu 1. Die Natriumfluoreszein-Fluxmetrie vor PDT ergab im Normalgewebe doppelt so hohe Fluoreszenzintensitäten im Vergleich zum Tumor, entsprechend einer besseren Durchblutung. Sowohl 1 h als auch 24 h nach PDT zeigten sich im Normalgewebe keine wesentlichen Veränderungen. Im Tumor hingegen war 1 h nach PDT ein steiler Anstieg der Fluoreszenz zu beobachten, wobei maximale Intensität der Fluoreszenz und Zeitpunkt des Maximums denen des Normalgewebes entsprachen. Die Durchblutung des Tumorgewebes stieg nach PDT an. Nur geringe oder keine Fluoreszenz war 24 h nach PDT im Tumor nachzuweisen, es bestand keine Perfusion mehr.

Da die computergestützte quantitative Fluoreszenzmakroskopie bei der Untersuchung von Hauttumoren entgegen den Erwartungen keine bevorzugte Anreicherung von Photosan III im malignen Gewebe zeigte, aber eine selektive photodynamische Wirkung auf dessen Durchblutung, könnte dies ein Hinweis darauf sein, daß nicht eine verstärkte Aufnahme des Photosensibilisators, sondern eine erhöhte Sensibilität des bösartigen Gewebes für die Tumorselektivität der photodynamischen Therapie verantwortlich ist. Eine Tumorlokalisation anhand der Fluoreszenz kann bei Hauttumoren mit dieser Methode nicht durchgeführt werden.

Nach einer initial verstärkten Perfusion 1 h nach PDT bricht die Durchblutung des Tumors innerhalb von 24 h nach PDT zusammen. Ein nichtinvasives Monitoring der Tumorperfusion mit Hilfe der Natriumfluoreszein-Fluxmetrie kann zu diesem Zeitpunkt zur frühen Beurteilung der Effektivität der PDT hinsichtlich des unmittelbar anschließenden therapeutischen Vorgehens herangezogen werden.

156. E. K. Walther, J. H. Schipper (Bonn):
Elektromyographie des Schultergürtels nach Neck dissection

Nach wie vor existiert unabhängig vom onkologischen Aspekt eine gewisse Kontroverse über die Schonung des Nervus accessorius bei der Neck dissection. Nach Nervenresektion führt die Parese und neurogene Atrophie der angeschlossenen Muskeln häufig zu einem irreversiblen Akzessorius-Schulter-Syndrom.

Der Erhalt des Nerven soll diese Folgen verhindern helfen. Tatsächlich aber können unabhängig vom operativen Vorgehen unterschiedliche funktionelle Auswirkungen bestehen.

Von 264 Neck dissections der letzten 5 Jahre wurde der Akzessorius 204mal erhalten und 60mal reseziert. 77 Patienten wurden dynamometrisch und 50 Patienten mit insgesamt 64 Neck dissections elektromyographisch nachuntersucht. Bei der Dynamometrie verneinten nach Nervenerhalt (n = 68/77) 60% der Patienten eine Beeinträchtigung der Schulterfunktion. Starke Beschwerden wurden nach Nervenresektion (n = 9/77) in 56% geklagt.

Schulterschmerzen nahmen unabhängig von der Operationstechnik mit dem Ausmaß der Funktionsbeeinträchtigung zu. Der relative Kraftverlust der operierten Seite in bezug auf den gesunden Arm ist nach Nervenerhalt signifikant geringer als nach Nervenresektion. Mittels elektrophysiologischer Methoden kann zuverlässig zwischen Nervenläsionen mit und ohne Nervenfaserdegeneration unterschieden werden. Dieser Nachweis stützt sich auf neurogene Veränderungen bei der Nadelmyographie. Die elektromyographische Untersuchung umfaßte die Ableitung der Spontanaktivität am entspannten Trapezius sowie der Potentiale motorischer Einheiten bei minimaler und maximaler Willkürinnervation. Pathologische Spontanaktivität in Form vor allem von kurzdauernden Fibrillationen und sogenannten positiven scharfen Wellen fand sich nach Nervenerhalt (n = 52/64) in 35% und nach Nervenresektion (n = 12/64) in 42%.

Dieser geringe Unterschied ist darauf zurückzuführen, daß derartige Potentiale bei beginnender Reinnervation einerseits bzw. bindgewebigem Muskelumbau andererseits verschwinden können. Da das Aktivitätsmuster bei Innervation ein ungefähres Maß der willkürlich verfügbaren motorischen Einheiten wiedergibt, finden sich als Ausdruck des Verlustes motorischer Einheiten erste Hinweise auf eine Funktionsstörung in einer Minderung oder Aufhebung der belastungsabhängigen Aktivitätssteigerung. Hierbei ergibt die Einzelpotentialbeurteilung, daß trotz Nervenerhalt 75% der Patienten Denervierungszeichen unterschiedlichen Ausmaßes aufweisen. Hierfür sind die langstreckige Skelettierung des Nerven mit Isolierung von seiner Gefäßversorgung, intraoperative Traktion und zudem die postoperative Bestrahlung anzuschuldigen. Auf der anderen Seite bedeutet die Nervenresektion nicht unbedingt eine totale Denervierung. Der Vergleich mit den dynamometrischen Befunden zeigt, daß zusätzlich zur zervikalen Wurzelinnervation des Trapezius, die großen individuellen Schwankungen unterliegt, Funktionsausfälle durch Ausgleichsbewegungen oder krankengymnastische Übungen bis hin zur Beschwerdefreiheit kompensiert werden können. Die Bedeutung der Elektromyographie liegt darin, daß feststellbare Willküraktivität anzeigt, daß der Nerv nicht ganz durchtrennt sein kann. Verlaufskontrollen lassen hierbei zwischen Rest- und Reinnervation unterscheiden. Trotz Nervenerhalt ist überwiegend mit pathologisch veränderter Muskelaktivität im EMG zu rechnen. Wenngleich aber nach Nervenresektion entsprechende Funktionsstörungen ausbleiben können, schafft die Schonung des Akzessorius bei der Neck dissection insgesamt bessere Voraussetzungen für die Schulterfunktion.

J. J. Manni (Nijmegen): Kann es bei Radikaloperation oder bei Neck dissection zusätzlich zur Schädigung der neuralen Versorgung des M. levator scapulae und/oder des M. rhomboideus mit „Schulter-Arm-Syndrom" kommen?

Haben Sie diesen Muskel ebenfalls elektromyographisch untersucht? Gab es Unterschiede hinsichtlich des „Schulter-Arm-Syndroms" zwischen Patienten mit und ohne Bestrahlungsbehandlung?

E. K. Walther (Schlußwort):
Wir haben zur Homogenisierung des Kollektivs bewußt nur die Trapeziusmyographie gewählt. Bei Ableitung der Rhomboidei besteht methodisch die Gefahr einer Nadelpenetration.

157. A. Ulla, J. Pikani (Tallinn/Estonia):
Neoadjuvant Chemotherapy in Previously Untreated Patients with Advanced Oral Cavity and Pharyngeal Squamous Cell Carcinoma

Despite of optimal combinations of surgery and radiation, the prognosis for the patients with advanced squamous cell cancer of the head and neck region is poor. To improve the extent of local control and overall survival, attempts have been made by using preoperative adjuvant chemotherapy. During the last years in the number of reports the combination of cisplatin and 5-fluorouracil (5-FU) has been declared as an effective schedule, although with a wide variety of response rates.

Between June 1988 and December 1989, 40 patients with Stage III und IV squamous cell carcinoma (SCC) of the oral cavity, oropharynx, hypopharynx, and larynx as well as Stage II SCC of the tongue, were submitted to induction chemotherapy before locoregional treatment. All the patients required to have adequate hematologic, renal, and hepatic functions; a performans status of 0–4 on the Eastern Cooperative Oncology Group (ECOG) scale. All the cases were classified according to the TNM systems using the International Union Against Cancer (UICC) method.

Induction chemotherapy consisted of cisplatin ("Platidiam", "Lahema" Brno) 100 mg/m² intravenously (i.v.) with a 2-hour hydration program on day 1, followed 5-FU ("Phthoururacil", "Darnica", SU) 1 g/m² per day for a total of three cycles. A complete blood count and serum creatinine were repeated weekly. Acute toxicity was graded according to the criteria of WHO. Doses of CDDP and 5-FU were reduced or treatment was interrupted in the case of excessive toxicity. Tumor response was assessed between days 20 and 23 and at the end of the induction chemotherapy. Response rates and patient characteristics were compared by means of the chisquare test on proportions.

Thirty-eight men and two women were exposed to induction chemotherapy. The median age was 51 years (range 35–64 years). The site of primary tumor was the oral cavity in 23, oropharynx in 10, hypopharynx in 5, and larynx in 2 patients. The majority of the patients had primary tumors classified as T3 or T4 (88%). Sixty percent of the patients had regional nodal disease, 18% of them classified as N2 or N3.

Histologic differentiation was described as keratinizing squamous cell carcinoma in 88% of tumors.

After the induction chemotherapy, 17.5% of the patients achieved a complete clinical response at the primary, and 67.5% had

a partial response (PR). Sixteen percent of the patients who had nodal disease achieved a complete clinical response, and 44% achieved a PR in nodes. A total of 28 patients responded to treatment, yielding a 70% response rate. Of these, 4 patients (10%) achieved a CR (1 after the second course of chemotherapy and 3 after the third).

A response of the primary tumor was significantly associated with the T class. Tumor responses at the primary site were more frequent in smaller tumors ($p = 0.05$). The other pretreatment characteristics (primary site, age, N class, and histological differentiation) did not significantly affect the response rate.

Chemotherapy was well tolerated and serious toxicity was rare. The most frequently encountered toxicities were gastrointestinal and hematologic but the severity of these symptoms reached Grade III only in 5% and 12.1% of the patients accordingly. The hematologic toxicity increased with each course of induction chemotherapy.

Seven patients failed to have three cycles of chemotherapy. Four of these patients due to the inefficiency of induction chemotherapy, and three had severe symptoms of toxicity. They received locoregional treatment after two courses of chemotherapy.

In conclusion, this response (70% CR + PR) observed in this Phase-II study suggest that it is possible to reduce or eliminate surgery in the further locoregional treatment of the patients with advanced head and neck squamous cell cancer without compromising survival.

158. P. Kraus, J. G. Müller, R. Hagen, F. X. Brunner (Würzburg): Präoperative Chemotherapie mit Cisplatin/5-FU bei Patienten mit lateralen Oropharynxkarzinomen

Die Chemotherapie von Plattenepithelkarzinomen im Kopf-Hals-Bereich mit Cisplatin/5-FU hat sich als besonders wirksam erwiesen. Der Einsatz beschränkte sich primär im wesentlichen auf die palliative Therapie fortgeschrittener Tumore bzw. Rezidive. Im Rahmen einer multizentrischen EORTC-Studie soll die Wirksamkeit einer präoperativen Chemotherapie mit Cisplatin/5-FU bei Patienten mit lateralen Oropharynxkarzinomen untersucht werden. Über den Verlauf bei 5 Patienten wird mit besonderem Augenmerk auf die histologische Untersuchung berichtet.

Den Patienten (mit zwei T2- und drei T3-Tumoren mit Lymphknotenstadien N1 bis N2c) wurden nach Markierung des Primärtumors 2–3 Zyklen Chemotherapie verabreicht. Bei zwei Patienten kam es makroskopisch zu einer Complete response. Nach ausgedehnter Tumorresektion und Defektdeckung mit einem mikrovaskulär anastomisierten Unterarmlappen erfolgte die histologische Un-

tersuchung. Der Primärtumor wurde in Querschnitten und das Neckdissectionpräparat in Stufenschnitten (wobei alle vorhandenen Lymphknoten aufgearbeitet wurden) untersucht. Alle Primärtumoren konnten histologisch in sano reseziert werden. Histologisch fanden sich in einem Fall der makroskopischen Complete response noch einzelne Tumorzellen in der Tiefe des Resektates. Die pathologische Klassifikation der regionären Lymphknoten des Halses ergab bei vier Patienten pN0 (in einem der Fälle fanden sich nach nochmaliger Begutachtung einzelne Tumorzellen). In allen Neckdissectionpräparaten zeigten sich reaktive Veränderungen an Lymphknoten aufgrund der vorangegangenen Chemotherapie.

Bei einem Patienten kam es bisher zu einem Rezidiv außerhalb der Resektionsgrenzen wegen eines subepithelialen Tumorwachstums.

Eine präoperative Chemotherapie führt zu histologisch nachweisbaren Veränderungen. Makroskopisch befriedigende Ergebnisse dürfen jedoch nicht zu der Annahme verleiten, auf die Tumorresektion verzichten zu können.

159. K. Hippel, U. Hübenthal-Mathe, J. v. Scheel (Berlin/Hamburg): Ototoxizität von Cisplatin bei intraarterieller Chemotherapie im Kopf-Hals-Bereich

Es wird über 39 Patienten mit Karzinom der Mundhöhle, des Pharynx, der Larynx, der Nasennebenhöhlen und der Glandula parotis berichtet, die im Rahmen der intraarteriellen Chemotherapie mit Cisplatin behandelt und audiometrisch kontrolliert wurden. Einzeldosen von 20 mg Cisplatin wurden über 8 Stunden infundiert. In der ersten Woche 100 mg, in der 2. und den darauffolgenden Wochen 60 mg bis zu einer Gesamtdosis von 260–660 mg. Die Einzeldosen wurden täglich appliziert, bei schlechter Verträglichkeit wurden Pausen bis zu 4 Tagen eingehalten. Eine Hydrierung erfolgte oral. Die Gesamtbehandlungsdauer betrug im Durchschnitt 6 Wochen. Abweichungen vom prätherapeutischen Audiogramm in der Größenordnung von mehr als 10 dB wurden als pathologisch gewertet.

Ergebnisse

Die Audiogramme vor Behandlung entsprachen in 24 Fällen der Altersnorm nach den Werten von Spoor. 14mal lag eine Schallempfindungsschwerhörigkeit, in einem Fall eine kombinierte Schwerhörigkeit vor. Nach intraarterieller Chemotherapie trat eine Hörminderung in 16 Fällen, das sind 41%, auf, 10mal einseitig, 6mal beidseitig. 7 der 10 einseitigen Audiogrammveränderungen lagen auf der Tumorseite. Die Abweichungen vom Voraudiogramm betrugen im Durchschnitt 15–37 dB. Die Frequenzen waren mit folgender Häufigkeit betroffen: 2 kHz mit 11%, 3 kHz mit 28%, 4 kHz mit 22%, 6 kHz mit 44% und 8 kHz mit 87%. In der Gruppe der Patienten mit Hörverschlechterung nach Cisplatintherapie fanden sich nur 5, deren prätherapeutisches Audiogramm schlechter als altersentsprechend war. Patienten mit Audiogrammveränderungen erhielten durchschnittlich eine Gesamtdosis von 476 mg, Patienten ohne Audiogrammveränderungen von 420 mg. Nach Literaturangaben treten Hörverschlechterungen nach intravenöser Cisplatintherapie bei 61% der Patienten auf, bei unseren Patienten mit intraarterieller Chemotherapie nur in 41%. Bei beiden Applikationsformen sind vorwiegend die Frequenzen 6 kHz und 8 kHz betroffen. Das Ausmaß der Hörverschlechterung ist bei intraarterieller Chemotherapie deutlich geringer als bei intravenöser. Die Schwellenverluste betragen bei den einzelnen Frequenzen nur 15–45 dB statt 20–90 dB. Der wesentliche Vorteil der intraarteriellen Chemotherapie besteht jedoch darin, daß bei 2/3 der Patienten nur eine einseitige Hörminderung aufgetreten ist. Der einseitige Hörverlust beweist erneut, daß das Innenohr nicht nur über die A. labyrinthi, sondern auch durch Äste der A. carotis externa versorgt wird, wie Hanssen mittels Injektion von Farbstoffen nachgewiesen hat. Die versorgenden Gefäße sind die A. auricularis posterior und die A. maxillaris. Bei allen Patienten mit einseitiger Hörminderung blieben die A. auricularis posterior und die A. maxillaris offen. In der Gruppe der Patienten ohne Audiogrammveränderungen wurde die A. carotis externa cranial der A. facialis bzw. der A. lingualis unterbunden. Damit wird die Tatsache unterstrichen, daß das pharmakokinetische Prinzip der intraarteriellen Chemotherapie, der infundierten Region eine höhere Dosis des Wirkstoffes zuzuführen als den übrigen Organen, klinisch realisierbar ist.

P. Plath (Recklinghausen): Die Unterbindung der A. carotis ext. distal von dem zu perforierenden Abgang ist sehr wichtig, da es neben toxischen auch zu thrombotischen Läsionen des Endocraniums incl. d. Innenohres kommen kann. Das zeigen die Erfahrungen, die wir früher mit dem Katheter hatten, die von der A. temporalis aus in die A. car. ext. geschoben wurden, wobei Unterbindungen der Carotis nicht möglich waren. Bei den heutigen Implantat-Techniken der Arterien-Katheter ist die Unterbindung m. E. obligatorisch, was durch Ihre Befunde unterstrichen wird.

160. P. Waldecker-Herrmann, T. Lenarz, P. Fritz, I. Born (Heidelberg): Relevanz der Computertomographie bei der Diagnostik von Mundhöhlen-/ Oropharynx-Tumoren

Bösartige Tumoren der Mundhöhle und des Oropharynx kommen in einer Häufigkeit von 2–3% aller Malignome vor. Die überwiegende Anzahl der Plattenepithelkarzinome haben ihren Ursprung in Mundboden, Zunge oder Tonsille.

Bei 27 Patienten mit histologisch gesichertem Mundhöhlen-/Oropharynx-Karzinom wurde retrospektiv die Prädiktivität bezüglich Tumorklassifikation und -lokalisation von klinischem und computertomographischem Befund verglichen. Die klinische Untersuchung bestand aus Inspektion und Palpation. Die Computertomographie wurde nach Kontrastmittelapplikation in axialer Projektion durchgeführt. Als Referenz diente das Ergebnis der histologischen Aufarbeitung der Operationspräparate.

Das klinisch ermittelte T-Stadium stimmte in 67%, das computertomographische in 44% der Fälle mit der histopathologischen Diagnose überein. Bei kombinierter Befundung lag die Übereinstimmung von prä- und posttherapeutischer T-Klassifikation bei 74%.

Von 27 computertomographischen Abbildungen konnten 18 zur Beurteilung des Primärtumors herangezogen werden. 9 Darstellungen waren aufgrund von metalldichten Zahnfüllungen artefaktüberlagert. Von den verbleibenden 18 Patienten konnte in 8 Fällen computertomographisch die richtige Tumorausdehnung vorhergesagt werden. Eine Überschätzung der Tumorgröße lag in 8/18 (44%), eine Unterschätzung in 2/18 (11%) Fällen vor. Klinisch wurde das Tumorstadium in 8 Fällen über- und in nur einem Fall unterschätzt.

Der relativ hohe Anteil der sowohl klinisch als auch computertomographisch in ihrer Größe überschätzten Tumoren kann dadurch erklärt werden, daß weder inspektorisch noch radiologisch eine tumoröse Infiltration sicher von einer peritumorösen, entzündlichen Reaktion unterschieden werden kann. Vor diesem Hintergrund ist eine Überschätzung des T-Stadiums insbesondere dann zu erwarten, wenn die Tumorgröße der Tumorklassifikation zugrunde gelegt wird. Die Diskrepanz in der Überschätzung zwischen Klinik und CT ist mit großer Wahrscheinlichkeit auf ein Begleitödem zurückzuführen, das durch Biopsieren hervorgerufen werden kann. Diese Biopsien wurden regelmäßig nach klinischer, aber vor computertomographischer Untersuchung entnommen. Dadurch wird erklärbar, daß für keinen der 7 von uns untersuchten T1-Tumoren computertomographisch das richtige T-Stadium angegeben werden konnte. Alle diese T1-Tumoren wurden in die T2- bzw. T3-Kategorie eingestuft.

Die Sensitivität der klinischen Untersuchung hinsichtlich Tumorlokalisation lag bei Malignomen von Tonsille und Mundboden bei 94 bzw. 100%. Diese Lokalisationen waren auch computertomographisch, sofern keine Artefaktüberlagerung die Bildqualität minderte, im Gegensatz zu Tumoren von Zunge und Zungengrund gut darstellbar. Damit konnten wir Arbeiten von anderen Autoren nicht bestätigen, wonach computertomographisch umso eher mit klinikrelevanten Daten zu rechnen sei, je weiter dorsal zum Zungengrund hin sich ein Tumor befindet.

Aus den hier dargestellten Ergebnissen einer retrospektiven Studie an 27 Patienten schließen wir, daß die klinische Befundung bei der Diagnostik von Mundhöhlen-/Oropharynx-Karzinomen hinsichtlich Tumorgröße und -lokalisation eine höhere Prädiktivität besitzt als die Computertomographie. Mögliche Gründe hierfür sind der hohe Anteil der artefaktüberlagerten CT-Abbildungen, die Überschätzung der Tumorgröße durch das CT sowie die gute Zugänglichkeit des Mundhöhlen-/Oropharynx-Bereiches für Inspektion und Palpation.

161. G. Grevers, Th. Vogl, C. Wilimzig (München): Aktuelle Einsatzmöglichkeiten der 3D-MR-Rekonstruktion im Kopf-Hals-Bereich

Nachdem bereits auf der 60. Jahresversammlung der Deutschen Gesellschaft für Hals-Nasen-Ohren-Heilkunde, Kopf- und Hals-Chirurgie ein neues Modell zur dreidimensionalen Rekonstruktion auf der Basis kernspintomographischer Sequenzen vorgestellt werden konnte, wurde für den vorliegenden Beitrag einerseits die Wertigkeit des Verfahrens für verschiedene klinische Fragestellungen im Kopf-Hals-Bereich überprüft, zum zweiten wird die Weiterentwicklung des Rekonstruktionsverfahrens vorgestellt.

Mit der bisherigen Technik, die an einem 1,0 T-Kernspintomographen (Siemens) eingesetzt wurde, konnten insgesamt 20 Patienten mit verschiedenen pathologischen Prozessen im Kopf-Halsbereich untersucht werden, nachdem bereits Ergebnisse an 10 normalen Probanden vorlagen

Bei den Erkrankungen handelte es sich im einzelnen um pleomorphe Adenome der Glandula parotis (4), Tumoren des Glomus jugulare (5), Karzinome der Nasennebenhöhlen (4), ein Siebbeinmeningeom, ein Keilbeinmeningeom, ein Hämangiom des Oro- Hypopharynx, ein Hypoglossusneurinom (Abb. 1), eine Metastase im Os frontale, eine Halsphlegmone, eine Halslymphknotenmetastase. Nur ein Teil des unter erheblichem, rechnerischem Aufwand gewonnenen dreidimensional rekonstruierten Bildmaterials war im Sinne einer weiterführenden Diagnostik, d. h. im Vergleich zur 2D-Kernspintomographie, verwertbar. Wenn überhaupt, so zeigten diese er-

sten Ergebnisse, würde der Vorteil der 3D-Rekonstruktion gegenüber den bisher verfügbaren modernen bildgebenden Verfahren in der besseren Beurteilbarkeit von Raumforderungen im Bereich der Schädelbasis bestehen. Von Nachteil war jedoch immer noch die unzureichende Punkt-zu-Punkt-Auflösung bei extrem langer Rekonstruktionszeit.

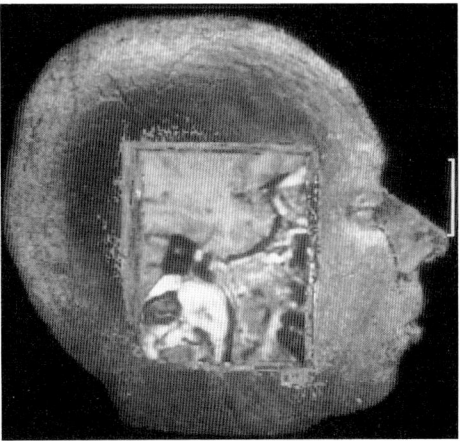

Abb. 1. Darstellung eines Hypoglossusneurinoms in der „alten" Rekonstruktionstechnik

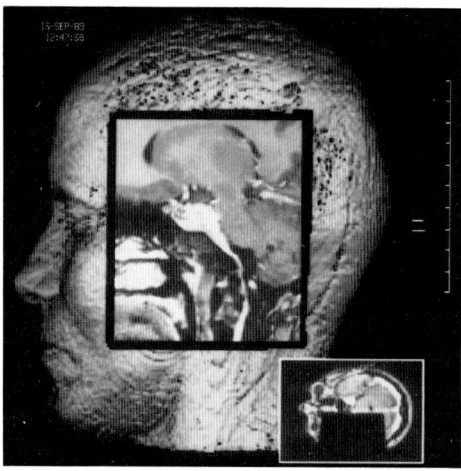

Abb. 2. Blick auf ein Keilbeinmeningeom, dargestellt mit der neuen, weiterentwickelten Rekonstruktionstechnik. Am unteren Bildrand ist ein „Scout" eingeblendet, der den Verlauf der Schnittebenen, die variiert werden können, zeigt

Mit Hilfe des neuen 1,5 T-Kernspintomographen (Siemens) ließ sich die Bildqualität des den Rekon-struktionen zugrundeliegenden Materials bereits deutlich verbessern. Zusätzlich war es mit der neuen Anlage möglich, die Rechenzeit erheblich zu verkürzen.

Die ersten Ergebnisse mit der neuen Technik sprechen weiter dafür, daß ein möglicher klinischer Einsatz des 3D-MR-Rekonstruktionsverfahrens besonders in den schädelbasisnahen Regionen wie beispielsweise dem Spatium parapharyngeum denkbar ist. Gerade in diesen Regionen kommt es im Falle eines operativen Eingriffes bei benignen Tumoren (Glomus jugulare, Neurinome) besonders darauf an, wichtige Strukturen wie beispielsweise die kaudalen Hirnnerven und die großen Gefäße zu schonen. Durch die Möglichkeit, einen sogenannten „Scout" (Abb. 2) ins Bild einzubauen, können die interessierenden Strukturen oder Räume präoperativ auch unter variierbaren Einstellungswinkeln exploriert werden. Damit ist eine exaktere Operationsplanung im Sinne einer schonenderen Behandlung des Patienten in absehbarer Zukunft denkbar. Dennoch muß auch das gegenwärtige Verfahren weiter verbessert werden, um einer sinnvollen klinischen Anwendung gerecht zu werden.

162. G. Kment, W. Gstöttner, N. Gritzmann, D. Nekahm (Wien):
Aktuelles Konzept zur präoperativen Diagnostik bei Tumoren im Hypopharynx und Larynx

Manuskript nicht eingegangen

163. G. Rasp, W. Permanetter, Th. Vogl, S. Holtmann (München):
Differentialdiagnose der sarkoiden Granulome im HNO-Bereich

Die Raumforderung im Kopf-Hals-Bereich ist eines der häufigen Krankheitsbilder im HNO-Bereich. Ergibt sich histologisch ein Granulom, ist das Krankheitsbild nicht einwandfrei einzuordnen. An Granulomtypen sind das Sarkoidosegranulom, Tuberkulosegranulom, Granulom vom Pseudotuberkulosetyp, rheumatisches Granulom, Rheumatoidgranulom und das Fremdkörpergranulom zu unterscheiden. Pathogenetisch handelt es sich um T-Helfer-Lymphozytenreiche Entzündung, an der chemotaktisch Monozyten beteiligt und zu Makrophagen differenziert werden, sich zu Epitheloidzellen umwandeln und u.a. Angiotensin converting enzyme (ACE) produzieren. Neben der Sarkoidose sind auch die Infektion mit Toxoplasma gondii, die maligne Lymphogranulomatose (M. Hodgkin), die Wegenersche Granulomatose und Granulome im Abflußgebiet von Karzinomen als Ursache der Granulome zu nennen.

Anhand der folgenden 3 Fallbeispiele wird die Differentialdiagnose der Granulome vom Sarkoidosetyp diskutiert.

Fallbeschreibungen

1. Die 63jährige Patientin stellte sich mit Globusgefühl vor. Spiegelbefundlich imponierte eine ca. 2 cm durchmessende Raumforderung im Zungengrund. Bei der Probeexzision zeigten sich epitheloidzellige Granulome. In der Kernspintomographie zeigte sich eine infiltrierende Raumforderung im Zungengrund (s. Abb. 1). Da die kurzfristige Größenzunahme mit der Verdachtsdiagnose Sarkoidose unvereinbar war, wurde der Befund operativ entfernt. Im Operationspräparat zeigte sich ein infiltrierend wachsendes adenoid-zystisches Karzinom. Postoperativ wurde die Patientin hochdosiert (80 Gy) perkutan bestrahlt und ist bisher rezidivfrei.
2. Bei der 63jährigen Patientin bestand ein Paukenerguß beidseits und eine Raumforderung rechts am Hals. Am Rachendach sah man eine pflaumengroße Raumforderung. In der Computertomographie zeigte sich eine homogene Raumforderung vom Ra-

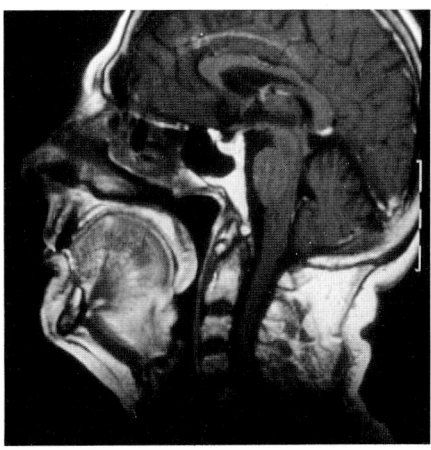

Abb. 1. Kernspintomographischer Sagittalschnitt durch die Schädelmitte mit Darstellung des weit infiltrierenden Tumors mit Aufhebung der radiären streifigen Zeichnung der Zungenbinnenmuskulatur

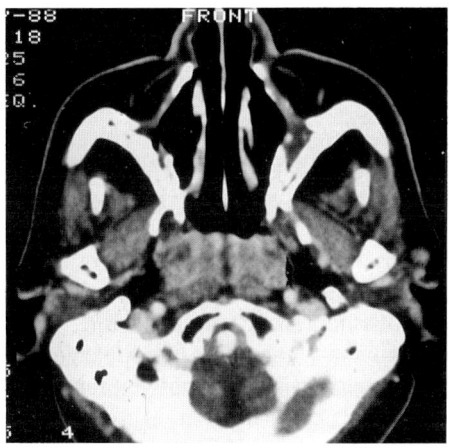

Abb. 2. Darstellung der Raumforderung im Nasopharynx im axialen Computertomogramm

chendach (Abb. 2) bis in die rechte Tonsille reichend. Histologisch fanden sich im Epipharynx und in Halslymphknoten kleinherdige epitheloidzellige Granulome. Serologisch war das IgG gegen Toxoplasma gondii erhöht, das IgM normal. Die Patientin zeigte unter Therapie mit Pyrimethamin und Sulfadiazin eine völlige Rückbildung der Symptome.

3. Die 18jährige Patientin litt unter zunehmender Nasenatmungsbehinderung, rezidivierenden Sinusitiden sowie einer „chronischen Bronchitis". Spiegelbefundlich zeigte sich eine vollständige Verlegung der Nasenhaupthöhle durch hyperplastische Muscheln mit unruhigem Schleimhautrelief, in der Computertomographie in den Nebenhöhlen randständige Schleimhautpolster. In der Biopsie aus der unteren Muschel fanden sich epitheloidzellige Granulome. Unter der eingeleiteten lokalen und systemischen Kortikosteroidtherapie zeigte sich eine Besserung der Symptome.

Diskussion

Die histologische Diagnose eines Granuloms vom Sarkoidosetyp ist keine endgültige Zuordnung zu einem Krankheitsbild, sondern öffnet einige Differentialdiagnosen. Im vorgestellten 1. Fall zeigt sich zunächst eine Divergenz von histologischem und klinischem Erscheinungsbild, die mit modernen bildgebenden Verfahren und operativer Therapie geklärt wurde.

Umgekehrt zeigt sich im 2. Fall, daß der Verdacht eines bösartigen Tumors ausgeräumt wurde und eine Heilung des infektiösen Krankheitsbildes möglich war.

Im 3. Fall ist eine ausgeprägte nasale Manifestation der Sarkoidose vorgestellt, um zu zeigen, daß bei einem unklaren Befund im Nasenbereich vor einer operativen Therapie die histologische Abklärung und interdisziplinäre Zusammenarbeit wegweisend ist.

164. H.-J. Meyer, A. Gerlach, O. Setzer (Stuttgart): Röntgenkinematographische Analyse des Schluckaktes nach plastischer Rekonstruktion von Mundhöhle und Pharynx

Wir haben 81 Patienten nach plastischer Rekonstruktion von Mundhöhle und Pharynx röntgenkinematographisch untersucht. In allen 81 Fällen war der Wiederaufbau von Mundhöhle oder Pharynx nach Tumorresektion erfolgt: Bei 63 Patienten war ein mikrovaskulär reanastomosiertes Jejunumtransplantat verwendet worden, viermal ein frei transplantierter Radialislappen. Bei 6 Patienten war mit gestielten Myokutanlappen rekonstruiert worden. In 2 anderen Fällen waren Muskellappen zur Anwendung gekommen. Zudem wurden 6 Patienten nach vollständiger Transplantatnekrose und anschließender Sekundärheilung untersucht. Die plastisch verschlossenen Defekte lagen 9mal im Mundboden, 13mal im Zungenkörper, zweimal an der Oropharynx-Hinterwand, 5mal im weichen Gaumen, 35mal in der Tonsillenregion, in 5 Fällen im Zungengrund und bei 12 Patienten im Hypopharynx.

Die Röntgenkinematographien wurden mit einer Aryflex-Kamera durchgeführt. Pro Sekunde wurden dabei 50 Einzelbilder aufgenommen. Das Intervall zwischen Pharynx- bzw. Mundhöhlen-Rekonstruktion und kinematographischer Untersuchung lag zwischen 1 Monat und nahezu 6 Jahren.

Bei zusammenfassender Betrachtung aller Kinematographien stechen einige Veränderungen ins Auge, die weitgehend unabhängig von der Defekt-Lokalisation auftreten:

Die Abroll- und damit Stempelfunktion der Zunge war bei 70 der 81 Patienten gestört.

Die Penetration von Kontrastmittel in der Nase beobachteten wir bei 21 der 81 untersuchten Patienten.

Die Vertikal-Exkursionen des Zungenbeines waren bei 48 von 68 Patienten behindert.

Die Epiglottis zeigte sich bei 26 von 70 Patienten fixiert, bei 4 weiteren nur eingeschränkt beweglich.

Eine laryngeale Aspiration wurde bei 54 von 70 Patienten beobachtet.

Häufig bestand keine Korrelation zwischen der subjektiven Beurteilung der Schluckfunktion durch Patient und behandelnden Arzt einerseits und dem kinematographischen Befund andererseits.

Mit größerem Zeitabstand zwischen Operation und kinematographischer Untersuchung ließen sich bei zahlreichen Patienten Kompensationsmechanismen feststellen:

16 Patienten führten während des Schluckaktes unterstützende Kopfbewegungen aus.

Patienten, die nicht in der Lage waren, einen größeren Bolus zu schlucken, entleerten die Mundhöhle in mehreren, kleinen Portionen.

Blieb am Ende eines Schluckvorganges Kontrastmittel im Pharynx liegen, so wurde zunächst mehrfach nachgeschluckt, dann ausgeatmet und erst danach restituiert.

Leider hat sich unsere Hoffnung, für die einzelnen Defekt-Lokalisationen und -Größen typische röntgenkinematographische Befund-Konstellationen zu erhalten, nur sehr bedingt erfüllt.

165. H.-J. Straehler-Pohl, C. Herberhold (Bonn): Verschluß von Hypopharynxdefekten durch Mobilisation des Ösophagus

Für die Rekonstruktion der oberen Speisepassage nach ausgedehnten Tumorresektionen haben myokutane Insellappen, Dünndarminterponate wie auch die Transposition des Magens ihren Einsatz gefunden. Alternativ hierzu haben wir bei Patienten mit Hypopharynxkarzinomen der Tumorklassifikation T4N2-3 die Deckung des intraoperativ gesetzten Defektes durch mediastinale Mobilisation des thorakalen Ösophagus angestrebt, um einzeitig ohne weitere zusätzliche Beschaffungseingriffe eine orthope Defektdeckung zu erreichen.

Das primäre operative Vorgehen erfolgt fallgerecht nach den üblichen Kriterien und Regeln. Zeigte sich, daß die verbliebene Schleimhaut nur noch in einer minimalen Breite vorhanden war bzw. durch eine zirkuläre Resektion eine komplette Kontinuitätsunterbrechung resultierte, wurde der thorakale Ösophagus durch stumpfe Präparation von der prävertebralen Faszie gelöst und die Ösophagusvorderwand von der Pars membranacea der Trachea durch stumpf-scharfe Präparation befreit. Ist der Ösophagus in seinem mediastinalen Abschnitt ausreichend mobilisiert, läßt er sich ohne stärkere Spannung bis zu einer Strecke von ca. 10 cm nach kranial ziehen. Die Adaptation mit der Oropharynxschleimhaut erfolgte mit resorbierbaren Einzelknopfnähten, bevorzugt PDS-Nahtmaterial, in zwei Schichten schraubenförmig, um 1. das unterschiedliche Kaliber von Oropharynx und Ösophagus auszugleichen und 2. spätere Stenosen im Anastomosenbereich zu vermeiden. Mit diesem Verfahren haben wir bei nunmehr 25 Patienten die Überbrückung der Defektstrecke bis zu einer Länge von ca. 9,5 cm durch Mobilisation des thorakalen Ösophagus erreicht. Bei 5 Patienten mit vollständiger Kontinuitätsunterbrechung wurde neben dem Ösophagushochzug noch ein zusätzlicher Zungen-Verschiebelappen zur spannungsfreien Adaptation der Stümpfe gebildet. Komplikationen in Form von postoperativ aufgetretenen pharyngokutanen Fisteln stellten sich bei 3 der 25 Patienten ein. Diese wurden in einem Zweiteingriff erfolgreich verschlossen. In allen übrigen Fällen resultierte eine völlig komplikationslose Wundheilung. Die Ernährungssonde konnte nach 10 – 14 Tagen entfernt werden. Postoperativ durchgeführte Kontrastmitteluntersuchungen ließen bei allen Patienten eine ausreichend weite Speisepassage ohne funktionell bedeutsame Stenosierung der Anastomose erkennen.

166. M. Schedler, M. Niewaldt, H. Feidt (Homburg/Saar): Behandlung der strahleninduzierten Mucositis bei Kopf-Hals-Tumoren mit Immunglobulin

Vorgestellt werden die Ergebnisse einer prospektiven, kontrollierten Doppelblind-Studie, die im Zeitraum von 1985 bis 1987 durchgeführt wurde. Das Studiendesign und die Dosierung basierten auf den Erfahrungen einer Pilotstudie, die ebenfalls durchgeführt worden war. Bei dieser retrospektiven Untersuchung an 124 Bestrahlungspatienten verglichen wir 79 Patienten, die eine Immunglobulinbehandlung (Beriglobin) erhielten und 45 Patienten, die im gleichen Zeitraum bestrahlt wurden und keine entsprechende Therapie erhielten. Lediglich bei der Kontrollgruppe kam es zu Therapieabbrüchen. Die Anzahl der Therapieunterbrechungen war in der Beriglobin-behandelten Bestrahlungsgruppe deutlich geringer. Zwei Wirkungsparameter, eine Sofortwirkung und ein Langzeiteffekt der Immunglobulingabe konnten nachgewiesen werden. Ein guter Therapieeffekt entsprechend einer Reduzierung der Mucositis um einen Schweregrad fand sich bei immerhin 79% der Patienten.

Basierend auf diesen Untersuchungen wurde eine randomisierte Placebo-kontrollierte Doppelblind-Studie durchgeführt. Studienziel war die Reduktion von akuten Strahlennebenwirkungen bei radiotherapeutisch behandelten Patienten mit Kopf- und Halstumoren.

Die Patienten wurden nach erstmaliger Diagnose einer Radiomucositis Grad I oder II in der Studie aufgenommen und erhielten innerhalb von 4 Tagen in drei Dosen insgesamt 20 ml Immunglobulin (Beriglobin) intramuskulär appliziert. Als Kriterium war der Schweregrad (0–3) der mucositischen Veränderung festgelegt worden. Zusätzlich wurde das subjektive Beschwerdebild der Patienten verfolgt.

Als Beurteilungszeitpunkt wurde der 7. Tag nach Aufnahme in die Studie gewählt, um entsprechend den Erfahrungen aus der Pilotstudie bei Progression der Mucositis allen Patienten noch rechtzeitig eine Immunglobulin-Behandlung zu ermöglichen. Ein anderes Vorgehen schien uns aus ethischen Gründen nicht gerechtfertigt. Am 7. Tag nach Aufnahme in die Studie war ein hochsignifikanter ($p < 0,001$) Behandlungsunterschied zugunsten der Immunglobulin-Gruppe feststellbar. Durch Erfassung aller Daten bis zum Ende der Bestrahlung konnte im weiteren Verlauf – mit der Möglichkeit einer Immunglobulin-Behandlung in beiden Gruppen – festgestellt werden, daß sich der Schweregrad in der ursprünglichen Placebo-Gruppe nach Immunglobulingabe dem der Verum-Gruppe näherte. In der ursprünglichen Verum-Gruppe erhielten nur 41% eine zweite Immunglobulin-Behandlung, in der Placebo-Gruppe 80%. Ähnliche Verläufe ergaben sich bei der Beurteilung von Ödemen, Schluckbeschwerden und Schmerzen in Hals- und Schleimhautbereich. Nebenwirkungen lokaler oder allgemeiner Art wurden nicht beobachtet.

Mit der Beriglobin-Behandlung wurde eine Möglichkeit gefunden, Akutnebenwirkungen der Strahlentherapie kurz nach dem Auftreten günstig zu beeinflussen, so daß die Radiatio mit voller Effektivität durchgeführt werden kann. Aufgrund der günstigen Therapieergebnisse und geringen Ausfallzeiten im Rahmen der Strahlentherapie konnte zwischenzeitlich die Gesamtreferenzdosis um 10 Gy auf 70 Gy bei normaler Fraktionierung der Telekobaltbestrahlung angehoben werden, ohne daß sich dadurch eine erhöhte Komplikationsrate ergeben hätte.

167. A. Mahran, M. Samii, A. Sepehrnia, L. Osterwald (Hannover): Der kombinierte rhinoneurochirurgische Zugang bei Tumoren der Frontobasis

Tumoren der Frontobasis (F. B.), die eine intra- und extrakranielle Ausdehnung aufweisen, bieten besondere Problematik für die HNO- und Neurochirurgen, und benötigen eine interdisziplinäre Kooperation, um optimale Ergebnisse zu erzielen.

Solche Tumoren nehmen ihren Ursprung vom NNH-System, der Orbita und den Meningen der Frontobasis, wobei Tumoren des Nasenrachen- und retromaxillären Raumes sich bis zum Übergang der vorderen zur mittleren Schädelbasis ausdehnen können.

Klinisch präsentieren sich Tumoren der F. B. sowohl mit dumpfen, diffusen Cephalgien, Riechstörungen, Epistaxis oder Nasenatmungsbehinderung, als auch mit Orbitasymptomatik wie Visusstörungen, Gesichtsfeldeinschränkungen oder Protrusio bulbi. Frontalhirnsyndrom oder Hirndrucksymptomatik treten selten, und wenn, dann erst später auf.

Diagnostiziert werden diese Tumoren mit Hilfe der modernen Endoskopie, der konventionellen Röntgenologie und Tomographie. Die Computertomographie liefert genaue Informationen über die Tumorausdehnung intra- und extrakraniell, sowie ggf. dessen Infiltration in die benachbarten Strukturen, wie Orbita, Sinus cavernosus oder die A. carotis interna.

Die superselektive Angiographie dient der präoperativen Embolisation von gefäßreichen Tumoren, wie das juvenile Nasenrachenangiofibrom.

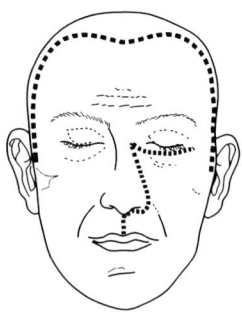
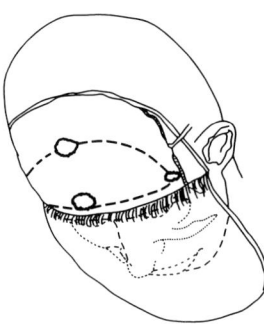

Abb. 1. Der kombinierte transfaziale-intrakranielle Zugang für Tumoren der Frontobasis

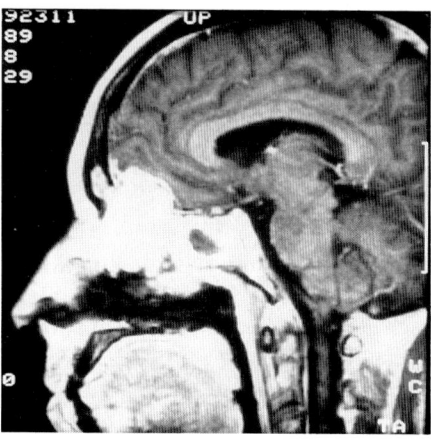

Abb. 2. Kernspintomographie eines Ästhesioneuroblastoms mit intra- und extrakranieller Ausdehnung und intraduraler Infiltration

Basierend auf unseren Erfahrungen mit 210 Tumoren der Frontobasis – darunter 134 Meningeomen, 45 Orbitatumoren, 16 ausgedehnten Malignomen der NNH, 6 Ästhesioneuroblastomen, 5 juvenilen Nasenrachenangiofibromen und 4 osseären Tumoren, die seit Oktober 1978 bis jetzt an unserer Klinik operiert wurden – wird unser Konzept zum kombinierten rhinoneurochirurgischen – bzw. zum transfazialen-intrakraniellen Zugang erwähnt.

Der extrakraniell gelegene Tumoranteil wird hals-nasen-ohrenärztlicherseits durch eine laterale Rhinotomie transethmoidal ausgeräumt. Infiltrieren Malignome die mediale Orbitawand, wird eine Exenteratio orbitae erforderlich sein. Die infiltrierte Dura und F. B. werden bis zum gesunden Gewebe reseziert, danach erfolgt der neurochirurgische, intrakranielle Zugang.

Nach einem bifrontalen Bügelschnitt erfolgt die bifrontale osteoplastische Kraniotomie; die Stirnhöhlen werden eröffnet und der Tumor an der F. B. dargestellt. Liegt der intrakranielle Tumoranteil extradural, so wird die basale Dura nach Durchtrennung der Fila ol-

factoria angehoben, sowie die ganze F. B. bis zur Hinterwand der Keilbeinhöhle und zwischen den beiden Keilbeinflügeln dargestellt. Dieser Zugang ermöglicht auch, Tumoren der oberen Orbitaanteile und des Canalis opticus zu entfernen.

Sollte der Tumor die Dura infiltriert haben, wird dann der intrakranielle-intradurale Zugang angewandt. Dabei wird die Dura basal inzidiert, der Sinus sagittalis superior unterbunden, und falls möglich, die beiden Riechnerven vom Tumor sorgfältig freipräpariert. Bei benignen, nicht ausgedehnten Tumoren, wie z. B. beim Tuberculum-sellae-Meningeom, gelang es uns, ein Restriechvermögen in etwa 15% der Fälle zu erreichen.

Danach erfolgt die mikrochirurgische totale Tumorresektion, sowie Exzision der infiltrierten Dura und F. B. bis zum Gesunden.

Anschließend wird der an der F. B. entstandene Defekt verschlossen, kleine Defekte werden zweischichtig, mittels Dura oder lyophilisierter Dura und nach frontal gestieltem Galeaperiost-Lappen, der über die zuvor eröffneten Stirnhöhlen angelegt und an die gesunden Duraränder, sowie an die medialen Keilbeinflügel angenäht, verschlossen.

Bei größeren Defekten an der F. B. wird der Verschluß dreischichtig vorgenommen – ein Stück Pallacosplastik oder Korticalis wird in den knöchernen Defekt angepaßt und zwischen Dura und dem Galeaperiost-Lappen eingelegt.

Um Liquorfisteln zu vermeiden, werden bei größeren Defekten an der F. B. lumbale Drainagen für 10–14 Tage postoperativ eingelegt.

Ebenfalls wird bis zur Tamponadenentfernung eine Breitspektrum-antibiotische Prophylaxe verordnet.

Durch ein fachübergreifendes Verständnis und eine interdisziplinäre Zusammenarbeit zwischen HNO- und Neurochirurgen werden viele Probleme bei der Chirurgie der Frontobasis vermieden und bessere Resultate erzielt.

M. Handrock (Hamburg): Im ersten vorgestellten Fall ist der Defekt der Dura mit lyophilisierter Dura gedeckt. Ich denke, daß sich bei einem vergleichsweise großen Defekt Fascia lata besser eignet. Als Zugang zur vorderen Schädelbasis beiderseits ist das sogenannte „Midfacial degloving" günstiger als der gezeigte Zugang. Schließlich stellt sich die Frage, ob die operative Entfernung eines intracerebral wachsenden Nasennebenhöhlen-Carcinoms die Prognose verbessert. Wie lange ist der vorgestellte Patient rezidivfrei geblieben?

A. Mahran (Schlußwort):
Es wird Lyodura nur angewandt, um kleinere Defekte der FB zu verschließen. Bei größeren Defekten werden lebendige Gewebe (Fascia lata, Muskel oder Knochen) angewandt. Es gibt nur Indikation zur Operation von Malignomen, wenn eine totale Tu-Resektion möglich ist und Radiatio, um eine Lebensverlängerung zu erzielen.

168. R. Keerl, W. Draf (Fulda):
Ein Schädelbasisproblem – Die Neurofibromatose 1

Die Schädelbasis ist die Leitstruktur aller wichtigen Verbindungen zwischen Endokranium und Körper. Insbesondere sind hier für den Chirurgen die Durchtrittsstellen der Hirnnerven und der blutversorgenden Gefäße zu berücksichtigen. Überdies ist die Schädelbasis Stützstruktur vieler Sinnesorgane wie z. B. Auge und Ohr. Operative Zugangswege zu dieser Region werden durch zwei weitere Faktoren erschwert. Zum einen soll der äußere Zugangsweg – nämlich durch die Haut – ästhetisch nicht stören, zum zweiten soll der mittlere Zugangsweg – i. e. von der Haut bis hin zum pathologischen Geschehen – nicht zusätzliche wichtige Strukturen zerstören. Zu diesen Problemen gesellt sich die Eigenproblematik der Neurofibromatose 1, die auch die periphere Form genannt wird. Abgesehen

von den ästhetischen Veränderungen, die der Patient durch die Neurofibromatose erfährt, muß der Wiederherstellung bzw. Erhaltung wichtiger funktioneller Systeme Rechnung getragen werden. Einzufließen in die operative Planung hat aufgrund der Lokalisation die Zusammenarbeit mit benachbarten Fachdisziplinen. Aufgrund der Entartungsgefahr und der Rezidivhäufigkeit muß eine engmaschige Nachsorge gewährleistet sein. Die Operation selbst ist mit eigenen Problemen behaftet. Zum einen treten bei dieser Erkrankung vermehrt Wundheilungsstörungen auf, zum anderen wird die Operation durch eine diffuse Blutung und durch eine schlechte Abgrenzbarkeit des tumorösen Geschehens sowie durch Vernarbungen, die von Voroperationen herrühren, ungünstig beeinflußt.

169. R. Probst, Y. Uyar (Basel):
Tracheobronchoskopische Nd:YAG-Laserabtragung von malignen endobronchialen Tumoren

Das Bronchuskarzinom gehört zu den häufigsten Ursachen des Krebstodes. Mit einer 5-Jahres-Überlebensrate von weniger als 20% haben bei dieser Krankheit auch rein palliative Maßnahmen eine große Bedeutung. Die bronchoskopische Abtragung von endobronchialen Tumoren mit dem Neodym:Yttrium-Aluminium-Granat-Laser (Nd:YAG-Laser) setzte sich unter diesem Aspekt in den letzten Jahren durch. Sie kann Obstruktionen der größeren Luftwege beheben und dadurch einen Beitrag vor allem zur symptomatischen Besserung von Dyspnö leisten. Zur Resektion von größeren Tumoren wird fast ausschließlich die Anwendung von starren Bronchoskopen in Allgemeinnarkose empfohlen, da nur so intraoperative Schwierigkeiten mit befriedigender Sicherheit beherrscht werden können.

Wir führen den Eingriff in einer technischen Variante durch, die ein weitlumiges Tracheoskop mit bronchoskopischen Elementen kombiniert. Der Patient wird nach Einleitung der Anästhesie mit einem Laser-Tracheoskop (Karl Storz 8590T-Modell, Schweiz) intubiert. Die Anästhesie des Patienten erfolgt intravenös und die Beatmung über eine Jet-Ventilation. Durch das Tracheoskop wird der Instrumenten-Führungseinsatz eines starren Laser-Bronchoskops (Karl Storz 10317EF) geleitet, der drei Kanäle aufweist: Einen Kanal für die Nd:YAG-Laser-Faser, einen zur Führung einer starren Hopkins-Optik und einen Saugkanal. Mit dieser Methode läßt sich eine weitgehende Unabhängigkeit der starr-bronchoskopischen Arbeitsweise von der Beatmung erreichen und es steht jederzeit ein offener Zugang zum Operationsfeld und zum nicht-operierten Bronchialbaum zur Verfügung.

60 konsekutive Eingriffe in der beschriebenen Technik wurden näher ausgewertet. Sie wurden an 36 Patienten ausgeführt. 30 Patienten wiesen ein Bronchuskarzinom auf, 6mal war eine intrabronchiale Metastase eines malignen Tumors des Magen-Darm-Traktes oder der Niere vorhanden. Dyspnoe, meist Grad III–IV, stellte in 92% der Eingriff zumindest eine Teilindikation dar, 41mal war sie der alleinige Grund zur Operation. 14mal war eine poststenotische Pneumonie oder Atelektase mitbeteiligt. Die Anästhesie ließ sich 48mal (80%) ohne Probleme durchführen, 9mal (15%) traten kleinere Probleme auf, 3mal (5%) ernsthafte Störungen (Hypoventilation/Rhythmusstörungen) aber ohne intraoperative Todesfälle. Komplizierende Befunde wie extraluminale Stenosen, Trachealkollapse oder Tumorkavitäten wurden in 17 Operationen (28%) festgestellt. Der Eingriff verlief in 47 Fällen (78%) ohne jede Komplikation; zwei stärkere Blutungen und eine Entflammung eines zuvor eingelegten Plastik-Stents stellten ernste operative Komplikationen dar. Der postoperative Verlauf war in 51 Fällen (85%) völlig ungestört, innerhalb der ersten 18 Tage verstarben jedoch 5 Patienten (8%) an einem fast vollständigen Trachealkollaps oder am fortgeschrittenen Tumorleiden. Nach 49 Eingriffen (82%) gab der Patient eine eindeutige subjektive Besserung, vor allem der Dyspnoe, an. Eine objektive Besserung (Auskultation, Lungenfunktion oder Aufhellung im Röntgenbild) fand sich aber nur nach 36 Operationen (60%). Bekanntlicherweise kann die Entfernung von mechanischen Atemhindernissen auch beim Fehlen von objektiven Verbesserungen das Gefühl der Atemnot günstig beeinflussen. Ein Placeboeffekt dürfte ebenfalls eine Rolle spielen.

Diese Resultate lassen den Schluß zu, daß die von uns verwendete kombinierte tracheobronchoskopische Technik einen Beitrag zur operativen Sicherheit und Effizienz der laserchirurgischen Resektion von endobronchialen Tumoren leisten kann. Die Abtragung von solchen malignen Tumoren ist ein Eingriff, der zumeist an schwerkranken Patienten durchgeführt werden muß. Komplikationen und nicht beherrschbare intraoperative Befunde müssen in Kauf genommen werden. Da aber über 80% unserer Patienten zumindest subjektiv profitierten, haben solche palliativen Eingriffe ihre Berechtigung.

170. E. Seifert, S. Ewert, U. Ganzer (Mannheim):
Bewegungs- und Sporttherapie für Patienten mit Kopf-Hals-Tumoren

Die Nachsorgephase von Patienten mit ausgedehnten Kopf-Hals-Tumoren ist zum einen gekennzeichnet durch die weiterführende klinische Behandlung, die Radiatio, die anschließenden, oft jahrelangen regelmäßigen Kontrolluntersuchungen und deren Dokumentation − zum anderen beinhaltet sie die Behandlung von Folgezuständen der Primärtherapie und die psychosoziale Nachsorge.

Weder dem niedergelassenen Facharzt noch dem Ambulanzarzt der Klinik bleiben in der Routine die Freiräume für die letztgenannten Teilbereiche, so daß der Patient in dieser Hinsicht nicht adäquat versorgt wird.

Diese Lücke läßt sich durch eine Bewegungstherapie in Form einer Sportgruppe füllen. Dabei können folgende Ziele der Nachsorge angeboten werden:

1. Verbesserung der funktionellen Einschränkung, insbesondere nach Neck dissection und Radiatio.
2. Verbesserung der allgemeinen Fitneß.
3. Spaß an der Bewegung und Erfolgserlebnisse, dadurch Zurückgewinnung von Vertrauen zum eigenen Körper.
4. Aufbau sozialer Kontakte.
5. Aktive Beteiligung an der eigenen Rehabilitation.

Die Sport- und Bewegungstherapie wird einmal in der Woche 60 Minuten durchgeführt. Der Aufwärmphase mit Laufen, speziellen Aufwärm-, Dehn- und Stretchingübungen folgt zweckorientierte Gymnastik, die der Stabilisierung der Kopf-/Halsmuskulatur, deren Dehnfähigkeit und Kräftigung dient. Atemgymnastische Übungen zur Weiterführung der bereits in der Klinik von der Krankengymna-

stin erlernten kostoabdominalen Atmung schließen sich an. Für den sozialen Aspekt der Bewegungstherapie wichtig sind hierbei Partnerübungen. Der dritte Teil der Übungsstunde, Spiele wie z. B. Volleyball mit dem Wasserball fördert die Motivation zur eigenverantwortlichen Mitarbeit durch Erfolgserlebnisse. In der Abwärmphase lassen sich noch einmal Atemübungen und Entspannungsübungen einsetzen.

Zur Beurteilung des Erfolgs der Bewegungstherapie unterzogen wir die Teilnehmer der Sportgruppe und ein vergleichbares Kollektiv von Patienten von der Tumorsprechstunde Tests zur Evaluierung ihrer Beweglichkeit und Koordination. Hier ergaben sich statistisch keine signifikanten Veränderungen, jedoch Tendenzen einer verbesserten Koordinationsfähigkeit der Sportgruppenteilnehmer. Eine Verbesserung der allgemeinen Fitneß kann erreicht werden, wenn die Patienten mehrmals wöchentlich die Sportübungen zuhause wiederholen. Die übrigen Zielsetzungen der Sportgruppe, Steigerung des Lebensgefühls, Erfolg und Spaß an Bewegung und Aufbau sozialer Kontakte − lassen sich quantitativ nur schlecht bestimmen. In Form eines halbstandardisierten Interviews berichteten alle Sportgruppenteilnehmer gegenüber 47% der Kontrollgruppe über eine Verbesserung der subjektiv empfundenen Lebensqualität durch die sportliche Aktivität mit dem Hauptschwerpunkt auf den sozialen Aspekt auf der Sportgruppe.

Zusammenfassend läßt sich festhalten, daß die Bewegungstherapie in Form einer Sportgruppe wichtige Faktoren zur psychosozialen Krebsnachsorge behandelt.

Videopräsentation IV

171. G. Lichtenberger (Budapest):
Laryngomikrochirurgische Laterofixation gelähmter Stimmlippen mit Hilfe eines neuen Nahtinstrumentes

172. A. Berghaus (Berlin):
Die künstliche Luftröhre. Tierexperimentelle Studie und erster klinischer Einsatz

Der Film zeigt den Luftröhrenersatz mit Hilfe einer vom Autor entwickelten Trachealprothese. Die Prothese, die im mechanischen Verhalten weitgehend das biologische Vorbild imitiert, ist vor allem für langstreckige Rekonstruktion gedacht (über 4 cm Defektlänge). Das äußere Stützgerüst ist porös. Eine spezielle Anostomosenkonstruktion verhindert die Striktur an den Nähten.

Bei der experimentellen Implantation beim Landschwein fanden wir regelmäßig eine Schrumpfung des ursprünglich 5 cm langen Defektes über der liegenden Prothese. Wir haben deshalb wiederholt nach einigen Monaten die künstliche Luftröhre entfernt und durch eine endotracheale Schienung ersetzt, über der die Trachealstümpfe End-zu-End vernäht wurden. Das endotracheale Schienungsrohr wurde nach einigen Monaten endoskopisch entfernt. Unter Verwendung der Trachealprothese ließen sich im Tierversuch wiederholt symptomfreie Überlebenszeiten von weit über einem Jahr erzielen.

Der Film zeigt weiterhin den klinischen Einsatz der von uns entwickelten Trachealprothese bei einem von bislang zwei von uns damit operativ versorgten Patienten. Es handelte sich jeweils um langstreckige Stenosen der Trachea unterhalb des Ringknorpels bei Zustand nach supraglottischer Larynxteilresektion. Andere, bekannte Verfahren zur Behandlung dieser Stenosen waren in diesen Fällen fehlgeschlagen, eine Segmentresektion und End-zu-End-Naht kam wegen des Risikos der Aspiration nicht in Betracht. Der Film demonstriert den komplikationslosen operativen Eingriff mit Verschluß des Tracheostoma und den ungestörten postoperativen Verlauf. Schluckakt, Phonation und Atmung haben sich nach dem Eingriff vollständig normalisiert.

173. Ch. Hasenau, G. Böhme (München):
Videolaryngostroboskopie − Methodik, Befunde, Bedeutung

174. V. Barth, W. Schätzle (Homburg):
Die Untersuchung von Sängern mit Hilfe der Lupenstroboskopie sowie häufig auftretende Befunde im Bereich der Singstimme

Der Vergleich von Stimmorganen von Sängern verschiedener Stimmgattung läßt sich am besten im Bereich der mittleren Sprechstimmlage, d. h. im unteren Drittel des Stimmumfangs durchführen, weil im Bereich der Indifferenzlage die anatomischen Unterschiede im Aufbau der Stimmorgane verschiedener Stimmgattungen am klarsten zutage treten. Vom muskulären Aufbau gleichen sich die Stimmorgane des Knabensoprans und des lyrischen Soprans im Bereich der Indifferenzlage kurz und muskelkräftig, wobei die Stimmlippen des Knabensoprans noch deutlich kürzer sind als die des lyrischen Soprans. Demgegenüber stellt sich das Stimmorgan der Altstimme deutlich länger und muskelschmal dar. Das Stimmorgan der Tenorstimme zeigt wieder einen ähnlichen Aufbau wie die Stimmorgane von Sopranen, nur daß die Stimmlippen länger sind. Wohingegen das Baßstimmorgan aufgrund seines relativ großen Abstandes vom Objektiv der Aufzeichnungsapparatur relativ klein im Bild erscheint, von der Muskelkonfiguration her jedoch lang und schmal.

Die lupenstroboskopische Untersuchungsmethode eignet sich in besonderer Weise zur Kontrolle von organischen Veränderungen der Singstimme, die operativ abgetragen werden.

Die postoperative Behandlung von Veränderungen von Gesangsstimmen nehmen wir in Stützautoskopie bei Benutzung der Injektionsnarkose vor, da hierbei durch Wegfall der Intubation die Schädigungsmöglichkeiten für das Stimmorgan verringert werden.

175. A. Aloy, M. Schachner, W. Cancura, U. Berger (Wien):
Tubuslose translaryngeale Jet-Ventilation

Bei mikrochirurgischen Eingriffen am Kehlkopf ist zur Erzielung eines optimalen chirurgischen Ergebnisses ein ausreichendes Platzangebot für den Operateur notwendig. Nach experimentellen Voruntersuchungen integrierten wir zwei Jetdüsen spezieller Größe und Lokalisation in das Kleinsasserrohr. Zugleich entwickelten wir eine sog. „Superponierte Jet-Ventilation", die aus einer niederfrequenten Jet-Ventilation mit einer überlagerten hochfrequenten Jet-Ventilation besteht. Diese Form der Beatmung sorgt für eine ausreichende Ventilation. Die Beatmung selbst erfolgt mit einem Sauerstoff-Luft-Gemisch, wobei zusätzlich eine Luft- und Volumensaugmentierung über das nach außen offene Kleinsasserrohr bedingt durch den Venturieffekt erfolgt. Wir führten diese Form der Beatmung bei über sechzig Patienten durch. Die Anästhesie wurde durch eine kontinuierliche intravenöse Gabe von Disoprivan und bedarfsadaptier-ter Gabe von Sufentanil und Vecuronium sichergestellt. Die klinischen Ergebnisse zeigen eine optimale Ventilation ohne Hyperkapnie. Die arteriellen pO_2-Werte waren bei einer $FiO_2 < 40\%$ über 120 mmHg. Es trat keine einzige beatmungstechnische Komplikation während den Operationen auf. Für den Operateur bestanden optimale Operationsbedingungen. Ein weiterer Anwendungsbereich, für den sich diese Form der tubuslosen Jet-Beatmung auf Grund des Fehlens eines Kunststofftubusses, des Fehlens von Inhalationsanästhetika und des Fehlens von Lachgas hervorragend eignet, ist die Laserchirurgie. Wir wendeten sie bei neunzehn Patienten an, ohne eine laseranästhesiebedingte Komplikation verzeichnen zu müssen. Wir betrachten diese Form der tubuslosen translaryngealen superponierten Jet-Ventilation als einen Fortschritt bei mikrolaryngealen Eingriffen.

176. J. Gubitz, C. Pototschnig, W.F. Thumfart, E. Eypasch (Köln):
Dysphagie – Diagnostik pharyngo-ösophagealer Funktionsstörungen

177. G. Kahle, F. Schauss, J.P. Haas, W. Draf (Fulda):
Digitale Hochfrequenz-Röntgenkinematographie des Schluckaktes

178. B.P.E. Clasen, C. Hannig, A. Wuttge-Hannig, H. Daschner (München):
Osteophyten der Halswirbelsäule als Dysphagieursache?

Unter den vielen Ursachen für eine Dysphagie werden regelmäßig Osteophyten der Halswirbelsäule (HWS) genannt. Klinische Berichte beziehen sich zumeist auf Einzelbeobachtungen. Eine genaue Vorstellung, ab welcher Größe knöcherne Veränderungen der HWS inwieweit den Schluckakt beeinflussen, ist aus statischen Röntgenbildern kaum zu gewinnen. Auch der Röntgenbreischluck läßt dem Betrachter nicht die Zeit für eine differenzierte vergleichende Untersuchung. Geeignet hierfür ist die Hochfrequenzkinematographie mit ihrer schnellen Bildfolge von 50/s, die eine wiederholte Bild-bei-Bild-Analyse des Schluckaktes erlaubt. Der Film zeigt Beispiele für die Beeinflussung des Schluckaktes durch HWS-Osteophyten im Kinematogramm.

Die Auswertung des Filmmaterials von 1621 untersuchten Patienten der Interdisziplinären Arbeitsgemeinschaft für Schluckstörungen am Klinikum rechts der Isar der TU München ergab, daß in 80% der Fälle Osteophyten der Halswirbelsäule festzustellen waren, daß aber nur 16% der Patienten über entsprechende Beschwerden klagten. Folgende Kriterien sprechen unserer Ansicht nach für einen ursächlichen Zusammenhang zwischen HWS-Osteophyten und Dysphagie:

1. die „dissoziierte" Dysphagie, d.h. eine bestehende Festkörperdysphagie bei unbeeinträchtigter Passage von Flüssigkeiten,
2. eine Lumeneinschränkung des Pharynx um mindestens 40% durch die Osteophyten und/oder
3. eine Adhäsion der Pharynxhinterwand, d.h. eine narbige Adhärenz der Pharynxschleimhaut an der prävertebralen Faszie im Bereich der Osteophyten, die eine regelrechte Propulsion durch die dorsale Weichteilperistaltik (dorsale Welle) verhindert.

179. C. Hannig, H.F. Mathieu, B. Wouters, A. Wuttge-Hannig et al. (München):
Dysphagie – Diagnostik und Therapie

Tag der Praxis

Die aktuelle Stunde: Calciumantagonisten, Vitamin A und Zink in der Hals-Nasen-Ohren-Heilkunde

180. U.-R. Heinrich, W. Mann, J. Maurer (Freiburg/Mainz): Calciumstoffwechsel und Calciumantagonismus an der Zelle

Calcium kann durch seine komplizierte Elektronenstruktur besser als jedes andere Kation feste und spezifische Bindungen mit Proteinen eingehen. Diese Calcium-bindenden Proteine spielen bei der zellulären Calcium-Regulation eine entscheidende Rolle.

Der Calciumspiegel einer ruhenden Zelle ist verglichen mit dem umgebenden extrazellulären Medium sehr niedrig. So entspricht die Calcium-Ionenkonzentration im Cytoplasma etwa einem Zehntausendstel derjenigen im Blutplasma. Eine langfristige Erhöhung der intrazellulären Calcium-Ionenkonzentration im Plasma würde über Störung der zellphysiologischen Vorgänge bis hin zum Zelltod führen.

Die Zelle regelt die niedrige cytoplasmatische Calcium-Ionenkonzentration hauptsächlich über drei verschiedene Membranen. Diese sind die Zell- oder Plasmamembran, die innere Membran der Mitochondrien sowie die Membran derjenigen Organellen, die Calcium-Ionen speichern, wie das Sarkoplasmatische Retikulum und die Calcisomen in nicht-muskulären Zelltypen. In ihrer Beschaffenheit ist die Zellmembran für Calcium-Ionen nur wenig durchlässig und besitzt darüber hinaus für die intrazelluläre Calcium-Regulation noch spezifische Pumpen. Im einzelnen werden für den Transport von Calcium-Ionen vier verschiedene Mechanismen unterschieden: ATPasen, Na/Ca-Austauscher, elektrophoretischer Uniporter und Kanäle.

Die ATPasen sind gegenüber Calcium-Ionen hochaffine Systeme und beginnen ihre Arbeit schon bei geringen Ionenkonzentrationen, wobei Calcium-Ionen gegen einen steilen Konzentrationsgradienten nach außen befördert werden. Der Na/Ca-Austauscher kommt in besonders hoher Zahl in Nerven- oder Muskelzellen vor. Der elektrophoretische Uniporter ist ein Transportsystem, das ausschließlich bei Mitochondrien bekannt ist. Bei den Calcium-Kanälen unterscheidet man zwischen rezeptorabhängigen und spannungs- oder potentialabhängigen Kanälen.

Für die transmembranöse Signalübermittlung lagern die rezeptorabhängigen Kanäle Hormone oder Neurotransmitter an spezifischen Stellen in die Zellmembran ein. Hierdurch wird eine Konformationsänderung des Kanals hervorgerufen, was einen Anstieg der eintretenden Calcium-Ionen zur Folge hat.

Die spannungs-sensitiven Kanäle werden durch ein Aktionspotential geöffnet. In ihrer Arbeitsweise lassen sich die Kanäle in L-, T- und N-Typen unterscheiden. Alle drei Kanal-Typen können wiederum in verschiedenen Stufen arbeiten (Mode 0 bis 2).

Diese verschiedenen Kanäle verhalten sich sehr unterschiedlich gegenüber Calcium-regulierenden Substanzen, wie z. B. gegenüber den Calcium-Antagonisten. Diese Calcium-Antagonisten verhindern den Calcium-Fluß durch spannungs-aktivierte, Calcium-selektive Kanäle, die in den meisten Membranen von erregbaren Zellen, sowie im Herzen und in Gefäßwänden vorkommen.

Während die Rezeptor-operierenden Kanäle sehr insensitiv gegenüber Calcium-Antagonisten sind, besteht eine klinische Relevanz für die spannungs-sensitiven Kanäle, da ein Einfluß von Calcium-Antagonisten auf diese Kanäle bei Muskelzellen von Herz, Gefäßen und Bronchien, auf die Reizleitungssysteme vom Sinus- und AV-Knoten, sowie auf das Gehirn, die Niere, Erythrozyten und Thrombozyten nachgewiesen werden konnte.

181. W. Mann, J. Maurer, H. Riechelmann, U.-R. Heinrich (Mainz/Freiburg): Calciumantagonisten bei HNO-Erkrankungen

Tierexperimentelle Untersuchungen an der Meerschweinchencochlea zeigen, daß bei normalen und bei Knalltrauma ausgesetzten Tieren Calciumantagonisten in der Lage sind, das Lumen der Basilarmembrangefäße zu erweitern und die Anzahl der Erythrozyten pro Gefäßstrecke zu erhöhen. Ähnlich wie beim ischämischen Myocardschaden, sind Calciumantagonisten an der Cochlea in der Lage, die Folgen eines Knall-traumas für die Haarzellpopulation zu verringern. Dieser Effekt ist am größten bei Gabe des Antagonisten vor- und nach einem definierten Knalltrauma, er ist geringer bei Gabe nur vor dem Trauma und am geringsten bei Gabe erst nach der Traumaexposition (Abb. 1). Calciumantagonisten sind, wie wir zeigen konnten, auch in der Lage, in einem Tympanosklerosemodell der Ratte, die subepithelialen Kalzifikationen

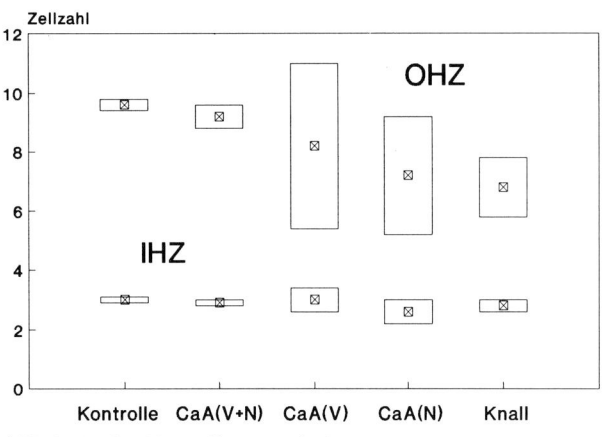

Abb. 1. Intakte Haarzellen, 1. Windung

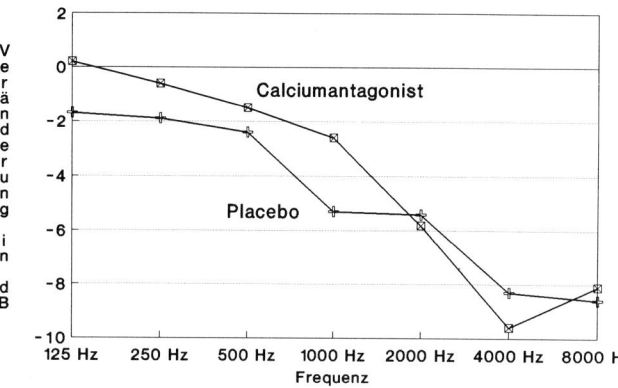

Abb. 2. Veränderungen der KNL, Calciumantagonist/Placebo ($n = 100$)

zu verringern. Dies kann sowohl auf einen direkten calciumantagonistischen Effekt als auch auf eine Hemmung entzündlicher Mediatoren zurückzuführen sein. Das respiratorische Epithel benötigt u. a. Calciumionen zur Vesikelfusion, Schleimsekretion und zur Aufrechterhaltung des Flimmerstromes. Wie unsere Untersuchungen zeigten, sind Calciumantagonisten in der Lage, in hohen Konzentrationen die Zilienschlagfrequenz zu verringern. In verschiedenen klinischen Untersuchungen wird diversen Calciumantagonisten eine organspezifische Wirkung zugeschrieben. Diese Aussage muß aber mit Vorsicht interpretiert werden, da für viele Calciumantagonisten systematische Untersuchungen an verschiedenen Zielorganen noch fehlen. Dopplersonographisch nachgewiesen, verhindern zwar Calciumantagonisten (Nimodipin) einen Vasospasmus bei einer Subarachnoidalblutung; in einer prospektiven Studie bei Hörsturzpatienten waren aber weder Nifedipin noch Nimodipin in der Lage, die Ergebnisse gegenüber einer Standardtherapie zu verbessern. Die Gabe von Diltiazem vor und nach einer Ohroperation verhinderte in einer Doppelblindstudie an 100 Patienten ebenfalls nicht die Häufigkeit und das

Ausmaß operationsbedingter Innenohrschäden (Abb. 2). Für Patienten mit einer Neuropathia vestibularis und mit Morbus Menière werden gute Therapieerfolge nach Gabe von Flunarizin oder Nimodipin angegeben. Hier fehlen aber prospektive Doppelblindstudien. Die Reduktion der Nystagmusfrequenz bei der vertebro-basilären Insuffizienz muß nicht ein calciumantagonistischer Effekt sein, sondern kann auch auf die antihistaminische Wirkung von Calciumantagonisten zurückgeführt werden. Es besteht auch die Hypothese, daß eine erhöhte Calciumpermeabilität von Zellen des Respirationstraktes ursächlich an der Entwicklung obstruktiver Atemwegserkrankungen und an der bronchialen Hyperreagibilität beteiligt seien. Calciumantagonisten können in der Tat eine Histamin- oder Allergen-bedingte Bronchokonstriktion verringern. Bei Behandlung von Patienten mit Mukoviszidose haben Calciumantagonisten keinen günstigen Einfluß. Zusammenfassend muß man sagen, daß Calciumantagonisten im Tierexperiment einen positiven Einfluß auf bestimmte HNO-ärztliche Erkrankungen zeigen, daß aber die klinischen Studien den Beweis hierfür bislang schuldig geblieben sind.

182. E. Löhle (Freiburg):
Vitamin A und Zink in der Hals-Nasen-Ohren-Heilkunde

Der Stoffwechsel von Vitaminen und Spurenelementen wird seit über 100 Jahren wissenschaftlich untersucht und die Bedeutung dieser Ernährungsstoffe für den menschlichen Organismus ist scheinbar jedem geläufig. Die Entwicklung der westlichen Industriegesellschaften mit ihren neuen Ernährungsgewohnheiten, mit der Zunahme des Alkoholismus und den Erfolgen der Medizin in der Behandlung von chroni-

schen Krankheiten haben erneut das Interesse vieler Forscher auf den Stoffwechsel der Vitamine und Spurenelemente gelenkt. Erst in den letzten Jahren werden Versuche unternommen, die Funktionen dieser Stoffe molekularbiologisch zu erklären. Zunehmend gelingt es, Beziehungen der Vitamine und der Spurenelemente für die Pathogenese verschiedener Krankheitsbilder herzustellen.

Chemie und biochemische Funktionen von Vitamin A und Zink

Der Begriff Vitamin A beinhaltet sehr verschiedene Vitamin-A-aktive Substanzen, im engeren Sinne den Alkohol, das all trans-Vitamin A (Retinol), welches sich aus drei Teilen (Abb. 1) zusammensetzt: einer zyklischen Endgruppe, einer konjugierten Isoprenoid-Seitenkette und einer polaren Endgruppe. Die polare Seitenkette kann durch enzymatische oder sonstige chemischen Reaktionen modifiziert werden, so z. B. in einen Ester (Retinylpalmitat), zu einem Aldehyd (Retinal) oder zu einer Säure (Retinsäure). Die natürlichen Retinoide unterscheiden sich nur in der Natur dieser polaren Endgruppe. Die klassische Funktionszuteilung besagt, daß nur Retinal beim Sehprozeß beteiligt ist, daß Retinol bedeutsam ist für die Reproduktion und für das Wachstum und daß die Retinsäure notwendig ist für Differenzierung und Aufrechterhaltung der Epithelien. Vitamin A wurde deshalb früher auch Epithelschutzvitamin genannt.

Neuere Untersuchungen, auf die im folgenden noch hingewiesen wird, weisen auch auf eine Mitbeteiligung von Vitamin A in allen anderen Sinnesfunktionen hin. Der genaue Wirkungsmechanismus ist dabei nicht bekannt. Dies gilt auch für die gesicherten Wirkungen auf Reproduktion, Wachstum, Erhaltung und Epitheldifferenzierung. Bei Retinol und Retinsäure wird eine Beteiligung an der Modulation der Genexpression angenommen. Es bestehen Hinweise auf den Steroidhormonen äquivalente Wirkungsmechanismen. Schließlich kann Retinylphosphat als Carrier für Mannosyl- und Galactosylreste fungieren und damit die Glycoproteinsynthese beeinflussen.

Zu den natürlichen Retinoiden gehören auch die Provitamine, so das α-Karotin, das β-Karotin und γ-Karotin. Aus der Pflanzenwelt ist die Schutzfunktion der Karotinoide im Photosyntheseapparat als Abfangmolekül für durch Licht elektronisch angeregte Zustände bekannt. Der neue Aspekt liegt in der entsprechenden Rolle der Karotinoide in der Säugerzelle sowie im Blutplasma, und zwar nicht nur bei der Photoanregung (Photoexzitation) sondern auch bei der chemischen Anregung (Chemieexzitation) und bei Radikalreaktionen.

Die konjugierte Isoprenoid-Seitenkette des Vitamin A hat das Vermögen zur Isomerisation. Die auftreffenden Lichtquanten führen im Sehprozeß bei ihrer Absoroption durch die Sehpigmente zu einer Isomerisierung des im Pigment enthaltenen 11-cis-Retinal zu all-trans-Retinal und zur Spaltung in die beiden Komponenten Opsin und all-trans-Retinal.

Jeder Teil des Vitamin-A-Moleküls kann verändert werden. Die Suche nach relativ gering toxisch wirkenden Vitamin-A-aktiven Substanzen führten in den letz-

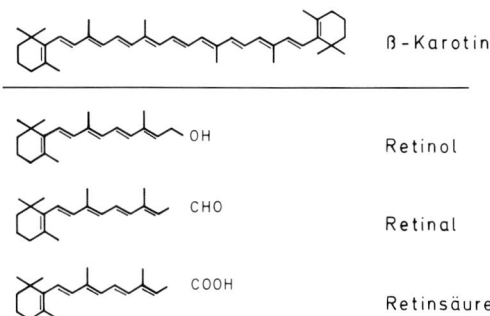

Abb. 1. Die chemische Struktur der natürlichen Retinoide β-Karotin, Retinol, Retinsäure und Retinal

ten Jahren zur Synthese einer Vielzahl künstlicher Retinoide. Der bekannteste Vertreter dieser Gruppe ist wohl das Etretinat, ein aromatisches Retinoid, welches in der Dermatologie und in der Onkologie neue Therapiefelder für Retinoide erschloß.

Die Beschäftigung mit Spurenelementen steht hierzulande häufig unter dem Geruch der Außenseitermedizin. Spurenelemente sind chemische Grundstoffe, die in sehr kleinen Mengen im Organismus vorkommen, so Eisen, Kupfer, Zink, Jod und Kobalt — um nur die bekanntesten Vertreter aufzuzählen. Trotz ihrer geringen Gewebekonzentration haben sie alle eine wichtige biologische Aufgabe zu erfüllen. Ich erinnere an die Bedeutung von Jod im Schilddrüsenhormonstoffwechsel, an Eisen in der Blutbildung. Bereits seit 1940 ist die funktionelle Bedeutung von Zink als Bestandteil des Enzyms Carboanhydrase bekannt. Dieses Enzym ist wichtig im gesamten Organismus u. a. auch im Innenohr. In der Veterinärmedizin sind die Folgen eines Zinkmangels bereits in den fünfziger Jahren beschrieben worden. Dagegen wurde die entscheidende Rolle von Zinkresorptionsstörungen in der Pathogenese der Acrodermatitis enteropathica erst 1973 erkannt. Die Publikationen zu Zink sind seither kaum übersehbar. Zink ist heute als notwendiger Bestandteil von über 200 Enzymen des menschlichen Körpers bekannt und ist in allen sechs Hauptklassen der bekannten Enzyme vertreten: in Oxydoreduktasen, in Transferasen, Lyasen, Hydrolasen, Isomerasen und Ligasen. Dies bedeutet, daß Zink im Metabolismus von Lipiden, Kohlenhydraten, Proteinen und Nukleinsäuren eine wichtige Rolle spielt. Ähnlich den Karotinoiden hat es eine antioxydative Funktion. Nach Untersuchungen an rasch wachsenden Zellsystemen ist Zink für annähernd alle Stufen der DNA-RNA- und Proteinsynthese essentiell, so erklärt sich auch der vielfältige Einfluß auf das immunologische System. Verschiedene Hormone wie Insulin, Glukagon, Androgene und Corticotropin sind zinkabhängig.

Auf subzellulärer Ebene ist Zink für die Ausbildung und regelrechte Funktion des Microtubulus/

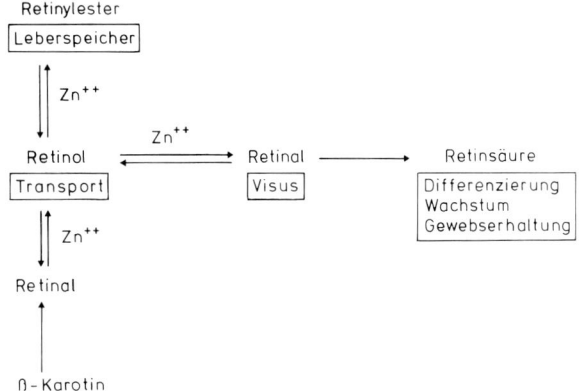

Abb. 2. Die Angriffspunkte von Zink in den Vitamin-A-Stoffwechsel

Microfilamentsystems mitverantwortlich. Zusätzlich ist Zink an der Stabilisierung der Zellmembran und subzellulärer Membranen beteiligt. Es besteht sowohl ein synergistischer als auch ein antagonistischer Effekt zu Calcium wie auch zu anderen zweiwertigen Ionen. Zink inhibiert direkt das Calmodulin-System und entfaltet damit wiederum verschiedene Regulationsmechanismen. Die Elektronenfiguration von Zink führt zu einer flexiblen Koordinationsgeometrie. Zink koordiniert sich gut mit verschiedenartigen Sauerstoff-, Stickstoff-, und Schwefel-haltigen Liganden. Viele Pharmaka bilden deshalb mit Zink Komplexe und entziehen dadurch verschiedenen Organsystemen das physiologisch notwendige Metall.

Das Spurenelement Zink spielt im Stoffwechsel von Vitamin A an drei Stellen eine entscheidende Funktion (Abb. 2). Die Mobilisierung von Vitamin A aus der Leber ist ein zinkabhängiger Prozeß. Weiter ist es essentiell für die Funktion der Retinoldehydrogenase, dieses Enzym reguliert die Bildung von Retinal aus Retinol. Zink wirkt hier einmal in die Umwandlung von β-Karotin in Retinol ein, genauso essentiell ist aber auch die Umwandlung von Retinol in Retinal – dadurch führt ein Zinkmangel zu einer Dunkeladaptationsstörung und in den Epithelien kann nicht genügend Retinsäure gebildet werden, da dort zuwenig Retinal als Vorstufe für die Retinsäure im Zinkmangel bereitgestellt wird.

Stoffwechsel von Vitamin A und Zink

Die mit der Nahrung aufgenommenen Karotinoide und langkettigen Retinylester werden als Retinol resorbiert und als Ester in Chylomikronen zur Leber transportiert. Die Umwandlung von Karotin in Retinol ist zinkabhängig. In der Leber ist Retinol an ein celluläres Retinol-bindendes-Protein (CRBP) gebunden. Auch für weitere aktive Metabolite wie Retinal und Retin-

säure sind derartige Transportproteine in verschiedenen Zellsystemen bekannt. In der Leber wird Retinol als Retinylester gespeichert. Die gesunde menschliche Leber enthält ca. 500 000 I. E., dies deckt den Vitamin-A-Verbrauch für ein Jahr. Bei Bedarf wird es aktiviert und in Form eines Komplexes von Retinol mit Retinolbindendem-Protein (RBP) und Präalbumin im Blutplasma zu den Organen transportiert. An diesen Komplex ist auch das Schilddrüsenhormon gebunden. Die normale Plasmakonzentration liegt zwischen 50 und 70 µg/dl. Die Mobilisierung von Retinol aus den Leberspeichern ist abhängig vom Retinolspeicher, von der RBP-Synthese (Eiweißstoffwechsel) und von Zink. In der Peripherie besitzen die Targetzellen, so z. B. die Pigmentzellen des Auges, spezifische Rezeptoren für diesen Retinol-RBP-Präalbumin-Komplex. Nach Abgabe von Retinol an die Zelle erfolgt eine Dissoziation des Komplexes, das niedermolekulare Transportprotein RBP wird strukturell verändert und nach glomerulärer Filtration in der Niere katabolisiert.

Bei Aufnahme von Retinol in eine periphere Zelle, so auch in der Pigmentzelle, erfährt das RBP eine chemische Veränderung – dadurch wird Retinol abgegeben und kann in die Zelle abgegeben werden. Dort wird es wieder an ein celluläres Retinol-bindendes Protein (CRBP) gebunden. Im Auge wird es bei Bedarf wieder an ein Interstitielles Retinol-bindendes Protein (IRBP) abgegeben und von der Pigmentzelle zu den Stäbchen und Zapfen transportiert. Dort wird es wieder an ein CRBP gebunden und schließlich mit der zinkabhängigen Retinoldehydrogenase von Retinol zu Retinal umgewandelt.

In den peripheren Epithelzellen wird Retinol in einer ähnlichen Weise aufgenommen und an ein CRBP gebunden. In bestimmten Epithelzellen kann schließlich Retinol selbst aktiv werden. Im Hodengewebe ist es essentiell für die Fortpflanzungsfähigkeit bei männlichen Tieren. In der Haut oder den Schleimhäuten können Vitamin-A-Mangelerscheinungen aber nicht durch Gabe von Retinol sondern nur durch Retinsäure behoben werden. In diesen Epithelien wird Retinol wiederum über Retinal zu Retinsäure katabolisiert. Dieser chemische Prozeß verläuft wieder über die zinkabhängige Retinoldehydrogenase von Retinol zu Retinal und weiter zu Retinsäure. Retinsäure kann nicht mehr in Retinal bzw. Retinol zurückverwandelt werden und wird daher direkt durch Dekarboxylierung oder Glukuronidierung verstoffwechselt. Zwei wesentliche Funktionen der Retinsäure sind in jüngster Zeit entdeckt worden:

1. Die Retinsäure bildet in den Zellen der Extremitätenknospen beim Hühnerembryo einen Konzentrationsgradienten und dieser Gradient bestimmt die

topographische Reihenfolge der Entwicklung der einzelnen Fingerglieder. Damit ist die Retinsäure das erste klar bestimmte Morphogen.

2. Seit längerem ist bekannt, daß Retinsäure embryonale Karzinomzellen zur Differenzierung in normale Zellen anregen kann. Es konnte nun gezeigt werden, daß die Retinsäure sich mit einem intrazellulären Protein verbindet, welches zur Familie der Steroidrezeptoren gehört.

Dieser Rezeptor kann sich die DNA anbinden und zusammen mit der Retinsäure Veränderungen in der Genexpression durch Beeinflussung der Transskription bewirken. Retinsäure entfaltet seine Wachstums- und Differenzierungs-regulierende Funktion auf unterschiedliche Zellsysteme, indem es die Synthese von Enzymen (Ornithin-Decarboxylase) aktiviert, andere Enzyme (mikrosomales Cytochrom P-450) direkt hemmt aber auch dadurch, daß es neoplastische Veränderungen der Zelle in Folge exogener (Dimethylnitrosamin) oder endogener (onkogener) Faktoren beeinflußt. Beim Studium dieser vielfältigen Wirkungen der Vitamin-A-aktiven Substanzen fällt besonders auf, daß Vitamin-A-Mangel als auch Vitamin-A-Überschuß am selben Organsystem morphologische Erscheinungen hervorrufen kann, die oftmals große Ähnlichkeiten miteinander haben. Gleiches ist wahrscheinlich für das Spurenelement Zink auch gültig; dies erklärt sich vielleicht durch die oben beschriebene mehrfache Verzahnung des Vitamin-A-Stoffwechsels mit dem Spurenelement. Beide Stoffe dürfen also nicht beliebig hoch dosiert werden, denn jeder Nährstoff ist potentiell toxisch. Dies ist insbesondere in der Schwangerschaft zu beachten, so ist die teratogene Wirkung von Vitamin-A-Mangel als auch von Vitamin-A-Überschuß gut dokumentiert.

Das Spurenelement Zink wird aufgenommen im Duodenum und Ileum. Die Zink-Absorption unterliegt einem carriervermittelten, in zwei Phasen verlaufenden Sättigungsmechanismus. Möglicherweise übernimmt Metallthionein diese Carrier-Funktion. Die Zinkaufnahme kann durch verschiedene Substanzen unterstützt oder gehemmt werden; so erleichtern Picolinsäure, Aminosäuren wie Histidin und Aspartat, Prostaglandin E2 sowie ein nicht näher charakterisierter zinkbindender Faktor „ZBF" in der Frauenmilch die Resorption von Zink. Dagegen hemmen u. a. Prostaglandin F2, Ca-Phytat, Eisen, Kupfer und Coffein die Zinkresorption.

Der Transport von Zink im Plasma erfolgt über verschiedene Proteine wie Albumin, α_2-Makroglobulin und Transferrin sowie über die Aminosäuren Histidin und Cystein.

Die Zinkaufnahme in die verschiedenen Gewebe unterliegt unterschiedlichen endokrinologischen Regulationsmechanismen. Zumindest für die Leber ist für den transmembranären und intrazellulären Zinktransport Metallthionein verantwortlich. Dieses Metallthionein zeichnet sich durch typische Charakteristika aus: es handelt sich um ein niedermolekulares Protein, ohne aromatische Aminosäuren, enthält sehr viel Cystein, welches gute Bindungseigenschaften gegenüber Schwermetallen wie Cadmium, Zink und Kupfer besitzt. Der Gesamtgehalt eines 70 kg schweren Menschen beträgt 2–4 g Zink. Das ist ungefähr die Hälfte des Eisengehaltes und das 20fache des Kupfergehaltes. Zink wurde in allen Organen, Körperflüssigkeiten und Geweben des menschlichen Körpers gefunden, jedoch in sehr unterschiedlichen Konzentrationen. Den höchsten Zinkgehalt weisen Prostata, Muskulatur und Leber auf. Reich an Zink sind außerdem das Auge, das Labyrinth und einige Regionen des Gehirns (Hippocampus). Obwohl der Zinkumsatz im Körper erheblich ist, zeigen die Serumkonzentrationen einen engen Schwankungsbereich zwischen 85–120 µg/dl. Oral zugeführtes Zink wird zum größten Teil über den Stuhl ausgeschieden. Ein enterohepatischer Kreislauf wird angenommen. Die renale Ausscheidung von Zink trägt nur zu einem geringen Prozentsatz zum gesamten Zinkverlust des gesunden Körpers bei. Sowohl die Sekretion über die Galle als auch die Ausscheidung über die Niere wird über niedermolekulare, thiolhaltige Substanzen wie Histidin und Cystein gefördert.

Hier erscheint mir ein kurzer allgemeiner Hinweis auf die Folgen eines Mangels von Ernährungsfaktoren notwendig. Vitamin- oder Spurenelementmangel wird verursacht durch eine unzureichende oder fehlerhafte Versorgung (Mangel- oder Fehlaufnahme) aber auch durch eine Störung des Metabolismus im Säugetierorganismus – wie sie im Rahmen von schweren Entzündungszuständen, Darm-, Leber-, Schilddrüsen- und Nierenkrankheiten u. a. auftreten können. Reine Avitaminosen sind in Mitteleuropa selten, doch die erfolgreiche Behandlung mancher oben genannter Krankheiten führt zu einer Störung des Organismus, welche oft kombinierte klinische Mangelsymptome hervorrufen. Vitamin- und Spurenelementmangel kann mit seinen verschiedenen Etappen mit einem Eisberg verglichen werden; ca. 1/7 von ihm – d. h. die Spitze – ragt über den Wasserspiegel hinaus und ist damit sichtbar. Der Rest des Eisberges bleibt verborgen, unter dem Wasser versteckt. Im experimentell erzeugten Mangel können typische klinische Symptome entstehen und erkannt werden. In der Praxis dagegen kommt es selten zu isolierten Ausfallerscheinungen als Folge des Mangels an einem bestimmten Vitamin (Avitaminose). Es kommt eher zu multiplen Vitamin-Mangelzuständen (Polyavitaminosen) in Kombination mit Mangel oder Überschuß an Spurenelementen, Eiweiß, Kohlenhydrat und Fett und exogenen Noxen (Medikamente).

Wir kennen *offene Symptome* beim Vitamin-A- und Zinkmangel, so z. B. Dunkeladaptationsstörung, Xerostomie, Keratinisierung, Unfruchtbarkeit, Funktionsstörungen des Nervensystems. Dieses Stadium ist bei Kenntnis der pathophysiologischen Zusammenhänge gut erkennbar und sollte immer therapiert werden. Die Therapie sollte sich aber immer an der zugrundeliegenden Krankheit orientieren; so ist die Vitamin-A- und Zinksubstitution bei einer Leberzirrhose verschieden von einer bei Urämie oder bei schweren Entzündungszuständen und sollte m. E. auch immer allgemeine Ratschläge für die gesunde Ernährung mitenthalten. Daneben gibt es *nicht sichtbare Mangelsymptome*. Beim Patienten scheinen keine typischen Mangelsymptome vorzuliegen. Dieser subklinische Mangel wird aber bei relativ geringfügigen Änderungen des Ernährungszustandes, insbesondere aber auch bei starken Streßzuständen z. B. im Rahmen von Operationen oder durch parallele Infektionen oder medikamentöse Therapiemaßnahmen deutlich.

Ein subklinischer Mangel ist bei Vitamin A schwer erkennbar, weil die Blutplasmakonzentration von Vitamin A relativ lange normal bleibt und erst abfällt, wenn die Leberspeicher aufgebraucht sind oder ein zusätzlicher Eiweiß- oder Zinkmangel vorliegt. Die Schwankungen der Zinkkonzentration im Blut sind dagegen größer, so ist ein circadianer Rhythmus bekannt und Ernährungsfaktoren sind einflußreicher.

Mangel an Vitamin A und Zink

Quantitative und qualitative Fehlernährung stellen eine Ursache von Vitamin- und Spurenelementmängeln dar. Für eine quantitative unzureichende Nahrungszufuhr sind in Deutschland eine Untergruppe männlicher Senioren anfällig, bei denen die Merkmale "Raucher", "Hauptschule ohne abgeschlossene Lehre" und "alleinstehend" überzufällig häufig sind. In dieser Gruppe sind auch häufiger die Merkmale höheren Alkoholkonsums und drei oder weniger Mahlzeiten pro Tag anzutreffen. Auch ökonomische Faktoren können eine Ursache spielen. Bei quantitativer Unterernährung kommt es zur Panmalnutrition. Bei qualitativer Mangelernährung dagegen treten eher Symptome eines spezifischen Ernährungsmangels auf; diese Form ist eher selten.

Weitere Ursachen liegen nun im kranken menschlichen Organismus, so führt eine Maldigestion zu einer ungenügenden Freisetzung von Nahrungsinhaltsstoffen aufgrund eines Mangels von körpereigenen Fermenten z. B. bei chronischer Gastritis, chronischer Gallenwegserkrankungen und chronischer Pankreatitis. Nahrungsstoffe können nicht absorbiert werden

und werden unverdaut ausgeschieden. Eine Malabsorption tritt auf bei Steatorrhoen, z. B. bei M. Crohn und Colitis ulcerosa. Sowohl bei Maldigestion als auch bei Malabsorption ist mit einem Vitamin-A-Mangel zu rechnen. Die exakte Ursache ist bisher nicht bekannt. Neben einer Fehlernährung könnte die Malabsorption bedeutsam sein. In eigenen Untersuchungen mit Patienten, die an einer entzündlichen Darmerkrankung litten, korrelierte der Zinkmangel insbesondere negativ mit der Erkrankungsaktivität – d. h. nur die Patienten mit einer aktiven oder hochaktiven Entzündungsreaktion wiesen sehr niedrige Werte von Zink, RBP und Vitamin A auf, so daß wir eher eine entzündungsbedingte Proteinstoffwechselstörung als Ursache des Mangels annehmen.

Von größerer Bedeutung ist die als Folge des exzessiv gestiegenen Alkoholkonsums feststellbare Zunahme der alkoholischen Lebererkrankungen zu werten. In der BRD gibt es mindestens 7–8 Millionen Menschen, die als deutlich bzw. erheblich alkoholgefährdet eingestuft werden müssen – davon allein 500 000 Menschen, die ohne große Resozialisierungschance sind. Alkoholismus ist heute die häufigste Ursache für eine Mangelernährung. Schwere Trinker beziehen mehr als 50 Prozent ihrer täglichen Kalorien aus Äthanol. In solchen Fällen kommt es zur primären Mangelernährung, wobei Äthanol andere Nahrungsbestandteile, u. a. β-Karotin, aus der täglichen Diät verdrängt. Neben dieser primären Mangelernährung entwickelt sich durch den toxischen Effekt von Alkohol auf die gastrointestinale Mukosa, auf die Leber und auf das Pankreas auch eine sekundäre Mangelernährung. Alkohol führt direkt zu einer verminderten Resorption von Zink. Vitamin A wird indirekt durch die alkoholisch bedingte Schädigung der Schleimhaut und das Pankreas vermindert aufgenommen. Schließlich kommt es auch zu einem vermehrten Verlust durch den Stuhl und zu einer Hyperzinkurie. Als Folge einer portalen Hypertension bei beginnender Leberzirrhose bzw. bei spontanen und chirurgisch angelegten portosystemischen Anastomosen kommt es zu einer verminderten hepatischen Extraktion von Zink und zu einem konsekutiven Shift zu Aminosäurenliganden und daraus folgendem massiven renalen Zinkverlust als Hauptursache des Zinkmangels. In Folge der Fehlernährung, des Zinkmangels und der durch Alkohol bedingten Schädigung der Leber kommt es zu einer verminderten Eiweißsynthese u. a. von RBP und zu einer verminderten Ausschleusung des Vitamin-A-RBP-Präalbumin-Komplexes aus der Leber. Patek hat 1939 erstmals über eine gestörte Dunkeladaptation und einen gleichzeitig nachweisbaren Vitamin-A-Mangel bei Patienten mit Leberzirrhose berichtet. Wir konnten dies durch umfangreiche Messungen bestätigen.

Eine weitere Patientengruppe mit einem gestörten Vitamin-A- und Zinkstoffwechsel stellen Patienten mit einer chronischen Urämie dar. Es finden sich dabei dreifach erhöhte Werte für Vitamin A und RBP sowie stark erniedrigte Werte für Zink. Die Ursache der erhöhten RBP-Werte ist eine Folge des gestörten Abbaues von RBP in der kranken Niere. Sekundär kommt es zu einem Anstieg von Vitamin A im Plasma, bedingt auch durch eine verminderte Bildung von Retinsäure aus Retinol und einen daraus verminderten Abbau der Retinsäure über Decarboxilierung und Glukuronidierung. Die Ursache der Hypozinkämie ist in der Literatur umstritten, so wird eine für Zink veränderte Transportsituation, eine verminderte Zufuhr und eine geminderte enterale Resorption diskutiert. Als Folge kommt es bei Ürämie zu einer *gestörten Dunkeladaptation* und typischen *Vitamin-A-Mangelveränderungen* in der Haut trotz des dreifach erhöhten Vitamin-A-Spiegels im Plasma als Zeichen eines funktionellen Vitamin-A-Mangels. Die Hypozinkämie führt zu einer verminderten Bildung von Retinal (Dunkeladaptation) und sekundär zu einer verminderten Synthese von Retinsäure (Epitheldifferenzierung und Erhaltung). Offensichtlich ist das richtige Verhältnis von Vitamin A, RBP, Präalbumin und Zink von großer Bedeutung für eine normale Funktion. Im Kapitel Stoffwechsel wurde bereits hingewiesen, daß der Plasmakomplex Vitamin-A-RBP-Präalbumin auch das Schilddrüsenhormon einschließt. Es verwundert deshalb nicht, daß eine Beeinträchtigung des Vitamin-A- und Zinkstoffwechsels bei Erkrankungen der Schilddrüse beschrieben wurde.

Die Ergebnisse unserer Untersuchungen bei Patienten mit M. Crohn wiesen bereits darauf hin, daß Entzündungsprozesse mit Proteinstoffwechselstörungen eine Ursache von einem Zink- und Vitamin-A-Mangel darstellen. Wir fanden in einer Patientengruppe mit Bronchieektasien ebenfalls einen entsprechenden Mangel (Tab. 1), begleitet von einer Umwandlung des respiratorischen Epithels der Nasenschleimhaut in ein mehrschichtiges Plattenepithel. Ähnliche Ergebnisse fanden sich bei Patienten mit Lepra und Tuberkulose.

Neuerdings wurden ein signifikanter Zinkmangel bei chronischen Otitiden, Sinusitiden und Tonsillitiden beschrieben. Als gemeinsame Ursache findet sich immer nur der schwere und chronische Entzündungsprozeß.

Weitere Krankheiten mit häufigem Vitamin-A- und Zinkmangel sind Krebserkrankungen, wobei in unserem Krankheitsgut die Vitamin-A- und Zinkstoffwechselstörung nur bei gleichzeitigem Vorliegen einer Leber- oder Nierenerkrankung auftrat. Diese begleitenden Krankheiten sehen wir als Hauptursache des gefundenen Mangels an.

Tabelle 1. Zink- und Vitamin-A-Konzentration im Serum/Plasma

	Vitamin A µg/dl	Zink µg/dl
10 Patienten mit Mukoviszidose MW Alter 14,2 J.	38,3	73,5
7 Patienten mit Bronchiektasien	42,4	69,5
19 Kontrollen	67,2	95,3

Weiter ist darauf hinzuweisen, daß eine Vielzahl von Medikamenten zu einer Zinkstoffwechselstörung führt − so z. B. Ethambutol, Hydroxichinolin, Penicillamin, Phenytoin, Tetracycline, Salicylsäure, Acetolamide. Östrogene und Cortison beeinflussen gesichert sowohl den Metabolismus von Vitamin A als auch von Zink. Zusammenfassend bleibt festzuhalten, daß es heute vielfältige und häufig vorkommende Ursachen für einen Mangel an Zink und Vitamin A gibt.

Physiologische Funktionen von Vitamin A und Zink

Epithelschutz

Vitamin A und Zink haben aufgrund der molekularbiologischen Eigenschaften sehr vielfältige Funktionen. Beide Stoffe sind essentiell für die Differenzierung, Wachstum und Erhaltung von Epithelien. Vitamin A und sein Provitamin β-Karotin erfährt heute einen vielfältigen Einsatz in der Therapie von Hautkrankheiten. Erstaunlicherweise ist seine Funktion in der Differenzierung und Erhaltung von Schleimhäuten weniger bekannt, obwohl bereits 1925 von Wolbach beschrieben wurde, daß ein Vitamin-A- Mangel zu einer Metaplasie, Keratinisation und Atrophie verschiedenster Schleimhautepithelien führt. Vitamin A wurde deshalb auch das Epithelschutzvitamin genannt. Das respiratorische Epithel erfährt durch eine Hypovitaminose A einen Verlust der Flimmerhaare und wird durch ein mehrschichtiges Plattenepithel ersetzt. Das respiratorische Epithel ist am stärksten durch Vitamin-A-Mangel betroffen. Die Schleimhäute der Nase, des Rachens, des Larynx, der Trachea und der Bronchien inklusive der Zonen mit Geschmacks- und Geruchsrezeptoren zeigen Keratinisationen, die dann neben der Infektionsneigung, einer verminderten Clearance auch zu Hypogeusie und Hyposmie führen können. Auch in den Speicheldrüsen führt eine Hypovitaminose A zu einer schuppigen Metaplasie der Drüsengänge; ebenso weisen Talgdrüsen eine cystische Atrophie auf. Jährlich erblinden 500000 Kinder an den Folgen eines Vitamin-A-Mangels, nicht etwa durch Schädigung der Sinneszellen, sondern an den Folgen der Xerophthalmie und der Keratomalazie. In unseren Breiten sind solche schweren Augenveränderungen selten, wir haben aber bereits häufiger bei Patienten der Augenklinik mit Hornhautulzera erniedrigte Vitamin-A-Spiegel messen können.

Hier lag dann immer auch eine Leberschädigung vor. Marginale Vitamin-A-Mangelzustände sind aber auch in den Industrienationen beschrieben. Betroffen sind vor allem Kinder, die in der Wachstumsphase einen erhöhten Bedarf haben und bei denen häufiger Infektionen auftreten, welche wiederum mit einem erhöhten Verbrauch einhergehen. Vielfach diskutiert ist ein Einfluß von Vitamin A und Zink auf die Wundheilung.

Immunologie

Sowohl für Vitamin A als auch für Zink sind vielfältige Einschränkungen des zellulären und humoralen Immunsystems im experimentellen Mangel beschrieben; so führt eine Hypovitaminose A zu einer verminderten zellulären Immunität. Es konnte weiter gezeigt werden, daß die Antikörpersynthese bei einer aktiven Immunisierung durch gleichzeitige Gabe von Vitamin A verstärkt werden kann. Bei Zinkmangel kommt es u. a. zu einer Atrophie von Thymus und lymphatischem Gewebe, zu einer Verminderung der Lymphozytenproliferation, der natürlichen Killeraktivität und der Interleukin-2-Sekretion. Es ist gesichert, daß eine reduzierte zellvermittelte Immunitätslage klinisch mit einer gesteigerten Infektanfälligkeit und erhöhten Inzidenz von malignen Erkrankungen und Autoimmunphänomenen einhergeht. Malnutrition ist mit Sicherheit ein häufiger Grund für sekundäre Immundefizienzen. Eigene Untersuchungen weisen auf eine Minderung der Chemiluminiszenz der Granulozyten im Vitamin-A- und Zinkmangel hin.

Antioxidative Schutzfunktion

Eine weitere Funktionn haben β-Karotin, Vitamin A und Zink in antioxidativen Schutzmechanismen. Im oxidativen Stoffwechsel kommt es zur Bildung hochreaktiver Formen des Sauerstoffs (Sauerstoffradikale) wie Superoxidionen, Hydroxyradikale und Hydroxyperoxide. Diese Sauerstoffradikale sind sehr aggressiv und können biologische Membranen, hochmolekulare Proteine, Glycoproteine und Lipide schädigen und so eine Störung der Zellfunktion und der Zellstruktur verursachen.

Konzentrationsabhängig reduzieren sie die Aktivität von Enzymsystemen und verändern den Metabolismus der Nukleinsäuren. Bei entzündlichen Vorgängen sind Proteinkonstituenten und Membran-Phospholide Angriffen freier Radikale besonders ausgesetzt. Zur Abwehr besitzt der Organismus enzymabhängige und enzymunabhängige Mechanismen. Zu den ersten zählt die intrazelluläre Superoxid-Dismutase, welche Kupfer- und Zink-abhängig ist. Das ebenfalls intrazelluläre Glutathion-NADPH-System ist ebenfalls antioxidativ wirkend und wird in seinem Stoffwechsel von Vitamin A beeinflußt. Zu den enzymabhängigen antioxidativen Reaktionen zählt die Fähigkeit von β-Karotin, den energieaktivierten Sauerstoff durch Absorption von Energie in Triplett-Sauerstoff zu überführen und ist damit eines der schnellsten antioxidativen Mechanismen. Die besondere Effektivität der β-Karotine erklärt sich durch die Fähigkeit von Isomerisations-Reaktionen und durch ihre Lipoidlöslichkeit. Das ebenfalls lipidlösliche Vitamin E wirkt ebenfalls als Antioxidans.

Antikanzerogene Wirkung

Diese neu erkannte antioxidative Funktion von β-Karotin ist von besonderem Interesse in der Onkologie. Über 20 prospektive und retrospektive epidemiologische Untersuchungen ergaben, daß eine verminderte Aufnahme von β-Karotin durchweg mit einem etwa 30 bis 220% erhöhten Risiko an Plattenepithelcarcinomen der Lunge, des Hypopharynx, des Ösophagus und des Magens einhergeht. Eine Reihe von In-vitro-Untersuchungen belegt den hemmenden Einfluß von Karotinoiden auf die Entwicklung von Tumoren. Auch in Tiermodellen zur Kanzerogenese erwiesen sich Karotinoide, parallel zu ihren Vitamin-A-aktiven Eigenschaften als effektiv in der Chemoprotektion bzw. -prävention.

In Übereinstimmung mit anderen Autoren fanden wir 1982 im Plasma von HNO-Krebspatienten erniedrigte Konzentrationen für β-Karotin, Retinol, RBP und Zink. Wir führten dies auf die gleichzeitig vorliegende alkoholische Lebererkrankung zurück und postulierten, daß der Alkoholismus via Fehlernährung, Leberschädigung und Nikotinabusus zu einem erhöhten Krebsrisiko führt.

Hier ist zu ergänzen, daß dem Retinol und der Retinsäure ebenfalls eine direkte antikanzerogene Wirkung zugeschrieben wird. Die oben beschriebene Metaplasie der Schleimhaut im Vitamin-A-Mangel hat Ähnlichkeit mit präkanzerösen Veränderungen. Neuere Untersuchungen zeigen, daß Retinsäure die mikrosomale Aktivierung von Dimethylnitrosamin zum Karzinogen vermindert, andererseits Alkohol dieses mikrosomale System aktiviert und zusätzlich zu einer Hypovitaminose A führt. Weitere Wirkungsmechanismen könnten in der Reglerfunktion von Retinsäure für die Ornithin-Decarboxylase liegen. Die Gabe von Retinol, Retinsäure und künstlichen Retinoiden verzögerte oder verhinderte das Auftreten von malignen Zellen nach der Behandlung von Versuchstieren mit DNS-bindenden Karzinogenen. Beim Menschen können die

Retinoide zur Rückbildung von Keratosen der Haut oder von Leukoplakien der Mundschleimhaut und der Stimmlippen führen. Der entscheidende Durchbruch in der Therapie ist bisher nicht gelungen, da die notwendigen hohen Dosen zu einer Hypervitaminose A mit schweren Nebenwirkungen führte, welche häufig den Abbruch der Therapie erzwangen. Derzeit wird von EUROSCAN eine prospektive Studie zur Chemoprevention von Sekundärtumoren bei Krebserkrankungen im HNO-Bereich mit einer täglichen Dosis von 300 000 I.E. Retinolpalmitat durchgeführt. Auch hierbei sind m.E. hohe Nebenwirkungsraten, insbesondere Leberzirrhosen, zu erwarten. Experimentell ist gesichert, daß die gleichzeitige Gabe von Alkohol und Vitamin A zu einer beschleunigten Bildung von Leberzirrhosen führt.

Das Spurenelement Zink besitzt ebenfalls antikanzerogene Wirkungen. Es wird diskutiert, daß ein Zinkmangel die antioxidative Aktivität der Enzyme Superoxid-Dismutase und Metallthionein beeinflußt. Zusätzlich könnte ein Zinkmangel über die Störung der DNA- und RNA-Synthese eine kanzerogene Wirkung entfalten.

Embryonalentwicklung

Sowohl für Vitamin A als auch für Zink liegen gesicherte experimentelle und klinische Ergebnisse vor, die belegen, daß ein Mangel an beiden Stoffen zu vielfältigen Mißbildungsformen, insbesondere auch im Kopfbereich, führen kann. Es sind sowohl im Vitamin-A-Mangel als auch im Zinkmangel Lippen-Kiefer-Gaumenspalten, Mikrotien, Mittelohrmißbildungen und Störungen der Labyrinth- und Otolithenbildung beschrieben. Bei einer täglichen Dosis von über 50 000 I.E. Vit. A in der Frühschwangerschaft sind auch beim Menschen teratogene Nebenwirkungen zu erwarten. Ausgelöst durch entsprechende Mißbildungen nach Retinoid-Therapie in der Dermatologie wurde deshalb kürzlich vom Bundesgesundheitsamt die maximale Einzeldosis von 10 000 I.E./Tag empfohlen. Es gibt aber auch Hinweise, daß Vitamin-A- und Zinkmangelzustände zu Mißbildungen in der Humanmedizin führen, so bei der Alkoholembryopathie, bei Schwangerschaften von Patientinnen mit M. Crohn und Urämie.

Knochenwachstum

Abnormalitäten der Knochen treten bei Vitamin-A-Mangel und -Intoxikation auf. In beiden Fällen kommt es zu einer Knochenneubildung oder zu einer fehlenden Knochenresorption. Es resultiert ein appositionelles Wachstum, bei dem sekundär Nerven eine Druckatrophie erleiden. Dies betrifft insbesondere

Hirnnerven: So sind Druckatrophien des N. opticus, N. statoacusticus aber auch der Rückenmarksnerven beschrieben. Zinkmangel im Wachstumsalter führt ebenso zu einer Störung des Knochenwachstums.

Nervensystem

Henkin beschrieb 1975 ein Syndrom mit akutem medikamentös bedingten Zinkverlust, das einherging mit Geschmacks- und Geruchsstörungen und psychischen Auffälligkeiten. Nach Zinksubstitution kam es innerhalb weniger Tage zu einer völligen Remission der klinischen Symptomatik. Zink ist in hohen Konzentrationen lokalisiert im Hippocampus und soll dort durch die Regulation von Neurotransmittern Gedächtnis- und Verhaltensfunktionen beeinflussen. Beim wachsenden Tier ist auch eine Myelinstörung durch Zinkmangel beschrieben. Eine direkte Myelinsynthesestörung wird auch im Vitamin-A-Mangel diskutiert. Sowohl eine Hypervitaminose als auch eine Hypovitaminose A führen zu einem Hydrozephalus, dessen Ursache nicht exakt erklärt ist.

Innenohr

Im Jahre 1938 fiel Mellanby, einem englischen Vitaminforscher, auf, daß junge Hunde welche eine Vitamin-A-Mangeldiät erhielten, eine Taubheit entwickelten. Die histologische Untersuchung erfolgte durch Hallpike, der in der otologischen Literatur ja nicht unbekannt ist. Als Ergebnis fand sich eine Knochenapposition im Modiolus und degenerative Erscheinungen im Ganglion spirale cochlea und im Corti-Organ. Er führte die Nervenschädigung auf eine sekundäre Druckatrophie, hervorgerufen durch die osteoiden Exostosen, zurück. Die Befunde wurden in der Folgezeit bestätigt von einer Vielzahl von Autoren. In den fünfziger Jahren zeigte Rüedi, daß die ototoxische Wirkung von Streptomycin durch die gleichzeitige Gabe von Vitamin A gemindert werden kann. Er konnte ebenfalls feststellen, daß eine Vitamin-A-Therapie das Adaptationsvermögen der Hörsinnesfunktion verbessern kann. Chole bestätigte 1978 die Knochenveränderungen nach Vitamin-A-Mangel, er fand aber keine Ganglienzell- oder Sinneszellverluste. Es gelang ihm aber erstmals der direkte Nachweis von Vitamin A in der Cochlea und insbesondere in der Stria vascularis. In mehreren Publikationen seit 1980 beschrieben wir selbst nach verschiedenen Vitamin-A-Mangelversuchen bei Ratten eine Exostosenbildung im Modiolus, elektronenmikroskopisch gesicherte Schädigungen der Ganglienzellen, der Sinneszellen und in geringerem Maße auch der Stria vascularis. Die Fütterung einer Vitamin-A-Mangeldiät an trächtige Versuchstiere führte zu Mißbildungen des Labyrinths und zu vestibulären Störungen.

Ab 1980 führten wir in der Freiburger Klinik eine Vitamin A- und Vitamin E-Therapie bei allen Formen der akuten und chronischen Formen von Schallempfindungsschwerhörigkeit ein. So erhielten dann automatisch und unbeabsichtigt auch Patienten mit Morbus Menière, welche in unserer Klinik mit Gentamycin-Instillationen behandelt wurden, gleichzeitig diese Vitamine. Zu unserem Erstaunen trat nach üblicher 8maliger Instillation und durchschnittlicher Gesamtdosis von 160 mg Gentamycin kein Labyrinthausfall ein. Die Therapie dauerte plötzlich durchschnittlich 19 Tage, erforderte über 36 Instillationen und eine Gesamtmenge von durchschnittlich 586,4 mg Gentamycin (Abb. 3). Bei insgesamt 5 Frauen wurde dieser Verlauf beobachtet. Nachdem daraufhin eine Vitamin A- und E-Therapie bei dieser Therapieform des M. Menière abgesetzt wurde, dauerte die Ausschaltung wieder durchschnittlich 7 Tage und erforderte durchschnittlich wieder 179,2 mg Gentamycin.

In einem Versuch mit Meerschweinchen stellten wir experimentell nach 19wöchiger Vitamin-A-Mangeldiät eine gering entwickelte Knochenneubildung der Labyrinthkapsel fest, verbunden mit einer deutlichen Degeneration der Sinnes- und Ganglienzellen. Bei weiteren Tieren aus dem gleichen Versuch konnten dann Matthias und Biesalski elektrocochleographisch eine herabgesetzte Hörschwelle und eine verminderte Erho-

lung nach Lärmbelastung feststellen. Damit waren von zwei verschiedenen Untersuchern bei identischem Tiermaterial sowohl funktionelle als auch morphologische Veränderungen nach einem chronischen Vitamin-A-Mangel gefunden worden. Die funktionellen Ergebnisse weisen auf eine erhöhte Lärmempfindlichkeit bei Hypovitaminose A hin. Diese experimentellen Ergebnisse zusammen mit den klinischen Befunden einer verminderten vestibulären und ototoxischen Wirkung von Gentamycin bei gleichzeitiger Gabe der Vitamine A und E beweisen die funktionelle Abhängigkeit des Innenohres von diesen Vitaminen. Der zugrundeliegende Mechanismus konnte aber bisher nicht aufgeklärt werden. Biesalski gelang 1984 der Nachweis von Retinol und Retinylester in der Basilarmembran und in der Stria vascularis. Gleichzeitig konnte er einen Anstieg dieser Substanzen nach oraler Vitamin-A-Gabe im Innenohr festhalten.

Auf dem letztjährigen HNO-Kongreß stellten wir cystische Erweiterungen in der Stria vascularis als Folge eines Zinkmangels vor. Dieses Schädigungsmuster hat Ähnlichkeit mit den Schädigungen der Stria vascularis nach Intoxikation mit Chinin, Furosemid, Ethacrynsäure und bei Urämie und wir postulierten eine Störung der Carboanhydrase, der Ca-ATPase und weiterer zinkabhängiger Enzyme in der Stria vascularis.

Seit 1980 haben wir in Zusammenarbeit mit Internisten zeigen können, daß, wie oben bereits dargelegt, bei Patienten mit aktiven und hochaktiven Stadien des M. Crohn, bei Patienten mit Leberkrankheiten und bei Patienten mit Urämie eine Störung des Vitamin-A- und Zinkstoffwechsels vorliegt. Als sichere Zeichen einer Hypovitaminose A und eines Zinkmangels fanden wir in allen drei Gruppen eine Störung der Dunkeladaptation und eine Hypogeusie. Im Vergleich mit Patienten einer Kontrollgruppe, welche keine internistisch faßbare Erkrankung der Leber, der Schilddrüse, des Darmes, der Niere und ohne Entzündungszeichen aufwiesen, hatten die Patientengruppen mit einer Erkrankung der Leber, des Darmes und der Niere signifikant schlechtere Hörschwellen und eine pathologische Adaptation im Carhart-Test (Tabelle 2). Die Schwellenabwanderung im Carhart-Test korrelierte signifikant mit dem Zinkspiegel im Serum. Bei Kontrollen wie Patientengruppen waren typische audiologische Risikofaktoren ausgeschlossen worden.

Bereits im Jahre 1971 hatte Schätzle darauf hingewiesen, daß Zink im Enzym Carboanhydrase gebunden ist. Shambaugh konnte 1982 hohe Zinkkonzentrationen im Labyrinth von Mensch und Tier nachweisen. Meyer zum Gottesberge-Orsulakova lokalisierte 1985 mit Hilfe der LAMA-Methode Zink in der Stria vascularis und 1988 gelang Frederickson der Nachweis von Zink in den synaptischen Vesikeln im Nc. cochlearis. Neuerdings wird von Günther eine Minderung der Sa-

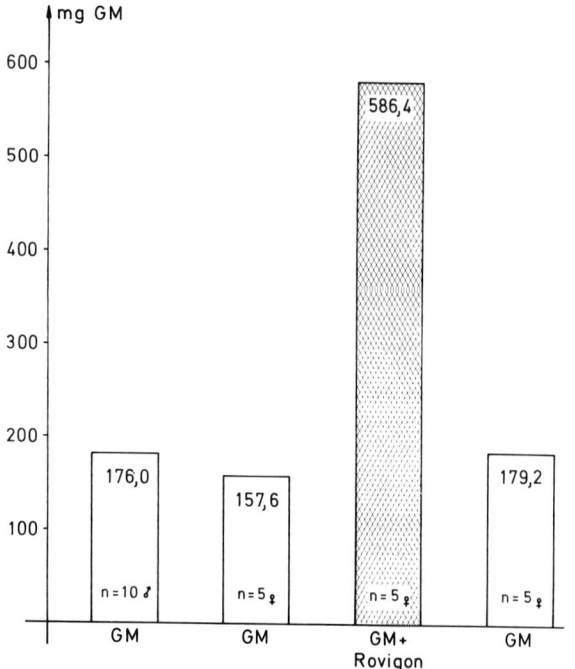

Abb. 3. Durchschnittliche Dosis an Gentamycin (GM) bei der intratympanalen Behandlung von Patienten mit M. Menière. Mit zusätzlicher Rovigon-Therapie (30 000 I.E. Vit. A und 70 mg Vit. E) wurde eine vierfache Dosis benötigt, damit ein Nystagmus auftrat

Tabelle 2. Ergebnisse der Covarianzanalyse

	"Bereinigte Gruppenmittel"			
	2 KHz	4 KHz	8 KHz	Carhart-Test 4 KHz
Kontrollen	6 dB	8 dB	9 dB	log 0,58
Leberkranke	17 dB	30 dB	38 dB	log 1,4
$p \leqslant$	0,001	0,001	0,001	0,001
HNO-Ca + Leberkrank	17 dB	31 dB	36 dB	log 1,4
$p \leqslant$	0,001	0,001	0,001	0,001
HD-Patienten	16 dB	25 dB	30 dB	log 1,4
$p \leqslant$	0,001	0,001	0,001	0,001
MC-Patienten	9 dB	14 dB	22 dB	log 1,2
$p \leqslant$	n. s.	0,01	0,001	n. s.

licylat-Ototoxizität durch Zinkgabe diskutiert. Gleichzeitig konnte Hartmann in Freiburg im Rahmen seiner Diplomarbeit die besondere Affinität der Salicylsäure und Acetazolamid für das Spurenelement Zink darstellen. Damit ergeben sich eine Vielzahl neuer Spekulationen, da Acetazolamid ein bekannter Hemmer der Carboanhydrase darstellt und zur sicheren Diagnostik des M. Menière verwendet wird.

Therapeutische Ergebnisse

Aus den dargelegten experimentellen und klinischen Ergebnissen und den aufgeführten molekularbiologischen und physiologischen Funktionen von Zink und Vitamin A folgen die möglichen Indikationsgebiete für eine entsprechende Therapie (Tabelle 3). Derzeit gibt es weltweit mehrere Studien, welche β-Karotin, Retinol oder künstliche Retinoide zur Krebsvorbeugung oder zur Prävention eines Sekundärtumors einsetzen. In wenigen Monaten sind hier erste Ergebnisse zu erwarten. Leider werden in keiner dieser Studien die Erkenntnisse über den metabolischen Zusammenhang von Zink und Vitamin A berücksichtigt. Im eigenen Krankengut setzen wir eine entsprechende Therapie ein. In Fällen mit gesichertem Vitamin-A- oder Zinkmangel liegen sowohl für Störungen des Geschmacks, des Gehörs und bei Infektneigung sowie bei Leukoplakien der Mundhöhle und des Larynx erfreuliche Ergebnisse vor.

Wiederum in Zusammenarbeit mit Kollegen aus der Dermatologie und Inneren Medizin konnten wir erst kürzlich eine Doppelblindstudie bei Leberzirrhosepatienten abschließen (Tabellen 4, 5, 6). Eingangskriterien waren niedriger Zinkspiegel und eine pathologische Dunkeladaptation. Bei den Verumgruppen fand sich nach drei Monaten ein signifikanter Zinkanstieg, der einherging mit einer Besserung der Dunkeladaptation, der Geschmacksschwelle, der Chemiluminiszenz und der Hirnfunktion. In den audiometrischen Daten fand sich bei 4000 Hz in beiden Verum-

Tabelle 3. Indikationen für kombinierte β-Karotin, Vitamin A/E und Zinktherapie in der HNO-Heilkunde

Sensorik:	Innenohrschwerhörigkeit
	Gleichgewichtsstörung
	Geschmacksstörung
	Geruchsstörung
Epithel:	Metaplasie des respiratorischen Epithels
	Atrophie der Speicheldrüsen
	Präcanceröse Veränderungen
	Verhütung von Sekundärtumoren (?)
	Wundheilungsstörungen
Immunologie:	Abwehrschwäche

Tabelle 4. Doppelblindstudie mit Zink

Patienten:	Erkrankung der Leber
Eingangskriterien:	1. Zinkkonzentration < 65 µg/dl
	2. Störung der Dunkeladaptation
Gruppe A:	Zinksulfat (200 – 45 mg Zn)
Gruppe B:	Zinkhistidin (95,9 – 15 mg Zn)
Gruppe C:	Placebo
Dauer:	3 Monate
Kontrollen:	monatlich
Statistik:	* $p < 0,05$ schwach signifikant
	** $p < 0,01$ signifikant

Tabelle 5. Ergebnisse einer Doppelblindstudie nach 3monatiger Zinksubstitution (Leberkranke)

	Zinksulfat 45 mg Zn/Tag $n = 13$	Zinkhistidin 15 mg Zn/Tag $n = 12$	Placebo $n = 12$
Zink i. S.	↑ **	↑ **	↑ *
Calcium i. S.	↓ n. s.	(↓) n. s.	–
Kupfer i. S.	↓ n. s.	–	–
Zink im Haar	↑ n. s.	↑ *	–
Chemiluminiszenz	↑ **	↑ **	–
Dunkeladaptation	↑ **	↑ **	–
Elektrogustometrie	↑ **	↑ *	–

Tabelle 6. Ergebnisse einer Doppelblindstudie nach 3monatiger Zinksubstitution (Leberkranke)

	Zinksulfat 45 mg Zn/Tag $n = 13$	Zinkhistidin 15 mg Zn/Tag $n = 12$	Placebo $n = 12$
Audiometrie			
4000 Hz	↑ n. s.	↑ n. s.	↓ n. s.
8000 Hz	–	–	–
Carhart	–	–	–
Hirnleistung			
NC-Test	↑ n. s.	↑ n. s.	↑ n. s.
DC-Test	↑ n. s.	↑ **	(↑) n. s.

gruppen wohl eine Besserung des Gehörs um ca. 10 dB. Dies war aber statistisch nicht signifikant. Auch die Placebogruppe hatte einen Zinkanstieg im Serum. Wohl bedingt durch den Krankenhausaufenthalt, die ausführliche Aufklärung und die regelmäßige Betreuung kam es anamnestisch zu einem geringeren Alkoholkonsum und möglicherweise qualitativ besserer Ernährung und erklärt diesen Serumzinkanstieg. Weitere Doppelblindstudien sind geplant, um hier eindeutigere Ergebnisse zu erzielen.

Im Rahmen der Hörsturztherapie wurden in den letzten 10 Jahren an der Freiburger HNO-Klinik verschiedene Therapievorstellungen studiert; dabei zeigten sich in der Gruppe, welche u. a. mit Vitamin A, E und Zink behandelt wurde, die besseren Therapieresultate.

Die empfohlene therapeutische Dosierung für die Vitamin- und Zinktherapie ist in Tabelle 7 aufgeführt. Wir empfehlen die Vitamin-A-Therapie immer mit Vitamin E zu ergänzen, da Vitamin E vor einer Vitamin-A-Intoxikation schützt. Bei Vorliegen einer Urämie ist die Gabe von Vitamin A kontraindiziert, ebenso sollte in der Frühschwangerschaft eine Dosierung von 10 000 I. E. Vitamin A auf keinen Fall überschritten werden. Ebenso erscheint eine hoch dosierte Vitamin-A-Therapie (über 10 000 I. E.) bei Alkoholikern kontraindiziert.

Zusammenfassend läßt sich festhalten, daß die Forschungen in den letzten 15 Jahren deutliche Hinweise für die Bedeutung von Vitamin A und dem Spurenelement Zink für verschiedene Krankheitsbilder in der HNO-Heilkunde ergeben haben. Deutlich wird aber auch, daß diese Störungen einer eingehenden Abklärung und einer differenzierten Therapie bedürfen. Die Ergebnisse belegen auch, daß Ernährungsfaktoren einen wesentlichen Beitrag für Krankheit bzw. Gesundheit leisten.

Tabelle 7. Empfohlene therapeutische Dosierung/Tag

	Kinder	Jugendliche Erwachsene
Vitamin A	2500 I.E.	10 000 I.E.
Vitamin E	30 mg	30 – 70 mg
Zink	10 – 20 mg	20 – 50 mg

B. Kottwitz (Kassel): Schäden durch Überdosierung von Vit. A sind bei Mensch und Tier bekannt. Wie ist das bei Zn? Sollte man einer allgemeinen Prophylaxe mit Zn das Wort reden?

Welches ist das zu empfehlende Medikament? – Welche Dosierungs- und Einnahmeempfehlung?

W. W. Kuchler (Graz): 1. Wurde das Patientengut der leberkranken Patienten unterteilt in Patienten mit Steatosis hepatis und bioptisch gesicherter Zirrhose? Gab es Unterschiede in der Audiometrie? 2. Chronischer Alkoholismus ist gehäuft in Berufsgruppen mit erhöhter Lärmbelastung. Wurde dieser Faktor Lärm in Ihrer Untersuchung berücksichtigt? Wie wurde er definiert?

A. Löhle (Schlußwort):

Zu Herrn Kottwitz: Zinkintoxikationen treten auf bei Inhalation hoher Zinkdosen bzw. Zinkkonzentrationen. In üblicher Dosierung kann Zink zu Übelkeit, Druckgefühl im Magen und Schwindel führen; dies ist selten, deshalb empfehlen wir, die Zinktherapie einzuschleichen. Hohe und lange Zinktherapie können zu einem Kupfermangel und zur Anämie führen. Als Standardtherapie empfehlen wir: Zinksulfat 200 mg 1 Tablette/die oder Zinkaspartat 50 mg 1 Tablette/die.

Zu Herrn Kuchler: Audiologische Risikofaktoren haben wir anamnestisch ausgeschlossen. Wir halten aber dringlich eine entsprechende Studie der Berufsgenossenschaften für erforderlich, welche prüfen sollte, welchen Einfluß eine Lebererkrankung auf die Entwicklung der Lärmschwerhörigkeit ausübt.

Alkoholische Fettleber und Leberzirrhose führen zu unterschiedlichen Vitamin-A- und Zinkmangelzuständen. In den Hörschwellen lagen keine signifikanten Unterschiede vor.

183. H. Tomita (Tokyo):
Wirksamkeit der oralen Zinktherapie bei Geschmacksstörungen

In den letzten 7 Jahren (1981 – 1987) behandelten wir 1512 Geschmacksgestörte. Die Erkrankungsziffer der Geschmacksgestörten pro Lebensjahrzehnt der Bevölkerung zeigt eine drastische Vermehrung der Patientenzahl mit zunehmendem Alter. Man kann deshalb sagen, daß die rasche Vermehrung der Geschmacksgestörten ein Nebenprodukt der raschen Alterung der japanischen Bevölkerung ist. Die hauptsächlichen Ursachen der Geschmacksstörungen waren der Reihenfolge nach: medikamentös, Zinkmangel, idiopathisch, bei allgemeinen Erkrankungen, psychogen, nach Geruchsstörung und Schäden in der Mundhöhle usw. Idiopathische Dysgeusie konnten wir als den latenten Zinkmangel nach unseren Untersuchungen betrachten.

Die Behandlung der Geschmacksstörung soll mit passender Medikation je nach den Ursachen durchgeführt werden. In diesem Zeitraum behandelten wir 785 Fälle mit oraler Zinktherapie, das entspricht 52% der Gesamtzahl. Die besten Indikationen waren idiopathische und Zinkmangel-Dysgeusien, bei denen die Behandlung in 76% der Fälle wirksam war. Die Korrela-

Tabelle 1. Doppel-Blindversuch der oralen Zinkmedikation

Vergleich der Wirksamkeit zwischen den Gruppen von Zink-Glukonat und Placebo (χ^2 Test). (Analyse der idiopathischen u. zinkdefizienten Geschmacksgestörten)

	Zink-glukonat	Placebo	Summe
effektiv	23	13	36
unverändert	5	11	16
Summe	28	24	52

$$\chi^2 = 4,75 \; (p < 0,05)$$

Ridit-Analyse der Verbesserungsrate (Analyse der gesamten Fälle)

Grad der Verbesserung	Zink-Glukonat	Placebo
III	3 (8,6%)	0 (0%)
II	10 (28,6%)	8 (26,7%)
I	14 (40,0%)	10 (33,3%)
0	8 (22,9%)	12 (40,0%)
Summe	35 (100%)	30 (100%)

$$Z = 2,172 > 1,96 \; (p < 0,05)$$

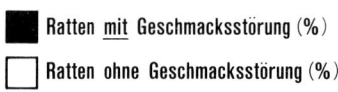

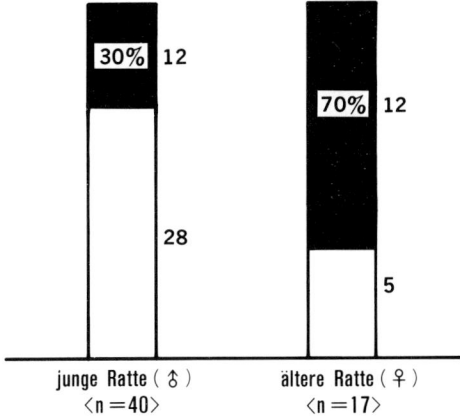

Exam. angefangen ab: 4~5w. alt   Exam. angefangen ab: 53~69w. alt
Exam. beendet mit   : 15~19w. alt   Exam. beendet mit   : 64~80w. alt

Abb. 1. Altersunterschied von Ausbruch der Geschmacksstörung hervorgerufen durch Zinkmangel bei Ratten

tion zwischen Prognose und Zeitraum bis zum Behandlungsbeginn auf die Wirksamkeit der Zinktherapie war bezeichnend. Also, je mehr Zeit zwischen Erkrankung und Behandlung vergeht, desto schlechter wird der Therapieeffekt.

Um diese klinische Wirkung der Zinktherapie noch mehr festzusetzen, führten wir Doppel-Blindversuche der oralen Zinkmedikation für die idiopathischen und von Zinkmangel betroffenen Geschmacksgestörten durch (Tabelle 1). Daraus ergab sich, daß die Wirksamkeit zwischen Zinkglukonat und Placebo mit dem Risiko von weniger als 5% bedeutend unterschiedlich war. Und auch bei einem Vergleich des Verbesserungsgrades war die mit Zink behandelte Gruppe nach der Ridit-Analyse effektiver als die Placebo-Gruppe (p < 0.05).

Eine enge Beziehung zwischen Geschmack und Zink haben wir auch im Tierexperiment festgestellt. Unter Zink-Mangelernährung bekommen die Ratten Geschmacksstörungen (Abb. 1). Die Ausbruchsrate sieht man bei älteren Ratten viel häufiger als bei jüngeren, das heißt 70% zu 30%. Im Falle der älteren Ratten wurden durch die Zusätze in den Lebensmitteln wie die Phytinsäure, die einen starken „Chelating"-Effekt des Metalls haben, die Geschmacksstörung hervorgerufen.

Mittels des SEM und TEM haben wir bewiesen, daß die Geschmacksknospe einer Ratte mit Geschmacksstörung durch Zinkmangel die Zerstörung der Mikrovilli und keine elektronendichte Substanz im

Porus und ferner die Verminderung der dichten Granula in den dunklen Geschmackszellen und die Erscheinung vieler Vakuolen in allen Größen in den Geschmackszellen zeigte.

Zink beteiligt sich an der Synthese von Eiweiß, RNA, DNA und auch noch Kollagen. Man kann deshalb vermuten, daß der Zinkmangel die Regeneration der Geschmackszellen verlängert, infolgedessen die Sensibilität der Geschmacksrezeptoren gesenkt wird. Nach der Mikroautoradiographie der Geschmackszellen mittels radioaktiven Thymidins bewiesen wir, daß die deutliche Verlängerung der Regenerationszeit der Geschmackszellen von zinkdefizienten Ratten mit Geschmacksstörung auf über 100 Stunden als Kontrolle verlängert wurde. Nach Gabe von Futter mit genügendem Zinkgehalt normalisierten sich die Geschmacksschwelle und die Regenerationszeit der Ratten mit Geschmacksstörung.

Nach unseren Experimenten konnten wir beweisen, daß die Besserung der Geschmacksstörung nach oraler Zinkmedikation auf Normalisierung der Regeneration der Geschmackszellen beruht.

P. Federspil (Homburg/Saar):
Welche Tagesdosierung in mg oder mg/kg empfehlen Sie?

H. Tomita (Schlußwort):
Perorale Zinkgabe birgt keine Gefahr der Überdosierung. Nur bei Aspiration von Zinkgas und bei TPN soll man die Dosis begrenzen. Wir verwenden bei Geschmacksstörungen Zinksulfat 100 mg (als Zn^{++} 22,5 mg) pro Mahlzeit, d. h. 300 mg pro Tag oder Zink-Glukonat 158 mg (= 22,5 mg Zn^{++}).

G. E. Shambaugh (Hinsdale/USA)

It gives me great pleasure to speak at the German Otorhinolaryngologic Society, and I am grateful for the opportunity to discuss the two papers on zinc.

The excellent electronmicroscopic studies by Dr. Löhle verify the importance of zinc as well as vitamin A for the function of the cochlea. The research by Dr. Tomita reminds us that zinc is necessary for five senses: taste, smell, vision, hearing, and balance. I compliment both of them for their original investigations.

A problem with zinc research is to persuade clinicians that this trace element is necessary, and that it is frequently deficient. Zinc deficiency has been recognized in man so recently (less than 30 years) that it is still not believed by many physicians, nor widely taught in medical school. We must persuade our colleagues that zinc deficiency is widespread in our society, with its refined foods and alcohol that lack this essential micronutrient, and that zinc deficiency increases with age with multiple health problems, including deafness, blindness, and impaired immunity causing susceptibility to infections and cancer.

Actually, zinc is the essential trace element most often deficient in the soil and in people worldwide. Zinc-deficient soil is likely in glaciated areas where iodine deficiency is frequent, in sandy soils with heavy rainfall, and in regions where wheat and other grains have been raised continually for hundreds, even thousands, of years. Such are the lands around the Mediterranean where congenital defects in babies are twice as frequent as elsewhere in Europe.

Today, with the predominant emphasis on drug therapy in my country, clinicians show little interest in nutrition. However, in my office patients, marginal or greater zinc deficiency is present in the majority, and increasingly in the elderly.

The possibility that zinc deficiency might be a factor in sensorineural hearing loss was first expressed by a letter that I received in 1979 from Professor Robert Henkin, a recognized expert on zinc deficiency causing impaired senses of taste and smell. He wrote, "I have a patient with proven zinc deficiency and impaired senses of taste, smell, and hearing. With supplementation, all three senses improved. Do you suppose that zinc deficiency might be a cause for deafness?"

At that time it was known that parts of the eye were very high in zinc, but no one had yet investigated the inner ear. Professor Santosh Kacker of the All India Medical Research Institute came to our laboratory in 1981 and assayed for zinc the soft tissues of the cochlea and vestibule of guinea pigs. He found a very high level of zinc, even higher than in the eye. The next year another of our Research Fellows confirmed this finding, and then assayed guinea pigs fed a zinc-deficient diet. Observe how the choroid of the eye progressively loses its zinc content during depletion. The iris at first increases its zinc content, but by eight weeks it too has lost its high zinc level. Then observe how the soft tissues of the vestibule increase their zinc content during depletion. We interpret this as a survival mechanism for the sense of balance, the most important for survival of all the senses. The cochlea also increases its content of zinc at two and four weeks, and at eight weeks its zinc level is decreasing, but not yet below normal. Further studies of chronic zinc deficiency over six months to a year are planned.

An extreme case of zinc deficiency occurred in a boy aged 12 with Wilson's disease of excess retained copper. To lower the copper, he was given the chelating agent penicillamine. His copper level came down, but at the same time he developed total alopecia, psoriasis-like skin lesions, and visual impairment. The doctors were mystified until the boy's father, a farmer, commented that his son's condition resembled zinc-deficient baby pigs. With a large zinc supplement over three years his hair grew back, his skin cleared, and his progressive visual impairment stabilized.

We learn three lessons from this case:

1. Zinc deficiency was not suspected.

2. Skin, hair, and eyes (retina) were involved.
3. A large zinc supplement was required for three years to correct the severe deficiency.

While severe zinc deficiency like this is rarely seen in patients, marginal deficiencies, with lowered serum zinc and symptoms relieved by supplementation, are frequent. In order of their frequency, symptoms are:

- Fragile fingernails that split, peel, and break
- Falling hair
- Adult acne
- Tinnitus and sensorineural hearing loss
- Macular degeneration
- Prostatitis and hypertrophy
- Night blindness
- Impaired taste or smell.

I consider optimum serum zinc to be above $0.90 \mu g/g$ levels. Lower levels indicate marginal deficiency.

The final proof of zinc deficiency is the response to supplementation. In a few patients with sensorineural hearing loss that progresses, a substantial improvement in hearing is obtained by supplementation. In others the progressive hearing loss is arrested or retarded by supplementation. Tinnitus improves in about one-third of elderly patients after zinc supplementation. Imbalance and vertigo are improved in a few.

A trial on zinc supplementation up to ten times the Recommended Daily Allowance of 15 mg is safe (10×15), as long as the copper level is monitored. Copper deficiency anemia is the complication of excessive zinc supplementation, although I have not encountered such a case in several thousand patients.

When should we look for zinc deficiency? It is more likely during the rapid growth of puberty and following pregnancy, due to the large amount of zinc needed and taken by the rapidly growing fetus. All animals instinctively eat their placentas following delivery to replenish their depleted zinc. Since the cows on my farm have been given a zinc supplement, they no longer do this. Women who, of course, do not eat their placentas, are likely to lose hair for a few months as a symptom of zinc deficiency until their zinc level is gradually restored from their diet.

In conclusion: for vision, taste, smell, hearing, and balance, zinc is an essential trace element. Zinc deficiency is being recognized as a cause of macular degeneration, the most frequent cause of blindness in the elderly. Zinc deficiency may be a frequent cause for presbycusis.

To correct zinc deficiency, I prefer zinc picolinate, 40 mg three times a day, with manganese 50 mg, vitamin B_6 100 mg, and Beta Carotene 15 mg, each taken once a day to facilitate the absorption and utilization of zinc. A balanced vitamin and mineral supplement should be taken at the same time.

I propose two principles that apply to deficiency of an essential trace element. First principle: Tissues or organs especially high in a particular essential trace element are likely to show functional and structural alterations from its deficiency. Examples: Iodine is high in the thyroid gland. Iodine deficiency causes goiter and myxedema. Iron is high in red blood cells. Deficiency causes anemia. Zinc is high in the eye and inner ear. Zinc deficiency leads to macular degeneration and sensorineural hearing loss.

Second principle: Tissues or organs that have been injured or damaged will be adversely affected by marginal deficiency of an essential trace element sooner than normal healthy tissues or organs. An example is acoustic trauma: further hearing loss and increased tinnitus from marginal zinc deficiency.

In the elderly — think zinc! Zinc has many actions in the body and has been called the single nutrient most essential for the immune system. Recognizing and correcting marginal zinc deficiency in the elderly will reduce the incidence of infections and cancer, and help to prevent blindness and deafness.

184. O. Michel, G. Weimbs, E. Stennert (Köln):
Zur Hörsturzbehandlung mit einem rheologisch-antiphlogistischen Infusionsschema

Eine antiphlogistisch-rheologische Infusionsbehandlung, welche aus dem bekannten Behandlungsplan zur idiopathischen Fazialisparese entwickelt wurde, scheint uns zur Zeit − angesichts der unklaren Genese des Hörsturzes und der bestehenden Diskussion über virale oder vaskuläre Ursachen − am ehesten und vollständig den vermuteten Pathomechanismus des Hörsturzes entgegenzutreten.

Anhand von 256 Patienten, die im Zeitraum vom Januar 1986 bis Juni 1989 an der Kölner Universitäts-HNO-Klinik mit einem Hörsturz behandelt wurden, wurde retrospektiv die Wirksamkeit des rheologisch-antiphlogistischen Behandlungsschemas (Tabelle 1) untersucht. Damit stand zur Auswertung eines der im Vergleich mit der Literatur größten konstant mit einem einheitlichen Schema behandelten Kollektive zur Verfügung. Seit 1989 wird Dextran versuchsweise durch HAES ersetzt.

55 der 256 Patienten wurden wegen eines symptomatischen oder beidseitigen plötzlichen Hörverlustes oder wegen eines abgeänderten Behandlungsschemas von der Auswertung ausgeschlossen. Die verbleibenden 201 Patienten wurden einem Vorschlag von Feldmann folgend nach Hörvermögen des Gegenohres und Behandlungsbeginn in sechs Gruppen aufgeteilt (Tabelle 2) und nach Bildung des

Mittelwertes der Hörverluste vor und nach Therapie statistisch ausgewertet.

Unabhängig vom Behandlungsbeginn zeigte sich eine signifikante Hörerholung bis 21 Tage nach Erkrankungsbeginn (Gruppe A−D), wobei sich in den beiden Gruppen der Patienten mit einer vorbestehenden Schädigung des Gegenohres (Gruppe B, D) die Hörerholung nur bis zu den Werten des Gegenohres vollzog. Zusätzlich zeigte die Erholung in diesen Gruppen eine Abhängigkeit vom Lebensalter; je höher das Alter, desto schlechter die Erholung. Allerdings war der Hörgewinn in den hohen Frequenzen um so vollständiger und schneller, je früher behandelt wurde. Auch zeigten sich Unterschiede in der Geschwindigkeit der Hörerholung, die in den beiden Gruppen mit frühem Behandlungsbeginn (A, B) bei frühem Behandlungsbeginn innerhalb der ersten 3 Tage ihr Maximum erreichte, während bei Hörstürzen, die älter als 7 Tage waren, oder bei denen ein vorgeschädigtes Gegenohr vorlag, ein Erholungsmaximum nach 4−6 Tagen eintrat (Gruppe C u. D). Nicht signifikant war die Hörerholung in Gruppe F mit einer Surditas in mindestens zwei Frequenzen.

Tabelle 1. Rheologisch-antiphlogistisches Behandlungsschema

Behandlungs-tage	Dextran 40 mit Sorbit o. Mannit (ml/Tag)	Pentoxiphyllin (ml/Tag)	Cortison-Prednisolon-Äquivalent (mg/Tag)
1	2×500/16 Std	15	2×50
2	2×500/16 Std	15	2×50
3	2×500/16 Std	15	2×37,5
4	500/8 Std	15	75
5	500/8 Std	15	50
6	500/8 Std	15	50
7	500/8 Std	15	25
8	500/8 Std	15	25
9	500/8 Std	15	20 (per os)
10	500/8 Std	15	17,5 (per os)

Tabelle 2. Gruppenaufteilung der $n = 201$ Patienten

Therapiebeginn	Normalhöriges Gegenohr	Hörgemindertes Gegenohr
<7 Tage	**Gruppe A** Alter: 37,4 ± 12,9 $n = 101$	**Gruppe B** Alter: 52,3 ± 13,4 $n = 45$
>7 Tage u. <21 Tage	**Gruppe C** Alter: 37,2 ± 11,8 $n = 20$	**Gruppe D** Alter: 63,1 ± 6,8 $n = 9$
>21 Tage	**Gruppe E** Alter: 41,9 ± 9,3 $n = 9$	

185. Ch. Desloovere, A. Weber (Frankfurt):
Zur Wertigkeit der Vestibularisprüfung beim Hörsturz

In der Zeit von 1980 bis 1990 wurden an der HNO-Klinik des Universitätsklinikums in Frankfurt 600 Hörsturzpatienten behandelt: 131 gaben bei der Aufnahme Schwindel an, 469 nicht.

Es fand sich kein Unterschied hinsichtlich Alter der Patienten, Geschlechtsverteilung, Intervall bis zum Therapiebeginn und Schweregrad des Hörsturzes zwischen beiden Gruppen. Die Hörsturzpatienten wurden stationär nach unterschiedlichen Therapieschemata behandelt: 332 mit Hydroxyethylstärke/Pentoxiphyllin

(HP), 76 mit Hydroxyethylstärke/Pentoxiphyllin/Naftidrofuryl (HPN), 76 mit Dextran/Pentoxiphyllin (DP) und 76 mit Physiologische Kochsalzlösung (P)-Infusionen. Die mittlere prozentuale Hörverbesserung für die Frequenzen 500, 1000, 2000 und 4000 Hz (MHV), d. h. die prozentuale Verbesserung im Vergleich zum anfänglichen Hörverlust, ist signifikant schlechter auf einem Niveau von 0,05 bei Patienten mit Schwindel (28,2% ± 3,3) als bei Patienten ohne Schwindel (40,7% ± 1,5). Bei den Hörsturzpatienten mit Schwindel schneiden die HPN- und DP-Gruppen schlechter ab wie die HP-Gruppe.

Eine Untersuchung des Spontannystagmus mit der Frenzelbrille, Lage- und Lagerungsprüfung, Rombergscher und Unterbergerscher Versuch erfolgten nicht systematisch bei Aufnahme. Eine Elektronystagmographie (ENG) mit Bestimmung des Spontannystagmus, kalorische und postrotatorische Reizung wurde bei 438 Patienten (73%) durchgeführt. Bei der kalorischen und postrotatorischen Prüfung wird eine Seitendifferenz von mehr als 40% als signifikant gewertet. Es fanden sich genau soviel pathologische ENG-Befunde bei Patienten mit Schwindel (70%) wie auch bei Patienten ohne Schwindel (67%). Weiter konnten wir keine Korrelation zwischen der MHV und dem ENG-Befund (Untererregbarkeit, Spontannystagmus) feststellen. Morgenstern et al. (1983) fanden jedoch eine Korrelation der Prognose mit dem am Aufnahmetag unter der Frenzelbrille festgestellten Spontannystagmus. Wie sind unsere Befunde zu interpretieren? Durchschnittlich erfolgte das ENG 14 Tage nach dem akuten Ereignis, so daß z. B. eine zentrale Kompensation einsetzen konnte. Darüber hinaus dürften falschpositive Befunde und Vorschäden vorliegen.

Unter den Patienten mit akutem Hörverlust fanden sich in den letzten 3 Jahren auch 6 Patienten mit einem Kleinhirnbrückenwinkeltumor. Der typische bei Akustikusneurinomen beschriebene Befund einer Untererregbarkeit auf der Seite des Tumors fand sich nur bei einem Patienten. Bei 2 Patienten bestand eine Untererregbarkeit auf der Gegenseite, die anderen 3 hatten ein zentrales Richtungsüberwiegen. Nur 1 Patient klagte über Schwindel. Bei allen Patienten wurde die Diagnose durch eine pathologische BERA mit darauffolgendem CT und/oder NMR gestellt. Nur 3 bis 10% (Haid 1990) der Akustikusneurinome manifestieren sich als „Hörsturz". In einer Nachuntersuchung an

400 Akustikusneurinomen fand Haid (1990) eine seitengleiche Erregbarkeit bei der kalorischen Prüfung bei 25% der kleineren Tumoren. Bei den anderen fand sich oft eine absolute Untererregbarkeit oder Unerregbarkeit. Bei über 90% der Patienten konnte ein Lage- oder Lagerungsnystagmus provoziert werden.

Zusammenfassend halten wir bei Hörsturzpatienten vor allem die Anamnese (Schwindel oder nicht) und eine klinische Vestibularisprüfung bei Aufnahme (Nystagmusprüfung mit der Frenzelbrille, Romberg, Unterberger, Lage- und Lagerungsprüfung) für wichtig. Hörsturzpatienten mit Schwindel haben eine deutlich schlechtere Prognose. Wir fanden keine Korrelation der Prognose mit dem ENG-Befund. Für die Diagnose eines Akustikusneurinoms ist eine kalorische Unter- oder Unerregbarkeit bei langsam progredienter Innenohrschwerhörigkeit ein wichtiger Hinweis; bei akuten Hörverlusten hat die kalorische Prüfung im Intervall möglicherweise einen geringeren Stellenwert. Die BERA hat die größte Aussagekraft.

J. Heermann (Essen): Seit mehr als 5 Jahren beobachten wir, daß bei Hörsturzpatienten fast ausnahmslos (abgesehen von Akustikustumoren etc.) die Tube auf der betroffenen Seite weiter ist als auf der gesunden Seite. Im Verlauf der Infusionstherapie bessert sich auch die Funktion der Tube. Je relativ weiter die Tube, um so günstiger die Prognose für die Hörsturzbehandlung. Haben Sie regelmäßig die Tubenfunktion untersucht?

R. Hagen (Würzburg): Wenn ich Ihr zweites Dia über die audiologischen Ergebnisse richtig interpretiere, dann kommt in der Gruppe mit den Schwindelanfällen die physiologische Kochsalzlösung tatsächlich auf die besten audiologischen Ergebnisse! Auch in Ihrem Vortrag wird lediglich von HAES-Lösung gesprochen! Welche Lösung haben Sie eingesetzt und welche Nebenwirkungen haben Sie auf das HAES beobachtet?

Ch. Desloovere (Schlußwort):
Wir verwenden Hydroxyethylstärke 10% 200/0,5. Durch Ehrly (1987) konnte ein signifikanter rheologischer Effekt von Hydroxyethylstärke 10% 200/0,5 nachgewiesen werden.

In einer prospektiven Studie fanden wir keine unterschiedlichen Ergebnisse zwischen einer Infusionstherapie mit physiologischer Kochsalzlösung und Hydroxyethylstärke/Pentoxiphyllin-Infusionen. Wir fanden erstaunlicherweise eine 40% Behandlung der Hörsturzpatienten mit Schwindel. Die Zahl der Patienten ist aber zu gering und die Differenz ist nicht signifikant.

Wir haben bei Hydroxyethylstärke-Infusionen in 30% einen Juckreiz bemerkt. Bei gleichzeitiger parallel laufender Infusion mit 500 ml Ringer scheint die Juckreizhäufigkeit deutlich geringer zu sein.

186. D. Ullrich, G. Aurbach (Göttingen):
Der „Hörsturz" bei Kindern: Symptome, Verlauf und Prognose

Obwohl vereinzelte Berichte über die akute Hörminderung/-verlust im Kindesalter vorliegen, ist diese Erkrankung sowohl von pädiatrischer als auch otolaryngologischer Seite bislang nahezu unbekannt. Es erschien deshalb sinnvoll, die Symptome, den Verlauf und die Prognose des „Hörsturzes" bei Kindern und Jugendlichen in einer retrospektiven Studie aufzuarbeiten.

Methode: Die Untersuchung berücksichtigt 14 Kinder (7 männl., 7 weibl.) im Alter von 4 bis 17 Jahre (medianes Alter: 14 Jahre), die zwischen 1976 und 1988 in der HNO-Klinik der Universität Göttingen behandelt wurden. Bei einem der Kinder lag eine connatale Hypothyreose vor, bei einem anderen Kind eine Fallot'sche Tetralogie (Zustand nach Korrektur-Op.). Ansonsten war die Anamnese der Kinder bezüglich hereditärer Schwerhörigkeit, neurologischer Entwicklung, Stoffwechselerkrankung, Schädel-Hirn-Trauma oder Medikamenten-Einnahme unauffällig. Alle Kinder wurden eingehend HNO-ärztlich, audiologisch (einschließlich ERA-Untersuchung), neurologisch (einschließlich CT des Schädel, EEG, LP) und internistisch (in einigen Fällen einschließlich virologischer Untersuchungen) abgeklärt.

Ergebnisse

Bei allen Patienten trat eine Hörminderung auf, die bei jüngeren Kindern (< 14 Jahre) in 6 von 7 Fällen erst durch die Eltern bemerkt wurde, da die Kinder selbst keine Beschwerden angaben. Als Folge des scheinbar geringeren Leidensdrucks bei den jüngeren Kindern (< 14 Jahre) dauerte es bei diesen sehr lange (Median 6 Monate), bevor diagnostische und therapeutische Maßnahmen eingeleitet wurden. Bei Jugendlichen (14 − 17 Jahre) betrug der Zeitraum zwischen Auftreten der Hörminderung und Vorstellung beim Arzt ca. 3 Tage (r_s: 0,733; $P < 0,005$; $n = 14$). Tinnitus bestand bei 92% der Kinder, wobei wiederum die Kinder unter 14 Jahre wenig unter diesem Symptom litten. Über Schwindel klagten nur die älteren Jugendlichen (> 14 Jahre), obwohl auch bei einem 13jährigen Jungen ein Vestibularisausfall vorlag.

Bei 64% (9 von 14) der Kinder lag ein pantonaler Hörverlust vor, bei 21% (3 von 14) ein Hochton- und bei 14% (2 von 14) ein Tieftonverlust.

Die Therapie bestand aus Infusionen mit 6% HAES (bzw. Dextran), Pentoxiphyllin (bzw. Naftidrofuryl) und Gaben von Corticosteroiden. Trotz innerhalb von 5 Tagen einsetzender medikamentöser Therapie ertaubten 22% der behandelten Kinder (2 von 9) und 11% behielten Restschäden zurück. Eine vollständige Remission wurde bei 67% aller therapierten Kinder beobachtet. Insgesamt ertaubten 29% aller Kinder, die in der Studie erfaßt wurden.

Schlußfolgerungen

 - Es gibt einen Hörsturz im Kindesalter.
 - Die Symptome Hörminderung, Tinnitus und Schwindel ähneln denen des Erwachsenen.
 - Kinder unter 14 Jahre leiden nur sehr wenig unter der Symptomatik, was auf die Bedeutung der elterlichen Beobachtung bei der Frühdiagnose hinweist.
 - Der geringe Leidensdruck bei Kindern unter 14 Jahren führt zu verzögerter Diagnostik und Therapie.
 - Die Prognose des kindlichen „Hörsturzes" ist schlecht. Dennoch sollte unseres Erachtens unbedingt der Versuch einer medikamentösen Therapie unternommen werden.
 - Zukünftiges Ziel sollte es sein, durch frühzeitiges Erkennen der Erkrankung die Therapie rechtzeitig einzuleiten, um die Prognose der betroffenen Kinder möglicherweise zu verbessern.

187. B. Negri, K. Schorn (München): Lärmschwerhörigkeit und Tinnitus

Ohrgeräuschen kommt bei der Begutachtung von Lärmschwerhörigkeiten eine große Bedeutung zu. Dabei ist nicht nur entscheidend, ob ein Tinnitus bestimmt werden kann oder nicht. Vielmehr kann ein vorliegender Ohrton aufgrund seiner Frequenzcharakteristik einer Lärmschwerhörigkeit bzw. einer Schwerhörigkeit anderer Genese zugeordnet werden. Das Ohrensausen bei der Lärmschwerhörigkeit liegt charakteristischerweise bei 3000 Hz und darüber und somit im Frequenzbereich des maximalen Hörverlustes. Tinnitus unter 1000 Hz ist in der Regel nicht lärmbedingt, spricht für das Vorliegen einer lärmunabhängigen Komponente der Schwerhörigkeit und sollte, wenn überhaupt, nur nach ganz exakter differentialdiagnostischer Abklärung als berufsbedingt anerkannt werden.

Die Arbeit wird in der Zeitschrift „Laryngologie − Rhinologie − Otologie" ausführlich publiziert.

G. Lange (Wuppertal): Wie weisen Sie einem Simulanten nach, daß das von ihm geklagte Ohrensausen gar nicht besteht?

W. W. Kuchler (Graz): Tinnitus bei chronischer Lärmschwerhörigkeit besteht in der Regel lange Zeit, wobei Patienten häufig eine Qualitätsänderung des Ohrgeräusches angeben. Sind diese Aspekte für die Begutachtung von Relevanz?

B. Negri (Schlußwort):

Zu Herrn Lange: Simulation findet man in der Regel nicht nur bei der Obertonbestimmung, sondern auch den anderen Hörtests, wo sie sich audiologisch nachweisen läßt. Tinnitus-simulierende Patienten können meistens die Frequenz ihres Obertons nicht korrekt angeben. Meist findet man Differenzen zwischen der Verdeckbarkeit mit Schmal- und Breitbandrauschen dahingehend, daß die Verdeckbarkeit mit BBR schlechter angegeben wird. Der Simulant kann meist keine bisher durchgeführten Therapieversuche angeben.

Zu Herrn Kuchler: Patienten werden grundsätzlich gefragt, ob der Ohrton in Qualität und Frequenz wechselt. In der Regel klagen die Patienten nicht über einen Wechsel von Frequenz und Lautstärke, abges. von der Beeinflussung des Tinnitus durch Hintergrundgeräusche.

188. D. Nekahm, M. Hermann, A. Heiss, F. Frank (Wien):
Rückbildungstendenz der Rekurrensparese nach Strumektomie

Bei einer groß angelegten retrospektiven Studie wurden 238 Patienten (219 Frauen, 19 Männer, Durchschnittsalter 55 Jahre) laryngologisch kontrolliert, bei denen am 3. bis 5. postoperativen Tag nach Strumektomie durch einen HNO-Arzt eine Rekurrensparese diagnostiziert worden war, die präoperativ nicht bestanden hatte. Die Kontrolluntersuchung erfolgte ein bis acht Jahre nach der Operation.

Bei 20 Patienten hatte eine beidseitige Rekurrensparese bestanden, bei 7 Patienten mit einseitiger Rekurrensparese durch frühere Operation wurde postoperativ eine beidseitige Parese diagnostiziert, bei 211 Patienten bestand eine einseitige Rekurrensparese. Von insgesamt 258 bei oder nach der Operation aufgetretenen Paresen waren zum Zeitpunkt der Kontrolle 146 (56,6%) rückgebildet, 112 bestanden noch. Die Rückbildungsrate war je nach Schilddrüsenerkrankung unterschiedlich: Bei den benignen Strumen lag die Rückbildungsrate nach Erstoperation mit 85 von 118 Rekurrensparesen bei 72%, nach Rezidivoperation mit 32 rückgebildeten Rekurrensparesen von 80 nur bei 40%. Bei den malignen Strumen waren mit 29 von 60 Paresen etwa die Hälfte (48,3%) der Rekurrensparesen rückgebildet.

Bei den noch bestehenden Rekurrensparesen war die Stimmlippe in 71% der Fälle (79 Paresen) in Paramedianstellung fixiert, in 11% (12) in Intermediärstellung, in 10% (11) in Medianstellung, bei 4% (5) in Lateral- oder Kadaverstellung. Bei 4% (5) lag eine St. p.-Laterofixation vor.

5 Patienten gaben das Auftreten der Heiserkeit erst ab dem 2. bis 5. postoperativen Tag an. In diesen Fällen könnte eine Spätparese angenommen werden. Bei 3 von ihnen war die grobe Stimmlippenmotilität bei der Kontrolle wieder normal, bei 2 bestand noch eine Rekurrensparese, die Stimmlippen waren in Paramedianstellung fixiert.

Um retrospektiv den Zeitpunkt der Rückbildung zu ermitteln, wurden die Patienten (122 Patienten, bei denen sich die postoperativ diagnostizierte einseitige Rekurrensparese wieder rückgebildet hatte) nach dem Zeitpunkt der Besserung der Heiserkeit befragt: 9% (11 Pat.) hatten schon postoperativ keine Heiserkeit bemerkt. Bei 12% (15 Pat.) trat die Besserung innerhalb des ersten Monats ein, bei 25% (32 Pat.) 1 bis 2 Monate, bei 29% (36 Pat.) 2 bis 4 Monate, bei 7% (9 Pat.) 4 bis 6 Monate und bei 3% (3 Pat.) 6 bis 12 Monate nach der Operation. 7% (8 Pat.) konnten den Zeitpunkt der Besserung der Heiserkeit nicht mehr angeben, 8% (10 Pat.) hatten keine Besserung der Heiserkeit bemerkt. Bei diesen wurde eine funktionelle Stimmstörung oder eine chronische Laryngitis diagnostiziert.

Die Beurteilung der durchgeführten Therapie (Elektrotherapie, logopädische Übungsbehandlung) erscheint retrospektiv nicht aussagekräftig, es läuft diesbezüglich eine prospektive Studie.

189. V. Schermuly (Kiel):
Klinische Ergebnisse nach endonasaler Nasennebenhöhlenoperation

Die insbesondere auf Messerklinger zurückzuführenden Erkenntnisse über die Schlüsselrolle des vorderen Siebbeins für das Schicksal der nachgeordneten Nasennebenhöhlen haben eine funktionell orientierte Chirurgie inauguriert. Patienten mit chronischer Sinusitis werden daher in unserer Klinik seit einigen Jahren grundsätzlich über den mittleren Nasengang operiert. Das Ziel besteht in der Wiederherstellung der Belüftungs- und Drainagewege im Bereich des zum vorderen Siebbein gehörenden Infundibulums.

Bei der von uns geübten Operationstechnik nach H. Rudert wird neben den Endoskopen das Operationsmikroskop und das selbsthaltende Nasenspekulum verwendet, welches u.a. ein beidhändiges Operieren ermöglicht.

Die endonasal operierten Patienten werden über mindestens ein halbes Jahr nach der Operation in einer speziellen Nasennebenhöhlensprechstunde betreut. Die hier vorgestellten Ergebnisse rekrutieren aus einer geschlossenen Serie von 142 Patienten aus dieser Sprechstunde.

Die meisten Patienten (91%) wurden wegen einer Polyposis operiert. In 24% der Fälle konnte eine allergische oder pseudoallergi-

sche Rhinopathie nachgewiesen werden. Die häufigsten waren 13% Hausstaubmilbenallergien und 7% ASS-Intoleranzen.

In allen Fällen begann der Eingriff mit einer Infundibulotomie mit Darstellung und ggf. Erweiterung des natürlichen Kieferhöhlenostiums. Das hintere Siebbein und ggf. die Keilbeinhöhle wurde in 72% der Fälle eröffnet. Über die Erweiterung des Ostiums hinausgehende Kieferhöhlenoperationen wurden bei 53% und Septumkorrekturen wurden bei 34% der Patienten durchgeführt.

Die präoperativen Gesamtbeschwerden wurden von 86% des Kollektivs als stark, von 13% als mäßig und von 1% als gering bezeichnet. Ein halbes Jahr nach der Operation hatten noch 10% starke, 16% mäßige, 19% geringe und 55% gar keine Beschwerden.

Insgesamt gaben 88% der Patienten postoperativ zumindest eine Besserung an.

Eine mäßige bis starke Nasenatmungsbehinderung wurde in 83% als häufigste präoperative Einzelbeschwerde genannt. Postoperativ klagten nur noch 8% über eine Nasenatmungsbehinderung. 44% der Patienten gaben eine wesentliche präoperative Riechminderung, davon jeder zweite sogar ein subjektiv völlig aufgehobenes Riechvermögen, an. Die postoperative Quote betrug diesbezüglich 9%. 39% der Patienten klagten präoperativ über wesentliche Kopfschmerzen, besonders Stirnkopfschmerzen. Postoperativ klagten nur noch 5% über Kopfschmerzen.

Für die häufigsten Einzelbeschwerden ergab sich somit eine Erfolgsquote von 79–91%.

Zu den weniger häufigen aber dennoch wichtigen präoperativen Beschwerden zählte ein wesentliches Asthma bronchiale von 12 Patienten entsprechend 9%. Diese Quote sank postoperativ auf 5%.

Bei den endoskopischen Kontrollergebnissen beschränke ich mich auf die 129 Patienten mit einer präoperativen Polyposis. 94 Patienten (73%) boten bei der Kontrolle freie und reizlose operierte Nebenhöhlengebiete. Bei 15% fanden sich ganz geringfügige, nicht blockierende Polypen bei weit überwiegend reizlosen Verhältnissen. Lediglich 12% des Kollektivs boten bei der Kontrolle ausgedehntere oder zur Blockierung neigende Rezidivpolypen. Bei 4 dieser Patienten entsprechend 3% war es ein 1/2 Jahr nach der Operation sogar zu einer erneuten vollständigen polypösen Verlegung der Siebbeine gekommen.

Die Quote einer deutlichen Rezidivpolyposis lag bei Patienten mit einer allergischen oder pseudoallergischen Rhinopathie mit 24% deutlich über der der übrigen Patienten mit 8% Rezidiven.

Auch das präoperative Ausmaß der Polyposis erwies sich als wesentlicher Faktor für das postoperative endoskopische Ergebnis. In 35 Fällen war die Polyposis präoperativ auf das vordere Siebbein und z. T. auf die Kieferhöhle beschränkt. Hier ergaben sich die besten Kontrollergebnisse. 91% waren ohne Rezidive. Nur 3 Patienten entsprechend 9% zeigten eine geringe Polyposis. In einer zweiten Gruppe von 33 Patienten betraf die präoperative Polyposis das gesamte Siebbein und z. T. die Keilbeinhöhle. Die Kontrolle ergab hier 21% meist wesentliche Polypenrezidive. Am schlechtesten waren die Ergebnisse bei einer präoperativ diffusen polypösen Pansinusitis. In dieser zahlenstärksten Gruppe von 61 Patienten fanden sich in 41% Rezidivpolypen.

D. Kleinfeldt (Rostock): Es wurde detailliert auf die Rezidive eingegangen und die Frage richtet sich auf die Wertigkeit der Nachbehandlung wie z. B. des Einsatzes von Beclomet-Spray bei Patienten mit Allergie.

W. W. Kuchler (Graz): Haben Sie histologische Kriterien der Polyposis herausgearbeitet, die die Aussage erlauben könnten, ein Polyp des histologischen Bildes A hat die hohe Wahrscheinlichkeit zu rezidivieren, einer des histologischen Bildes B jedoch nicht?

V. Schermuly (Schlußwort):
Zu Herrn Kleinfeldt: Postoperativ-medikamentös. Wir geben ein Antibiotikum, z. B. Doxycyclin für 1 bis 3 Wochen sowie bei Polyposispatienten ein topisches Kortikoid über 3 Monate.

Zu Herrn Kuchler: Eine Korrelation zwischen einer Rezidivpolyposis und dem histologischen Bild, etwa einer Eosinophilie, war nicht auffällig.

Podiumsdiskussion mit Beteiligung der Zuhörer:
Probleme in der Diagnostik und Therapie von Gleichgewichtsstörungen

Moderatoren: H. Scherer, Berlin
                    K. F. Hamann, München

Sitzungsleiter: E. Stennert, Köln
                    H. Weidauer, Heidelberg

Onkologie IV

190. R. Knecht, R. Bettinger, M. Lörz, R. Roitmann (Frankfurt): Immunhistochemische Untersuchungen zur Tumorimmunität bei HNO-Karzinomen

Wir haben in 30 Plattenepithelkarzinomen des HNO-Bereichs mit immunhistochemischen Methoden das lymphomakrophagozytäre Zellinfiltrat des Tumorstroma untersucht, begleitend dazu das histopathologische Grading nach WHO, das Kerngrading nach Black (1969) und die Tumorzellproliferationsrate der Karzinome bestimmt. Dabei zeigte sich bei den T-Zellen und den T-Zell-Subpopulationen, ermittelt durch die Antikörper T1, T3, T4, T8 (Antikörper Dakopatts, Hamburg), ein relativer Häufigkeitsgrad von 5 bis 10% bezogen auf 2000 ausgezählte Zellen (markierte Zellen plus Tumorzellen) in zufällig verteilten Gesichtsfeldern. β-Lymphozyten und natürliche Killerzellen, nachgewiesen durch die Antikörper LEU7 und LEU19 (Antikörper, Ortho, Heidelberg), ließen sich nur vereinzelt und in wenigen Fällen nachweisen. Hingegen fanden wir am häufigsten mit dem Antikörper EBM11 (Dakopatts, Hamburg) ermittelte Makrophagen, die in zwei Drittel der Fälle 20 bis 30% der ausgezählten Zellen ausmachen.

Nach Gliederung der Tumoren in das histopathologische Grading nach WHO zeigte sich, daß mit steigender Entdifferenzierung von G1 nach G3 eines Karzinoms ein häufigeres Auftreten, insbesondere von T3-Lymphozyten und EBM11-Makrophagen, verbunden ist. Innerhalb der Gradingklassen war kein Überwiegen der T-Zell-Subpopulationen zu verzeichnen. Die Klassifizierung der Tumoren nach dem Kerngrading der Tumorzellen ergab, daß stärkere Kernatypien mit größeren Häufigkeiten von Lymphozyten und Makrophagen vergesellschaftet sind. Am ausgeprägtesten war diese Beziehung bei den T4-Lymphozyten. Hochsignifikante Ergebnisse konnten bei der Bestimmung der Tumorzellproliferationsrate durch den Antikörper Ki67 (Dakopatts, Hamburg) ermittelt werden. T-Zellen und ihre Subpopulationen, sowie die untersuchten Makrophagen waren um so häufiger in Tumorstroma vorhanden je stärker der Tumor proliferierte. Bei einer Tumorzellproliferationsfraktion von mehr als 30% war z. B. der relative Anteil der EBM11-Makrophagen um das 2fache, der der CD3-Lymphozyten um das 3fache erhöht.

T4- und T8-Zellen waren in den einzelnen Proliferationsklassen gleich häufig vertreten.

Insbesondere nach neueren Arbeiten zu mononukleären Stromazellen bei Malignomen vermuten wir, daß der eher prognostisch ungünstige Einfluß einer Tumorzellentdifferenzierung und einer gesteigerten Tumorzellproliferation neben der diesen Tumoreigenschaften innewohnenden Tumorigenität auch darauf zurückzuführen ist, daß diese den Einfluß tumorwachstumsfördernder Faktoren im Stroma über eine Steigerung der Infiltratsdichte von Lymphozyten und Makrophagen begünstigen.

H. Bier (Mannheim): Aus zwei Gründen müßten die an den immunhistochemischen Befunden orientierten Aussagen bezüglich der funktionellen Bedeutung der Zellinfiltrate erheblich eingeschränkt werden:

1. Monoklonale Antikörper können zwar Subpopulationen phänotypisch unterscheiden, aber sie erlauben keine Unterscheidung, ob diese Kompartimente „für oder gegen" den Tumor arbeiten bzw. ob überhaupt eine immunologische Erkennung des Tumors stattgefunden hat.
2. Tumoren des HNO-Bereiches sind in aller Regel superinfiziert, d. h. es liegt immer eine Überlagerung von vermeintlich Tumorzell-gerichteten und gegenüber Bakterien/Toxinen/Pilzen aufgebauten Immunreaktionen vor.

Eine funktionelle Analyse des Tumorinfiltrates läßt sich z. Zt. nur über eine Isolierung der Kompartimente und Austestung autologer Tumorantworten erreichen.

191. F. Wallner, H. Maier, A. Born, H. Busch, M. Altmannsberger (Heidelberg/Gießen): Immunhistochemische Charakterisierung von therapieresistenten Plattenepithelkarzinomen

Plattenepithelkarzinome des oberen Aerodigestivtraktes zeigen in ca. 20% eine Koexpression von mindestens zwei Intermediärfilamentklassen. Das bedeutet, daß sich immunhistochemisch in einzelnen Karzinomzellen nicht nur das zu erwartende Keratin nachweisen läßt, sondern auch Vimentin, das im Regelfall Bindegewebszellen zuzuordnen ist, und, wenn auch seltener, die übrigen Intermediärfilamente. Bei Untersuchungen zum Phänomen der Koexpression ergab sich der Eindruck, daß koexprimierende Karzinome insgesamt ein schlechteres Grading aufwiesen, sie auf antineoplastische Therapie schlechter ansprachen und bei ihnen früher Rezidive auftraten.

Um der Frage nachzugehen, ob eine Differenzierung zwischen Tumoren unterschiedlicher Prognose möglich ist, führten wir eine immunhistochemische Charakterisierung mit Hilfe eines Panels von Antikörpern durch:

Zunächst mit Antikörpern gegen Intermediärfilamente: KL1 (Mehrzahl der Keratinpolypeptide), CK19 (Keratin 19), V9 (Vimentin), GF2 (GFAP) und SMI31 (Neurofilamente H-Ph). Weiterhin mit Leukozytenmarkern, die z. T. auch mit Karzinomen reagieren: M1 (CD15), Ber H2 (CD30) und LN1 (CD w75). Schließlich DK-22 (HLA-DR), RPN.513 (EGF-Rezeptor) und Ab-1 (P-Glycoprotein des Multidrug Resistance Gene).

Wir untersuchten zwei Kollektive von Patienten mit Karzinomen im Kopf-Hals-Bereich, von denen das eine nach Chemotherapie und/oder Radiatio eine Tumorremission zeigte (n = 8), das andere nicht (n = 10). Die Lokalisation reichte von der Mundhöhle bis in den Hypopharynx, das Staging ergab T3–T4-Tumoren mit regelmäßiger cervicaler Metastasierung. Zur Visualisierung einer positiven Antikörperreaktion wurde als Routineverfahren die APAAP-Methode eingesetzt, zum zweifelsfreien Nachweis zweier Antigene in einer Zelle die Doppelimmunfluoreszenz.

Alle Karzinome reagierten mit KL1 und CK19 kräftig, wenn auch heterogen. Vier waren positiv für V9, zwei für GF-2. Von den Leukozytenmarkern zeigten LN1 fast regelmäßig eine kräftige, heterogene Reaktion, M1 seltener eine heterogene, oft nur membranöse Anfärbung und Ber H2 vereinzelt eine schwache, diffuse Positivität. HLA-DR und der EGF-Rezeptor waren nur in Einzelfällen nachweisbar.

Insgesamt waren keine signifikanten Unterschiede zwischen therapieresistenten und auf Therapie ansprechenden Karzinomen nachweisbar. Auch präliminare Studien mit dem Antikörper gegen das Produkt des Multidrug Resistance Gene führten nicht weiter, da sich hier sowohl bei therapierten als auch bei nichttherapierten Karzinomen fast immer eine positive Reaktion fand.

Zusammenfassend läßt sich sagen, daß weder die von uns beobachtete Koexpression, vermutlich ein Zeichen genetischer Deregulation, noch die weiteren von uns verwendeten Zellmarker eine prognostische Relevanz bezüglich der Therapiesensitivität aufweisen.

192. M. K. Steuer, H.-J. Gabius, A. Bardosi, R. Matthias (Köln/Göttingen/Detmold): Histochemische Identifizierung endogener Zuckerrezeptoren (Lektine) bei Kopf-Hals-Plattenepithelkarzinomen

Erkennungsprozesse zwischen Zellen werden neben dem Code-System der Aminosäuren durch spezifische Protein-Zucker-Wechselwirkungen vermittelt. Solche Lektin-Kohlenhydrat-Interaktionen stellen einen entscheidenden Faktor für normale Entwicklungsvorgänge – nämlich Wachstum, Erhaltung und Regeneration von Geweben – dar. Qualitative Veränderungen im Rezeptormuster (Lektinmuster) können invasiv-destruierende Prozesse induzieren. In Gewebekulturen wurden bei verschiedenen Tumorzellinien endogene Lektine mit mitogener und wachstumsregulierender Potenz nachgewiesen (Lotan et al. 1985; Gabius 1987). Gabius et al. (1989) konnten zeigen, daß die Ausreifung normaler Trophoblastzellen mit einer Abnahme der (Neo)glykoproteinbindungskapazität einhergeht. Sowohl Trophoblastzellen unterschiedlichen Gestationsalters und damit unterschiedlicher Invasionspo-

tenz als auch maligne Chorionepitheliome wiesen jeweils unterschiedliche Lektinmuster auf, was durch affinitätschromatographische und gelelektrophoretische Analysen bestätigt wurde. Bei zahlreichen anderen Malignomen sprechen histo- und biochemische Untersuchungen für direkte Zusammenhänge zwischen der Expression endogener Zuckerrezeptoren und dem biologischen Verhalten der Tumoren.

Bei Tumoren des HNO-Bereiches wurde der Nachweis von Lektinen noch nicht geführt; der vorliegenden Arbeit liegt folgende Fragestellung zugrunde: Besitzen die HNO-Plattenepithelkarzinome endogene Lektine? Liegt ihnen ein spezifisches Verteilungsmuster zugrunde?

Als Analysemittel wurden im Max-Planck-Institut für Experimentelle Medizin, Göttingen, (H.-J. Gabius) hergestellte natürliche, desialylierte oder mit einem Trägerprotein gekoppelte, chemisch modifizierte, biotinmarkierte (Neo)glykoproteine mit unterschiedlichen Zuckerketten – meist Oligosacchariden – verwendet.

Intraoperativ gewonnenes Tumorgewebe wurde bis zur Aufarbeitung in Paraffin eingebettet. Es erfolgte die übliche Entparaffinierung, die Inkubation der Schnitte mit dem entsprechenden Kohlenhydrat-BSA-Konjugat sowie die anschließende Inkubation mit einem Avidin-Biotin-Peroxidase-Komplex. Durch eine modifizierte DAB(Diaminobenzidin)-H_2O_2-Reaktion zeigten die an ihr Rezeptorprotein gebundenen Zuckerketten eine Braunfärbung. Um einen entsprechenden Kontrast zu erreichen, wurde als Hintergrundfärbung Lichtgrün verwendet.

Insgesamt wurde Plattenepithelkarzinomgewebe unterschiedlichen Differenzierungsgrades von zwölf Patienten mit jeweils elf Zuckern und drei Kontrollen untersucht; 168 Reaktionen wurden ausgewertet. Bei einem Drittel der Fälle handelte es sich um mäßig differenzierte (G2) Oropharynxkarzinome. Hinzu kamen zwei Mundhöhlenkarzinome, ein weiteres gut bis mäßig differenziertes Oropharynxkarzinom, eine Halslymphknotenmetastase eines Oropharynxkarzinoms, drei Larynxkarzinome sowie ein Hypopharynxkarzinom. Folgende Färbeintensitätsstufen wurden gewählt: – negativ, ± schwache Anfärbung, + reguläre und + + deutliche Färbung des Präparates. Positive Ergebnisse erbrachten die Schnitte, die mit den folgenden biotinmarkierten Zuckern behandelt wurden: Sialinsäure-BSA (bovines Serumalbumin), Glucuronsäure-BSA, GlucNAC-BSA, beta-GalNAC-BSA, Lac-BSA, Mal-BSA, Man-BSA sowie der phosphorylierte Zucker Man-6-P-BSA. Negative Befunde ergaben sich bei Inkubation mit den biotinylierten Zuckern Fucoidan, Heparin und alpha-GalNAC-BSA; die nicht biotinmarkierten drei Kontrollsubstanzen Heparin, Man-BSA und beta-GalNAC-BSA erbrachten keine Braunfärbung.

Somit wiesen die Plattenepithelkarzinome unterschiedlicher Lokalisation des Primärbefundes bzgl. der (Neo)glykoproteine ähnliche Reaktionsmuster auf. Die Tatsache, daß anomere Rezeptorspezifitäten wie alpha- und beta-Galactose unterschiedliche Reaktionsmuster zeigen, spricht für die hohe Spezifität der Lektin-Kohlenhydrat-Bindung.

Der Nachweis, daß auch HNO-Plattenepithelkarzinome Lektine exprimieren, stellt einen ersten Schritt dar, einen Katalog tumor-assoziierter Lektine bei HNO-Tumoren zu erstellen. Vor allem Unterschiede zum korrespondierenden Gewebe nichtmaligne erkrankter Patienten sowie Unterschiede im Grading müssen herausgearbeitet werden. Hieraus könnte sich eine histologische Subklassifizierung ableiten lassen, wie sie von Bardosi et al. (1988) bei Meningiomen beschrieben wurde. Da Tumorzellen nicht das Lektinmuster des Muttergewebes beibehalten, liegt in einer systematischen Lektinklassifizierung vielleicht auch der Weg offen, das Phänomen der bekannten Organotropie der Metastasierung in Lymphknotengewebe zu erklären. Der Metastasierungsprozeß könnte z. B. durch perioperative Blockade der Rezeptoren mittels entsprechender Infusionen verringert werden. Schließlich könnte ein „lectin mediated drug targeting" zu besseren klinischen Resultaten führen (Gabius et al. 1987).

193. R. Quade, A. Werner (Bonn/Jena):
Immunhistochemie der zellulären Stromareaktion bei Kopf-Hals-Karzinomen – Prognostische Bedeutung in der klinischen Diagnostik

Als Ausgangsebene für eine differenzierte, individuell ausgewogene Tumortherapie ist von uns 1984 eine „multifaktorielle Malignitätsanalyse" für die prätherapeutische Karzinomdiagnostik unseres Fachgebietes vorgeschlagen worden. Damit konnten Plattenepithelkarzinome der Graduierungsgruppen G1 und G3 mit hoher Relevanz prognostisch eingeordnet werden. Das System stellte damals einen Kompromiß zwischen den Erfordernissen aktueller wissenschaftlicher Erkenntnisse und praktischen Möglichkeiten in der klinischen Arbeit dar.

Als Maß der immunologisch wirksamen Tumor-Wirts-Reaktion wurde in das System des histopathologischen Gradings damals die Beurteilung der zellulären Stromareaktion eingebaut. Die Bedeutung des spezifischen, tumorbezogenen immunologischen Abwehrsystems des Organismus für die Prognose eines Tumorpatienten wurde aber zuletzt zunehmend höher eingeschätzt. Daraus ergab sich die dringliche Erfordernis, dieses Kriterium sicherer, spezifischer und aussagefähiger zu beurteilen. Dies ist mit Hilfe monoklonaler Antikörper durch Beurteilung von Populationen und Subpopulationen der zellulären Bestandteile des tumornahen Stromainfiltrates möglich.

Mit Hilfe einer indirekten Peroxidasemethode wurden unter Anwendung monoklonaler Antikörper 42 Plattenepithelkarzinome des Larynx immunhistochemisch untersucht. Die quantitative Beurteilung der markierten Zellen am Kryostatschnitt erfolgte mit dem Zählquadrat (500fache Vergrößerung, 10 Gesichtsfelder pro Tumorpräparat, 10% der Zellkammer über dem Tumorepithel).

Für die Untersuchung verwandten wir CD3-Antikörper zur Übersichtsdarstellung der gesamten T-Zell-Population, CD4-Antikörper zur Beurteilung der T-Helferzellen, CD8-Antikörper zur Bewertung der T-Suppressorzellen, CD11c-Antikörper zur Untersuchung der Makrophagen, Monozyten und NK-Zellen, sowie HLA-DR-Antikörper zur Beurteilung von β-Lymphozyten, aktivierten T-Zellen und Monozyten. Als Maß der Beziehung zur Prognose wurde die Einordnung der Karzinome in die prognoserelevanten Graduierungsgruppen G1 und G3 verwendet. Dies ist in der klinischen Onkologie für Untersuchungen eines prognoserelevanten Merkmals kein so hartes Kriterium wie die 5-Jahres-Überlebensrate. Als Indikator für eine Tendenz prognostischer Aussage, die es sich weiter zu verfolgen lohnt, sollte das Grading als für den Verlauf einer Tumorerkrankung bedeutsames Merkmal gelten können.

Die quantitative Auswertung ergibt folgende Befunde: CD3-markierte Lymphozyten sind bei G1-Karzinomen mit guter Prognose sehr viel häufiger als bei G3-Patienten mit schlechter Prognose. Der Unterschied ist statistisch signifikant. Damit scheint die besondere immunologische Bedeutung der T-Zell-Populationen im tumornahen Stromainfiltrat bestätigt. Die Untersuchung von Subpopulationen verspricht jedoch ein weit differenzierteres Bild.

CD11c-markierte Zellen, überwiegend also Makrophagen, sind seltener bei beiden Karzinomgruppen, ohne daß ein deutlicher, etwa prognostisch relevanter Unterschied darstellbar wird. Letzteres gilt auch für HLA-DR-markierte Zellen, vorwiegend β-Lymphozyten, obwohl diese im tumornahen Bindegewebe und innerhalb des Tumorepithels selbst deutlich häufiger auftreten.

Ganz anders sind die Ergebnisse bei den beiden folgenden Zellgruppen. CD4-markierte Lymphozyten, also T-Helferzellen, finden sich signifikant häufiger bei G1-Karzinomen als bei G3-Tumoren. Der Unterschied ist statistisch hochsignifikant.

Bei Markierung mit dem CD8-Antikörper, der Darstellung von vorwiegend T-Suppressorzellen, stellen sich bei den G1-Karzinomen eindeutig weniger Zellen dar als bei G3-Karzinomen. Auch hier ist der Unterschied statistisch hochsignifikant.

Unter den geschilderten Vorstellungen und Vorbehalten deuten die Ergebnisse einige wesentliche Konsequenzen an:

– Die Häufung von T4-Helferzellen signalisiert offenbar eine gute Prognose.
– Das gehäufte Auftreten von T8-Suppressorzellen steht dagegen mit einer schlechteren Prognose in Beziehung.
– Der Vergleich beider Testergebnisse läßt den Schluß zu, einen T4/T8-Quotienten als praktisch bedeutsames, prognoserelevantes Kriterium werten zu können.
– Ist dieser Quotient größer als 1, wie bei den G1-Karzinomen, dürfte dies als Zeichen für eine gute Prognose gelten. Ist er jedoch kleiner als 1, wie hier bei G3-Karzinomen, ergibt sich ein Hinweis für eine schlechte Prognose.

Die Untersuchungsergebnisse signalisieren die Möglichkeit einer diagnostischen Bewertung spezifischer, tumornaher immunologischer Kapazität des Tumorträgers durch morphologische Untersuchungen am Tumormaterial. Für die Methode spricht der relativ geringe methodische und zeitliche Aufwand. Daraus ergibt sich eine hohe Bedeutung für die klinisch-diagnostische Praxis, wenn die Ergebnisse durch Beurteilung an 5-Jahres-Überlebensraten bestätigt werden können.

194. H.-J. Welkoborsky, J. Maurer (Mainz): Quantitative DNA-Messungen in der Diagnostik von malignen und prämalignen Schleimhautläsionen

Quantitative DNA-Messungen beruhen auf der unterschiedlichen Extinktion von Zellkernen in gefiltertem, monochromatischem Licht, die wiederum abhängig ist von der Größe, dem Durchmesser und der Dichte des Zellkernes. Der gemessene Wert steht in direkter Korrelation zu dem DNA-Gehalt des Zellkernes, wobei als Referenzwert Messungen von Zellen, die bekanntermaßen einen diploiden DNA-Gehalt aufweisen, beispielsweise Lymphozyten oder Granulozyten, herangezogen werden.

Quantitative DNA-Messungen können sowohl an Schleimhautabstrichen als auch an Gewebeproben durchgeführt werden. Mittels Feulgen-Färbung erfolgt eine Hydrolisierung der Zellkern-DNA, deren Wert über ein computerisiertes Bildanalysesystem bestimmt wird. Die Auswertung der Messungen erfolgt unter Anwendung der Indices:

– 2c Deviation-Index (= die Summe der Abweichungsquadrate von einer diploiden DNA-Verteilung 2c oder einem geradzahligen Vielfachen davon).
– 5c Exceeding-rate (= relativer Anteil von Zellen mit einem aneuploiden DNA-Gehalt von 5c oder mehr).

– Malignitätsgrading (= prognostischer Faktor; Berechnung: $1{,}757 \times \log(2cDI+1)$).

Im Rahmen einer prospektiven Studie wurden bei 50 Patienten, die wegen des klinischen Verdachts auf einen Tumor im oberen Aerodigestivtrakt in Narkose panendoskopiert wurden, Gewebsproben und Abstriche entnommen. Diese wurden sowohl der routinemäßigen pathologisch-histologischen Untersuchung zugeführt; fernerhin wurden an diesen Präparaten quantitative DNA-Messungen durchgeführt.

Bei 36 Patienten wurden pathohistologisch maligne Tumoren nachgewiesen; in allen diesen Fällen ergaben auch die DNA-Analysen Anhaltspunkte für Malignität; in 2 Fällen ergab sich cytophotometrisch Malignität; pathohistologisch wurden mittelgradige Dysplasien beschrieben. Bei 12 Patienten fanden sich cytophotometrisch benigne Veränderungen; pathohistologisch handelte es sich in 8 Fällen um Dysplasien, in 4 Fällen um Epithelhyperplasien (Tabelle 1).

Ein Vergleich cytophotometrisch untersuchter Abstriche und Gewebeproben ergab hinsichtlich der Dignität: benigne oder maligne Veränderung identische Ergebnisse; bei einem Patienten ergab die cytophotometrische Untersuchung des Abstriches Anhaltspunkte für Malignität, wohingegen die cytophotometrische Untersuchung der Gewebeprobe eine Dysplasie ergab. Pathohistologisch wurde ein Carcinoma in situ beschrieben.

Tabelle 1. Ergebnisse der quantitativen DNA-Messungen und der pathologisch-histologischen Untersuchung bei Patienten mit klinischem Verdacht auf einen Tumor im oberen Aerodigestivtrakt ($n = 50$)

Histologie		Cytophotometrie	
maligne	($n = 36$)	maligne	($n = 38$)
Dysplasien	($n = 10$)	Dysplasien	($n = 8$)
Epithelhyperplasien	($n = 4$)	keine Veränderung	($n = 4$)
		falsch-negativ	($n = 0$)
		falsch-„positiv"	($n = 2$)

Tabelle 2. Erkennung von Zweittumoren durch die DNA-Analyse im oberen Aerodigestivtrakt

Primärtumor		Zweittumor
Larynxkarzinom	($n = 15$)	($n = 3$)
Oropharynxkarzinom	($n = 11$)	($n = 3$)
Hypopharynxkarzinom	($n = 7$)	($n = 1$)
Mundhöhlenkarzinom	($n = 3$)	($n = 0$)

Neben Gewebeproben und Abstrichen aus klinisch verdächtigen Schleimhautarealen wurden in gleicher Sitzung Gewebeproben und Abstriche aus nicht tumorverdächtigen Schleimhautarealen entnommen und cytophotometrisch untersucht. Hierbei wurden bei 7 der 50 Patienten Zweittumoren diagnostiziert (Tabelle 2), bei 21 Patienten fanden sich Dysplasien.

Die Erfahrungen mit quantitativen DNA-Messungen in der Diagnostik von malignen und prämalignen Schleimhautveränderungen im oberen Aerodigestivtrakt lassen sich wie folgt zusammenfassen:

a) Die Resultate der DNA-Analyse von Abstrichen und Gewebeproben stimmen in 98% überein.
b) Die Dignitätsbestimmung durch quantitative DNA-Messungen und die endgültige pathohistologische Diagnose stimmen in 96% überein. Aus den Resultaten ergeben sich folgende Konsequenzen für den klinischen Einsatz von DNA-Messungen:
   1. Durch DNA-Messungen kann ein multifokales Tumorgeschehen nachgewiesen werden, was die Entscheidung über die Primärtherapie maßgeblich beeinflußt.
   2. Identifizierung von Risikopatienten, die einer intensiveren Überwachung bedürfen als Patienten, bei denen nach Entfernung des Primärtumors keine Schleimhautveränderungen mehr nachweisbar sind.
   3. Möglichkeit des nichtinvasiven Screenings bei Risikopatienten.
   4. Möglichkeit des Therapiemonitorings bei Radio- oder Chemotherapie.

195. B. Lippert, T. Görögh, J. E. Eickbohm, J. A. Werner (Kiel): LDH-Aktivität und LDH-Isoenzyme in Plattenepithelkarzinomzellen der Mundhöhle

Um eine Tumorerkrankung oder ein Tumorrezidiv möglichst im Frühstadium noch vor der klinischen Manifestation erkennen zu können, werden sogenannte Tumormarker in der Diagnostik eingesetzt. Auch für Tumoren des Kopf-Hals-Bereiches wurden in den vergangenen Jahren monoklonale Antikörper gegen tumorassoziierte Antigene entwickelt, für den Routine-Einsatz in der Klinik haben sie sich jedoch nicht bewährt.

Erhöhte Lactatdehydrogenase (LDH)-Konzentrationen im Serum und veränderte LDH-Isoenzymmuster bei Patienten mit unterschiedlichen malignen Tumoren sind seit langem bekannt. Da vergleichbare Untersuchungen unseres Wissens für Tumoren des Kopf-Hals-Bereiches bisher noch nicht durchgeführt wurden, und um der Frage nachzugehen, ob das Phänomen einer erhöhten LDH-Konzentration im Serum direkt mit dem Tumor im Zusammenhang steht, untersuchten wir die LDH-Isoenzymaktivitäten bei isolierten Plattenepithelkarzinomzellen der Mundhöhle.

Grundvoraussetzungen für eine zuverlässige LDH-Bestimmung sind die sichere Kultivierung der Plattenepithelkarzinomzellen sowie der Nachweis, daß die angezüchteten Zellen tatsächlich den Tumorzellen des Ausgangstumors entsprechen. Hierzu führen wir eine Charakterisierung der Zellen nach morphologischen Gesichtspunkten, zytochemische und immunzytologische Bestimmungen, sowie die Beurteilung des Wachstumsverhaltens in Kultur- und Doppelschichtagar durch.

Die LDH-Isoenzymbestimmung erfolgte mittels isoelektrischer Fokussierung.

Im Gegensatz zu den ubiquitär vorhandenen 5 LDH-Isoenzymen konnten in den Plattenepithelkarzinomzellen insgesamt 9 LDH-Isoenzyme nachgewiesen werden. Besonders bemerkenswert ist der Nachweis eines zusätzlichen Isoenzyms LDH-6. Dieses LDH-6 fehlt in den gesunden Mundschleimhautzellen (Abb. 1). Das Verhältnis des LDH-6 zur LDH-Gesamtaktivität beträgt ca. 10%. Die LDH-Gesamtaktivität lag um ca. 30% höher als in den gesunden Zellen.

Aus den gesunden Zellen konnten 8 Isoenzyme isoliert werden. Das elektrophoretische Verteilungsmuster der Isoenzymbanden war annähernd gleich, Aktivitätsunterschiede zeigten die Isoenzyme LDH-5, LDH-7 und LDH-8.

Die vorliegenden Ergebnisse lassen sich wie folgt erklären:

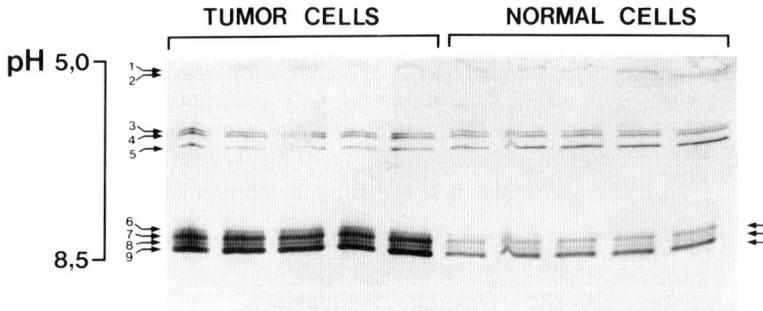

Abb. 1. LDH-Zymogramm

Den aufgrund ihres hohen Energiestoffwechsels vermehrten Bedarf an LDH kann die Tumorzelle entweder durch Steigerung vorhandener oder durch Neusynthese zusätzlicher Isoenzyme kompensieren.

Die Bildung neuer LDH-Isoenzyme läßt sich als Produkt weiterer Untereinheiten, oder als Folge einer durch die maligne Transformation veränderten Genkontrolle über die normalerweise vorhandenen Untereinheiten interpretieren.

Eine hohe LDH-Gesamtaktivität sowie der Nachweis eines zusätzlichen LDH-Isoenzyms sind möglicherweise nützliche Parameter für die Aktivitätscharakterisierung eines Tumors und damit hilfreich in der Frühdiagnostik und der Tumornachsorge.

196. R. Jakse, G. P. Tilz (Graz):
sIL-2R und mIL-2R beim Plattenepithelkarzinom des Kopf-Hals-Bereiches

Aktivierte T-Zellen synthetisieren das Lymphokin Interleukin-2 (IL-2) und exprimieren dessen Membranrezeptor. Die Interaktion von IL-2 mit seinem Rezeptor ist ein notwendiger Schritt in der Aktivierung und klonalen Expansion von T-Zellen und stellt das Ausmaß der Immunantwort dar.

Ebenso findet sich der mIL-2R auch auf aktivierten β-Zellen und Monozyten und in löslicher Form (sIL-2R) im Plasma. Bestimmte lymphoretikuläre Neubildungen, Autoimmunerkrankungen und Transplantationsreaktionen zeigen gegenüber dem gesunden Individuum erhöhte IL-2R-Serumspiegel.

In dieser Studie wurde die Verteilung des IL-2R bei den Kopf-Hals-Karzinomen untersucht.

Material und Methode

Von 159 Patienten mit Malignomen des Kopf-Hals-Bereiches wurden 130 (m. 115, w. 15, Alter 22–87, m. 60) mit histologisch verifizierten, unbehandelten Plattenepithelkarzinomen (PECa) verschiedener Lokalisation einer genaueren Untersuchung unterzogen (Tabelle 1).

Die Bestimmung des zellfreien IL-2R erfolgte anfangs mittels eines adaptierten Elisa mit monoklonalen Antikörpern von Ziegler und Nelson und schließlich mit der Elisa-Methode von T-Zell-Sciences. Titerwerte über 500 μ/ml wurden als erhöht bzw. als positiv gewertet. Die Kontrollgruppe bildeten 23 gesunde Personen, bei denen der Medianwert 340 μ/ml (78–760) betrug.

An Gefrierschnitten wurde mIL-2R mit dem monoklonalen Antikörper Dako-IL-2R nachgewiesen.

Ergebnisse

Bei allen Patienten mit PECa fanden sich in 47,7% erhöhte IL-2R-Titer von median 553 μ/ml (140–1436), beim Karzinom des Nasopharynx (NAPH, *n* = 5) in 40%, des Oropharynx (Oro,

n = 33) in 60,6% (Zungengrund 85,7%), der Mundhöhle (MUN, *n* = 16) in 37,5%, des Larynx (LAR, *n* = 58) in 39,6%, des Hypopharynx (HYP, *n* = 11) in 54,5% und Karzinomen anderer Lokalisationen (SON, *n* = 7) in 71% (Tabelle 1). Auffällig sind die hohen IL-2R-Werte bei Tumoren des Oropharynx, vor allem des Zungengrundes, die durch den engen Kontakt von Karzinomzellen und lymphoepithelialem Gewebe zu erklären wären.

Bei den fortgeschrittenen Tumoren und auch mit der Verschlechterung des Leistungszustandes (nach ECOG ≥ 2) traten vermehrt erhöhte IL-2R-Spiegel auf. Der Differenzierungsgrad der Karzinome war dagegen gleichmäßig verteilt.

Eine Stellungnahme zur prognostischen Bedeutung läßt die zum Teil kurze Beobachtungszeit noch nicht zu. Bisher erkrankten oder verstarben an einem Rezidiv 41% aller Patienten mit positivem sIL-2R.

Tabelle 1. Verteilung des sIL-2R beim PECa

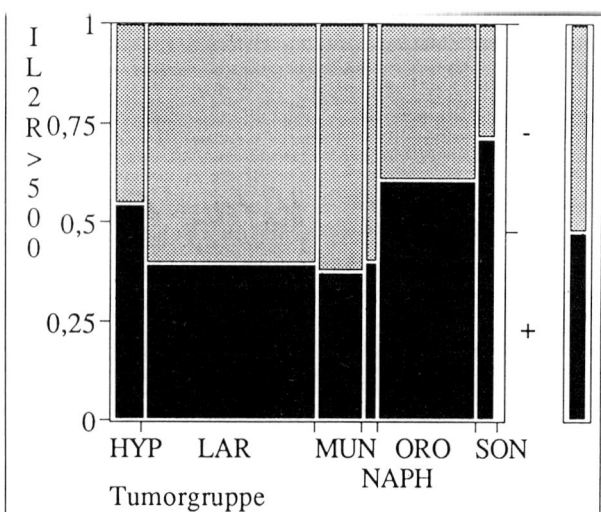

Histologisch zeigten sich in den unterschiedlich ausgeprägten, peritumorösen lymphozytären Infiltrationen reichlich CD3-positive Zellen, dagegen durchwegs eine wesentlich geringere Anzahl von T-Lymphozyten und monozytären Zellen mit oberflächengebundenem IL-2R.

Beurteilung

Die Studie zeigte, daß 47% der PECa des Kopf-Hals-Bereiches erhöhtes sIL-2R aufweisen. Gehäuft waren die Serumspiegel erhöht bei Patienten mit fort-geschrittenen Tumoren (Stadium III und IV) und schlechterem Leistungszustand (ECOG ≥ 2). Oropharynxkarzinome wiesen den größten Prozentsatz an erhöhtem sIL-2R auf.

Zellen mit membrangebundenem IL-2R waren in den die Tumorzapfen umgebenden lymphozytären Infiltraten in auffällig geringer Anzahl vorhanden, wodurch das mIL-2R keine Erklärung für die hohen sIL-2R-Werte zuläßt.

197. Ch. Kürten, R. J. Kau, P. Koldovsky (Düsseldorf):
Interaktion von Fibroplasten mit lymphokininaktivierten Killer-(LAK)-Zellen

Eine der möglichen Methoden zur Immuntherapie von Tumoren ist die Behandlung mit lymphokininaktivierten Killerzellen (LAK-Zellen). Die Rezeptoren für diese LAK-Zellen sind jedoch neben Tumorzellen auch auf einigen normalen Zellen ausgebildet, so daß der bisherige Einsatz sowohl von Interleukinen als auch von lymphokininaktivierten Killerzellen zu einer Reihe schwerwiegender Nebenwirkungen geführt hat. Diese Nebenwirkungen lassen sich im wesentlichen auf eine unspezifische Reaktion der aktivierten Killerzellen mit den Endothelien verschiedener Organe zurückführen. In erster Linie ist davon die Lunge betroffen, die bis zu 98% der systemisch applizierten Lymphozyten absorbiert. Die Folge sind Hämorrhagien und Lungenödeme.

Bei den Tumoren des Kopf-Hals-Bereiches bietet sich als eine weitere therapeutische Modalität neben der systemischen Gabe der Lymphozyten eine lokale Applikation wegen der sehr guten Zugänglichkeit der Tumoren in diesem Gebiet an.

Bisherige Untersuchungen, die am Modell des Nierenkapselassays durchgeführt wurden, bestätigen die gute Wirksamkeit der Lymphozyten nach lokaler Applikation.

Unsere Fragestellung galt einer in-vitro-Untersuchung zur Beurteilung der zu erwartenden Nebenwirkungen nach lokaler Applikation von lymphokininaktivierten Killerzellen. Nach bisher vorliegenden Untersuchungen über unspezifische Reaktionen von lymphokininaktivierten Killerzellen ist eine unerwünschte Wechselwirkung nach lokaler intra- oder peritumoraler Injektion am ehesten durch Fibroblasten zu erwarten.

Wir haben daher bei sechs Patienten aus gewonnenen Tumorbiopsien nicht nur die Tumorzellen, sondern auch Fibroblasten isoliert. Die Wirkung der LAK-Zellen wurde in einer Langzeitcokultivation getestet. Zunächst wurden Tumorzellen und Fibroblasten in Mikroplatten für 24 Stunden angezüchtet und anschließend mit LAK-Zellen für 72 Stunden inkubiert. Danach fanden sich keine Tumorzellen mehr, die Fibroblasten jedoch wuchsen weiter und zeigten sogar ein reproduzierbar besseres Wachstum als unbehandelte Fibroblasten.

In einem weiteren Versuch wurde daher die Wirkung von Immunozyten auf Fibroblasten im Kolonie-Inhibitionstest untersucht. Dabei wurden Effektor- und Zielzellen kleinvolumig miteinander vermischt, für kurze Zeit inkubiert, mit Wachstumsmedium verdünnt und in Petrischalen ausgesät. Nach sieben bis zehn Tagen wurde die Zahl der gebildeten Kolonien ausgezählt. Die Koloniebildung war in allen Fällen, die mit LAK-Zellen inkubiert wurden, mindestens 35% höher. Noch deutlicher wurde der Unterschied nach vorheriger autologer Stimulation der LAK-Zellen mit Fibroblasten. Danach fand sich eine Steigerung der Koloniebildung um mindestens 100% gegenüber nichtstimulierten Lymphozyten.

Eine nennenswerte Interaktion zwischen Lymphozyten und Fibroblasten, die den Ablauf einer antitumoralen Therapie mit LAK-Zellen beeinträchtigen könnte, erscheint uns aufgrund unserer Befunde unwahrscheinlich. Die erkennbar deutlichere Koloniebildung in den mit LAK-Zellen cokultivierten Kolonien kann durch direkten Zellkontakt entstehen. Ebenso erscheint eine Förderung der Koloniebildung durch lösliche, in den Lymphozyten befindliche Mediatoren denkbar. Diese Reaktionen beeinträchtigen jedoch die antitumorale Wirkung der LAK-Zellen nicht in erheblichem Maße. Im Gegenteil scheint eine Förderung der Wundheilung und Narbenbildung nach Operation durch aktivierte Fibroblasten möglich.

198. P. Péré, B. P. E. Clasen (München):
Tumorzelltod im Spiegel der SCC-Antigen-Serumtiter?

Geht man davon aus, daß plattenepithelkarzinomassoziiertes Antigen (SCC-RIA) in die Zellmembran eingebaut wird, dann bedeutet sein Nachweis im Serum eine Abspaltung oder Membranfragmentation d. h. den Zelltod. Wir haben uns die Frage gestellt, ob die Serumtiterverläufe und die klinischen Daten der untersuchten Patienten Hinweise dafür liefern können, daß das SCC-Antigen nach der oben genannten Hypothese einen Indikator darstellt für die Wachstums- und Nekrosekinetik des Tumorgewebes.

In über 24 Monaten wurden in 163 Fällen kontinuierliche Serumtiterbestimmungen mehrerer Tumormarker durchgeführt. Zunächst wurden bei operierten Patienten die Mittelwerte der prätherapeutisch erhöhten Titer im Verlauf denen der prätherapeutisch im Normbereich liegenden Werte gegenübergestellt. Der Vergleich zeigt, daß die präoperativ hohen Werte nach der radikalen Tumor- und Halslymphknotenresektion in den Normbereich abgefallen waren, während sich die präoperativen Normalwerte postoperativ nicht verändert hatten. Es ist daher zu vermuten, daß die Erhöhung der Titerwerte durch die Tumorerkrankung hervorgerufen wurde. Wir haben die Mittelwerte der Titerverläufe von konservativ behandelten Patienten mit hohen prätherapeutischen Serumtiterwerten denen von Patienten mit niedrigen Serumtiterwerten gegenübergestellt. Die nichtoperative Behandlung bestand aus zwei Zyklen einer simultanen Radiochemotherapie mit Mitomycin C und 5-Fluorouracil. In der Patientengruppe mit hohem prätherapeutischen Serumtiter war zu Beginn der Radiochemotherapie ein Titeranstieg zu beobachten, der von einem langsamen Titerabfall gefolgt war. Ein zweiter vorübergehender Titeranstieg lag am Anfang des zweiten Bestrahlungszyklus.

Die Mittelwertskurve der Titerhöhen von konservativ behandelten Patienten mit prätherapeutisch niedrigen Werten zeigt einen ähnlichen Anstieg im Verlauf der simultanen Radiochemotherapie, wenn auch deutlich geringer ausgeprägt. Dabei scheinen die Titeranstiege zu Anfang der Bestrahlungszyklen einen speziellen Effekt dieser Therapieform zu illustrieren, während der langsame Titerabfall eine klinische Parallele in der vermuteten Reduktion der Tumormasse findet. Effekte der Radiochemotherapie treten aber nicht nur im Tumorgewebe auf, sondern etwa gleichermaßen in der großen Fläche der im Strahlengang liegenden Mukosa des oberen Aerodigestiv-

traktes, weshalb entsprechende Titeranstiege möglicherweise auch von Normalgewebe produziert werden könnte. Der Beweis dafür liefert uns hier die Mittelwertskurve der postoperativ mit Radiochemotherapie behandelten Patienten bei der wir auch einen Titeranstieg nach dem Beginn der Therapie und einen langsamen Titerabfall, hier nicht tumorbedingt, beobachten können.

Zusammenfassend ist folgendes festzustellen: Hohe Titerwerte sind wahrscheinlich tumorbedingt. Die Veränderung der Titer während der Therapie entspricht im Falle hoher Werte der Reaktion des Tumors, im Falle niedriger Werte der Reaktion des Normalgewebes, also wahrscheinlich der Schleimhaut. Es ist weiter anzunehmen, daß die prätherapeutischen Unterschiede in der Titerhöhe verschiedene Tumorentitäten oder zumindest unterschiedliche biologische Tumoraktivitäten charakterisieren. Dieser Verdacht wird unterstützt durch die Klinik: Nach zwei Jahren stellt man fest, daß bei der Patientengruppe mit niedrigen SCC-Serumtiter die Tumorrezidivquote bei 16% und bei der Gruppe mit erhöhtem Titer die Rezidivquote bei 30% liegt. Ob Erhöhungen der Serumtiter auf höhere Zelltodesraten hinweisen oder Ausdruck einer beschleunigten Proliferation darstellen, kann anhand klinischer Daten nicht allein entschieden werden. Jedenfalls scheinen sie biologisch aktivere Tumorzellpopulationen zu charakterisieren.

H. Weidauer (Heidelberg): Wie hoch lagen Ihre Streuwerte beim SCC-Antigen-Serumtiter?

B. Clasen (Schlußwort):
Der Streubereich aller ermittelten Werte ist außerordentlich hoch. Bei Bestimmung von prätherapeutisch normalen Titerwerten lag die Streuung bereits bei der Hälfte des Normbereiches beim selben Patienten, wenn mehrere Titer vor der Therapie bestimmt worden waren. Auch die interindividuelle Streubreite liegt für alle Titerwerte nicht unter der Hälfte des gemessenen Wertes. Das liegt offenbar am Radioimmunoassay.

199. A. G. Stremlau (Würzburg):
Nachweis von Mutationen im Ha-ras-Protoonkogen mit Hilfe der Polymerase-Chain-Reaction (PCR) und Sequenzierung

Onkogene sind Gene, die bei der Tumorentstehung eine wesentliche Rolle spielen. Sie wurden gefunden mit Hilfe der Tumorviren. Viren dieser Gruppe rufen bei einigen Tieren Krebs hervor. Für die Induktion von Malignomen ist nicht das gesamte virale Genom erforderlich, es genügt ein einziges Gen. Dieses Gen wird virales Onkogen genannt. Bishop konnte zeigen, daß die viralen Onkogene alle zellulärer Herkunft sind. Die zellulären Gene werden von den Tumorviren aufgenommen, aktiviert, in das virale Genom integriert und benutzt, infizierte Zellen zu transformieren. Die zellulären, nicht akti-

vierten Gene werden Protoonkogene genannt – in Abgrenzung zu den viralen Onkogenen.

Unser Interesse galt dem Ha-ras-Protoonkogen. Es hat eine Länge von etwa 5000 Basenpaaren und zur Aktivierung genügt der Austausch einer einzigen Base, eine Punktmutation an einem sogenannten hot spot.

Hot spots sind die Triplets 12/13 und 61. Das ras-Gen-Produkt arbeitet als Kopplungsfaktor bei der Signalübertragung des Wachstumshormons (PDGF) (platelet derived growth factor). Aktiviertes ras-Gen wurde bereits nachgewiesen in humanem Blasen-, Darm-, Pankreas- und Lungenkarzinomzellen sowie in Leukämiezellen und Sarkomen. Das gleiche Gen kann also in verschiedenen Geweben aktiviert werden und ruft in jedem einen anderen Typ von Tumor hervor. Man diskutiert daher als Ursache für die Karzinogenese nur wenige, allen Tumoren gemeinsame, molekulare Veränderungen.

Bei 17 verschiedenen Tumoren des Larynx und Hypopharynx wurde geprüft, ob eine Aktivierung des Ha-ras-Protoonkogens vorliegt. Die DNS jeder Tumorprobe wurde extrahiert und mit Hilfe der Polymerase-Chain-Reaction (PCR) die Onkogensequenzen im Bereich von hot spot 12/13 und 61 selektiv vermehrt, also amplifiziert. Die amplifizierte DNS wurde sequenziert und das gefundene Nucleotidmuster analysiert. Die DNS einer Larynxkarzinomprobe zeigte Mutationen in einem sensiblen Fragment des Ha-ras-Onkogens als Hinweis auf eine Aktivierung des Onkogens.

W. J. Issing (München): Wie muß das Gewebe konserviert werden, um es für die PCR-Methode verwenden zu können?

F. X. Bosch (Heidelberg): Welche Kontrollen wurden durchgeführt, die die Spezifität der PCR-Methodik beweist?

A. Stremlau (Schlußwort):
Zu Herrn Issing: Methode: DNA-Extraktion aus den Tumorproben mit Hilfe Phenol/Isoamylalkohol; Tieffrieren der Tumor-DNA (−20 °C).

Zu Herrn Bosch: Kontamination wurde vermieden durch Verwendung von extrahiertem Tumor-DNA. Zum Ausschluß einer Mutation „im Reagenzglas", hervorgerufen von Tacpolymerase, wurde ein 2. PCR-Ansatz sequenziert.

200. W. J. Issing, C. J. Molloy, A. Cuadrado, T. P. U. Wustrow et al. (München): Expression von Proteinkinase-C-Isoenzymen in menschlichen Tumorzellinien

Die Kaskade biochemischer Ereignisse, die durch Wachstumsfaktoren und ihre Rezeptoren ausgelöst werden, hat für das Verständnis von Zellwachstum und die maligne Transformation eine zentrale Rolle eingenommen.

Eine der Hauptsignalketten, die mit der Wachstumskontrolle der Zelle assoziiert werden, ist der Phosphoinositolkreislauf. In dieser Signalkette werden mittels einer spezifischen Phospholipase C zwei putative „second messenger", nämlich: Inositol 1,4,5-Triphosphat und DAG, was für Diacylglycerol steht, kreiert. Wie ursprünglich von Nishizuka beobachtet, ist Diacylglycerol der physiologische Aktivator der Ca^{++}-abhängigen Proteinkinasen C. Diese Proteinkinasen C umfassen mittlerweile eine Familie mit 7 Mitgliedern, die untereinander eine hohe Homologie aufweisen.

Nachdem es nun unübersehbare Hinweise auf die Expression bestimmter viraler Onkogene und der Entstehung von Tumoren gibt, sowie der Nachweis von vermehrtem DAG in transformierten Zellen geführt wurde, wollten wir wissen, ob es eine Assoziation zwischen transformierten Zellen und der Expression von Proteinkinasen C gibt. Zumal man weiß, daß Proteinkinasen C auch die Hauptrezeptoren der Phorbolester (Tumorpromotor) sind und das Einbringen von PKC's in Mausfibroblasten das Wachstumsverhalten dieser Zellen alteriert.

Anhand von 40 menschlichen Tumorzellinien wurde mit Hilfe der „Northern Blot"Technik das Expressionsmuster (RNS) der PKC-Isoenzyme untersucht.

Die Proteinexpression wurde anhand der „Western Blot" Technik und isoenzymspezifischen anti-PKC-Antikörpern überprüft.

Die Expressionsmuster von PKCα und PKCβ waren sehr unterschiedlich, während PKCγ nahezu nirgends stärker exprimiert wurde. PKCβ war deutlich in 4 von 12 Sarkomzellinien und in 1 Melanomzellinie erhöht.

PKCα war in 2 von 12 Sarkomzellinien und in 1 Nierenkarzinomzellinie erhöht. Im Gegensatz dazu fand man in den Karzinomzellinien eine eher verminderte Expression sowohl von PKCα als auch von PKCβ. Die Proteinmengen korrelierten sehr eng mit den RNS-Expressionsdaten wie durch „Western Blot" Technik bestimmt wurde. Interessanterweise fand man in Tumorzellinien, die ein Isoenzym hoch exprimierten, keine Expression eines anderen Isoenzyms. Was sowohl durch „Northern Blot" als auch „Western Blot" bestätigt wurde.

In der vorliegenden Studie wurde die Expression von PKCα und PKCβ in 40 menschlichen Tumorzellinien untersucht. Es zeigte sich ein komplementäres Expressionsmuster − d. h. wo PKCα hoch exprimiert war, war PKCβ niedrig oder nicht exprimiert. Dies weist auf eine hohe Gewebespezifität der Proteinkinasen C hin.

Die auf diese Weise festgestellte Gewebespezifität der PKC-Isoenzyme und deren komplementäre Expression wird es ermöglichen, Inhibitoren der PKC's und deren mögliche Auswirkungen auf das Wachstumsverhalten der Zellen zu überprüfen. Man kennt zwar schon Inhibitoren der „Regulatorischen Domäne", welche als mit DAG und den Phorbolestern interferieren. Diese Inhibitoren sind jedoch nicht isoenzymspezifisch und solch ein Inhibitor könnte anhand einer stark exprimierenden Zellinie untersucht werden. Weiterhin könnten die spezifischen Substrate für das jeweilige Isoenzym leichter identifiziert werden, was die physiologischen Funktionen dieser Enzyme erklären würde.

Unsere Ergebnisse zusammenfassend muß man davon ausgehen, daß die Überexpression bestimmter PKC's mit der abnormen Wachstumsregulation bestimmter menschlicher Tumoren, insbesondere Sarkomen, assoziiert ist.

M. Bier (Mannheim): Sie haben einleitend auf die wichtige Rolle der PKC für eine Reihe von zellulären Regulationsvorgängen hingewiesen. Haben Sie bereits funktionelle Untersuchungen zur Modulation der PKC mit z. B. Phorbolestern durchführen können?

W. J. Issing (Schlußwort):
Bei unserer Untersuchung handelt es sich um ein grobes Screening von PKC-Isoenzymen in Tumorzellinien, da die Expressionsdaten von Normalgewebe durch die Klonierung der PKC-Isoenzyme bereits bekannt waren. Funktionelle Daten abhängig von der Proliferation in Zellkulturen liegen nicht vor.

201. A. Rüther, T. P. U. Wustrow, R. Söhnchen (München): Monoklonale Antikörper gegen Differenzierungsantigene auf der Oberfläche von Epithelzellen

Die Differenzierung der Zellen innerhalb eines Epithelverbandes erfolgt histologisch durch die Zellstruktur und Zellschichtung. Diese Unterscheidung ist bei einer malignen Entartung nur sehr grob möglich, so daß beim Plattenepithelkarzinom im Kopf-Hals-Bereich lediglich zwischen hohem, mäßigem und geringem Differenzierungsgrad unterschieden werden kann.

Die Immunhistologie eröffnet die Möglichkeit zur weiteren Differenzierung unter anderem durch die nähere Bestimmung der intrazellulär gelagerten Keratine.

Nachdem die zellulären Interaktionen jedoch vornehmlich über die Zelloberfläche ablaufen, haben wir die Antigenverteilung bestimmt, die sich auf der Oberfläche der Keratinozyten befinden. Mit Hilfe von monoklonalen Maus-Antikörpern markierten wir epidermale Zelloberflächenantigene, die spezifisch sind für verschiedene Reifungsstadien der Keratinozyten.

Zunächst wurden die von uns verwendeten monoklonalen Maus-Antikörper auf ihre Reaktivität mit humanen Keratinozyten hin durch den Rosettentest überprüft. Dabei wird an die monoklonalen Antikörper über Protein-A-Erythrozyten gekoppelt, so daß eine positive Markierung mit einer Rosettenbildung aus

Erythrozyten unter dem Mikroskop identifiziert werden kann.

Aus der Vielzahl von so identifizierten und überprüften Antikörpern haben wir die 4 Antikörper BT15, J 143, T16 und T179 ausgewählt. Die Anfärbung der Gewebeschnitte erfolgte mit der Immunperoxidase-Methode und der APAAP-(Alkalische Phosphatase-antialkalische Phosphatase)Methode. Wir stellten die Befunde der Haut denen der Schleimhaut gegenüber.

Mit dem Antikörper BT15 konnten alle Zellschichten des Oberflächenepithels angefärbt werden. Die Antikörper T16 und T179 exprimierten sich vornehmlich auf den höher differenzierten Zellen im Stratum spinosum und granulosum, während mit dem Antikörper J143 die basale Zellschicht, d. h. die gering differenzierten Zellen, markiert werden konnte.

Im entarteten Wachstum von Plattenepithelkarzinomen konnte die starke Proliferation einer Zellschicht mit dem jeweiligen monoklonalen Antikörper nachgewiesen werden. Es ist somit eine exaktere Klassifikation von Differenzierungsstörungen möglich.

202. J. Wustrow, W.-L. Hansmann, J. A. Werner (Kiel): Immunhistochemische Marker bei Paragangliomen im Hals-Nasen-Ohren-Bereich

Paragangliome im Kopf-Hals-Bereich gehören eher zu den seltenen Tumoren. So haben wir von 1976–1990 insgesamt 28 Patienten mit einem Paragangliom behandelt. Da es in der Literatur sehr widersprüchliche Theorien einer endodermalen, mesodermalen oder

neuroektodermalen Herkunft dieser Tumoren gibt, haben wir zur Abklärung eine immunhistochemische Untersuchung bei 10 Tumoren durchgeführt. Beim Einsatz von Antikörpern gegen das Intermediärfilamentsystem (Tabelle 1) ergibt sich eine grundsätzliche

Tabelle 1. Intermediärfilamente bei Paragangliomen im Kopf-Hals-Bereich

Patient	KL_1	Vimentin	Desmin	GFAP	NF
1	+	+	–	–	–
2	–	+	–	–	–
3	–	+	–	–	–
4	–	+	–	–	–
5	–	+	–	–	–
6	–	+	–	–	–
7	–	+	–	–	–
8	–	+	–	–	–
9	–	+	–	–	–
10	–	+	–	–	–
% positiv	10	100	0	0	0

Tabelle 2. Neurogene Marker bei Paragangliomen im Kopf-Hals-Bereich

Patient	NSE	S-100	Synaptophysin	Chromogranin
1	+	+	+	+
2	+	–	+	+
3	+	+	+	+
4	+	–	+	+
5	+	–	+	+
6	+	–	+	+
7	+	–	+	+
8	+	–	+	+
9	+	–	+	+
10	+	–	+	+
% positiv	100	20	100	100

Positivität für Vimentin. Alle weiteren Intermediärfilamente (Neurofilamente, Desmin und GFAP) werden von diesen Tumoren nicht gebildet. Bis auf einen Fall waren sämtliche Tumoren Keratin-frei.

Bei den neurogenen Markern (Tabelle 2) handelte es sich um Antikörper gegen die neuronspezifische Enolase (NSE), das S-100-Protein, gegen Synaptophysin und Chromogranin.

Die neuronspezifische Enolase (NSE) ist ein Isoenzym des glykolytischen Enzyms Enolase. Es findet sich im Zytoplasma aller Zellen des neuroendokrinen Systems, ist aber auch in seltenen Fällen schwach in nichtneuronalen Zellen, z. B. der Prostata, des Myometriums und des Uterus, aber auch im HNO-Bereich beispielsweise in den Myoepithelzellen der Speicheldrüsen nachweisbar. Mit Hilfe der Immunhistochemie kann in allen von uns untersuchten Paragangliomen die neuronspezifische Enolase in deutlicher Ausprägung in Tumorzellen nachgewiesen werden. Damit kann man einen neuroendokrinen Charakter der Paragangliome vermuten. Zur weiteren Abklärung haben wir als Marker einen Antikörper gegen das S-100-Protein eingesetzt. Es kommt hauptsächlich im Zytoplasma der Neuroglia und somit in zentralen neuroendokrinen Tumoren vor. Die Spezifität dieses Markers ist aber unsicher, da unter anderem Schwann'sche Zellen, synaptische Ganglienzellen, Knorpelzellen und sogar maligne Melanome dieses S-100-Protein aufweisen. Bei den von uns untersuchten 10 Paragangliomen konnten wir dieses S-100-Protein nur in zwei Fällen nachweisen. Hierbei handelt es sich hauptsächlich um dreieckige Zellen, die sich um die sogenannten Zellballen herum befinden. Es handelt sich hierbei um den Zelltyp der Sustentakularzellen (Zelltyp II), der in den Paragangliomen im Gegensatz zu den normalen Paraganglien nur selten zu finden ist.

Synaptophysin ist ein Membranglykoprotein, welches aus präsynaptischen Vesikeln von Rinderneuron isoliert wurde. Dieser Marker besitzt eine wesentlich höhere Spezifität bezüglich der Nachweisbarkeit von neuroendokrinen Zellen als die neuronspezifische Enolase (NSE). Alle von uns untersuchten Tumoren zeigen eine deutliche Anfärbbarkeit im Zytoplasma der Paragangliomzellen bei Verwendung des eingesetzten Synaptophysin-Antikörpers. Damit wird der neuroendokrine Charakter der Paragangliomzellen nunmehr endgültig bewiesen. Um weitere Informationen darüber zu erhalten, inwieweit neurosekretorische Substanzen in den Paragangliomen gespeichert bzw. abgegeben werden, haben wir als Marker einen Antikörper gegen Chromogranin eingesetzt. Mit dem Nachweis von Chromogranin im Zytoplasma nahezu sämtlicher Paragangliomzellen kann der Beweis geführt werden, daß die extraadrenalen Paragangliome im Kopf-Hals-Bereich, auch wenn sie sich im allgemei-

nen nicht mit chromsauren Salzen anfärben lassen, zumindest neurosekretorische Hormone zu bilden in der Lage sind, da Chromogranin eine wichtige Rolle in der Speicherung und/oder Abgabe von Hormonen aus den neurosekretorischen Granula spielt.

Differentialdiagnostisch müssen die Paragangliome von den eigentlichen Glomustumoren (Typ Masson), den alveolären Weichteilsarkomen, den Myoblastenmyomen, den neuroendokrinen Karzinomen und schließlich den malignen Schwannomen unterschieden werden. Während die Glomustumoren, die alveolären Weichteilsarkome und die Myoblastenmyome durch lichtmikroskopische Techniken bzw. durch die Art ihrer Lokalisation von einander unterschieden werden können, kann die morphologische Differentialdiagnose gegenüber den neuroendokrinen Carcinomen und den malignen Schwannomen mit rein lichtmikroskopischen Techniken schwierig sein. Die Immunhistochemie gibt hier aber eindeutig Unterscheidungskriterien. So weisen die neuroendokrinen Karzinome stets Keratinfilamente auf, wohingegen, wie gezeigt, die Paragangliome Vimentinfilamente sezernieren. Ansonsten besitzen diese beiden Tumoren ein identisches Muster hinsichtlich der neurogenen Marker. Sie gehören beide zu den neuroendokrinen Tumoren. Die malignen Schwannome können immunhistochemisch durch den Nachweis von Neurofilamenten unterschieden werden, ohne daß Synaptophysin und Chromogranin exprimiert werden.

R.J. Kau (Düsseldorf): Es gibt die seltenen Fälle von Metastasierung von Glomustumoren. Hatten Sie in Ihrem Krankengut solche Fälle und, wenn ja, zeigten sich bei Ihren Untersuchungen Unterschiede in der Ausprägung der neurogenen Marker?

H. Weidauer (Heidelberg): Haben Sie histologische und immunhistochemische Veränderungen bei den 3 Typen gesehen?

A. Mahran (Hannover): 1. Läßt sich aufgrund einer PE oder eines Schnellschnittes eine Aussage über die TU-Vaskularisation bzw. die intraop. Tu-Blutung machen?

2. In wieviel Prozent der Paragangliome (tympanicum, jugulare, vagale u. caroticum) findet sich die angiomatöse Variante der Paragangliome.

J. Wustrow (Schlußwort):
Zu Herrn Kau: Von 1976 bis 1990 haben wir an der HNO-Univ.-Klinik Kiel 28 Fälle mit einem Paragangliom behandelt. Darunter gab es keinen Fall mit einer Metastasierung.

Zu Herrn Weidauer: a) Bei einer exakten histologischen Aufarbeitung können alle drei histologischen Formen (Le Compte 1951) nachgewiesen werden. Erst bei längerem Bestehen des Tumors und fortschreitendem Wachstum kann ein Tumortyp vorherrschen und die anderen überdecken bzw. verdrängen.
   b) Die immunhistochemischen Ergebnisse erlauben keine Zuordnung eines spezifischen Markerprofils zu den einzelnen histologischen Tumortypen.

Zu Herrn Mahran: Bei den von uns histologisch untersuchten 28 Fällen war der histologische Subtyp I (paraganglionärer Typ) häufig beim Paraganglioma caroticum nachweisbar, während der Subtyp II (angiomatöser Typ) beim Paraganglioma tympanicum jugulare gehäuft vorkommt. Der dritte Subtyp III ist in unserem Krankengut mit rund 10% eher selten.

203. H. Bier, W. Bergler, Ch. Stoll, U. Ganzer (Mannheim): Charakterisierung der Cisplatinresistenz in einer menschlichen Plattenepithelkarzinomzellinie

Wenn ein Tumor auf eine Chemotherapie primär nicht anspricht oder nach einer teilweisen oder kompletten Remission trotz weiterer bzw. erneuter Chemotherapie wieder an Größe zunimmt, spricht man von einer Chemotherapieresistenz. Dieses Phänomen der primären und sekundären Resistenz wird auch regelmäßig bei der Chemotherapie von Kopf-Hals-Karzinomen beobachtet.

Um Mechanismen der Resistenzentwicklung gegenüber Cisplatin (CDDP), einem der wirksamsten Medikamente in der Behandlung von Kopf-Hals-Karzinomen, zu charakterisieren, etablierten wir CDDP-resistente Sublinien der menschlichen Plattenepithelkarzinomlinie HLac 79. Ausgehend von der reklonierten Mutterlinie HLac 79-ML wurden vier CDDP-resistente Subpopulationen über eine ansteigende In-vitro-Medikamentexposition gezüchtet (HLac 79-DDP1 bis 4). Parallel hierzu war für HLac 79-Zellen ein serumfreies Wachstumsmedium (SFM) als wichtiger methodischer Beitrag zu definierten und reproduzierbaren Kultur- und Untersuchungsbedingungen entwickelt worden. Die Chemosensitivität bzw. das Resistenzniveau der verschiedenen Subpopulationen wurde sowohl im Soft-Agar-Bilayer-Colony-Forming-Assay als auch im kolorimetrischen MTT-Assay bestimmt. Errechnet über die 50%ige inhibitorische Medikamentkonzentration lagen die Resistenzfaktoren gegenüber CDDP bei 2,7 (DDP1), 3,3 (DDP2), 5,1 (DDP3) und 6,4 (DDP4). Die Subpopulationen zeigten eine vergleichbare Kreuzresistenz gegenüber Carboplatin, um durchschnittlich 30% geringer fiel sie gegenüber der experimentellen Platin(II)-Verbindung D19466 aus. Drei der vier CDDP-resistenten Subpopulationen zeigten gegenüber der Mutterlinie einen signifikant erhöhten Glutathion(GSH)-Gehalt (ML: 50,2±7,2, DDP2: 84,4±13,2, DDP3: 71,0±14,5, DDP4: 119,6±15,2 nMol/mg Protein). In einem Fall war diese Veränderung von einer signifikant erhöhten Aktivität der Gamma-Glutamyl-Transpeptidase begleitet (ML: 1,21±0,43, DDP4: 1,83±0,57 mU/mg Protein), zwei Subpopulationen zeigten eine erhöhte Aktivität der GSH-Transferase (ML: 25,1±5,7, DDP2: 35,6±5,8, DDP4: 51,9±7,2 mU/mg Protein). In bezug auf die Aktivitäten der GSH-Peroxidase und der GSH-Reduktase konnten keine Unterschiede zwischen den einzelnen Sublinien festgestellt werden. Die mit der Neutronenaktivierungsanalyse gemessene Aufnahme von CDDP in die Tumorzellen ergab in den Sublinien DDP3 und DDP4 eine um 40% bzw. knapp 25% verringerte Medikamentinkorporation. Weder die Mutterlinie noch die CDDP-resistenten Sublinien exprimierten das immunhistochemisch mit dem monoklonalen Antikörper C219 nachweisbare, mit der multidrug-resistance assoziierte P-Glykoprotein.

Das HLac 79-SFM-System stellt ein definiertes Modell für die CDDP-Resistenz eines Kopf-Hals-Karzinoms dar. Die herausragenden Charakteristika der resistenten Sublinien sind Veränderungen des GSH-Stoffwechsels und der CDDP-Pharmakokinetik. In weiteren Versuchen soll über die Modulation dieser Resistenzmechanismen eine Überwindung der CDDP-Resistenz erzielt werden (mit Unterstützung der DFG, Bi 362/1-1).

T. P. U. Wustrow (München): Haben Sie entsprechende Untersuchungen am frischen menschlichen Tumorgewebe durchgeführt, die nach einer Cisplatintherapie rezidivierten und nicht mehr auf eine Cisplatingabe ansprechen? Wie verhalten sich die Veränderungen des Glutathionstoffwechsels, wenn Sie die Cisplatinexposition wieder aussetzen?

M. Bier (Schlußwort):
Wir haben in Nacktmaus-Xenotransplantaten von menschlichen Kopf-Hals-Karzinomen nach einer subkurativen Cisplatin-Behandlung eine signifikante Erhöhung des Glutathiongehaltes gefunden. In frischem Tumormaterial erscheinen uns derartige Untersuchungen methodisch sehr fraglich – solche Xenotransplantate sind hierzu sicherlich besser geeignet. Zur Zeit übersehen wir eine Stabilität der Resistenzcharakteristika nach Absetzen der Cisplatinexposition für mindestens 12 Wochen.

204. R. Tausch-Treml, F. Baumgart, P. Köpf-Maier (Berlin): Phosphorresonanzspektroskopische Untersuchung eines Hypopharynxkarzinoms nach Chemotherapie mit Cisplatin

Die Magnetresonanzspektroskopie (MRS) erlaubt die nichtinvasive In-vivo-Beobachtung der Konzentration der Hochenergiephosphate und der Phospholipide in Tumoren. Frühere Untersuchungen an tierexperimentellen Tumoren haben gezeigt, daß es bei Ansprechen eines Tumors auf eine Chemotherapie zu Änderungen im Energiestoffwechsel kommt.

Ziel unserer Untersuchung war es, bei einem auf die Nacktmaus xenotransplantierten Plattenepithelkarzinom des Hypopharynx die Dosis- und Zeitabhängigkeit des Phosphatstoffwechsels nach Chemotherapie mit Cisplatin zu untersuchen. Parallel dazu wurden die morphologischen und zellkinetischen Vorgänge im Tumor elektronen- und lichtmikroskopisch sowie mittels Durchflußzytophotometrie untersucht. Die spektroskopischen Messungen wurden an einem Bruker Biospec bei einer Feldstärke von 2,35 T durchgeführt. Die Cisplatin-Dosis betrug 0, 4, 8 und 12 mg/kg KG. In jeder Gruppe befanden sich 10 bis 15 Tiere. Bei 12 mg Cisplatin kam es 72 Stunden nach Therapie zu einer Größenabnahme des Tumors. Bereits 4 Stunden nach Chemotherapie fand sich eine deutliche Abnahme der Phosphormonoester (PME) und eine Zunahme der Phosphordiester (PDE). Die Änderung des Verhältnisses PME/PDE war bei der hohen Cisplatin-Dosis nach 48 Stunden signifikant ($p < 0,001$, $n = 15$ Tiere). Parallel dazu kam es zu einer Zunahme des Phosphorcreatins (PCr) und Abnahme des anorganischen Phosphates (Pi), wobei die Varianz

dieser Änderung jedoch deutlich größer ausfiel als bei den Phospholipiden ($p < 0,005$ für PCr/Pi bei 48 h; $n = 15$ Tiere, 12 mg DDP). Das Ausmaß der beobachteten Änderungen zeigte für die Phospholipide eine deutliche Dosisabhängigkeit. Zusätzlich fand sich kurze Zeit nach Wiederaufleben der mitotischen Aktivität im Tumor ein steiler Anstieg des Quotienten PME/PDE. In der Zellkinetik fand sich nach 24 Stunden dosisabhängig ein G1S-Block bzw. G2-Block. Mit zunehmender Dosis fanden sich im Tumor auch ausgeprägtere Nekrosen. Der Erfolg der Chemotherapie ließ sich mit der MRS früher als mit allen anderen Methoden verifizieren. Da die PME-Vorläufer, die PDE-Folgeprodukte der Membranbiosynthese sind, könnten erstere als Maß für die Proliferationsrate eines Tumors dienen, während letztere Informationen über das Ausmaß des durch Therapie induzierten Zelltodes geben könnten. Unsere Ergebnisse stützen diese Theorie. Besonders interessant ist, daß ein steiler Anstieg des Verhältnisses PME/PDE nach guter Tumorremission als Marker für das Auftreten eines Rezidivs dienen könnte. Der Energiegehalt des Tumors nahm nach Chemotherapie zu, bevor morphologische Änderungen im Tumor sichtbar wurden. Diese Änderungen sind in der Frühphase der Tumorantwort wahrscheinlich durch Änderungen im Zellstoffwechsel des Tumors induziert und weniger Folge einer Änderung der Tumorarchitektur nach Chemotherapie.

205. V. Reiman, S. Holtmann, E. Köck, C. Jakob (München): Phospholipidanalyse und nichtinvasive Dignitätsbestimmung von Parotistumoren

Die relativ neue Methode der In-vivo-Magnetresonanzspektroskopie (MRS) hat in der jüngsten Zeit eine rapide Entwicklung erfahren und steht an der Schwelle zur klinischen Anwendung. Dieses Verfahren ist insbesondere für die Tumordiagnostik attraktiv, weil damit problemlos und nichtinvasiv biochemische Analysen im Körper des Patienten durchgeführt werden können, die sonst nur nach Entnahme einer Biopsie möglich sind.

Da transformierte Zellen u. a. eine Veränderung im Metabolismus der Membranphospholipide (PL) aufweisen, bestand das Ziel der vorliegenden Untersuchung darin, abzuklären, inwieweit mit Hilfe der MR-spektroskopischen PL-Analyse eine Beurteilung des Wachstums und der Dignität von Neoplasmen möglich ist. Zu diesem Zweck wurden bisher 128 Tumoren des Hals-Kopf-Bereiches und des Gehirns, insbesondere die mit dieser Methode sehr leicht zugänglichen Raumforderungen der Parotis, mit der ^{31}P-^{1}H-MRS untersucht und die spektroskopischen Daten mit denen der gaschromatographischen und flußzytometrischen Messungen korreliert.

Die in vitro-Untersuchungen zeigen, daß sich gesundes, energetisch hochaktives Gewebe wie Muskulatur, Gehirn oder Haut mit einer hohen Konzentration an Energiephosphaten von dem energetisch inaktiven Drüsen- oder Bindegewebe, das nahezu keine Energiephosphate enthält, unterscheiden läßt. Im neoplastischen Gewebe findet man im Gegensatz dazu eine sehr starke Aktivierung des PL-Stoffwechsels. Im MR-

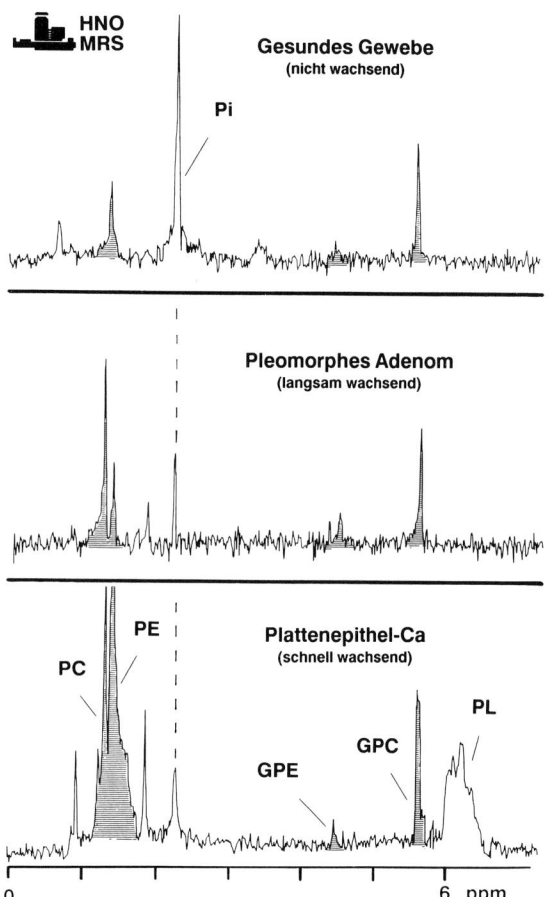

Abb. 1. ³¹P-MR-Spektren von gesundem und neoplastischem Gewebe. Die Konzentration der Phosphomonoester (*PM*), Phosphorylcholin (*PC*) und Phosphorylethanolamin (*PE*) korreliert mit der Geschwindigkeit der Progression. Die Konzentration der Phosphodiester (*PD*), Glycerophosphorylcholin (*GPC*) und Glycerophosphorylethanolamin (*GPE*) ist bei Gewebeabbauprozessen erhöht. Das Auftreten der mobilen PL ist ein Indikator der Metastasierungstendenz

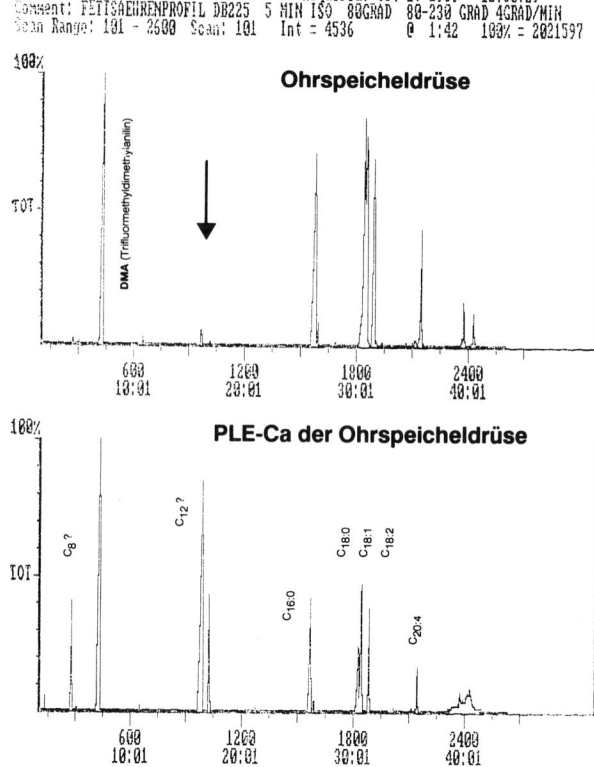

Abb. 2. Die Gaschromatogramme der PL zeigen in Tumoren mit hohem metastatischen Potential (*unten*) im Gebiet kurzer und ungesättigter Fettsäureketten zusätzliche Linien, die im gesunden Gewebe (*oben*) nicht auftreten

Spektrum sind Resonanzen der PL selbst sowie hohe Konzentrationen ihrer Anabolite und Katabolite erkennbar. Eine quantitative flußzytometrische Analyse zeigt, daß die Konzentration der Anabolite der PL, die in den ³¹P-MR-Spektren im Gebiet der Phosphomonoester (PM) erkennbar sind, mit der Proliferationsrate der Zellen sowie der klinisch beobachtbaren Wachstumsrate der Tumoren korrelierbar ist. Damit kann die PM-Konzentration als Maß für die Wachstumsgeschwindigkeit des Neoplasmas angesehen werden (Abb. 1). Im Gegensatz dazu steigt die Konzentration der Katabolite der PL, die in den ³¹P-MR-Spektren im Gebiet der Phosphodiester (PD) liegen, beim Abbau von umgebendem Gewebe stark an. Dies ist der Fall beim infiltrierenden Wachstum sowie bei Abbau von Tumorgewebe entweder durch Nekrose oder durch therapiebedingte Zellzerstörung.

Bei den MR-spektroskopisch nachgewiesenen PL handelt es sich, wie gaschromatographische Analysen zeigen, um solche mit kurzen bzw. ungesättigten Fettsäureketten (Abb. 2). Unsere Hypothese ist, daß diese aufgrund ihrer erhöhten Mobilität vermehrt aus der membranösen Matrix gelöst werden können. Nach dieser Vorstellung sollte das Auftreten der mobilen PL im MR-Spektrum mit einer verminderten Zelladhäsion und einer erhöhten Metastasierungstendenz gekoppelt sein. Tatsächlich ließ sich zeigen, daß Tumore mit einem hohen metastatischen Potential (PLE-Ca) auch eine hohe Konzentration mobiler PI aufweisen, während in Tumoren mit niedriger Metastasierungsrate (Basaliom) kaum mobile PL nachweisbar sind. Wie die In-vitro-Ergebnisse zeigen, schwankt in den verschiedenen Gewebearten die Konzentration der energetischen Phosphate sehr stark, während die Konzentration der PL-Metabolite in allen Teilbereichen des Gewebes den Wachstumszustand und die Dignität sehr zuverlässig charakterisiert. Dies ist bei der Interpretation der In-vivo-MR-Spektren zu berücksichtigen, da im Untersuchungsvolumen stets eine Vielzahl von verschiedenen Gewebearten und metabolischen Zuständen enthalten ist.

Unsere bisherigen Erfahrungen mit der In-vivo-MRS-Tumordiagnose zeigen, daß weder die energetischen Phosphate in den ^{31}P-Spektren noch die Cholin-Kreatin- und Laktatresonanzen in den ^{1}H-Spektren für eine Analyse des Tumorverhaltens geeignet sind. Im Gegensatz dazu ist mit den PL und ihren Zwischenprodukten eine zuverlässige Beurteilung der Geschwindigkeit der Progression, des Beginns einer therapiebedingten Regression und des invasiven oder nekrotisierenden bzw. des metastatischen Wachstums möglich. Es lassen sich eindeutig entzündliche Prozesse von langsam wachsenden benignen Tumoren sowie schnell, infiltrierend und metastatisch wachsenden Raumforderungen unterscheiden. Zwar ist dabei eine eindeutige Unterscheidung zwischen benignen und malignen Prozessen möglich, jedoch kann die Spezifität der verschiedenen Tumoren nicht festgestellt werden. Der entscheidende Vorteil des Verfahrens liegt jedoch darin, daß die Beurteilung des biologischen Verhaltens der Tumoren nicht auf Grund der stets sehr heterogenen mikroskopischen Morphologie, sondern anhand biochemischer Marker der biologischen Funkti-

on erfolgt. Ein weiterer Vorteil besteht darin, daß die Methode nichtinvasiv ist. Das bedeutet u. a., daß eine Untersuchung beliebig oft wiederholbar ist, ohne den Patienten zu belasten. Außerdem muß diese nicht wie bei einer Biopsieentnahme in einem möglichst kleinen Gewebebereich durchgeführt werden, sondern es kann, wenn nötig, das gesamte fragliche Gewebe der Raumforderung erfaßt werden. Dadurch steht mit der In-vivo-MRS eine Methode zur Verfügung, mit der insbesondere bei operativ schwer zugänglichen Raumforderungen eine sehr zuverlässige nichtinvasive Diagnosestellung und damit Prognose möglich ist, die mit anderen Verfahren nicht erreicht werden kann.

M. Schedler (Zweibrücken): Welche technischen Voraussetzungen benötigt man, um solche Untersuchungen an einem MRS-CT durchzuführen, und was kostet die entsprechende Aufrüstung?

V. Reiman (Schlußwort):
MR-Spektroskopie kann an jedem konventionellen Kernspintomographen durchgeführt werden, wenn die dazu nötige zusätzliche Hard- und Software installiert ist und das Magnetfeld mindestens 0,5 T für ^{1}H-Protonen bzw. 1,5 T für ^{31}P-Phosphoruntersuchungen beträgt.

206. J. Silberzahn, B. Lang (Gießen):
Der Einsatz von Faktor XIII bei operierten Patienten mit Wundheilungsstörungen

Müssen chemotherapeutisch behandelte, radiierte, kachektische oder an Diabetes mellitus erkrankte Patienten operiert werden, kommt es häufig zu Wundheilungsstörungen. Faktor XIII ist ein Protein, das in Leber und Thrombozyten gebildet wird, und sich in fast allen Geweben finden läßt. Nachdem es durch Ca-Ionen und Thrombin zum aktiven Faktor XIII-a umgewandelt wurde, führt dieses zur Verknüpfung von Fibrinmonomeren zum Fibrinnetz. Darüber hinaus stimuliert Faktor XIII Fibroblasten und Osteoblasten.

In der Allgemeinchirurgie wurden, im Gegensatz zur HNO-Heilkunde, die Möglichkeiten der Faktor-XIII-Therapie schon untersucht und die Erfolge aufgezeigt. Wir berichten über 20, mit Faktor XIII

therapierte Patienten mit postoperativen Wundheilungsstörungen, bei denen der Einsatz von Faktor XIII eine klinisch deutliche Beschleunigung des Verschlusses von großen Fisteln oder erhebliche Verbesserung der Wundheilung zeigte.

Nebenwirkungen traten nicht auf. Patienten mit Thrombosen sollten wegen der fibrinstabilisierenden Wirkung von Faktor XIII von der Therapie ausgeschlossen werden.

Eine Dosierung von 3- bzw. 5mal 1250 I. E. Faktor XIII hat sich bei uns bewährt.

Trotz der hohen Therapiekosten von zur Zeit 2000 DM lohnt sich dieser Therapieansatz, da die Gesamtbehandlungsdauer deutlich erniedrigt wird.

207. R. J. Kau, Ch. Kürten, P. Koldovsky (Düsseldorf):
Zur Frage der Resistenz der LAK-Zelltherapie

Lymphozyten mit antitumoraler Wirkung lassen sich im Peripheralblut von Tumorpatienten nachweisen. An der zytotoxischen Reaktion sind verschiedene Zellpopulationen beteiligt: NK-Zellen, Makrophagen und zytotoxische T-Zellen. Lymphokinaktivierte Killerzel-

len (LAK-Zellen) werden bereits in einigen Kliniken zur Tumortherapie eingesetzt. Wir haben darüber berichtet, daß sich im Tierexperiment mit xenotransplantierten menschlichen Tumoren die Effektivität der LAK-Zellen durch autologe Stimulation mit Tumorex-

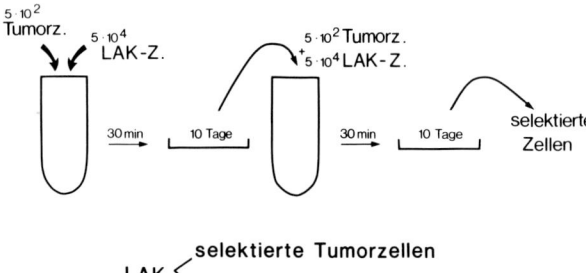

Abb. 1. Selektion der LAK-resistenten Tumorzellen

	M21		HEP		KB	
	Ko	Sel.Z.	Ko	Sel.Z.	Ko	Sel.Z.
mit LAK	14	16.3	11.6	8.3	2	8
ohne LAK	96	87	74.3	77	43.3	50.3

Abb. 2. Die Wirkung von LAK-Zellen auf selektierte und nichtselektierte Tumorzellen im CI-Test (*Ko* = Kontrolle, *Sel. Z.* = selektierte Zellen)

trakten bzw. durch Ankopplung an antitumorale Antikörper verbessern läßt. Es ist bekannt, daß sich der Primärtumor im Hinblick auf seine membranassoziierten Antigene verändern kann, und daß auch häufig Metastasen in der Ausprägung ihrer Antigene sich vom Haupttumor unterscheiden können. Tumorzellklone entstehen, die gegen T-Zellimmunität resistent sind. So scheint es als wichtiger Gesichtspunkt vor dem eigentlichen klinischen Einsatz von LAK-Zellen zu klären, inwieweit der Tumor unter dem Selektionsdruck einer LAK-Zelltherapie Resistenzen gegen diese Zellen entwickeln kann.

Die zellvermittelte zytotoxische Reaktion läuft biphasisch ab. Zunächst kommt es zur Erkennung der Antigenstrukturen an der Zielzelle durch Rezeptoren der Effektorzelle und dann zu direktem Kontakt. Die zweite Phase ist ein immunologisch unspezifischer enzymatischer Prozeß. Die Effektivität der Immunität gegen Tumorzellen ist abhängig von der Stabilität und der Verteilungsdichte der Zielstrukturen an der Zellmembran. Die Zielzelle, – d.h. die Tumorzelle nutzt mehrere Mechanismen sich dieser immunologischen Attacke zu erwehren. Für die T-Zell-vermittelte Immunität ist bekannt, daß zwei Antigengruppen, MHC 1 und ein spezifisches tumorassoziiertes Antigen, anwesend sein müssen. Demgegenüber sind Zielstrukturen für NK- und LAK-Zellen nicht genau bekannt. Die Immunität ist MHC-unabhängig und hinzu kommt eine allgemeine Gruppe von Membranantigenen, die an verschiedenen Zellen ausgeprägt sind. Die Stabilität der Antigene für eine T-Zell-vermittelte Immunität wurde mehrfach untersucht. MHC-Antigen-Verlust bzw. Verminderung der tumorassoziierten Antigene bzw. Antigenmodulation führen zu unterschiedlichen Resistenzabstufungen der Tumorzellen gegen die immunologisch aktiven T-Lymphozyten. Immunmodulationen wurden bei Leukämien und Kolonkarzinomen beschrieben. Demgegenüber zeigen GD2- und GD3-Antigene aller

Melanome eine große Stabilität. Das Ziel unserer experimentellen Untersuchung war die Stabilität der unbekannten Rezeptoren auf der Tumorzelle für eine LAK-Zelltherapie zu überprüfen.

Eine Tumorzellsuspension der Tumorzellinien M21, HEP 2 und KB wurde in einer Größenordnung von 5×10^2-Tumorzellen mit 5×10^4 LAK-Zellen für 30 Minuten inkubiert (Abb. 1). Auf einer Petrischale wurde dann für 10 Tage das Auswachsen der Tumorzellkolonien abgewartet und von den gut angewachsenen Kolonien, die die primäre Therapie mit den LAK-Zellen gut überstanden hatten, wiederum 5×10^2 Tumorzellen mit einer erneuten gleichen Dosis der LAK-Zellen versetzt. Der zweite Therapiezyklus ließ wiederum einige Kolonien in ihrem Wachstum unbeeinflußt. Man kann jetzt von selektierten Tumorzellen sprechen. Der gleiche Versuch wurde dann parallel mit primär nichtbehandelten Tumorzellen und den jetzt so auf diese Weise gewonnenen selektierten Tumorzellen durchgeführt. Wenn eine Resistenz gegen diese LAK-Zelltherapie entstanden wäre, wäre zu erwarten, daß ein gravierender Unterschied im Ergebnis des Kolonien-Inhibitionstest sich zeigen würde.

In allen 3 Tumorzellinien zeigen die Ergebnisse der experimentellen Behandlung mit LAK-Zellen, daß zwischen den selektierten Tumorzellen und den normalen Tumorzellen in ihrem Wachstumsverhalten im Kolonien-Inhibitionstest keine wesentlichen Unterschiede auftreten (Abb. 2). Der Versuch liefert nochmals Beweise für die gute Wirksamkeit der LAK-Zelltherapie. Die auch nach mehreren Therapiezyklen unverminderte Empfindlichkeit der Tumorzellinien gegen die LAK-Zellen erlaubt uns den Schluß zu ziehen, daß die nach der Therapie verbliebenen Tumorzellen ihr Überleben nicht auf einer Resistenz begründen, sondern auf dem Zufall, der Aktivität der LAK-Zellen entgangen zu sein und somit Wiederholungen dieser Therapie möglich sind.

208. K.D. Groth, R. Felix (Berlin): Ist die Bestimmung von Tumormarkern als Routinelaborbestimmung in der Tumornachsorge sinnvoll?

Vortrag nicht gehalten.

Kehlkopf und Trachea I

209. R. Höing, H.-M. Loick (Münster):
Einfluß von Methylprednisolon auf die mechanische Irritation des Larynx bei Mikrolaryngoskopien

Um die Wirksamkeit einer prophylaktischen, präoperativen Verabreichung von Cortison zur Vermeidung eines Glottisödems bei Mikrolaryngoskopien zu untersuchen, wurden 51 Patienten in eine Doppelblindstudie aufgenommen. Sie wurden am Vorabend der Operation indirekt laryngoskopiert, und das subjektiv geschätzte Ausmaß des Schwellungs- und Rötungszustandes der aryepiglottischen Falte, der Epiglottis, der Aryknorpel und der Stimmlippen wurde in einer Rangskala aus drei Stufen dokumentiert. Am Operationstag erhielten sie ca. 60 min präoperativ randomisiert und doppeltblind 250 mg Methylprednisolon (Urbason) oder 10 ml physiologische Kochsalzlösung.

5 bis 6 Stunden nach der Extubation wurden sie von demselben Untersucher, der den präoperativen Zustand dokumentiert hatte, erneut indirekt laryngoskopiert, und der subjektive Eindruck des Schwellungs- und Rötungszustandes der erwähnten anatomischen Strukturen wurde – selbstverständlich ohne Kenntnis der präoperativen Beurteilung – wieder in drei Gradstufen festgehalten. Die statistische Auswertung erfolgte unter Verwendung des Student-t-Testes für unverbundene Stichproben einer 2fachen Varianzanalyse und einer Spearman-Korrelationsberechnung.

Abbildung 1 zeigt das Ergebnis für die Epiglottis. Hier hat die Schwellung postoperativ nur in der Placebo-Gruppe, nicht jedoch in der Urbason-Gruppe zugenommen. Ähnliches war bei den Aryknorpeln und den Stimmlippen zu beobachten. Der Schwellungszustand der aryepiglottischen Falte hatte in beiden Gruppen zugenommen. Das Ergebnis für die Rötung war bei allen anatomischen Strukturen uneinheitlich. Wenngleich also in der Tendenz eine ödemverhütende Wirkung erkennbar war, ließ sich eine statistische Signifikanz doch nicht nachweisen.

Stellt man die ebenfalls ausgewerteten Operations- und Intubationszeiten den Veränderungen der Schwellungs- und Rötungsgrade gegenüber (was man mit Hilfe einer Spearman-Korrelationsberechnung tun kann), so findet sich für fast alle Gegenüberstellungen eine direkte Beziehung zwischen Dauer der Operation und Ausmaß der Schwellungs- und Rötungsgrade. Dieser Zusammenhang erreichte jedoch nur in der NaCl-Gruppe statistische Signifikanz. Hier ist der Schluß erlaubt, daß das Cortison solches verhindert hat.

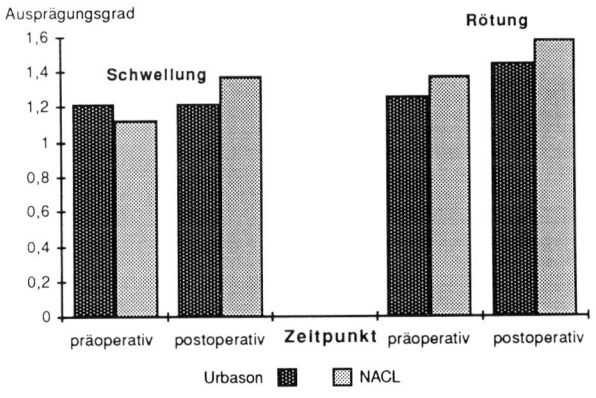

Abb. 1. Epiglottis

Eine schwellungsverhütende Wirkung des Methylprednisolon bei Mikrolaryngoskopien ließ sich in der vorliegenden Studie nicht beweisen, so daß für eine generelle prophylaktische Applikation von Cortison kein Grund besteht. Wird jedoch erwartet, daß die Operation länger dauert – etwa mehr als 30 min –, so kann die Cortisongabe sinnvoll sein.

210. H. E. Eckel, W. F. Thumfart (Köln):
Laserchirurgische und konventionell-mikrochirurgische Behandlung des Reinke-Ödems – Ein Vergleich

Die eigenen Beobachtungen nach 10 konventionell mikrochirurgischen und 12 laserchirurgischen Operationen werden dargestellt. Geschlechtsverteilung und Rauchgewohnheiten waren in beiden Gruppen ähn-

lich; die Patienten in der Lasergruppe waren im Durchschnitt einige Jahre älter als diejenigen der konventionell operierten Gruppe. Ganz überwiegend kamen Patienten mit sehr ausgeprägten Ödemen zur Behandlung – während wir Patienten mit geringer ausgebildeten Befunden nur dann operierten, wenn trotz konservativer Bemühungen – Rat zur Nikotinabstinenz, logopädische Übungsbehandlung, Stimmhygiene – eine Besserung des Beschwerdebilds nicht zu erreichen war. Die Wundheilung war bei den laserchirurgisch behandelten Patienten mit bis zu 5 Wochen deutlich verlängert und durch ausgeprägte Fibrinausschwitzungen auf den Wundflächen gekennzeichnet. Eine längere postoperative Aphonie mußte häufiger nach Laserchirurgie beobachtet werden. Lupenlaryngoskopisch zeigte sich nach Abbildung in beiden Gruppen in der Regel ein völlig normaler Befund, so daß häufig nicht mehr zu sehen war, daß ein operativer Eingriff an den Stimmlippen vorangegangen war. Vereinzelt wurden Unregelmäßigkeiten des freien Stimmlippenrandes oder Einkerbungen gesehen, die in einem Fall (nach Laserchirurgie) Anlaß zur Unterfütterung einer Stimmlippe mit Gelfoam gaben, um einen vollständigen Stimmlippenschluß wieder zu ermöglichen.

Bedingt durch die längere Wundheilung in der Lasergruppe konnte bei diesen Patienten eine postoperative logopädische Behandlung häufig erst verzögert eingeleitet werden. In einem Fall entwickelte sich hierdurch spontan eine unerwünschte Taschenfaltenphonation. Die geschilderten Beobachtungen können auf unterschiedliche Weise interpretiert werden: Zunächst einmal legen die Befunde die Vermutung nahe, die laserchirurgische Abtragung von Reinke-Ödemen sei generell abzulehnen, weil sie durch verlängerte Wundheilung und prolongierte postoperative Aphonie mit daraus resultierender verzögerter postoperativer logopä-

discher Behandlung zu schlechteren stimmlichen Endergebnissen und verlängerter Arbeitsunfähigkeit führt.

Ein Vergleich der eigenen Resultate mit den wesentlich günstigeren Ergebnissen anderer Autoren läßt jedoch eine weitere Schlußfolgerung zu: Die Schnittgüte eines chirurgischen CO_2-Lasers und die durch den Laser induzierten Gewebeveränderungen sind abhängig von den vom Chirurgen gewählten Laserstrahl-Parametern.

Diese Parameter sind Brennfleck-Durchmesser, Pulsform und Leistungsabgabe des Lasers. Bei den von uns durchgeführten Eingriffen lag die Größe des Brennflecks bei etwas unter 1 mm^2; der Laser wurde im sogenannten Soft-Super-Pulse mit einer Leistung zwischen 2 und 4 W betrieben. Offenbar kommt es bei so geringen Ausgangsleistungen jedoch nicht zu der erwünschten unmittelbaren Vaporisierung des bestrahlten Gewebes mit nur minimaler thermischer Schädigung der Randzonen, sondern zunächst zu einer Aufwärmung des Gewebes mit Proteindenaturierung, Koagulation und Membrandefekten. Hierdurch ist wohl auch die von uns beobachtete ausgeprägte Fibrinausschwitzung der Laserwunden zu erklären. Eine Vaporisation oberflächlicher Zellschichten bei nur minimaler thermischer Schädigung des umgebenden Gewebes wird dagegen erst bei höheren Ausgangsleistungen erreicht. Zur schonenden Anwendung des Lasers in der Phonochirurgie sollte daher eine Leistungsabgabe nicht unter 10 W und eine Einzelpuls-Emittierung am Gerät gewählt werden. Nur bei geeigneter Auswahl der entsprechenden Laserstrahl-Parameter kann der CO_2-Laser zu einem erfolgreich einsetzbaren Instrument in der Phonochirurgie werden.

211. W. Steiner, C. Stenglein, W. von Glaß, W. Sauerbrei (Göttingen/Erlangen/Freiburg): Ergebnisse mit der funktionserhaltenden lasermikrochirurgischen Tumorresektion beim Hypopharynxkarzinom als Alternative zur Laryngektomie

Von 1981 bis Mai 1986 wurden an der Universitäts-HNO-Klinik Erlangen vom Erstautor 42 Patienten mit einem Hypopharynxkarzinom (Sinus piriformis: 39, Postkrikoidgegend: 2, Hypopharynxhinterwand: 1) primär lasermikrochirurgisch in kurativer Absicht operiert. Bei 33 Patienten erfolgte eine Nachbestrahlung. Das Alter der 42 Patienten (1 Frau) lag zwischen 40 und 76 Jahren (median 55 J.). Ausschlußkriterien: Simultane Fernmetastasierung, Zweittumoren, Rezidivtumoren sowie Halsmetastasen über 6 cm Ausdehnung.

Verteilung der T-Kategorie pT1: 5, pT2: 31, pT3: 4, pT4: 2.

Verteilung der N-Kategorie N0: 11, pN0: 3, N1: 2, pN1: 6, pN2a: 1, pN2b: 18, pN2c: 1.

Stadienverteilung I: 5%, II: 24%, III: 21%, IV: 50%.

Therapie

Nur Laserresektion, Laserresektion und Halsoperation, Laserresektion und Radiotherapie, Laserresektion, Halsoperation und Radiotherapie; 31 Halsoperationen bei 29 Patienten: Exploration des vorderen Halsdreieckes: 4; regionale funktionelle Neck dissection: 15; komplette funktionelle Neck dissection: 8; radikale Neck dissection: 2.

Unter den 29 am Hals elektiv oder kurativ operierten Patienten wiesen etwa 90% eine oder mehrere Halslymphknotenmetastasen (unter 6 cm) auf.

Posttherapeutischer Verlauf. Mediane Beobachtungszeit 67 Monate.

Lokoregionales Rezidiv: 1. Spät- bzw. Sekundär-(Rezidiv-)Metastase: 4. Rezidivmetastase mit Zerebralmetastasierung: 1. Fernmetastasierung: 4 (Lunge: 3, Leber: 1). Zweittumoren: 6 (Oropharynx: 4, Darm: 2). Zweittumoren (Lunge und Prostate) mit simultaner Fernmetastasierung: 2.

Insgesamt trat bei 18 Patienten sekundär eine maligne Erkrankung (rT+, rN+, M+, Zweittumor) auf, die für 12 Patienten schicksalhaft verlief. 6 der 42 Patienten sind bis 4/90 interkurrent gestorben, bei einem Patienten ist die Todesursache unbekannt.

Die nach Kaplan-Meier errechneten, nicht korrigierten Überlebensraten betrugen nach 3 Jahren 74%, nach 5 Jahren 62%.

Die niedrige lokoregionale Rezidivquote sowie die hohen Überlebensraten rechtfertigen bei sehr niedriger Nebenwirkungs- und Komplikationsrate (2 Nachblutungen, 4 temporäre Tracheotomien) den Verzicht auf die totale Laryngektomie mit Pharynxteilresektion sowie die radikale Neck dissection zugunsten einer funktionserhaltenden Chirurgie am Primärtumor und am zervikalen Lymphabflußgebiet, kombiniert mit einer vom Staging bestimmten Nachbestrahlung.

K. Burian (Wien): Wie verhalten Sie sich, wenn der Tumor im Op-Präparat bis in die Verkohlungszone reicht und die Randbiopsien negativ sind?

Th. Deitmer (Münster): Sind zur Abschätzung der Tumorgröße vor allem bei endophytischem Wachstum bildgebende Verfahren obligat?

H. Eckel (Köln): Jede organerhaltende Tumortherapie hat ja leider ein gewisses Risiko bezüglich des Entstehens von lokalen Rezidiven.

Halten Sie bei Patienten, die nicht regelmäßig nachuntersucht werden können, z. B. Patienten aus dem Ausland, an der Indikation zur funktionserhaltenden transoralen Laserchirurgie fest?

H. Glanz (Gießen): In einem hohen Prozentsatz infiltrieren die Hypopharynxkarzinome nicht nur den Schild- und Ringknorpel, sondern auch die Halsweichteile, wie große Gefäße, mittl. und tiefe Halsfaszie und prävertebrale Muskulatur. Wie sehen Sie den Befall der Weichteile und ihre Indikation zur endoskopischen Resektion insbesondere auch im Hinblick auf Komplikationen?

D. Kleinfeldt (Rostock): Die Operationen liegen mitunter in stark durchbluteten Anteilen (Zungengrund!). Welche Komplikationen sind diesbezüglich aufgetreten?

Eine zweite Frage bezieht sich auf die Grenzen wie Knorpelbereiche im Tumorgebiet, z. B. Befall des Aryknorpels.

R. Preibisch-Effenberger (Magdeburg): Wie lange beträgt die Zeit zwischen dem laserchirurgischen Eingriff am Larynx/Hypopharynx zur Ausräumung des Tumors und dem der Neck dissection?

K. Terrahe (Stuttgart): Frage, wie sich Autor gegenüber in den Zungengrund einwachsenden Karzinomen verhält angesichts der schlechteren Zugänglichkeit bei vorwiegend tangential gerichtetem Strahlengang des Laser, der unsicheren Abgrenzbarkeit und der statistisch ungünstigeren prognostischen Kriterien.

W. Steiner (Schlußwort):

Zu Herrn Burian: In der Regel keine Nachresektion.

Zu Herrn Deitmer: Nein, wir lassen uns, abgesehen von Grenzfällen der Operationsindikation, vom intraoperativen Befund leiten, unterstützt durch Schnellschnitt-Histologie und abgesichert durch die posttherapeutische Histologie.

Zu Herrn Eckel: Eine wichtige Voraussetzung für eine funktionserhaltende Chirurgie in kurativer Absicht ist u. a. eine engmaschige, regelmäßige Nachsorge – auch bei ausländischen Patienten. Ist diese nicht gewährleistet, ist das sehr schonende, funktionserhaltende transorale laserchirurgische Vorgehen zu riskant.

Zu Frau Glanz: Eine massive Infiltration der Halsweichteile – in unserem Krankengut selten vorkommend – zählt zu den wenigen Grenzfällen endoskopischer Laserchirurgie. Mehrfach haben wir bei Hypopharynx- und Oropharynxkarzinomen bis an die Gefäßscheide von innen heran operiert. Die Neck dissection erfolgt zeitlich versetzt um ca. 1 Woche. Einige schwere Nachblutungen haben wir bei palliativer Laserchirurgie von die laterale Hypopharynxwand breit infiltrierenden Rezidiven nach Radiotherapie gesehen.

Zu Herrn Kleinfeldt: Zwei Nachblutungen. Beide konnten durch Koagulation gestillt werden; einmal erfolgte sicherheitshalber eine Tracheotomie. Bei Ary- oder Schildknorpelinfiltration werden die befallenen Knorpelbereiche mitreseziert, der Befall stellt keine Kontraindikation dar. Komplikationen wie Perichondritis wurden trotz Nachbestrahlung nicht gesehen.

Zu Herrn Preibisch-Effenberger: Bei den hier vorgestellten 42 Patienten erfolgte in der Regel die Neck dissection simultan, seit Mitte der achtziger Jahre immer häufiger zeitlich versetzt. Gründe: Fistelprophylaxe, eventuelle Nachresektion im Primärtumorgebiet je nach histologischem Ergebnis in gleicher Narkose (biologisch-immunologische Überlegungen).

Zu Herrn Terrahe: Bei Infiltration des Zungengrundes erfolgte entsprechend der Tumorausdehnung eine Mitresektion der befallenen Oropharynxregion. Mit dem Spreizlaryngoskop lassen sich auch große Zungengrundtumoren onkologisch sicher im Gesunden resezieren, allerdings ist die Differenzierung Tumor/Nichttumor in der Zunge schwieriger, besonders bei Rezidiven nach Chemo-Radiotherapie, als in Larynx und Hypopharynx.

212. A. Jolk, F. Klingholz, F. Martin, B. Steckmeier (München): Die Stimmqualität nach operativer Durchtrennung der prälaryngealen Halsmuskulatur

Die Frage nach einer möglichen Stimmstörung nach Schilddrüsenoperationen läßt schon aufgrund der topographischen Verhältnisse der Schilddrüse und des Larynx, sowie durch den Verlauf des N. laryngicus caudalis (N. recurrens), zuerst an eine Schädigung der Kehlkopfnerven und seiner Folgen für die Stimme denken. Keine Berücksichtigung findet jedoch häufig die Tatsache, daß besonders bei einer massiven Vergrößerung der Schilddrüse im Rahmen der Strumektomie oft eine beidseitige Durchtrennung der äußeren prä- bzw. infralaryngealen Längsmuskulatur, des M. sternothyroideus und des M. sternohyoideus, erfolgt. Die Bedeutung der äußeren Kehlkopfmuskeln für den muskulären Spannapparat des Larynx und ihre Auswirkungen auf die Stimmqualität werden in der Literatur jedoch kontrovers diskutiert. Ziel dieser Untersuchung war es zu prüfen, inwieweit eine beidseitige Durchtrennung des M. sternothyroideus und des M. sternohyoideus Auswirkungen auf die Stimmqualität hat und ggf. deren Häufigkeit zu bestimmen.

20 Patienten (13 Frauen und 7 Männer) zwischen 22 und 51 Jahren mit euthyreoten Strumen wurden 1–3 Tage vor und 6–11 Tage nach der in Intubationsnarkose durchgeführten Strumektomie untersucht. Bei den Patienten wurde neben der Stimmanamnese die Stimmfunktion unter folgenden Gesichtspunkten untersucht (Tabelle 1):

1. Die Lupenlaryngoskopie zur Beurteilung organischer Veränderungen des Larynx, so z. B. auch von Intubationsschäden nach der Strumektomie.
2. Zur funktionellen Larynxdiagnostik die stroboskopische Untersuchung der Stimmlippenschwingungen.
3. Zur objektiven Beurteilung der momentanen laryngealen Leistungsfähigkeit wurde bei allen Patienten prä- und postoperativ das Stimmfeld ermittelt. Um aus dem Stimmfeld quantitative Daten zu gewinnen, wurde ein Approximationsverfahren angewendet, das Brust-, Mittel- und Kopfstimme durch elliptische Subfelder beschreibt. Die analytische Beschreibung der Stimmfelder erlaubte, den Subfeldern die die Register charakterisierenden Parameter rechnerisch zu entnehmen. Die Extraktion der Parameter Frequenzumfang, maximaler Stimmschalldruck sowie maximale Dynamik aus einem Subfeld ermöglichte durch eine Linearkombination die prozentuale Angabe der stimmlichen Leistungsfähigkeit in den Registern bezogen auf die Durchschnittswerte von Berufs-Chorsängern.

Tabelle 1. Verfahren zur Untersuchung der Kehlkopffunktion

1. Lupenlaryngoskopie
2. Lupenstroboskopie
3. Stimmfeld
4. Mittlere Sprechstimmlage
5. Stimmreinheit

4. Ferner wurde die mittlere Sprechstimmlage aus einem prä- und postoperativ aufgezeichneten Stimmsignal durch rechnergestützte Ermittlung der Frequenzlage des Maximums der Grundfrequenzverteilung berechnet.
5. Die Beurteilung der Stimmreinheit im Sinne einer objektiven Heiserkeitsbewertung erfolgte durch Ermittlung des Signal-Rausch-Verhältnisses im Spektrum von Vokalen. Die Normwerte für Stimmgesunde für das Signal-Rausch-Verhältnis liegen oberhalb 15 dB.

Sowohl bei der lupenlaryngoskopischen Untersuchung als auch bei der stroboskopischen Funktionsdiagnostik konnten bei allen 20 Patienten im prä- und postoperativen Vergleich keine relevanten Veränderungen festgestellt werden. Die aus dem Stimmfeld ermittelte stimmliche Leistungsfähigkeit zeigte nach Strumektomie bei den Frauen wie auch bei den Männern im Brust-, Mittel- und Kopfregister keine signifikante Veränderung. Das gleiche Ergebnis zeigte sich auch bei den Werten der ermittelten mittleren Sprechstimmlage sowie des Signal-Rausch-Verhältnisses der Patientenstimmen. Bei allen Patienten lag zudem das Signal-Rausch-Verhältnis im Normbereich für gesunde Stimmen.

Auch wenn die Frage offen ist, inwieweit neben den laryngealen muskulären Einstellmechanismen die infralaryngeale Halsmuskulatur, insbesondere in bezug auf die Funktion des M. sternothyroideus, eine Bedeutung für die einzelnen Stimmfunktionen hat, so zeigten die Ergebnisse dieser Untersuchung bei den von uns untersuchten 20 Patienten postoperativ keine signifikanten Veränderungen der Stimmqualität. Dies auch im Hinblick auf die im Stimmfeld erfaßten laryngealen Extremleistungen im Brust- und Kopfregister. Da es sich bei den von uns untersuchten Patienten um gesanglich ungeübte, nicht ausgebildete Stimmen handelte, sind neben operationstechnischen Erwägungen und aufgrund der forensischen Bedeutung Rückschlüsse, inwieweit eine beidseitige Durchtrennung der infralaryngealen Muskulatur Auswirkungen auf die Qualität und Güte der Gesangstimme hat, jedoch nicht möglich.

F. Frank (Wien): Stimmfeldmessung ist keine objektive Methode. Haben Sie auch die Tonhaltedauer verglichen?

A. Jolk (Schlußwort): Im Gegensatz zu der meist üblichen isolierten Betrachtung und Interpretation der im Stimmfeld erfaßten Parameter erlaubt der aus dem Stimmfeld rechnergestützt ermittelte Leistungsparameter eine quantitative Auswertung der Stimmfeldregister. In diesen Leistungsparameter ist der Frequenzumfang eines jeden Registers als Parameter der Linienkombination miterfaßt.

213. M. Hülse (Mannheim):
Die vertebragene Komponente der funktionellen Dysphonie

Die Bedeutung der extralaryngealen Muskulatur für die Stimmgebung ist von Sonninen (1956) eindrucksvoll dokumentiert worden. Vilkman et al. haben 1989 eine Abhängigkeit der Grundfrequenz der Stimme und des subglottischen Druckes von der Höherverlagerung des Zungenbeines nachweisen können.

Von der oberen Zungenbeinmuskelgruppe wird der M. geniohyoideus direkt aus dem Cervikalsegment C1 und C2 über den N. hypoglossus innerviert. Die untere Zungenbeinmuskulatur (Mm. omohyoideus, sternohyoideus und thyreohyoideus) wird überwiegend aus den Cervikalsegmenten C2 und C3, weniger auch aus C1 und C4 motorisch innerviert.

Verspannungen dieser externen laryngealen Muskulatur sind bei der hyperfunktionellen Dysphonie häufig zu beobachten. Die Ursache wird in der psychischen Grundkonstellation des hyperfunktionellen Dysphonikers, aber auch direkt in dem pathologischen Phonationsmechanismus gesucht. Als mögliche, *allein auslösende Ursache* einer funktionellen Dysphonie wurden diese Muskelverspannungen bisher nicht gewertet.

Muskelverspannungen und -verhärtungen der prälaryngealen Muskulatur sind sehr häufig bei der funktionellen Kopfgelenksstörung und bei funktionellen Defiziten (früher sprach der Manualtherapeut hierbei von „Blockierungen") die Wirbelgelenke C 1/2 und C

2/3 zu finden. Reflektorisch wird im *gesamten* betroffenen Segment, im gesamten „Arthron", der Muskeltonus erhöht. Betroffen ist also nicht nur die tiefe nuchale Muskulatur, sondern auch, wenn die Störung im Bereich der oberen Halswirbelsäule liegt, die vordere Halsmuskulatur. Seifert konnte das sogenannte Globusgefühl, das ein typisches Symptom der hyperfunktionellen Dysphonie ist, auf solche Muskelverspannungen zurückführen und manualtherapeutisch erfolgreich behandeln.

Bei vielen Patienten mit einer hyperfunktionellen Dysphonie fällt schon der enorme Würgereflex auf, der fälschlicherweise oft als psychische Überempfindlichkeit gedeutet wird − aber nur Ausdruck des Muskelhypertonus ist. Stroboskopisch imponiert eine deutlich eingeschränkte Randkantenverschiebung der Stimmbänder.

Auf Tonband und mit Video kann nun dokumentiert werden, daß nach einer Manualtherapie nicht nur der Würgereflex und eine paradoxe Verkippung der Epiglottis verschwinden, sondern die Randkantenverschiebung synchron und deutlich verstärkt erkennbar wird. Die Stimme bessert sich subjektiv und objektiv schlagartig. Derartige manualtherapeutische „Ad-hoc-Erfolge" sind auch sonographisch und mit der Stimmfeldmessung objektivierbar (Abb. 1, 2).

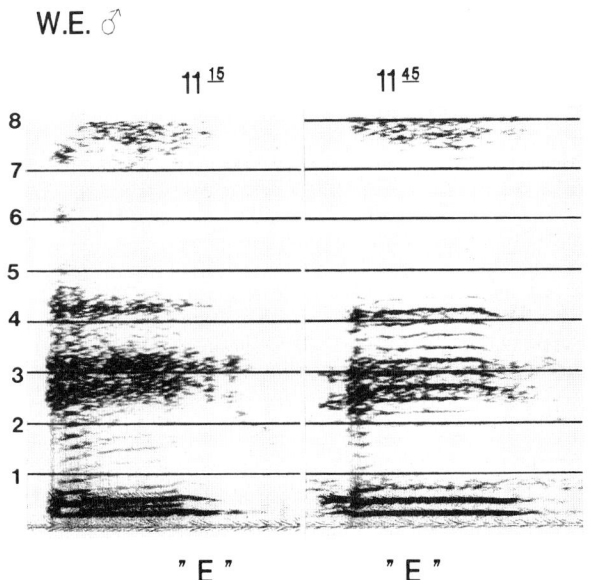

Abb. 1. Sonogramm W.E.: Es ist deutlich zu erkennen, daß bei der Phonation von „E" vor der Manualtherapie alle Frequenzbänder massiv verrauscht sind

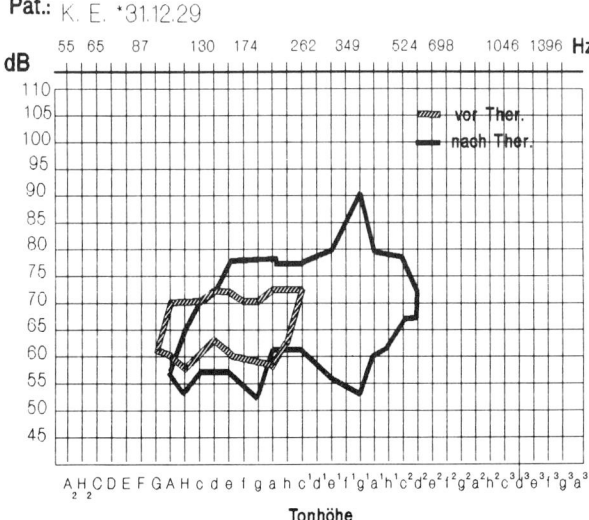

Abb. 2. Phonetogramm K.E.: Die Besserung der Stimme läßt sich eindrucksvoll im Phonetogramm (Stimmfeld) nachweisen. Im dargestellten Fall wurde nicht nur die Grundfrequenz der weiblichen Stimme angehoben, sondern auch das Singstimmfeld deutlich erweitert

Daß diese Manualtherapie nicht als reine „Psychotherapie" abgetan werden kann, ist an Patienten nachzuweisen, bei denen ein stroboskopischer Stillstand nur einseitig vorliegt. In dem letzten halben Jahr konnten zwei Patienten mit einer einseitigen „stiffness" untersucht und manualtherapeutisch behandelt werden.

Zusammenfassend kann gesagt werden:

1. Ein über mehrere Wochen dokumentierter Stimmbandstillstand, eine sog. „stiffness", normalisiert sich nicht innerhalb weniger Tage.
2. Bei Patienten mit einseitiger „stiffness" ist eine Normalisierung von Stimme und Stimmbandbefund innerhalb einer halben Stunde durch Psychotherapie nicht erklärbar; sie muß Ausdruck der erfolgreichen Manualmedizin sein.

Da die maximale Kopfüberstreckung in vollständiger Relaxation während einer Kehlkopfstütze ein ideales Manöver darstellt, eine funktionelle Kopfgelenksstörung auszulösen, müssen Stimmstörungen nach Kehlkopfstützautoskopien unbedingt auf eine fragliche vertebragene Komponente hin untersucht und gegebenenfalls manualtherapeutisch behandelt werden. Aber auch Heiserkeit nach Schädelhirntraumen und HWS-Traumen können rein vertebragener Natur sein. Darüber hinaus kann die Manualtherapie nur begleitende (nicht auslösende) vertebragene Komponenten erfolgreich angehen und so die logopädischen Therapieerfolge besonders bei der hyperfunktionellen Dysphonie beschleunigen.

F. Frank (Wien): Haben Sie mit Ihrem Verfahren alters- und geschlechtsabhängige Erfahrungen?

N. Kollar (Brno): Wie werden die vertebragenen Dysphonien von anderen funktionellen hyperfunktionellen Dysphonien diagnostisch unterschieden?

Th. Deitmer (Münster): Wie würden Sie gutachterlich den Zusammenhang zwischen HWS-Schleudertrauma und funktioneller Stimmstörung beurteilen?

D. Kleinfeldt (Rostock): Die Anfrage richtet sich auf Dauererfolg. Nach unseren Erfahrungen mit der Manualtherapie beim Hörsturz, bei Vestibularisstörungen und Tinnitus traten leider nur Kurzzeitergebnisse auf.

M. Hülse (Schlußwort):
Nach den bisherigen Erfahrungen kann eine Geschlechts-Prädominanz nicht angegeben werden. „Hyperfunktionelle Dysphonie" ist zunächst nur eine Symptombeschreibung. Die Manualuntersuchung der HWS wird eine(n) vertebragene(n) Faktor/Ursache erkennen lassen. Die Unterscheidung Faktor/Ursache ist erst nach der Manualtherapie möglich. Manualtherapeutische Erfolge konnten wir über mehrere Monate beobachten. Wie bei allen funktionellen Kopfgelenksstörungen war die Manualtherapie teilweise anhaltend erfolgreich, oft aber mußte eine längere Krankengymnastik folgen. Eine logopädische Behandlung wird parallel durchgeführt.

214. S. Kellermann, B. P. E. Clasen, G. Böhme, C. Hannig et al. (München): Schluck- und Stimmfunktion nach Laryngektomie – Vergleich der Untersuchungsergebnisse eines interdisziplinären Untersuchungsprogrammes

Im Klinikum Rechts der Isar der TU München wurden seit 1988 28 laryngektomierte Patienten im Rahmen einer aus HNO-Ärzten, Phoniatern, Radiologen und Gastroenterologen bestehenden interdisziplinären Studie untersucht.

Es werden im folgenden die Ergebnisse von vier sich ergänzenden Untersuchungsmethoden vorgestellt.

1. HNO-ärztliche Untersuchung
2. Phoniatrische Untersuchung mit Blom-Singer-Insufflationstest und Post-Laryngektomie-Telefon-Verständlichkeitstest
3. Hochfrequenz-Röntgen-Kinematographie
4. Ösophagusmanometrie.

Die Untersuchungsergebnisse zeigen, daß sowohl Patienten mit einer gut ausgebildeten als auch Patienten mit einer mangelhaften Ösophagusstimme pathologische, röntgenkinematographische und ösophagusmanometrische Befunde zeigen.

Hier erscheint eine interdisziplinäre Zusammenarbeit sinnvoll, um bei Persistenz der Beschwerden unter logopädischer Therapie das Prozedere im Sinne einer operativen Therapie – z. B. einer zervikalen Myotomie – festzulegen.

R. Hagen (Würzburg): Ihre Eingangserklärung, daß die Ösophagusstimme die beste Möglichkeit der Stimmrehabilitation ist, kann heutzutage nicht akzeptiert werden. Mit den Stimmprothesen und den Shunttechniken wie dem Dünndarmsiphon oder der in Würzburg vorgestellten Laryngoplastik mit einem Unterarmlappen liefern wesentlich bessere funktionelle Resultate, was Sie bei dem durchgeführten Insufflationstest bei den Ösophagussprechern demonstriert haben. Im Vortrag wurden keine Prozentzahlen der wirklich erfolgreichen Ösophagussprecher genannt. Des weiteren wurden viele Untersuchungsmethoden angegeben, jedoch keinerlei Dokumentation mit diesen Verfahren gezeigt.

S. Kellermann (Schlußwort):
Prozentuale Angaben kann man bei einem Kollektiv von 28 nicht machen; 5 der 28 untersuchten Laryngektomierten boten eine gute bis ausgezeichnete Ösophagusstimme – gemessen nach phoniatrischen Kriterien (80% – 100% Sprachverständlichkeit und Phonationsdauer von 10 s). Der Blom-Singer-Test ist natürlich kein Meßinstrument zur Beurteilung der Qualität der Ösophagusstimme, sondern eine Methode zur Beurteilung der Funktion des pharyngoösophagealen Segmentes.

215. D.-M. Denk, F. Frank, M. Ch. Grasl, W. Deutsch (Wien):
Stimmrehabilitation nach Laryngektomie: Ösophagusersatzstimme versus Dünndarminterponat als Siphon (vergleichende Untersuchungen)

Für die Rehabilitation Laryngektomierter ist es von großer Wichtigkeit, daß diese Patienten über eine gute Ersatzstimmfunktion verfügen, die eine verbale Kommunikation mit der Umwelt ermöglicht. Es wurden die Ösophagusersatzstimme und das Dünndarminterponat als Siphon in ihrer Wertigkeit miteinander und mit einer Normalstimme verglichen. 6 Patienten mit Ösophagusersatzstimme und 5 Patienten mit Dünndarminterponat als Siphon mit jeweils guter Ersatzstimmfunktion wurden mit subjektiven und objektiven Testmethoden untersucht. Bei Auswertung der Ergebnisse der subjektiven Testmethoden zeigte sich beim Dünndarminterponat als Siphon eine längere Tonhaltedauer und ein größerer Stimmumfang als bei der Ösophagusersatzstimme. Die indifferente Sprechtonhöhe ist bei der Ösophagusersatzstimme tiefer als beim Sprechsiphon. Im Rahmen der objektiven Untersuchung der Ersatzstimmen wurden elektroakustische Schallanalysen durchgeführt und zwar: Langzeitspektralanalyse: Es fand sich kein signifikanter Unterschied zwischen Ösophagusersatzstimme und Sprechsiphon, wobei der Kurvenverlauf bei Normalstimme deutlich verschieden war. Narrow Band-Analysen mit übergelegten Amplitudenkurven: Bei beiden Ersatzstimmformen sieht man eine Teiltondurchzeichnung bis 1 KHz, wobei eine Schummerung auffällt. Die Amplitudenkurve zeigt beim Dünndarminterponat als Siphon etwas höhere Intensitäten als bei Ösophagusersatzstimme. Der Kurvenverlauf ist jedoch regelmäßiger. Analyse der Grundfrequenzspur: Aus dem Kurvenverlauf ist die deutlich bessere Modulationsfähig-

keit der Ersatzstimme nach Dünndarminterponat als Siphon ersichtlich.

Im Falle des Sprechsiphons erlernt ein wesentlich größerer Prozentsatz der laryngektomierten Patienten eine gute Ersatzstimmfunktion. Das Klangbild der Ersatzstimme ist durch diese operative Stimmrehabilitation verbessert worden. Hervorzuheben ist jedoch auch, daß die Ösophagusersatzstimme weiterhin ihre Berechtigung hat.

R. Hagen (Würzburg): Eine Einteilung der sprachlichen Ergebnisse in „gut, mittel und schlecht" ist bei den heute vorhandenen Möglichkeiten der Untersuchung und der Bewertung zu unspezifisch. Die Stimmerzeugung bei der Ösophagusstimme bei dem Dünndarmsiphon und auch bei der von uns vorgestellten Laryngoplastik findet jeweils im Pharynx statt, so daß man nicht von einer unterschiedlichen Stimmerzeugung reden kann. Vermißt habe ich Aussagen über die erforderlichen Phonationsdrucke. Falls die Druckwerte niedrig genug sein sollten, könnte ja durchaus ein Tracheostomaventil zur fingerfreien Sprache eingesetzt werden.

D.-M. Denk (Schlußwort):
In den letzten 10 Jahren wurden an unserer Klinik 200 Laryngektomien durchgeführt. Da das Dünndarminterponat als Siphon derzeit noch als klinisches Experiment angesehen werden kann, gibt es keine streng normierten Indikationsstellungen. Limitierend sind Allgemeinzustand des Patienten und Zustand der Gefäße. Aufgrund der guten funktionellen Ergebnisse besteht die Tendenz, die Indikation für ein Dünndarminterponat als Siphon auch dann zu stellen, wenn eine glatte Laryngektomie möglich wäre. – Für diese Untersuchung wurden Druckwerte nicht gemessen. Es gibt jedoch Untersuchungen unserer Klinik bezüglich der erreichten Druckwerte, die zeigen, daß diese nur gering über den Werten der Normalstimme liegen.

Das Tragen einer Ventilkanüle ist nicht bei allen Patienten möglich.

216. H. Riechelmann, J. Maurer, W. Mann (Mainz):
Der Einfluß von Entzündungsmediatoren auf die ziliare Aktivität

Das mukoziliare System ist als nichtimmunologisches Abwehrsystem des respiratorischen Epithels der Immunabwehr vorgeschaltet. Störungen dieses Systems wurden bei allergischen, viralen und bakteriellen Entzündungsvorgängen beobachtet. Wir sind der Frage nachgegangen, in welcher Weise während einer Entzündung freigesetzte Entzündungsmediatoren die mukoziliare Aktivität beeinflussen.

Dazu haben wir bei 31 Schweinetracheen die Auswirkungen von Histamin (100 µg/ml und 10 µg/ml), Prostaglandin E2 (100 µg/ml und 10 µg/ml), Leukotrien C4 (30 µg/ml und 6 µg/ml) und Wasser-

stoffperoxid (3,5% und 0,35%) untersucht. Unter standardisierten Versuchsbedingungen von 30° Celsius und 80% Luftfeuchtigkeit haben wir 10 Mikroliter der jeweiligen Testsubstanzen in je 2 Konzentrationsstufen auf die luminale Trachealfläche aufgebracht und in 5 Sekundenintervallen vor, 5, 10 und 20 min nach Applikation die ziliare Frequenz photoelektrisch erfaßt. Verglichen wurde jeweils mit einer bis auf die zu untersuchende Substanz identischen Kontrollösung. Die Applikation der Kontrollösung hatte in der Regel einen leichten frequenzsteigernden Effekt. Dies führen wir auf die Verdünnung der Sekretschicht durch die Lösungsapplikation zurück.

Die Applikation von Histamin führte zu keiner Veränderung der mukoziliaren Aktivität im Vergleich zur Kontrollösung. Ebenso unterschied sich die mukoziliare Aktivität nach Applikation von Prostaglandin E2 nicht signifikant von der Kontrollösung. Nach Appli-

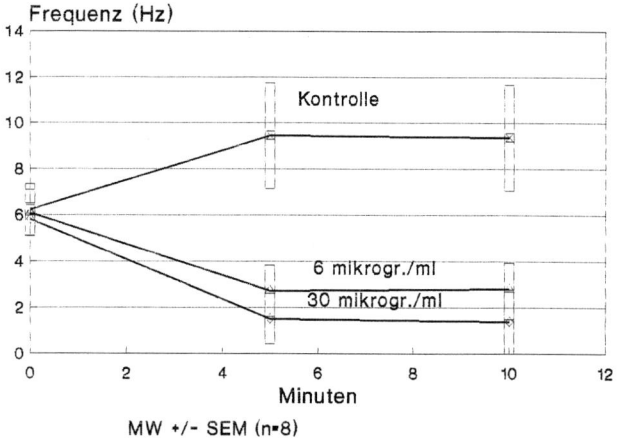

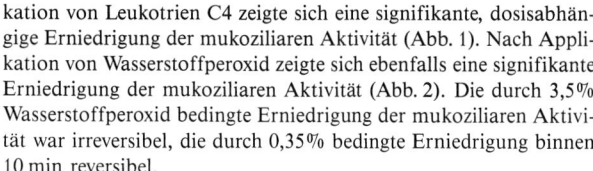

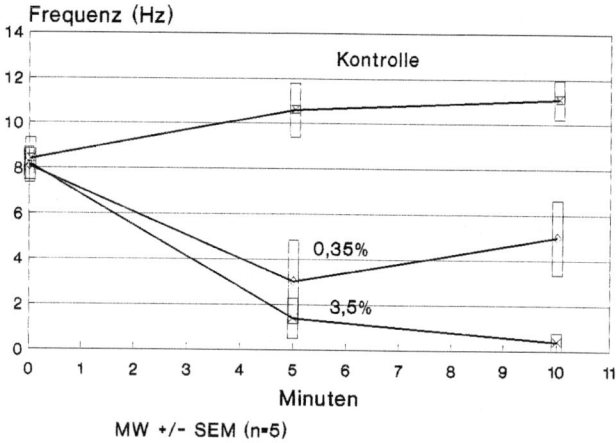

Abb. 1. Beeinflussung der mukoziliaren Aktivität durch Leukotrien C4

Abb. 2. Beeinflussung der mukoziliaren Aktivität durch Wasserstoffperoxid

kation von Leukotrien C4 zeigte sich eine signifikante, dosisabhängige Erniedrigung der mukoziliaren Aktivität (Abb. 1). Nach Applikation von Wasserstoffperoxid zeigte sich ebenfalls eine signifikante Erniedrigung der mukoziliaren Aktivität (Abb. 2). Die durch 3,5% Wasserstoffperoxid bedingte Erniedrigung der mukoziliaren Aktivität war irreversibel, die durch 0,35% bedingte Erniedrigung binnen 10 min reversibel.

Zusammenfassend beeinflußten Histamin und Prostaglandin E2 die mukoziliare Aktivität nicht, während Leukotrien C4 und Wasserstoffperoxid die mukoziliare Aktivität erniedrigten. Die dadurch möglicherweise folgende Abwehrschwäche der Schleimhaut könnte das Angehen von Sekundärinfektionen begünstigen und die Ausheilung von Schleimhauterkrankungen negativ beeinflussen.

217. A.G. Kühn, Ch. Sartorius, J. Lamprecht (Düsseldorf): Deposition und Clearance inhalierter Stäube im menschlichen Kehlkopf

Auswertungen der Lokalisationsmuster von Kehlkopfkarzinomen erbrachten eine Bevorzugung der glottischen Region. In einer eigenen retrospektiven Untersuchung an 235 Patienten, die sich wegen eines Kehlkopfkarzinoms in unserer Behandlung befanden, wurde eine Bevorzugung der Glottis (36,2%) sowie der supraglottischen Region (31,4%) festgestellt. Bei alleiniger Betrachtung der Glottis zeigten sich hier wiederum Unterschiede. Ohne eine deutliche Seitenbevorzugung war das vordere Stimmbanddrittel mit 51,8% bzw. 54,4% am häufigsten befallen. Das mittlere Drittel war in 46,7% bzw. 48,9% und das hintere Drittel nur in 32,2% bzw. 40% betroffen. Es zeigte sich somit eine absteigende Häufigkeit von vorne nach hinten. Als mögliche Erklärung für diese Lokalisationsbeurteilung bietet sich die exogene Belastung z.B. durch Zigarettenrauch an. Bereits in der Vergangenheit wurden in der Erlanger Klinik, aber auch von Steiner, Pesch und Birnmeyer Untersuchungen zur bevorzugten Lokalisation des Niederschlags von inhalierten Stäuben durchgeführt. Es zeigte sich ein vermehrter Niederschlag im Bereich der vorderen Kommissur nach Inha-

lation von Chlorophyllstaub. Das Erlanger Modell bestand aus einer starren Röhre, die von außen keilförmig eingeengt wurde. Bei gerader Röhre fand der Strömungsverlauf bevorzugt im mittleren bis hinteren Drittel der Einengung statt, während bei einem oberhalb der Einengung abgebogenen Rohr das vordere bis mittlere Drittel bevorzugt wurde. Frühere Untersuchungen aus unserer Klinik wurden an einem aus transparentem Silikon gegossenen Kehlkopfabdruck von Leichen durchgeführt. Im folgenden legen wir die Ergebnisse einer parallelen Studie zur Filterfunktion des Kehlkopfes im lebenden Menschen vor. 15 kehlkopfgesunde Probanden inhalierten Chlorophyllstaub sowie Titandioxid. Videolaryngoskopisch erfolgte die planimetrische Mengen- und Verteilungsbestimmung sowie die Beobachtung der Clearance-Mechanismen. Die Probanden inhalierten ein Chlorophyllstaubgemisch von einer Teilchengröße von 3 bis 20 μ für 2 min bei einem Volumenflow von 2 l O_2/min. Es zeigte sich ein Niederschlag im Bereich der vorderen Kommissur sowie im Bereich des mittleren Stimmbanddrittels direkt nach der Inhalation. Nach der Clearance läßt sich im Bereich der vorderen Kommissur noch ein kleiner Anteil des Chlorophyllstaubs nachweisen. Die Niederschlagsmenge je Kehlkopfareal wurde mit Hilfe eines 10 Punkte-Scores bewertet. In 58,1% der Fälle war das vordere Stimmlippendrittel betroffen, in 31,3% das mittlere Drittel und in nur 10,6% das hintere Drittel. Der Vergleich der Verteilungsmuster nach Chlorophyllinhalation im Modell sowie im Kehlkopf eines gesunden Probanden zeigt eine weitgehende Übereinstimmung. Vorteil der vorgestellten Methode gegenüber dem Modell ist die Beobachtung der natürlichen Reinigungsmechanismen. Es wurden wellenförmige Bewegungen der Stimmlippen zur Reinigung ihrer Oberfläche beim Räuspern sowie Wischbewegungen der Taschenfalten festgestellt. Beim Vergleich mit dem Auge wird die Stimmlippe zur Cornea, die Taschenfalte zum Augenlid und das Räuspern zum Lidschlag. Zusammenfassend ergibt sich beim Vergleich der Ergebnisse des Niederschlagsverhaltens im Kehlkopf am Modell sowie beim gesunden Probanden mit der Lokalisation der Larynxkarzinome eine weitgehende Kongruenz.

R. Preibisch-Effenberger (Magdeburg): Wie erklären Sie die Einseitigkeit der Karzinomentstehung am Kehlkopf? Ist der beidseitige Befall eher auf inhalierte Stäube bei dafür Exponierten zurückzuführen?

Th. Deitmer (Münster): Ist die Größe der Partikel Ihrer Markersubstanz vergleichbar mit der Staub- oder Aerosolgröße, die beim Zigarettenrauchen entsteht?

H. Enzmann (Heidelberg): Als Allergologe ist man interessiert, wo die Allergene bei der Provokation hingelangen. Ist die Ablagerung, wenn man den Versuch mehrmals bei einem Probanden macht, in dem Verteilungsmuster reproduzierbar?

R. H. Brandt (Magdeburg): Welche Art der Staubproduktion haben Sie angewendet? Welche Staubdichte (Partikel/Volumenanteil) wies Ihre Applikation auf?

A. G. Kühnen (Schlußwort):
Die Teilchengröße des polydispersen Chlorophyllaerosols betrug 5 bis 20 μ.

Eine Seitenbevorzugung des Chlorophyllniederschlags auf Glottisebene ließ sich nicht feststellen.

Die Vernebelung des Chlorophyllaerosols erfolgte durch einen kontinuierlichen O_2-Flow durch ein Chlorophyllresevoir.

218. H. Maier, A. Dietz, U. Gewelcke, W. D. Heller (Heidelberg/Karlsruhe): Berufliche Zementstaubexposition und Plattenepithelkarzinome im Kopf-Hals-Bereich

Neben Tabak- und Alkoholkonsum gibt es noch verschiedene andere wichtige Risikofaktoren für die Entstehung von Mundhöhlen-, Oropharynx-, Hypopharynx- und Larynxkarzinomen, wie etwa die berufliche Exposition gegenüber Schadstoffen. Epidemiologische Studien haben in den letzten Jahren für eine Reihe von Arbeitsstoffen bzw. Arbeitsprozessen ein erhöhtes Krebsrisiko im Kopf-Hals-Bereich nachgewiesen.

Auch unsere Arbeitsgruppe hat in 2 konsekutiven Fallkontrollstudien bei 200 Patienten mit Plattenepithelkarzinomen im Kopf-Hals-Bereich und bei 800 Kontrollpersonen den Einfluß einer beruflichen Schadstoffbelastung auf das Krebsrisiko im Bereich des oberen Atmungs- und Verdauungstraktes untersucht. Der Anteil der ungelernten und gelernten Arbeiter betrug im Tumorkollektiv 95% und lag damit signifikant höher im Vergleich zum Kontrollkollektiv (71%).
Eine Exposition gegenüber Asbest und Schweißdämpfen war mit keinem erhöhten Krebsrisiko assoziiert. Ein tendenziell erhöhtes Krebsrisiko fand sich bei Arbeitern, die eine Langzeitexposition gegenüber organischen Verbindungen (Farben, Lacken, Korrosionsschutzmitteln, Holzschutzmitteln), bestimmten Metallen (Chrom, Nickel, Beryllium), Kohleprodukten (Teer, Pech, Bitumen, Carbolineum) und Holzstaub (insbesondere Buchen-, Eichen-, Fichtenstaub) aufwiesen. Ein signifikant erhöhtes Krebsrisiko wurde bei Arbeitern nachgewiesen, die gegenüber Holzstaub langzeitexponiert

waren. Während in den Kontrollkollektiven lediglich 6% der Befragten zementstaubexponiert waren, war dies im Tumorkollektiv bei 22% der Befragten der Fall (Tabelle 1).

Tabelle 1. Arbeitsstoffbelastung bei Tumorpatienten und Kontrollpersonen (Heidelberg)

Arbeitsstoff	Tu-patienten (%)	Kontrollpersonen (%)
Asbest	7,0	5,8 $p<0,7$
Schweißgase	6,0	9,3 $p<0,5$
Metalle (allgem.)	15,0	12,5 $p<0,7$
Eisen	15,0	11,0
Stahl	12,0	9,0
Edelstahl	5,0	3,0
Chrom	4,0	1,3
Nickel	4,0	1,0
Beryllium	1,0	0,0
ion. Strahlen	0,0	1,5 $p<0,5$
Pflanzenschutzmittel	1,0	1,5 $p<0,9$
Kohleprodukte	6,0	2,3 $p<0,1$
Holzstaub (allgem.)	10,0	5,0 $p<0,08$
Buche, Eiche	7,0	3,7
Fichte	10,0	4,3
Edelhölzer	3,0	2,0
exot. Hölzer	2,0	2,3
Organ. Verbind.	10,0	4,3 $p<0,07$
Zement	22,0	6,0 $p<0,001$

Tabelle 2. Relatives Risiko, an einem Plattenepithelkarzinom der Mundhöhle, des Oropharynx, des Hypopharynx und des Larynx zu erkranken bei Exposition gegenüber verschiedenen Arbeitsstoffen

Arbeitsstoff	Relat. Risiko	Conf. Intervall (95%)	
Asbest	1,2	0,5 – 3,0	$p < 0,7$
Schweißgase	0,6	0,3 – 1,5	$p < 0,3$
Organ. Verbindungen	2,4	1,0 – 5,5	$p < 0,04$
Metalle (allg.)	1,3	0,7 – 2,4	$p < 0,5$
Zement	4,4	2,4 – 8,4	$p < 0,0001$
Kohleprodukte	2,7	1,0 – 7,5	$p < 0,06$
Holzstaub (allg.)	2,2	1,0 – 4,9	$p < 0,06$
Pflanzenschutzmittel	0,7	0,1 – 5,5	$p < 0,7$

Anhand des vorliegenden Datenmaterials wurde für die einzelnen Arbeitsstoffe das relative Risiko, an einem Plattenepithelkarzinom im Bereich der Mundhöhle, des Oropharynx, des Hypopharynx oder des Larynx zu erkranken, errechnet (Tabelle 2).

Ein erhöhtes Risiko fand sich bei Exposition gegenüber Holzstaub, organischen Verbindungen, Kohleprodukten und insbesondere bei Zementstaubexposition. Bei einer Zementstaubbelastung über 10 Jahre – mindestens 1mal wöchentlich – lag das Risiko um das 5,1fache höher als im Vergleich zum Kontrollkollektiv ($p < 0,001$). Das Krebsrisiko zeigte eine positive Korrelation zur Dauer der Zementexposition. Liegt eine Expositionsdauer von weniger als 5 Jahren als Ausgangswert vor, so steigt das Risiko, an einem Plattenepithelkarzinom des oberen Aerodigestivtraktes zu erkranken bei einer Belastungszeit von 5–20 Jahren um das 2,9fache, bei einer Belastungszeit von 20–40 Jahren um das 5,5fache und bei einer Belastungszeit von mehr als 40 Jahren um das 6,3fache im Vergleich zur Kontrollgruppe an. Nach statistischer Bereinigung möglicher Verzerrungseffekte, bedingt durch Alkohol und Tabakkonsum, blieb das zementstaubassoziierte Krebsrisiko immer noch um das 2,4fache höher im Vergleich zum Kontrollkollektiv ($p < 0,05$).

Ähnliche Ergebnisse wurden bereits in 3 früheren Fallkontrollstudien festgestellt, die ein erhöhtes Kehlkopfkrebsrisiko bei Zementexposition beschrieben.

Wie läßt sich das erhöhte Krebsrisiko bei Zementexposition erklären? Es ist vorstellbar, daß es über eine jahrelange Inhalation bzw. Ingestion von Zementstaub, der u.a. stark reizende Substanzen wie Kalziumhydroxid, Silikonoxid und Aluminiumtrioxid enthält, zu einer chronischen entzündlichen Reizung der Schleimhaut im oberen Aerodigestivtrakt und einer daraus resultierenden erhöhten Vulnerabilität gegenüber chemischen Karzinogenen kommt. Weiterhin ist eine mutagene Wirkung des im Zement enthaltenen sechswertigen Chroms zu diskutieren, dessen karzinogene Wirkung im Bereich des Respirationstraktes allgemein anerkannt ist.

Die Problematik Zementexposition und Krebs im Kopf-Hals-Bereich ist allerdings bei weitem noch nicht abgeklärt. In Zusammenarbeit mit dem Forschungsrat Rauchen + Gesundheit, dem Hauptverband der gewerblichen Berufsgenossenschaften und der Zementindustrie sind wir gerade dabei:

1. das Risiko für die unterschiedlichen Tumorlokalisationen im Kopf-Hals-Bereich an größeren Kollektiven weiterabzuklären,
2. mögliche synergistische Effekte zwischen Zementexposition und Alkohol-/Tabakkonsum zu untersuchen,
3. die bisherigen Befunde durch eine Kohortenstudie bei Zementarbeitern zu erhören.

H. H. Frey (Stollberg/Sachsen): Hinweis auf die Anerkennungskriterien für Krebs als Berufskrankheit in der DDR, die Zahl der Anerkennung in der DDR (ca. 20 Fälle), eigene Erfahrungen bei Uranbergarbeitern, inkl. Schicksal der Patienten. Fragen: Wieviele Fälle der Krebspatienten im Material wurden als Berufskrankheit anerkannt? Zusammensetzung des Zements im Hinblick bekannter harmloser Substanzen?

M. Münzel (Hamburg): Fundierte epidemiologische Studien sind sehr aufwendig. Dementsprechend liegen sie für unser Fachgebiet kaum vor. In der täglichen Praxis hat man oft die Schwierigkeit, entsprechende, wahrscheinlich berufsbedingte Malignome anerkannt zu bekommen – eben weil ein epidemiologischer Beweis aussteht.

Umsomehr sollte man in entsprechenden Kasuistiken auch schon die begründete Möglichkeit eines Kausalzusammenhanges zwischen beruflicher Exposition mit kanzerogenen Inhalationsstoffen und der Entstehung von Malignomen in unserer Fachliteratur diskutieren.

Th. Deitmer (Münster): Ist es berechtigt, Patienten mit relativ kurzfristiger Asbestexposition aus dem Kollektiv der Exponierten auszuschließen? Erkenntnisse bezüglich des Mesothelioms sprechen eher dagegen.

J. Lamprecht (Düsseldorf): Ihrer Empfehlung, Fälle von möglichen Berufskrebsen z. Zt., d.h. vor Abschluß von geplanten Kohortenstudien, nicht anzuzeigen, kann ich mich nicht anschließen.

Für die Anerkennung einer (Krebs-)Erkrankung als berufsbedingt ist das Vorhandensein eines „Listenplatzes" nicht erforderlich. Verdachtsfälle sollten angezeigt werden, damit das BK-Verfahren in Gang gesetzt – und möglicherweise nach § 551 Abs. 2 RVO („Öffnungsklausel") abgeschlossen werden kann.

H. Maier (Schlußwort):

Zu Herrn Frey: Plattenepithelkarzinome im Bereich der Mundhöhle, des Pharynx und des Larynx bei Zementstaub-exponierten Personen sind bisher nicht als Berufskrankheit anerkannt. Dementsprechend wurde bislang kein Patient mit dieser Konstellation entschädigt. Abgesehen von dem hexavalenten Chrom finden sich im Zement keine karzinogenen Substanzen, die über eine chronisch-inflammatorische Reaktion der Schleimhaut im oberen Atmungs- und Verdauungstrakt in verstärktem Maße vulnerabel gegenüber chemischen Karzinogenen machen könnte.

Zu Herrn Münzel: Wir sind bislang zurückhaltend mit der Publikation unserer Ergebnisse gewesen. Ein Teil der Daten wird demnächst in der DMW erscheinen. Ich stimme Ihnen zu, daß die Durchführung derartiger Studien mit einem großen Aufwand an Personal und Sachkosten verbunden ist, jedoch es dürfte die einzige Voraussetzung sein, die Grundlage für eine Anerkennung als Berufskrankheit zu liefern.

Zu Herrn Deitmer: Es ist richtig, daß wir mögliche Asbesteffekte nicht nachweisen konnten dadurch, daß nur Patienten als exponiert galten, die mindestens 10 Jahre einmal wöchentlich mit dem Arbeitsstoff Kontakt hatten. Auf der anderen Seite muß man jedoch feststellen, daß in Fallkontrollstudien neueren Datum – ebenso wie in der Heidelberger Studie – kein nennenswertes Asbest-assoziiertes Krebsrisiko im Kopf-Hals-Bereich nachweisbar war.

Zu Herrn Lamprecht: Wir waren bislang zurückhaltend, unsere Ergebnisse bezüglich der Zementexposition zu veröffentlichen. Man muß sich die enormen Konsequenzen auf sozialmedizinischem und arbeitsmedizinischem Sektor vorstellen. Wir werden allerdings jetzt die Daten der Öffentlichkeit zugängig machen. Nichtsdestotrotz sollen die Untersuchungsbefunde durch weitere Fallkontrollstudien und Kohortenstudien erhärtet werden.

219. R. Leinberger, H. Enzmann, V. Daniel (Heidelberg): Hyperplastische allergische Laryngitis durch orale Antidiabetika

Die Ursache der hyperplastischen Laryngitis ist fast immer unbekannt. Erstmals kann gezeigt werden, daß durch enterale Hapten- bzw. Allergenzufuhr eine Tuberkulin-Spätreaktion am Kehlkopf ausgelöst und unterhalten werden kann. Die Symptomatik unterscheidet sich wesentlich von der IgE-vermittelten Sofortreaktion.

Bei einem Patienten mit chronisch-persistierender Laryngitis wurden mehrfach zum Tumorausschluß Probe-Biopsien entnommen. Trotz zahlreicher klinischer Hinweise auf ein Malignom konnte dieses histologisch nicht gesichert werden. Als Ursache für die chronische Laryngitis des Patienten wurde eine allergische Komponente gegen Glibenclamid in Erwägung gezogen, das vom Patienten wegen eines Diabetes mellitus eingenommen wurde. Nach Sulfonylharnstoff-

Karenz bildete sich die Klinik deutlich zurück. In einem Provokationstest waren die allergischen Symptome reproduzierbar. Die Aktivierung des Immunsystems als Zeichen der systemisch-allergischen Reaktion während der Sulfonylharnstoff-Applikation konnte durch Veränderungen der T-Zell-Lymphozyten-Subpopulation nachgewiesen werden.

R. Preibisch-Effenberger (Magdeburg): Diabetes und damit die Anwendung der Antidiabetika nimmt zu. Kommt es damit gleichzeitig zu einer Zunahme der hyperplastischen allergischen Laryngitis?

R. Leinberger (Schlußwort):
Ein zunehmendes, gehäuftes Auftreten von chronischen hyperplastischen Laryngitiden bei Patienten, die mit oralen Antidiabetika therapiert werden, kann zur Zeit von uns nicht belegt werden. Wie betont, ist jedoch der allergische Auslösemechanismus nicht an die Substanz an sich gebunden.

220. G. E. Diehl, A. Riederer, Th. Vogl (München): Zur Differentialdiagnose zervikaler Schwellungen

Die zervikale Schwellung, der eine Vielzahl von Erkrankungen zugrunde liegen können, ist ein häufiges Symptom mit dem der HNO-Arzt konfrontiert wird. Ziel des vorliegenden Beitrages ist es, Entscheidungshilfen beim diagnostischen Vorgehen zur Abklärung des Symptoms Halsschwellung zu geben.

Bereits eine eingehende Anamnese und Untersuchung kann in vielen Fällen die Zahl möglicher Erkrankungen erheblich reduzieren. Es ist selbstverständlich, daß neben der Beurteilung des Lokalbefundes eine komplette HNO-Spiegeluntersuchung Teil dieses Untersuchungsganges ist, wobei besonders die tributären Lymphquellgebiete an Kopf und Hals und ihre regionären Lymphknotenstationen besonders beachtet werden sollten. Auch allgemeine Krankheitszeichen an anderen Organen sollten vom HNO-Arzt erfaßt und berücksichtigt werden.

Im klinischen Alltag relevant sind ferner endoskopische Methoden. Sie müssen heutzutage Routineverfahren bei der Diagnosefindung in der Hand jedes HNO-Arztes darstellen. Die Gewebeentnahme stellt schließlich die sicherste diagnostische Maßnahme dar.

Zur präoperativen Diagnose haben sich aber auch vor allen Dingen die Ultraschalluntersuchung, die Computertomographie und die Kernspintomographie bewährt. Die Wertigkeit dieser drei Verfahren zum Nachweis und zur Beurteilung von *Halslymphknotenschwellungen* fand deshalb in der Literatur besondere Beachtung. Ein Methodenvergleich bei dem allgemeinen Symptom der *Halsschwellung* konnte in der uns vorliegenden Literatur nicht gefunden werden.

Deshalb wurden 52 Patienten, die sich im Zeitraum von Anfang August bis Ende November 1989 mit dem Symptom einer Halsschwellung in unserer Poliklinik vorstellten, der vorliegenden Studie unterzogen. Wie am Ende des Untersuchungsverlaufs histologisch bestätigt werden konnte, lagen dem Symptom einer Halsschwellung bei unseren Patienten folgende Erkrankungen zugrunde: 10 unspezifische, 3 spezifische Lymphknotenentzündungen, 1 Sarkoidose, 9 Karzinommetastasen, 2 Hodgkin, 3 Non-Hodgkin-Lymphome, 5 Arzneimittellymphadenopathien, 3 thyreogene Schwellungen, 5 Halszysten, 4 Submandibularis- und Parotistumoren, 1 Lipom, 1 Hämangiom, 2 Atherome, 2 Neurinome und ein Gefäßaneurysma. Als Untersuchungsmethoden wurden die Anamnese und klinische Untersuchung, die Ultraschalluntersuchung, die Computertomographie und die Kernspintomographie einander gegenübergestellt. Zunächst wurde jede Untersuchungsmethode einzeln betrachtet und bezüglich ihrer Treffsicherheit bei der Diagnosefindung untersucht. Hierbei wurde der Untersucher des jeweiligen Untersuchungsverfahrens im Unklaren über das Ergebnis des anderen Untersuchungsverfahrens gelassen.

Allein die Anamnese und klinische Untersuchung ergab eine Treffsicherheit von 75%. Die Ultraschalluntersuchung kam auf einen Wert von 71%, die Computertomographie auf 77% und die Kernspintomographie erreichte einen Spitzenwert von 81%. Werden die einzelnen Untersuchungsverfahren miteinander kombiniert, erhöht sich ihr Aussagewert beträchtlich. Die Kombination aus Klinik, also Anamnese und klinischer Untersuchung, und Ultraschalluntersuchung ergab eine Treffsicherheit von 83%, Klinik und CT eine von 87%, Klinik und Kernspintomographie eine von 90%, Anamnese, klinische Untersuchung, Ultraschalluntersuchung und Computertomographie ebenfalls eine Treffsicherheit von 90%, Anamnese, klinische Untersuchung, Ultraschalluntersuchung und Kernspintomographie eine von 94%. Werden schließlich alle Verfahren miteinander kombiniert, konnte eine Treffsicherheit von 96% erzielt werden.

Aus diesen Ergebnissen und dem zuvor Gesagten ergibt sich folgende Empfehlung zum Ablauf des Untersuchungsherganges: Die Anamnese und klinische Untersuchung spielen in der Basisdiagnostik die bedeutendste Rolle. Hierzu zählen natürlich auch die bereits im Untersuchungszimmer durchführbaren endoskopischen Untersuchungen. Als erstes bildgebendes Verfahren sollte zunächst die Ultraschalluntersuchung eingesetzt werden, da diese Maßnahme den Patienten nicht belastet, preiswert ist, und durch jeden HNO-Arzt selbst und sofort durchgeführt werden kann. Allerdings läßt sich eine hohe Trefferquote bei der Diagnosefindung nur dann erzielen, wenn der Untersucher eine entsprechende Routine in der Durchführung dieses Verfahrens und eine ausreichende Erfahrung bei der Auswertung der Untersuchungsergebnisse verfügt. Je nach Einzelfall kann oder muß dann ein CT und/oder ein Kernspintomogramm angewandt werden. Wie sich in dieser Untersuchung gezeigt hat, ist die Kernspintomographie die überlegene bildgebende Methode. Gerade die Weichteildiagnostik ist eine ihrer Hauptdomänen. Ein besonderer Vorteil liegt auch in der Darstellungsmöglichkeit verschiedener Ebenen. Durch die Verwendung des Kontrastmittels Gadolinium-DTPA konnte die Aussagefähigkeit dieses Verfahrens weiter verbessert werden. Leider ist es sehr zeit- und kostenintensiv und nicht überall verfügbar. Im Gegensatz hierzu besitzen bereits die meisten Kliniken und auch radiologischen Praxen ihren eigenen Computertomographen. Durch die verbesserte Aufnahmetechnik bei Geräten der 4. Generation und die Verwendung von Kontrastmittel konnte die Aussagekraft dieser Methode erheblich verbessert werden. Auch bei den zuletzt genannten Verfahren muß natürlich die Erfahrung des jeweiligen Untersuchers bei der Befunderstellung und Auswertung berücksichtigt werden.

Invasive endoskopische Verfahren und eine Gewebebiopsie schließen gegebenenfalls den Untersuchungsverlauf ab.

H. Weerda (Lübeck): Sind bei Ihren sehr kleinen Kollektiven die Zahlen statistisch gesichert? Wurde die Diagnose vor der Biopsie gestellt?

J. Lamprecht (Düsseldorf): Bei dem Thema „Differentialdiagnose zervikaler Schwellungen" sollte im Jahr 1990 das Stichwort „AIDS" nicht außer acht gelassen werden: Unter Ihren Fällen von unspezifischer Lymphadenopathie, aber auch spezifischen Lymphomen können sich Fälle der HIV-Krankheit verbergen.

H. Maier (Heidelberg): In unseren Händen hat sich zur Abklärung zervikaler Schwellungen sowohl der Ultraschall als auch die Feinnadelbiopsie – letztere am besten ultraschallgesteuert – als zuverlässiges und wenig aufwendiges Vorgehen erwiesen. Warum stellen Sie die Feinnadelbiopsie hier nur als fakultative diagnostische Maßnahme vor?

H. R. Brandt (Magdeburg): Sie haben einen wissenschaftlich begründeten Diagnostikstandard erarbeitet. Bemerkenswert ist die geringe Quote unspezifischer Lymphadenitiden. Welche Symptomdauer lag in Ihrem Krankengut vor und welche Zeit spontaner Rückbildung unter entsprechender Therapie empfehlen Sie für die Praxis?

M. Schedler (Homburg/Saar): Wie haben Sie die Diagnose gesichert? Benutzen Sie die von Maier erwähnte Feinnadelbiopsie oder andere Methoden, wie z. B. die Silverman-Nadel oder die True-Cat zur Biopsie? Haben Sie auch durch operative Exploration die Diagnose gesichert?

G. E. Diehl (Schlußwort):

Zu Herrn Weerda: Die Diagnose wurde am Ende des Untersuchungsverlaufs histologisch gesichert. Aufgrund des begrenzten Untersuchungszeitraumes ist die Fallzahl nicht sehr hoch. Eine statistische Absicherung soll durch weitere Untersuchungen erfolgen.

Zu Herrn Lamprecht: Selbstverständlich müssen HIV-Infektionen in die DD von Halsschwellungen einbezogen werden. In dem untersuchten Patientengut war allerdings kein HIV-infizierter Patient, der mit der Erstdiagnose einer Halsschwellung vorstellig wurde.

Zu Herrn Maier: Die Ultraschalluntersuchung ist wegen der genannten Vorzüge nur zu empfehlen. Ihre Treffsicherheit in der Diagnosestellung in der Hand eines überdurchschnittlich versierten HNO-Arztes liegt allerdings unter der von CT u. KST.

Zu Herrn Brandt: In unserem Krankengut war die Zahl der unspezifischen Lymphknotenschwellungen geringer als im normalen Krankengut, da wir als Universitätsklinik ein bereits durch niedergelassene HNO-Kollegen vorselektiertes Krankengut erhalten und deshalb häufiger seltenere Erkrankungen sehen.

Kehlkopf und Trachea II

221. R. Reck, I. Wissen-Siegert, M. Bernal-Sprekelsen (Göttingen/Mainz/Bochum): Ergebnisse der vertikalen Kehlkopfteilresektion beim Larynxkarzinom

Um die Indikationsstellung der klassischen und vertikalen Teilresektion zu erweitern, wurde in der Universitäts-HNO-Klinik Mainz 1978 die von Ogura 1965 inaugurierte und von Krajina und Kosokovic in Europa vertretene Technik der Kehlkopfteilresektion eingeführt. Hierbei wird nach Resektion des tumorbefallenen Gewebes einschließlich entsprechender Anteile des Schildknorpels mit Hilfe eines Platysma-Faszienlappens der Kehlkopf verschlossen.

Von 1981 bis 1987 wurden 43 Patienten operiert, bei denen ein Plattenepithelkarzinom der Glottis mit der Klassifikation pT2 vorlag. 14× (32%) war der Proc. vocalis mitbetroffen, 17× (39%) die gegenseitige Stimmlippe. Supraglottische Ausdehnung zeigten 37 Tumoren (86%), subglottische Ausdehnung 6 (14%). Bei 27 Patienten (63%) wurden 35 Halsoperationen durchgeführt (9× Venenwinkelinspektion, 9× radikale Neck dissection, 1× konservative Neck dissection und 8× bilaterale radikale und konservative Neck dissection).

Zur präoperativen Diagnostik der Halslymphknoten wurde die Palpation, die Computertomographie und die Ultraschalluntersuchung eingesetzt. Im präoperativen Staging wurden die Lymphknoten 25× N0 eingestuft, postoperativ fanden wir 24× pN0 und 1× pN+. 10× wurden im präoperativen Staging die Lymphknoten N+ eingestuft, postoperativ wurden diese Lymphknoten 7× pN0 und 3× pN+ diagnostiziert. Bei den 8 Patienten mit bilateraler Neck dissection waren die Befunde an den Lymphknoten nach ipsilateraler radikaler Neck dissection 5× pN0 und 3× pN+, bei den kontralateralen konservativen Neck dissection-Präparaten waren die Lymphknoten 7× pN0 und 1× pN+.

Die Dekanülierung wurde bei 27 Patienten (63%) erfolgreich durchgeführt, bei 16 Patienten (27%) ist die Dekanülierung nicht gelungen. Tumorunabhängig verstarben 3 Patienten (7%) an Zweittumoren, tumorabhängig verstarben 8 Patienten (18%). Es wurden 6 Rezidive im Primärtumorbereich, 7 Rezidive im Halsbereich und 4× Fernmetastasen beobachtet. Die Beobachtungsdauer betrug im Median 61 Monate, auf der Kaplan-Meyer-Kurve betrug der Anteil der Überlebenden nach 1 Jahr 92,6, 2 Jahren 85,0, 3 und 4 Jahren 76,6 und nach 5 Jahren 67,3.

Unsere Ergebnisse zeigen, daß die Faszientechnik bei der operativen Behandlung des Kehlkopfkarzinoms vom onkologischen Standpunkt aus eine erwägenswerte Behandlungsmethode ist. In Anbetracht der Tatsache, daß die Alternative in den meisten Fällen eine Laryngektomie gewesen wäre, sprechen die Primärtumor-Rezidivquote (14%) und die Überlebenszeiten für diese Teilresektion. Selbst die Tatsache, daß 27% unserer Patienten nicht dekanüliert werden konnten, stellt kein Gegenargument dar, da die Stimme in jedem Fall besser ist als nach einer Laryngektomie. Die bisher aus Erlangen und Göttingen vorgelegten Resultate der endoskopischen Laserchirurgie im Larynx lassen für die Zukunft erwarten, daß hier eine echte Alternative zu den bisherigen Therapieverfahren erarbeitet wurde.

J. Manni (Nijmwegen/Holland): Welche Indikationen gab es für die postoperative Nachbestrahlung? Bevorzugten Sie Radiotherapie oder Kehlkopftotalexstirpation, falls nicht in sano operiert wurde?

H. Rudert (Kiel): Welche Fälle konnten Sie nicht dekanülieren? Waren dies besonders ausgedehnte Resektionen?

R. Reck (Schlußwort):
Zu Herrn Manni: Die Indikationen zur Nachbestrahlung stellten wir nach Tumorgröße, histologisch positiven oder unsicheren Absetzungsrändern und bei ausgedehnter Metastasierung im Halsbereich.

Zu Herrn Rudert: Gründe für die Schwierigkeiten bei der Dekanülierung waren: eine zu eng angelegte Neoglottis, ausgedehnte therapieresistente Schleimhautödeme oder Residual- bzw. Rezidiv-Tumore.

222. J. Brauneis, E. Püschel, R. Laskawi, W. Sauerbrei (Göttingen/Freiburg):
Langzeitergebnisse der Radiumtherapie bei Frühstadien des Larynxkarzinoms in Göttingen – Eine retrospektive Bewertung eines „historischen Therapieverfahrens"

In den Jahren 1966 bis 1982 wurden 143 Patienten mit Frühstadium eines Larynxkarzinoms mittels Radiumkontaktbestrahlung nach der von Frenzel und Pfander 1952 angegebenen Methode behandelt.

Es handelte sich um 135 Männer und 8 Frauen; das mediane Alter bei Behandlung betrug 64 Jahren (25–86 Jahre). Von den 143 Patienten waren 15 an einem Carcinoma in situ, 124 an einem T1- und 4 an einem T2-Stimmbandkarzinom erkrankt.

Von den 124 Patienten mit einem T1-Stimmbandkarzinom entwickelten 16 während der Nachbeobachtungszeit ein lokoregionäres Rezidiv. Dabei zeigte es sich deutlich, daß der Befall der vorderen Stimmbandkommissur ein entscheidendes prognostisches Kriterium ist.

12 von 51 Patienten mit primärem Befall der vorderen Kommissur entwickelten ein lokoregionäres Rezidiv, während nur bei 4 von 73 Patienten mit freier vorderer Kommissur ein Rezidiv auftrat. Die Bedeutung der Einhaltung der sog. klassischen Indikation zur Radiumkontaktbestrahlung (nach Minnigerode, 1966) wird dokumentiert durch die Tatsache, daß nur einer von 47 Patienten, bei denen weder die vordere Kommissur noch das hintere Stimmbanddrittel befallen war, an einem Rezidiv erkrankte. Von den 16 Patienten mit einem lokoregionären Rezidiv sind jedoch nur 4 tumorabhängig verstorben. Bei den übrigen 12 Patienten gelang es durch klassisch-chirurgische Intervention, den fatalen Krankheitsverlauf abzuwenden. Interessant erscheint uns, daß immerhin 10 Patienten mit einem T1-Tumor an einem Zweittumor verstorben sind, während 45 Patienten tumorunabhängig innerhalb der Nachbeobachtungszeit verstarben.

Insgesamt fanden wir eine 5-Jahresüberlebensrate von 80,98% und eine 10-Jahresüberlebensrate von 58,44%. Bei Patienten ohne primären Befall der vorderen Kommissur betrug die 5-Jahresüberlebensrate 87,39%, die 10-Jahresüberlebensrate 66,04%; bei Patienten mit primärem Befall der vorderen Kommissur ergab sich eine 5-Jahresüberlebensrate von 71,63% und eine 10-Jahresüberlebensrate von 47,05%.

Die Autoren sind der Meinung, daß die Radiumkontaktbestrahlung bei strenger Beachtung der Indikationsgrenzen eine suffiziente Therapie für Frühstadien glottischer Karzinome ist; dennoch verbietet sich die Anwendung dieser therapeutischen Methode derzeit aus folgenden Gründen:

1. strahlenhygienische Gründe
2. die Notwendigkeit einer prätherapeutischen mikrolaryngoskopischen Probeexzision
3. die Erfordernis eines chirurgischen Eingriffs zur Implantation und Entfernung des Strahlenträgers
4. die 6tägige Behandlungsdauer

223. C. Wiedbrauck, B. Jacob, J. Lamprecht (Düsseldorf):
Der Bolustod aus HNO-ärztlicher Sicht

Das Bolusgeschehen ist eine akut auftretende, dramatisch ablaufende Notfallsituation, die häufig fehlgedeutet wird und tödlich endet.

Die Kreuzung von Luft- und Speisewegen im Kehldeckelbereich birgt in sich die Gefahr der vollständigen oder fast vollständigen dauerhaften Verlegung der Atemwege durch einen Bolus. Ein ungestörtes Zusammenspiel von Sensibilität, Motorik und Reflexen mit Atempausen gewährleisten den normalen Schluckakt. Bei Diskordanz der Ateminhibition und des Glottisschlusses während des Schluckaktes gelangt der Bolus ins Vestibulum laryngis und kann bei Vorliegen einer Abschwächung des Hustenreflexes oder bei Verkeilung nicht ausgehustet werden.

Bei plötzlichem Tod wird das Bolusgeschehen nur selten in differentialdiagnostische Überlegungen einbezogen und entzieht sich praktisch immer der Diagnose bei der Leichenschau.

Die retrospektive Aufarbeitung der Bolustodesfälle, die im Institut für Rechtsmedizin der Universität Düsseldorf gesehen wurden, ergibt unter 12982 Obduktionen 78 Fälle in den Jahren 1947–1988, somit eine Häufigkeit von 0,6%. In die Studie wurden solche Fälle einbezogen, bei denen der Bolus bei der Obduktion noch in situ war. Ausgeschlossen wurden Partikelaspirationen – also Fälle, bei denen kleine Fremdkörper oder Teilchen in Trachea oder Bronchus gefunden wurden. Das Lebensalter dieser derart Verstorbenen liegt zwischen 3 und 81 Jahren, im Median bei 53 Jahren. Es waren 24 Frauen und 54 Männer betroffen. Bei den Obduktionen wurden die unterschiedlichsten Materialien gefunden; vornehmlich handelte es sich um Speisen, überwiegend Fleischprodukte meist unzerkaut, seltener vollständig zerkaut. Es wird davon ausgegangen, daß die erwähnte Diskordanz der Ateminhibition und des Glottisschlusses durch zu hastiges Essen erfolgen kann, wobei der Ateminhibitionsreflex förmlich überrumpelt wird. Eine Abhängigkeit des Zerkauungsgrades des Bolus vom Zahnstatus konnten wir nicht beobachten. Das Reflexgeschehen beim Schlucken wird auch durch Alkohol ungünstig beeinflußt. In unserer Studie bestätigte sich dies in der hohen Blutalkoholkonzentration der Opfer mit 2,11 g/kg im Median. Als Risikofaktoren für den Bolustod werden ferner Schwachsinn (Hirnatrophien, hirnorganische Demenz), Schizophrenie, langjähriger Psychopharmaka-Einfluß und Störungen von Antrieb und Vigilanz angenommen. Wir fanden acht solcher Fälle. Außerdem prädisponieren Voroperationen im Hypopharynx- und Larynxbereich. In unserer Studie fand sich ein Fall eines Bolustodes nach Kehlkopfteilresektion nach Alonso.

Die Aufarbeitung der betroffenen Boluslokalisationen zeigt als typisches Bild die Kombination von Oro-, Hypopharynx- und Larynx-Eingang.

Die Tatsache, daß in 45 Fällen von 78 der Bolustod in Gegenwart anderer Personen (Restaurant, Wohnung, aber auch im Krankenhaus) stattfand, in Verbindung mit Lokalisation und Größe der Fremdkörper, deutet auf die theoretisch guten Überlebensaussichten bei raschen und zielstrebigen Hilfsmaßnahmen hin. Das klinische Bild ist allerdings nicht immer eindeutig. Oft ist eine Verwechslung mit kardialen und pulmonalen Ereignissen möglich. Es ist auch nicht immer eindeutig, ob der Bolustod durch Erstickung oder Reflextod durch Vagusreizung eintritt.

In unseren 78 Fällen konnten autoptisch 50mal Hinweise für ein protrahiertes Kreislaufversagen, wie z. B. bei Erstickung, mit vitalen Reaktionen wie Petechien, Lungenödem und Zyanose nachgewiesen werden, die gegen ein primäres Reflexereignis sprechen. In einem Fall, den wir nicht mit in die Studie aufgenommen haben, hat der Patient nach Extraktion eines Bolus noch 5 Tage überlebt und ist dann an einem hypoxischen Hirnschaden und einer Pneumonie gestorben.

Eine durch ein Bolusgeschehen hervorgerufene Asphyxie ist fast immer von einer absoluten Stille begleitet. Der Betroffene kann weder sprechen, atmen, husten oder stöhnen und gerät sofort in Panik. Nach kurz anhaltender Blässe kommt es schnell zu einer zunehmenden Zyanose. Der Tod tritt nach wenigen Minuten ein.

In den meisten Fällen wird nicht einmal der Versuch unternommen, die Atemwege freizumachen. Oft stehen Zuschauer in der Nähe und beobachten die Szene ohne einzugreifen. In 45 von den 78 in unserer Studie untersuchten Fällen wurde das Bolusgeschehen von anderen Personen beobachtet.

Der erste Schritt einer effektiven Hilfe in dieser Situation ist absolut simpel: Öffnen des Mundes der betreffenden Person, mit Mittel- und Zeigefinger tief in den Pharynx fühlen und versuchen, den Fremdkörper zu entfernen. Nur danach ist es sinnvoll mit einer evtl. notwendigen Reanimation und Beatmung zu beginnen. Sind Medikamente zur Hand, ist die Gabe von Parasympatholytika und Sympathikomimetika sinnvoll. Bei einer Teilverlegung und einer eingeschränkten, aber noch ausreichenden Atemfunktion sollte der Versuch einer Manipulation unterbleiben, da die Gefahr besteht, daß der partiellen die vollständige Verlegung der Atemwege folgt. In diesen Fällen ist der schnellstmögliche Transport in die Klinik und die Endoskopie anzustreben.

Eine umstrittene Maßnahme während des Bolusgeschehens ist das von Heimlich 1974 erstmals veröffentlichte abdominale, infradiaphragmale Druckmanöver — der sog. Heimlich-Handgriff. Bei diesem Manöver sollen evtl. in der Glottis oder im Hypopharynx eingekeilte Fremdkörper durch eine plötzliche Druckerhöhung im tracheobronchialen System herausgeschleudert werden. Hierbei wird jedoch vor der Gefahr der abdominellen Organrupturen gewarnt, außerdem sei bei Fehldiagnosen erst recht eine Beförderung von Mageninhalt in den Hypopharynx denkbar. Sofern ein geeignetes Instrument zur Verfügung steht, bleibt schließlich die Möglichkeit der Coniotomie vor Fremdkörperextraktion.

Der Schlüssel für die erfolgreiche Behandlung eines Bolusgeschehens liegt in der möglichst sofortigen Erkennung der Luftwegsobstruktion, an die als seltene differentialdiagnostische Möglichkeit besonders bei Alkoholisierten immer gedacht werden muß.

R. H. Brandt (Magdeburg): Der Handgriff nach Heimlich sollte in der akuten Bolusnotfallsituation volle Berechtigung vor invasivem Vorgehen behalten. Dabei wird durch Kopf-Oberkörpertiefbeugen eine weit höhere Effektivität der Bolusexpression erzielt und vor allem ein Durchgleiten verhindert.

224. W. Bigenzahn, B. Pesau, M. Frass (Wien): Notfall-Beatmung mit dem Combitube™

Der Esophageal Tracheal Combitube™ (Medimex, Hamburg) ist ein neuer Tubus, der für die Notfallintubation im Rahmen der Herz-Lungen-Wiederbelebung konzipiert ist. Der Tubus besteht aus zwei getrennten Kanälen, wobei der „tracheale" Kanal einem herkömmlichen Endotrachealtubus mit einem offenen distalen Ende entspricht. Der zweite „ösophageale" Kanal entspricht einem Speiseröhrenverschlußtubus mit einem verschlossenen distalen Ende und Perforationen im pharyngealen Abschnitt. Am unteren Ende sind beide Kanäle von einem herkömmlichen Cuff umgeben, oberhalb der Perforationen ist ein Oropharyngealballon zur Abdichtung von Mundhöhle und Epipharynx plaziert. Beide Kanäle sind am proximalen Ende mit Konnektoren verbunden und unterscheiden sich in Länge und Farbe.

Der Kombinationstubus kann blind ohne Verwendung eines Laryngoskops eingeführt werden. Zunge und Unterkiefer werden angehoben; der Tubus wird so tief eingeführt, bis die Ringmarken zwischen den Zähnen oder Alveolarkämmen zu liegen kommen. Im nächsten Schritt werden der Oropharyngealballon mit bis zu 100 ml und der distale Cuff mit 15 ml Luft aufgeblasen.

In der Mehrzahl kommt der Kombinationstubus nach blinder Intubation im Ösophagus zu liegen. Daher sollte die Testbeatmung über den längeren, blauen, ösophagealen Kanal beginnen. Ist die Auskultation über der Lunge positiv und über dem Epigastrium negativ, wird die Beatmung fortgesetzt. Die Luft wird in den Hypopharynx eingebracht und strömt von dort über die Epiglottis in die Trachea und Lunge. Der tracheale Kanal kann in diesem Fall zum Absaugen von Magensaft verwendet werden. Ist die Auskultation der Atemgeräusche negativ, wurde der Tubus endotracheal plaziert. Ohne die Position des Combitube™ zu verändern, wird die Beatmung über den kürzeren, durchsichtigen, trachealen Kanal durchgeführt. Die Luft fließt nunmehr direkt in die Trachea.

Wesentliche Vorteile des Combitube™ sind:

1. Die Intubation kann von medizinischem Personal, das nicht in der endotrachealen Intubation geübt ist, durchgeführt werden, wobei auf die Verwendung eines Laryngoskops verzichtet werden kann.
2. Die Intubation ist auch bei schwieriger anatomischer Situation und schlechten Sicht- und Platzverhältnissen möglich.
3. Die Intubationstechnik benötigt keine Bewegung im Hals- oder Nackenbereich.
4. Die Beatmung ist sowohl in ösophagealer als auch in trachealer Lage des Tubus möglich.
5. In ösophagealer Position kann Magensaft über den unbenützten trachealen Kanal abgesaugt werden.

Als Kontraindikationen für den Combitube™ gelten:

1. Patienten mit intakten Beiß- und Schluckreflexen,
2. Alter unter 16 Jahren und Körpergröße unter 150 cm,
3. zentrale Atemwegsobstruktionen,
4. Erkrankungen des Ösophagus im proximalen Drittel,
5. Ingestionen korrosiver Substanzen.

Es steht außer Zweifel, daß die endotracheale Intubation die Methode der Wahl für das Aufrechterhalten eines offenen Atemweges ist. Der Combitube™ ist vor allem für die Notfallintubation im Rahmen der Herz-Lungen-Wiederbelebung konzipiert, wann immer ideale Bedingungen oder trainiertes Personal für die endotracheale Intubation nicht zur Verfügung steht. Studien zeigen, daß die Patienten mit dem Kombinationstubus adäquat oxygeniert und ventiliert werden können.

R. Brandt (Magdeburg): Als weitere Indikation dieser nützlichen Tubusinnovation ist die Trockenlegung des Pharynx-Larynxgebietes bei plastisch-rekonstruktiven Maßnahmen in den ersten postoperativen Tagen zur Vermeidung der Nahtinsuffizienz durch den Schluckakt.

A. Kühn (Düsseldorf): Bestehen Erfahrungen mit dem Combitube™ bei der Langzeitbeatmung? Wie erklärt sich die schnellere Intubationszeit für den Combitube™ im Vergleich zum endotrachealen Tubus bei erfahrenem Personal einer Intensivstation?

W. Bigenzahn (Schlußwort):
Zu Herrn Kühn: Bei 6 Patienten wurde bisher der Combitube™ über einen Zeitraum von 2 bis 8 Stunden während mechanischer Beatmung auf der Intensivstation eingesetzt. In randomisierter Reihenfolge wurde in der klinischen Reanimation der Combitube™ ($n = 23$) oder ein konventioneller Endotrachealtubus ($n = 20$) eingesetzt. Nach entsprechender Stabilisierung wurden die Tuben durch das jeweils andere Gerät ersetzt. Die Intubationszeit war mit dem Combitube™ im Vergleich zum Endotrachealtubus signifikant kürzer.

Zu Herrn Brandt: Viele weitere Einsatzmöglichkeiten für den Combitube™ sind möglich.

225. R. Laszig, H. Becker, M. Vollrath (Hannover): Computertomographische 3-D-Darstellung von Trachealstenosen, prä- und postoperativ

Für die Therapie von Trachealstenosen unterschiedlicher Genese ist deren Grad, Lokalisation und die Bestimmung der Längenausdehnung wichtig. Neben spirometrischen Untersuchungen sind dabei die Tracheobronchoskopie sowie verschiedene bildgebende Verfahren bewährt. Die klinisch relevanten Informationen lassen sich aus den axialen 2-D-CT-Bildern entnehmen. Die räumliche Zuordnung ist für den Chirurgen nur mit Hilfe seiner Vorstellungskraft möglich. Um dies zu erleichtern, bietet sich die 3-D-Abbildung der Trachea und der Stenose an. Dazu verwenden wir am CT-Scanner GE 9800 das Software-Programm „Quick 3-D", mit dem sich aus den axialen Schichten der Be-

fund auf dem Monitor plastisch darstellen läßt. Ausgehend von einem in 5 min zu errechnenden Base-line-Bild kann dann eine Drehung auf dem Monitor in Winkelschritten von 1° bis 360° in allen Raumachsen vorgenommen werden.

Durch Einstellung eines Absorptionslevels von z. B. −70 HE ist es möglich, alle unter dieser Größe liegenden geweblichen Dichtestrukturen in die Abbildung mit einzubeziehen. Dargestellt werden alle Grenzflächen zwischen Luft und Gewebe, so daß auch die Halshaut und die Lungenspitzen abgebildet werden, ebenso wie ein evtl. lufthaltiger Ösophagus. Eine räumliche und topographische Zuordnung wird für

Abb. 1. a Hochgradige Stenose der Trachea im sublaryngealen Bereich, die mit einem Endoskop nicht zu passieren ist. **b** Postoperativ ist die Stenose nach Tracheaquerresektion beseitigt. In der Tiefe ist bereits die Carina zu erkennen. **c** In der seitlichen Ansicht ist ebenfalls das ausreichende Tracheallumen zu erkennen, ebenso wie die topographische Beziehung zur Haut

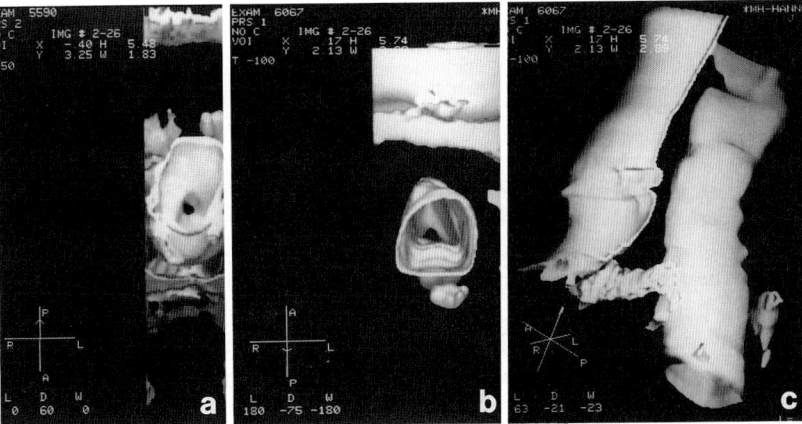

den Betrachter erleichtert. Der räumliche Eindruck wird dadurch verstärkt, daß dem Betrachter näher liegende Strukturen heller zur Darstellung kommen, als die weiter entfernt liegenden. Mit der Drehung der Bilder ist der Blick in die Trachea möglich und zeigt das von der Endoskopie bekannte Bild (Abb. 1). Anatomische Strukturen des Larynx (Vallecula glotto-epiglottica, Glottis, Aryhöcker etc.) imponieren so wie in der indirekten Spiegeluntersuchung oder bei der Endoskopie.

Wenn auch keine grundsätzlich neuen Informationen durch die 3-D-Abbildung der Trachea zu erhalten sind, die nicht schon aus der zweidimensionalen Darstellung entnehmbar wären, so erleichtert diese Form doch einen besseren plastischen Eindruck vom pathologischen Prozeß. Die präoperative Erläuterung des Eingriffs für den Patienten vereinfacht sich anhand der Bilder und auf endoskopische Untersuchungen ist vielfach sowohl prä- als auch postoperativ zu verzichten. Der Einsatz der Untersuchungstechnik sollte we-

gen des erhöhten Aufwandes an Zeit, Personal und Kosten bestimmten Fragen vorbehalten bleiben. Bei sinnvollem Einsatz stellt die 3-D-CT-Rekonstruktion in der Diagnostik eine hilfreiche Ergänzung dar.

J. Helms (Würzburg): Die Bezeichnung „3D" für die gezeigten Bilder ist nicht zutreffend. Es werden in ein zweidimensionales Bild lediglich Graustufen und Schatten eingefügt. Denkbar ist die 3-D-Darstellung durch Betrachtung Ihrer Bilder in stereoskopisch adäquat leicht rotierter Form. Wann ist Ihre Methode, die aufwendig ist, klinisch indiziert?

R. Laszig (Schlußwort):
Zu Herrn Helms: Stereoskopische Untersuchungen mit Hilfe eines Prismas haben wir bisher nicht eingesetzt. – Die Indikation bei dieser aufwendigen Untersuchungstechnik sollte Sonderfällen vorbehalten bleiben; vielfach ergibt sich dies aus den Kapazitäten. Natürlich wird diese Untersuchung von uns nur dann indiziert, wenn wir mit den Standardverfahren keine ausreichende Aussage erhalten. Dies kann z. B. bei der Unmöglichkeit der Endoskopie sein oder dann, wenn postoperative Endoskopien das Operationsergebnis gefährden würden.

226. Th. Deitmer, Ch. Isselstein (Münster): Brückensynechien des Larynx nach Langzeitintubation

Im Rahmen weiterer Erfolge der Intensivtherapie mit langfristigen translaryngealen Intubationen sehen wir bekanntermaßen gehäuft Patienten mit Stenosen der Trachea oder des subglottischen Bereiches. Während sich eine Stenose im subglottischen Bereich oder auch weiter kaudal in der Trachea häufiger findet, werden intubationsbedingte Obstruktionen im Kehlkopfbereich seltener gefunden. Wenn sich dort Stenosen ausbilden, so liegen sie häufiger im Bereich der hinteren Kehlkopfkommissur.

Da wir innerhalb relativ kurzer Zeit drei Patienten mit einer relativ seltenen Form von Larynxstenose

nach Langzeitbeatmung sahen, möchten wir über diese drei Fälle berichten:

In zwei der drei Fälle handelte es sich um Patienten, die wegen einer zu erwartenden Langzeitintubation nach einem Polytrauma etwa eine Woche nach der ersten Intubation tracheotomiert wurden. Beide wurden in der Rekonvaleszenz ohne Probleme dekanüliert. Nach Wochen wurden sie wegen eines Stridors vorstellig und zeigten den Aspekt einer bilateralen Rekurrensparese mit jedoch untypischen Granulationen in der hinteren Kommissur. Im dritten Fall war nach einer Strumaoperation mit Nachblutungskomplikationen und Notwendigkeit der operativen Revision tracheotomiert worden, weil die Patientin bei Stridor nicht zu extubieren war. Bei allen drei Patienten zeigte sich eine Brückensynechie zwischen den Stimmbändern im hinteren Drittel, so daß ein Spalt zur hinteren Kommissur frei blieb.

In allen 3 Fällen konnte durch eine endoskopische Durchtrennung der Synechie, teils mit dem Laser, teils auch in Jet-Ventilation, der Zustand behoben werden. Die Patienten wurden beschwerdefrei, der Larynx normal beweglich.

Auffällig ist, daß alle Patienten nach einer Frist der Intubation tracheotomiert worden waren. Ob ein solcher Ablauf die Entstehung einer solchen Brückensynechie begünstigt, kann spekuliert werden. Wichtig ist, daß der Zustand mit einer bilateralen Rekurrensparese verwechselt werden kann und daß die Therapie mit einfacher endoskopischer Durchtrennung der Synechien ungleich erfolgreicher ist als bei Synechien der hinteren Kommissur.

W. Draf (Fulda): Wir haben vor 6 Jahren einen ähnlichen Fall beobachtet. Die Brückensynechie war, histologisch gesichert, ebenfalls knöchern durchgebaut. Es ist darauf hinzuweisen, daß diese Synechien bei der Laryngo-Tracheoskopie mit dem starren Rohr leicht übersehen werden können. Waren Ihre Patienten oral oder nasal intubiert? Bei unserer Patientin war der Tubus transoral eingelegt.

H. Rudert (Kiel): Zu der Knochenbildung in der Brückensynechie: Könnte es nicht sein, daß es sich dabei um die zusammengewachsenen Processus vocales handelte?

Th. Deitmer (Schlußwort):
Zu Herrn Draf: Unsere Patienten waren, soweit erfahrbar, orotracheal intubiert gewesen.

Zu Herrn Rudert: In dem von uns dargestellten Fall einer histologisch gesicherten knöchernen Synechie dachten wir zunächst an ein möglicherweise dort angewachsenes Knochenteilchen, da der auswärts versorgte Patient auch eine Frontobasisfraktur hatte. Da Herr Draf über einen nahezu identischen Fall berichtet, wäre doch die Vorstellung appositionellen Wachstums vom Processus vocalis zu favorisieren.

227. J. Bujía, E. Wilmes, C. Hammer (München): Der Einfluß von Cialit und Merthiolat auf das Vorhandensein von Transplantationsantigenen menschlicher Trachealtransplantate

Die allogene Trachealtransplantation stellt für das noch nicht befriedigend gelöste Problem des Trachealersatzes eine interessante und aufregende mögliche Alternative dar. Zur Untersuchung der immunologischen Vorgänge bei der Trachealtransplantation werden verschiedene tierexperimentelle Modelle, vor allem Rattenmodelle, verwendet, die zeigen konnten, daß die Trachea Träger von Transplantationsantigenen ist.

In den letzten Jahren haben jedoch neue Untersuchungen über die Geweberverteilung von Klasse-II-Transplantationsantigenen gezeigt, daß Unterschiede zwischen verschiedenen Tierspezies zu finden sind. Als Konsequenz daraus resultiert für alle Untersuchungen zur humanen Transplantationsimmunologie, daß bei Tieren erhobene Befunde nur unter genauer Kenntnis der Unterschiede in der Transplantationsimmunologie zwischen Menschen und Tieren übertragen werden können. Da bisher keine derartigen Untersuchungen an menschlicher Trachea vorlagen, erscheint es uns daher notwendig, eine Grundlage für die Transplantationsimmunologie menschlicher Trachea zu schaffen. Erste Untersuchungen unserer Arbeitsgruppe unter Verwendung von monoklonalen Antikörpern in einer Immunperoxidase-Methode konnten an menschlicher Trachea zeigen, daß Klasse-II-Antigene-tragende Zellen nur in der Schleimhaut und in den Trachealdrüsen, nicht jedoch im Knorpelgewebe zu finden sind.

Eine erfolgreiche klinische Anwendung des allogenen Trachealersatzes erfordert, daß die immunologischen Reaktionen, die durch Transplantationsantigene hervorgerufen werden können, beherrscht werden. Eine schon seit langem bekannte Möglichkeit besteht in der Tatsache, daß durch chemische Behandlung der Transplantate die Proteine mit antigenen Eigenschaften verändert bzw. eliminiert werden. Wir untersuchten daher, welchen Einfluß die gebräuchlichsten Konservierungsverfahren, wie Aufbewahrung der Gewebe in dem Fixierungsmittel Formaldehyd sowie in den Konservierungsmitteln Cialit und Merthiolat, auf das Vorhandensein von Klasse-II-Antigenen in der menschlichen Trachea haben. Weiter untersuchten wir, wie lange die Trachea mit dementsprechenden Konservierungsverfahren behandelt werden muß, um eine sichere Zerstörung der Klasse-II-Antigene zu gewährleisten.

Zum Nachweis von Klasse-II-Antigenen dienten vier monoklonale Antikörper (mAk), die gegen monomorphe Determinanten von HLA-DR-(Ia2, HLA-DR), HLA-DP-(TÜ22) und HLA-DQ-(TÜ39)-Antigene gerichtet sind. Teile menschlicher Leichen-Trachea wurden 42 Tage in Merthiolat (Gruppe I) oder Cialit (Gruppe II) konserviert. Bei den Gruppen III und IV erfolgte eine siebentägige Prä-Fixierung mit Formaldehyd. Alle sieben Tage wurden Proben entnommen und in flüssigem Stickstoff schockgefroren. Von diesen Gewebestücken wurden mit einem Kryostat 4–5 µm dicke Schnitte angefertigt und mit der Färbung nach der Immunperoxidase-Methode auf die entsprechenden mAk getestet.

Es konnte gezeigt werden, daß die Konservierung mit Merthiolat oder Cialit zu einer graduellen Auflösung der histologischen Strukturen und dadurch zu einem Verlust von Klasse-II-Antigen-tragenden Zellen führt. Die Konservierung mit Formaldehyd dagegen führte zu einer direkten Elimination der Klasse-II-Antigene unter Erhaltung der normalen histologischen Struktur. Eine komplette Zerstörung von Klasse-II-Antigenen konnte unter der Konservierung mit Merthiolat oder Cialit erst nach 42 Tagen erreicht werden, unter der Konservierung mit Formaldehyd bereits nach sieben Tagen.

Aus unseren Untersuchungen kann geschlossen werden:

1. Die Wirksamkeit chemischer Konservierungsverfahren wie Cialit und Merthiolat ist auf eine Zerstörung von Klasse-II-Antigenen zurückzuführen.
2. Bei der Konservierung mit Merthiolat und Cialit soll das Transplantat mindestens 42 Tage behandelt werden, um eine totale Elimination von Klasse-II-Antigenen zu gewährleisten.

228. B. Wallesch, H. S. Johannsen (Ulm): Die Panchondropathie: Eine seltene Erkrankung?

Die Panchondropathie wurde 1923 von Jaksch von Wartenhorst erstmals mit ihren typischen Symptomen beschrieben. Im internationalen Schrifttum ist die Erkrankung in erster Linie unter den Synonymen von Meyenburg-Altherr-Uehlinger-Syndrom und relapsing polychondritis bekannt. Es handelt sich um eine schubweise verlaufende, im Prinzip alle Knorpel ergreifende Veränderung, die von vielgestaltigen extrakartilaginären Manifestationen begleitet wird.

Die typischen klinischen Symptome sind, neben einer oft dramatischen und zu akuter Erstickungssymptomatik führenden Chondritis im Bereich von Larynx, Trachea und Bronchialsystem, ein Befall von Ohrmuschel-, Nasen- oder Gelenkknorpel. Entzündliche Veränderungen am Auge oder am Innenohr werden ebenfalls beobachtet. Die Überlebenszeiten nach gestellter Diagnose schwanken zwischen wenigen Monaten und 24 Jahren.

Wenn eines oder mehrere der genannten klinischen Symptome vorliegen, gilt die Diagnose einer Panchondropathie bei entsprechendem histologischem Befund als gesichert. Bei drei gleichzeitig bestehenden klinischen Symptomen verzichten manche Autoren auf die histologische Absicherung der Diagnose. Die histologische Untersuchung des befallenen Knorpels zeigt sehr schwach basophil reagierende Knorpelgrundsubstanz, Rundzellinfiltrate und aus dem umgebenden Bindegewebe einsprossendes, faserreiches Granulationsgewebe. Der Knorpel wird im Rahmen eines entzündlichen Geschehens durch proliferierendes Bindegewebe ersetzt.

Die Panchondropathie wird dem rheumatischen Formenkreis bzw. den Kollagenosen zugerechnet. In den meisten Untersuchungen werden allerdings Autoimmunvorgänge in den Vordergrund gestellt. Es gelang mehrfach, im Serum der Patienten zirkulierende Antikörper gegen Knorpelbestandteile nachzuweisen und zwar gegen Typ-II-Kollagen.

Alle Autoren empfehlen eine immunsuppressive Therapie; die meisten setzen Cortison in unterschiedlichen Dosierungen ein.

Eigene Beobachtungen

Wir überblicken vier Patienten mit einer Panchondropathie, zwei Männer und zwei Frauen. Bei dreien setzten die Beschwerden im

dritten Lebensjahrzehnt ein, eine Frau erkrankte im Alter von 47 Jahren. Bei dieser Patientin bestand außerdem eine Encephalomyelitis disseminata.

Nasendeformitäten wurden bei allen vier Patienten beobachtet. Ein Befall der Ohrmuscheln fiel bei drei Patienten auf. Larynx- bzw. Trachealstenosen traten bei zwei Patienten auf. Innenohrsymptome bestanden in einem Fall. Bei je zwei Patienten kam es zu einer Beteiligung der Augen oder der Gelenke.

Zweimal begann die Erkrankung im Bereich des Larynx bzw. der Trachea, je einmal mit einem Befall der Nase oder der Gelenke.

Im folgenden wird die Schwierigkeit, diese Diagnose zu stellen, an einem unserer Erfahrung nach für die Panchondropathie typischen Fallbeispiel geschildert: Eine 22 Jahre alte Patientin erlebte initial wechselnde Beschwerden in zunächst allen großen, später auch in Zwischenwirbel- und Fingergelenken. Eine Iritis kam hinzu. 5 Jahre später stellte sie sich erstmals in unserer Klinik wegen einer schmerzhaften Rötung und Schwellung beider Ohrmuscheln vor. Diese waren überwärmt und auffallend weich. Eine konservative antientzündliche Therapie hatte keinen Erfolg gezeigt. Klinisch bestand der Verdacht auf Knorpeleinschmelzungen. Unter der Annahme einer Ohrmuschelperichondritis wurde eine Fensterung des Conchaknorpels vorgenommen, die den Krankheitsverlauf nicht beeinflußte. Die Wundheilung verlief komplikationslos. Die histologische Untersuchung des Resektates zeigte einen lymphoplasmazellulären chronischen Entzündungsprozeß, wobei der Knorpel an einigen Stellen mitbeteiligt war. Drei Jahre später kam es zu einer schmerzhaften Affektion im Bereich der Nase. Formveränderungen waren hier zum Untersuchungszeitpunkt nicht zu beobachten und traten unter der umgehend eingeleiteten Therapie auch nicht auf. Die übrigen HNO-ärztlichen Spiegelbefunde sowie die audiologischen Befunde waren altersentsprechend und unauffällig.

Im Einklang mit der Mehrzahl der Autoren leiteten wir bei den Patienten, sofern noch nicht geschehen, eine Therapie mit Glucocorticoiden ein. Cortisondauergaben von 20 mg Urbason ret./d. erwiesen sich als nicht ausreichend, um neue Erkrankungsschübe zu verhindern. Nebenwirkungen und Nutzen der Medikation abwägend, entschlossen wir uns zu einem Therapieschema, das im Beginn des neuen Schubes 100 mg Urbason vorsieht, wobei diese Dosis dann in regelmäßigen Schritten ausschleichend reduziert wird. Erneute Krankheitsschübe konnten durch dieses Vorgehen rasch und ohne nachweisbare Schäden zu hinterlassen beendet werden.

In den betrachteten 10 Jahren ist die Panchondropathie an zwei Universitäts-HNO-Kliniken insgesamt viermal diagnostiziert worden. Das heißt: Ein im universitären Bereich tätiger HNO-Arzt kann damit rechnen, alle drei Jahre mit einem solchen Fall konfrontiert zu werden.

H. Weidauer (Heidelberg): Haben Sie Erfahrungen mit Endoxan? Bei einem unserer Patienten führte erst die Therapie mit Meloxan zum Krankheitsstillstand von z. Zt. 2 Jahren.

B. Wallesch (Schlußwort):
Zu Herrn Weidauer: In Zusammenarbeit mit den hinzugezogenen Rheumatologen haben wir uns zu einer Therapie mit Cortison entschlossen. Therapieversager sind bisher nicht aufgetreten. Erfahrungen mit Endoxan lagen nicht vor. – Autoantikörpertiter wurden lediglich in einem Fall gegen Typ-III-Kollagen bestimmt. Es fand sich eine leichte Titererhöhung, die sich bei einer Kontrolle nicht mehr reproduzierte. – Karzinome sind bei den von uns betreuten Patienten nicht aufgetreten.

229. J. Mayer-Brix, F. Schwarzenberger-Kesper, M. Küsel, E. Kusek et al. (Marburg/Lahn): Die Anwendung eines neuen ambulant einsetzbaren Rekorders zur Diagnose von schlafbezogenen Atemregulationsstörungen bei Kindern

In zahlreichen polysomnographischen Studien wurde gezeigt, daß bei Kindern schlafbezogene Atemregulationsstörungen bestehen können, die oft durch eine Adenotonsillektomie zu beseitigen sind. Da aber bei klinischem Verdacht auf solche Störungen oft keine Möglichkeit zu einer Polysomnographie besteht, haben wir in dieser Studie überprüft, ob der bisher nur bei Erwachsenen eingesetzte Schlaf-Apnoe-Rekorder MESAM (Maddaus Elektronik Schlaf-Apnoe-Monitor) auch bei Kindern verwendet werden kann.

Es wurden 18 Kinder im Alter von 22 Monaten bis 11 Jahren untersucht (Mittelwert = $6,2 \pm 1,9$ Jahre); bei 15 Kindern wurde eine Adenotonsillektomie und bei 2 Kindern eine Adenotomie indiziert, ein Kind hatte eine Otopexie und wurde als Kontrolle gemessen. Die OP-Indikationen wurden unabhängig von dieser Studie gestellt. Es erfolgten jeweils zwei Messungen prä- und postoperativ, jedoch frühestens am 3. postoperativen Tag. Der MESAM-Rekorder registriert Schnarchgeräusche über ein Kehlkopfmikrophon und die Herzfrequenz über EKG-Elektroden. Das Gerät ähnelt in der Größe einem Langzeit-EKG. Zur Validierung der Befunde erfolgte eine transkutane Pulsoximetrie. Wir konnten zeigen, daß der Rekorder von Kindern sehr gut toleriert wird, bei einem zweijährigen Kind war keine Messung möglich. Aus der Kombination der Atemgeräusche mit der Herzfrequenzvariation können eine Fülle von Befunden abgelesen werden, da die Herzfrequenz bei Atemunregelmäßigkeiten mitbeeinträchtigt wird. Es konnten der Einschlaf- und Aufwachzeitpunkt, nächtliche Wachphasen, Körperdrehungen im Bett, Schnarchen, Hypopnoen (verminderte Atmung) und Apnoen beurteilt werden.

Die Messungen ergaben bei 4 von 17 Kindern schweres obstruktives Schnarchen und bei einem Kind davon Apnoephasen. Somit konnten die anamnestischen Angaben der Eltern, die bei 12 Kindern häufiges Schnarchen angaben, wesentlich präzisiert werden, da die übrigen Kinder nur leicht schnarchten.

Die präoperativen Messungen waren in 13 von 17 Fällen praktisch identisch, bei 4 Kindern ergaben sich leichte Veränderungen des Atemgeräusches. Postoperativ kam es bei den stark schnarchenden Kindern zu einer deutlichen Verminderung oder Beseitigung des Schnarchens und der Hypopnoen und Apnoephasen.

Unsere Ergebnisse zeigen, daß dieser Rekorder gut zur Diagnostik bei Kindern verwendet werden kann. Bei ausgeprägten Befunden kann er auch zur Indikationsstellung der Adenotonsillektomie und zur postoperativen Kontrolle benutzt werden.

A. Berghaus (Berlin): Kann das Gerät in der vorgestellten Form auch zur Indikationsstellung der UPPP beim Erwachsenen eingesetzt werden?

H. Mahlo (Lübeck): Das MESAM-Gerät kann dann falsch-positive Ergebnisse produzieren, wenn das Kind unruhig schläft (Träume) und deshalb Herzfrequenzänderungen auftreten. Um solche Fälle auszuschließen ist die Durchführung der Pulsoximetrie notwendig.

J. Mayer-Brix (Schlußwort):
Zu Herrn Berghaus: Das MESAM-Gerät ist bei Erwachsenen bereits in der Routinediagnostik im Einsatz und ermöglicht das Screening in: sicher gesund, fraglich und sicher pathologisch.

Zu Herrn Mahlo: Einen unruhigen Schlaf kann man im MESAM-Report aufgrund des Herzfrequenzanstieges von Hypopnoen oder Apnoen unterscheiden. Allerdings ist dann während dieser Zeit keine Beurteilung der Atemstörungen möglich.

In dem neuen MESAM-4-Gerät ist einen Sauerstoffsättigung und ein Lagedetektor fest mit eingebaut, so daß dann die Erkennung leichter fällt.

Hauptvortrag III

W. Pirsig, J. Schäfer (Ulm):
Habituelles Schnarchen und obstruktive Schlaf-Apnoe-Syndrome:
HNO-spezifische Diagnostik und Therapie

Einleitung

Schnarchen ist ein schlafbedingtes akustisches Phäno-men, das als Folge eines erhöhten Widerstandes in den Engen der oberen Luftwege durch Vibrationen in den Weichteilen des Oropharynx entsteht. Bleibt der Luft-weg jedoch so weit offen, daß es zu keinen Sauerstoff-sättigungsabfällen im Blut kommt, so sprechen wir vom „fakultativen Schnarchen", welches als nicht krankhaft gilt und welches uns als typisch für den Schlaf der meisten alten Menschen vertraut ist.

Beim „habituellen (obstruktiven) Schnarchen" be-obachtet man während des Schnarchens schon phasi-sche Sauerstoffsättigungsabfälle im Blut und zyklische Herzfrequenzveränderungen, obwohl der obere Luft-weg noch nicht vollständig kollabiert ist.

Beim „apnoischen Schnarchen" kommt es zu pe-riodischen, vollständigen Verschlüssen im Oropha-rynx, so daß sich periodische Sauerstoffsättigungsab-fälle im Blut und schwere Herzfrequenzveränderungen registrieren lassen. Diese Atemwegsverschlüsse müssen mindestens 10 Sekunden lang dauern und mehr als zehn Mal pro Stunde Schlaf auftreten, um als patholo-gisch zu gelten. Für diese letzte Gruppe von Schnar-chen wurde 1973 der Begriff „obstruktives Schlaf-Ap-noe-Syndrom" (OSAS) geprägt. Ihr ausgeprägtestes Erscheinungsbild ist unter dem Begriff „Pickwick-Syndrom" allerdings schon länger bekannt.

Im Gegensatz zum fakultativen Schnarchen gelten habituelles Schnarchen und OSAS als neurologische Erkrankungen, bei denen im Schlaf der Atemwegswi-derstand der oberen Luftwege erhöht ist und der Re-gelkreis zwischen Atemzentrum und Kreislauforganen als gestört gilt, welcher während des Schlafs automa-tisch für einen ausreichenden und stabilen Querschnitt im oberen Luftweg sorgt.

Während seit den sechziger Jahren Patienten mit OSAS überwiegend von Internisten und Neurologen diagnostiziert und behandelt wurden, werden seit gut zehn Jahren zunehmend Hals-Nasen-Ohrenärzte und Kieferchirurgen von Patienten konsultiert, hinter de-ren Leitsymptom „Schnarchen" sich ein OSAS ver-birgt. Gerade diese beiden Fachdisziplinen können mit ihren speziellen Untersuchungsmethoden permanente Engen im oberen Luftweg gut diagnostizieren und durch apparative und/oder operative Maßnahmen häufig auch beseitigen.

Um zu unterscheiden, ob ein fakultativer Schnar-cher, ein Patient mit habituellem Schnarchen oder mit einem OSAS unsere Hilfe braucht, ist eine sorgfältige Anamnese und Untersuchung erforderlich, die immer eine Schlaflaboruntersuchung einschließen muß. Lei-der werden vom Hals-Nasen-Ohrenarzt zunehmend schnarchende Patienten mit einer Uvulopalatopharyn-goplastik ohne Schlaflaborregistrierungen behandelt, während Patienten mit einer chronischen Rhoncho-pathie vom Internisten zum Schlaf Atemmasken (nCPAP) verordnet bekommen, ohne daß eine einge-hende hals-nasen-ohrenärztliche oder kieferorthopä-dische Untersuchung vorausgegangen ist.

Dieser Beitrag soll dazu dienen, unsere aktuellen fachspezifischen Möglichkeiten bei der Diagnostik und Therapie chronischer Rhonchopathien im Kindes-und Erwachsenenalter aufzuzeigen. Dabei wird dem Titel entsprechend nicht mehr auf das „fakultative Schnarchen" eingegangen, da hierüber ausführlich an anderer Stelle [21, 28] berichtet wurde.

Diagnostik

Schnarchgeräusche und obstruktive Apnoen spielen sich im Pharynx-Abschnitt zwischen weichem Gau-men und Zungengrund ab, wo zirkuläre knorpelige und knöcherne Stützstrukturen in der Wand fehlen. Der Obstruktionsmechanismus im Schlaf ist ein dyna-mischer Vorgang, der von Patient zu Patient variiert, wie somnofluoroskopisch und mittels Druckmessun-gen gezeigt wurde [3, 12].

In den letzten Jahren haben mehrere Untersucher-gruppen herausgefunden, daß fast alle habituellen Schnarcher und Patienten mit OSAS anatomische Ver-änderungen im cranio-fazialen Bereich aufweisen [1, 19, 23, 26, 32], die zu signifikant verringerten Pha-rynxquerschnitten im Vergleich zu Normalpersonen führen [2, 10]. Durch diese permanenten anatomischen Veränderungen kommt es noch zusätzlich zu einer Potenzierung der oben genannten dynamischen Obstruktionsmechanismen im Schlaf. Dem Hals-Nasen-Ohrenarzt, oft in Zusammenarbeit mit dem Kieferchirurgen oder Kieferorthopäden, stehen mehrere diagnostische Möglichkeiten zur Verfügung, um die funktionellen und permanenten Stenosen im oberen Luftweg qualitativ und quantitativ zu erfassen und dann individuell je nach Befundlage therapeutisch anzugehen.

Das Ulmer Programm zur Differentialdiagnostik chronischer Rhonchopathien, das seit 1986 an der Hals-Nasen-Ohrenklinik der Universität Ulm über 300 Patienten in einer prospektiven Studie erfaßt, umfaßt folgende Schritte:

1. Spezifische Anamnese
2. HNO-ärztliche Untersuchung
3. laterales Radiokephalogramm
4. Rhinometrie
5. nasopharyngeale Videoendoskopie
6. Polysomnographie im Schlaflabor.

1. Anamnese

Während der fakultative und habituelle Schnarcher lediglich durch sein Leitsymptom „störendes Schnarchen" auffällt, sucht der Patient mit OSAS oft wegen anderer Beschwerden einen Arzt auf. Für ihn ist die exzessive Tagesmüdigkeit in der Regel sehr beeinträchtigend, was sich auch auf seine berufliche Leistungsfähigkeit und familiäre Akzeptanz auswirkt. Außer einem störenden Schlafverhalten kann über morgendliche Kopfschmerzen, Potenzstörungen und hypnagoge Halluzinationen geklagt werden. Fast apnoespezifisch ist die positive Beantwortung der Frage nach einem Autounfall oder Beinahe-Unfall wegen unbegründeter Müdigkeit, die bei jedem sechsten Apnoiker gefunden wird. Dies haben neuere Studien [7, 30] ergeben. In Ulm verwenden wir einen 26 Fragen umfassenden Anamnesebogen, auf den an anderer Stelle eingegangen wurde [30]. Einige Fragen können nur mit Hilfe des Schlafpartners beantwortet werden, der vor allem zur Art des Schnarchgeräusches Angaben machen kann. Man kann dem Schlafpartner auch als Identifizierungshilfe des Geräusches eine Kassette vorspielen, auf der er die Schnarchgeräusche eines habituellen Schnarchers und eines Apnoikers abhören kann.

2. Hals-Nasen-Ohren-ärztliche Untersuchung

Bei Kindern mit einer obstruktiven Schlaf-Apnoe-Symptomatik findet sich meist eine massive Hyperplasie der lymphatischen Gewebe im Waldeyerschen Rachenring. Mindestens 30 Monate sind durchschnittlich erforderlich [17], bis sich die pharyngealen Obstruktionen im Schlaf nachweisbar im Herz-Lungensystem manifestieren. Schneller entwickeln sich die Symptome eines Rechtsherzversagens bei Kleinkindern, die aufgrund cranio-fazialer Fehlbildungen (z. B. Pierre-Robin-Syndrom) unter obstruktiven Apnoe-Episoden leiden. Nur selten ist beim Kind eine chronisch entzündete und meist allergisch veränderte Nasenschleimhaut als Schnarchauslöser zu finden.

Beim Erwachsenen mit OSAS werden neben eingeengten Nasenhöhlen durch Septumdeviation, Nasenpolypen und allergischen Schleimhautschwellungen vor allem eine beidseitige Hyperplasie der unteren Muscheln diagnostiziert, die wir bei 97% der habituellen Schnarcher und OSAS-Patienten mittels akustischer Rhinometrie [16] registrierten. Auch die Septummuschel [33] ist in vielen Fällen hyperplastisch. Die dadurch bedingte Widerstandserhöhung der oberen Luftwege ließ sich auch rhinomanometrisch bei 93% unserer Patienten bestätigen.

Bei der Untersuchung der Mundhöhle fällt häufig eine eingeschränkte Einsehbarkeit der Mundhöhle auf, so daß auch die Uvula trotz herausgestreckter Zunge nicht sichtbar ist. Bei den Apnoikern ist öfters ein Überbiß wegen hypoplastischer Mandibula als ein Rückbiß im Oberkiefer anzutreffen. Die Zunge kann auffällig groß sein. Die Uvula ist in der Regel stark verdickt, meist sehr lang und zeigt besonders morgens eine Querfältelung ihrer Schleimhautoberfläche. Typisch für Rhonchopathen ist auch das sog. „webbing". Darunter versteht man eine exzessive Vergrößerung der hinteren Gaumenbögen, die sich wie eine Manschette an die Rachenhinterwand anlegen und die Hauptquelle der tieffrequenten Schnarchgeräusche sind [25]. Lenders et al. [16] haben auf eine unkontrollierte spontane Hypermobilität des weichen Gaumens bei habituellen Schnarchern und Patienten mit OSAS hingewiesen. Auch beim Erwachsenen können zu diesen überschüssigen Geweben im weichen Gaumen noch übergroße Tonsillen und eine craniokaudale Faltenbildung in der Pharynxhinterwand den Oropharynx einengen. Eine Hyperplasie der Zungengrundtonsillen kann den oberen Luftwegsquerschnitt ebenso reduzieren wie eine abnorm geformte und/oder weiche Epiglottis. Horner u. Mitarb. [11] haben mittels NMR-Untersuchungen vermehrt Fett in der Zunge, im Velum und im submentalen Bereich von adipösen Patienten mit OSAS nachgewiesen. Schließlich fällt bei den Patienten mit OSAS noch auf, daß ihr Kehlkopfgerüst in Richtung Thorax abgewandert ist. Das haben schon Cirignotta und Lugaresi [4] kineradiographisch sehr schön zeigen können und wird von uns heute diagnostisch bewertet, wenn wir im lateralen Radiokephalogramm den Abstand der Unterkieferkante vom Hyoidkörper ausmessen [26].

3. Radiokephalometrie

1983 publizierten Riley et al. [23] erste Hinweise auf typische Veränderungen im lateralen Röntgenkephalogramm von Patienten mit OSAS. Inzwischen wurde in mehreren Studien bestätigt, daß nahezu alle obstruktiven Apnoiker Auffälligkeiten im Fernröntgenseitlichbild aufweisen, wobei folgenden fünf Parametern eine hohe Aussagekraft zugeschrieben wird:

– PM-Pg: Abstand zwischen Spina nasalis posterior und Uvulaspitze
– PAS: sagittaler Pharynxdurchmesser in Zungengrundhöhe
– MP-H: Abstand zwischen Unterkieferkante und Zungenbeinkörper
– SNA: Winkel Sellamitte-Nasion-Subspinale
– SNB: Winkel Sellamitte-Nasion-Supramentale.

Eine Reihe weiterer Parameter wurde zwar untersucht, ihr diagnostischer Wert konnte bisher aber noch nicht allgemein verifiziert werden [1]. Habituelle

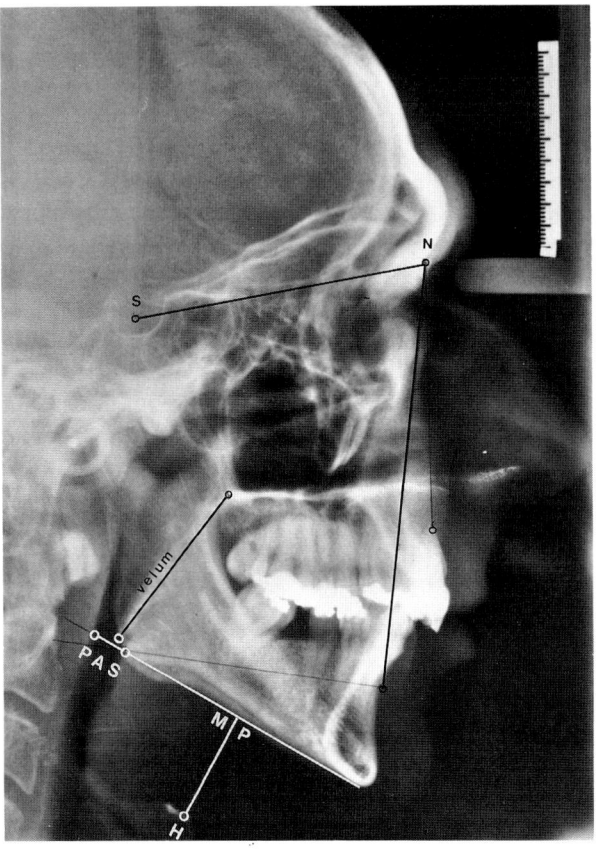

Abb. 1. Laterales Radiokephalogramm eines 29jährigen habituellen Schnarchers (184 cm, 93 kg) mit 18% Übergewicht, mit überlangem Velum (46 mm), verringertem Pharynxdurchmesser hinter dem Zungengrund (PAS = 9 mm), tieferstehendem Kehlkopf (MP-H = 24 mm) und erheblichem Fehlbiß infolge Mandibulahypoplasie (SNB = 74°). Kephalometrischer Index = 102; 10,1% der Schlafzeit wird mit Schnarchen lauter als 63 dB ausgefüllt

Schnarcher und Patienten mit OSAS zeichnen sich meist durch einen verlängerten weichen Gaumen (vergrößerte Strecke PM-Pg) und durch eine Einengung des Luftweges in Zungengrundhöhe (verkleinertes PAS) aus. Ferner sind ein tiefstehendes Hyoid (vergrößerte Strecke MP-H) und eine Abweichung der Winkel SNA und SNB im Sinne eines maxillären und/oder mandibulären Defizites auffällig (Abb. 1).

In eigenen Studien konnten wir nachweisen, daß ein positiver Zusammenhang zwischen zunehmender Schnarchlautstärke und zunehmendem Tiefstand des Hyoids (MP-H) besteht und daß mit zunehmendem Schweregrad der veränderten kephalometrischen Strecken PAS, PM-Pg und MP-H das Schnarchgeräusch vom habituellen Schnarcher zum obstruktiven Apnoiker lauter wird [26].

Auch wenn das beim sitzenden Patienten angefertigte laterale Radiokephalogramm nur einen Moment des Luftbandes der oberen Luftwege widerspiegelt, so können mit Hilfe dieser Aufnahme bereits wertvolle Hinweise auf cranio-faziale Veränderungen gewonnen werden, die auch für die Indikation zur UPPP von Bedeutung sind.

4. Rhinometrie

Die Nasenendoskopie läßt zusammen mit der Rhinomanometrie Schlüsse auf Nasenobstruktionen zu. In den beiden letzten Jahren hat sich die akustische Rhinometrie [9, 15] als wertvolle diagnostische Methode etabliert, um die Geometrie der Nasenhöhlen im abgeschwollenen und nicht abgeschwollenen Zustand zu erfassen (Abb. 2). Durch akustische Reflexionsmessun-

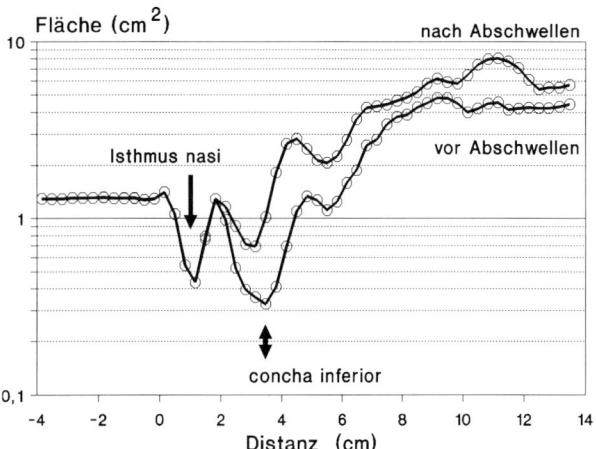

Abb. 2. Akustische Rhinometrie bei einem Patienten mit mittelschwerem OSAS: Ausgeprägte Muschelhyperplasie ohne sonstige Nasenpathologie. Auf der Abszisse freie Nasenquerschnittsfläche, auf der Ordinate die Distanz vom Naseneingang. Die engste Querschnittfläche wird vom Kopf der unteren Muschel und von der Septummuschel [33] gebildet (*Doppelpfeil*). Die Kurvenverläufe vor (*untere Kurve*) und nach (*obere Kurve*) Abschwellen sind übereinandergelagert

gen werden Nasenquerschnitte berechnet, die eine genaue Bestimmung der Größe und des Ortes einer Obstruktion (Klappenstenose, Muschelhyperplasie, Septumdeviation, Nasenpolypen u. ä.) erlauben. Auf den Befund der hyperplastischen unteren Muscheln bei über 95% der Schnarcher und OSAS-Patienten wurde schon eingegangen.

5. Nasopharyngeale Videoendoskopie

Mit einer dünnen Glasfiberoptik werden beim wachen, auf dem Rücken liegenden Patienten die anatomischen Strukturen der Nase und der Rachenetagen beobachtet und gefilmt [27]. Aussagekräftig sind dabei die unverzerrten Bewegungsabläufe der Oropharynxwände beim Ein- und Ausatmen, beim Müller-Manöver (tiefes Einatmen bei geschlossenen Mund- und Nasenöffnungen), beim willentlichen Schnarchen und beim Esmarch-Manöver (Vorschieben des Unterkiefers). Man kann vor allem erkennen, in welchem Ausmaß welche Weichteilstrukturen am partiellen und kompletten Kollaps der Oropharynxwände beteiligt sind. Bei Einzelbildanalysen des Videobandes (Abb. 3) erkennt man zusätzliche Details, die dem Auge während des Endoskopierens wegen der Schnelligkeit des natürlichen Bewegungsablaufes entgehen wie beispielsweise der 40 ms lange Verschluß des Kehlkopfeinganges durch die Epiglottis beim inspiratorischen Schnarchen, was wir bei zwei Drittel unserer Patienten mit OSAS aufzeichnen konnten. Eindrucksvoll ist auch die Beobachtung, wie beim inspiratorischen Schnar-

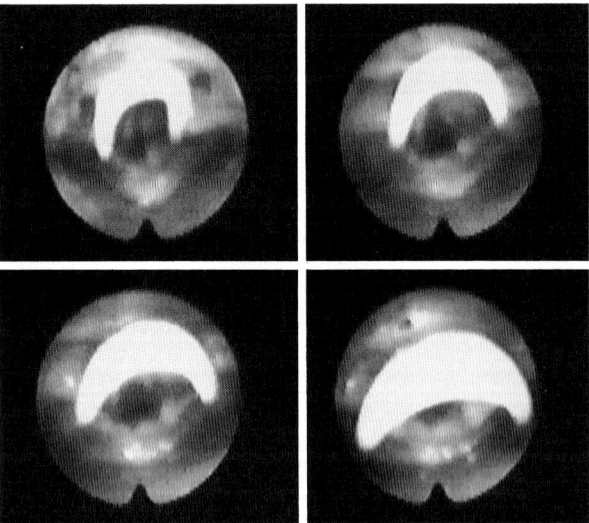

Abb. 3. Nasopharyngeale flexible Videoendoskopie: Beim willentlichen Schnarchen kommt es zur U-förmigen Deformierung der Epiglottis und zum thorakalen Absteigen des Kehlkopfes während der Inspirationsphase. Zwischen den Einzelbildern liegen 40 ms Zeitdifferenz. Das Endoskopende liegt während des Meßvorganges konstant in der Höhe des Velums

chen die überschüssigen Weichteile des Velums mit der Uvula in den nach thoraxwärts absteigenden Kehlkopf hineingesaugt werden.

Bei der Beurteilung von Rhonchopathien kommt der Videoendoskopie allerdings nur für den Zungengrundbereich ein diagnostischer Wert zu, und zwar vorwiegend in qualitativer Hinsicht. Wir fanden bei unseren Patienten einen signifikanten Zusammenhang zwischen Verminderung des Pharynxquerschnittes im Zungengrundbereich beim Müller-Manöver und zunehmendem kephalometrischen Index (aus den Strecken PAS, PM-Pg und MP-H), wobei dieser Index ein Maß für den Schweregrad cranio-fazialer Veränderungen darstellt. Aus der Einstufung der Pharynxwandbeweglichkeit beim Müller-Manöver den potentiellen Erfolg einer UPPP vorherzusagen, wie dies von Sher et al. behauptet wird [31], konnten wir mit unserem wesentlich größeren Patientengut nicht nachvollziehen.

6. Polysomnographie im Schlaflabor

Anamnestische Angaben und Untersuchungsbefunde können zwar mit einer gewissen Wahrscheinlichkeit Hinweise auf das Vorliegen pathologischen Schnarchens geben, mit Sicherheit läßt sich die Unterscheidung zwischen fakultativem und pathologischem Schnarchen jedoch erst nach einer nächtlichen Untersuchung des Schlafverhaltens treffen. Weltweit üblich macht man diese Untersuchung seit etwa 30 Jahren in Schlaflaboren mit Hilfe der Polysomnographie. Dabei werden mittels analoger Mehrkanalschreiber EEG und EOG zur Schlafstadienbestimmung, Thoraxbewegungen und Atemluftbewegungen an Mund und Nase, EKG, Körpertemperatur, Körperposition, Muskeltonus am Kinn, Ösophagusdruck und andere Parameter aufgezeichnet, die mit Hilfe von Elektroden und Sensoren am Körper des Schlafenden erfaßt werden. Diese sehr personal und zeitintensive Untersuchung erbringt leider keine zusätzliche Aussage über den Ort der Atemwegsobstruktion.

Wir haben deshalb als Siebtest ein auf drei Kanäle beschränktes Verfahren angegeben [29], bei dem nur das Schnarchgeräusch, die Sauerstoffsättigung im Blut und der Puls registriert werden. Mit dieser Drei-Kanal-Somnographie, die sich auch bei dem bald im Handel erhältlichen MESAM-4-Gerät wiederfindet, greift man kaum in den natürlichen Schlaf des Patienten ein, was man von der klassischen Polysomnographie nicht uneingeschränkt behaupten kann. Mit der Drei-Kanal-Somnographie lassen sich deshalb alle Schweregrade der Rhonchopathien erfassen.

Der Akustikkanal (Abb. 4) erfaßt das Schnarchgeräusch mit einer regelbaren Einschaltschwelle über ein Mikrophon in etwa 60 cm Abstand über dem Kopf des

Abb. 4. Akustikkanal aus der Dreikanal-Somnographie: Zwischen 22 und 6 Uhr werden alle Schnarchgeräusche über 63 dB registriert. Parallel dazu wird die Herzfrequenz und Sauerstoffsättigung aufgenommen (Abb. 5). 50jähriger normalgewichtiger Patient mit schwerstem OSAS. In der ersten Nacht (*oben*) betrugen Apnoe-Index 29/h und minimale Sauerstoffsättigung 54%. In der zweiten Nacht (*unten*) betrugen Apnoe-Index 34/h und die minimale Sauerstoffsättigung 58%

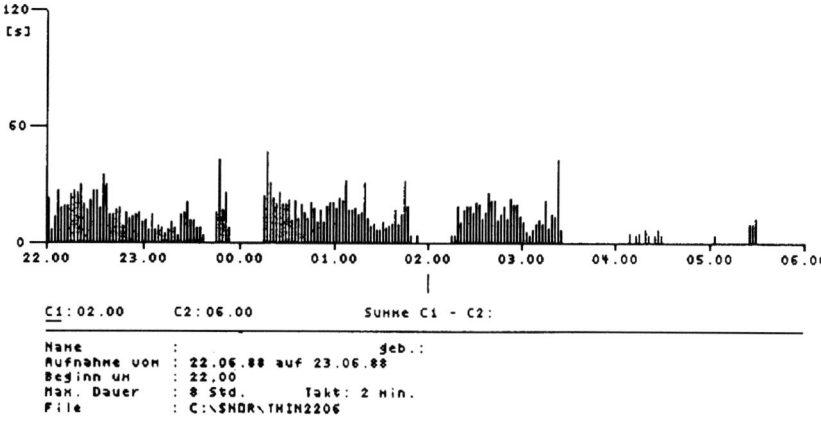

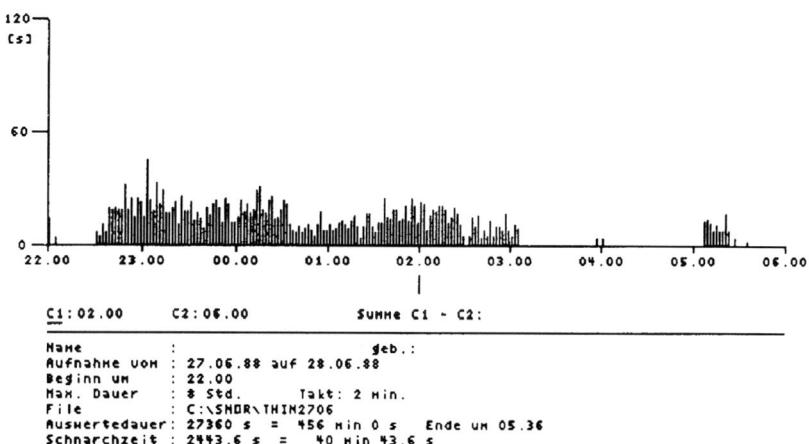

Patienten. Unsere Auswertungen haben ergeben, daß obstruktive Apnoiker wesentlich lauter (bis über 90 dB) schnarchen als habituelle (bis über 70 dB) und fakultative Schnarcher (bis 70 dB). Dies stimmt mit Messungen von Hoffstein und Mitarb. [10] überein.

Der Akustikkanal wird mit der Pulsoximetrie (Abb. 5) kombiniert, um nichtinvasiv die Sauerstoffsättigung und Herzfrequenz im 5-Sekunden-Takt über eine Elektrode am Ohrläppchen zu bestimmen. So lassen sich Apnoephasen mit Sauerstoffsättigungsabfällen erfassen und hinsichtlich Dauer und Schweregrad quantifizieren. Die simultane Registrierung der Herzfrequenz dokumentiert apnoeassoziierte Brady- und Tachykardien, die sich als zyklische Herzfrequenzveränderungen auf dem Pulsoximeterstreifen erkennen lassen. Liegen keine zyklischen Herzfrequenzveränderungen und Sauerstoffsättigungsabfälle vor, so unterstreicht das die Diagnose eines fakultativen Schnarchers, dem man eine konservative und/oder operative Therapie seines sozial störenden Geräusches anheimstellen kann. Finden sich bei der Drei-Kanal-Somnographie jedoch zyklische Herzfrequenzstörungen und Sauerstoffsättigungsabfälle, so ist der Verdacht einer Rhonchopathie wohl begründet und eine weitere Un-

tersuchung durch klassische Polysomnographie indiziert. In einem unklaren Fall sollte auch eine pulmonologische und neurologische Konsultation eingeleitet werden.

Die Erfahrungen mit diesem diagnostischen Programm an der Hals-Nasen-Ohren-Klinik der Universität Ulm seit 1986 liegen teilweise publiziert vor [26–30].

Therapie der chronischen Rhonchopathien

Wenn die genaue Ursache der obstruktiven Schlaf-Apnoe-Syndrome auch noch nicht entdeckt werden konnte, so sind doch eine Reihe von Faktoren bekannt, welche die Neigung zu obstruktiven Apnoe-Episoden fördern. Neben den oben genannten permanenten Engen im oberen Luftweg und neben oft noch nicht genau klassifizierbaren cranio-fazialen Veränderungen gelten folgende Faktoren als apnoefördernd: Übergewicht, abendlicher Alkoholabusus, Schlaftabletten, Sedativa, Tranquilizer, Antihistaminika, mehr als 20 Zigaretten pro die, mehr als 7 Tassen Kaffee pro die, Rückenlage, zunehmendes Alter und männliches Geschlecht.

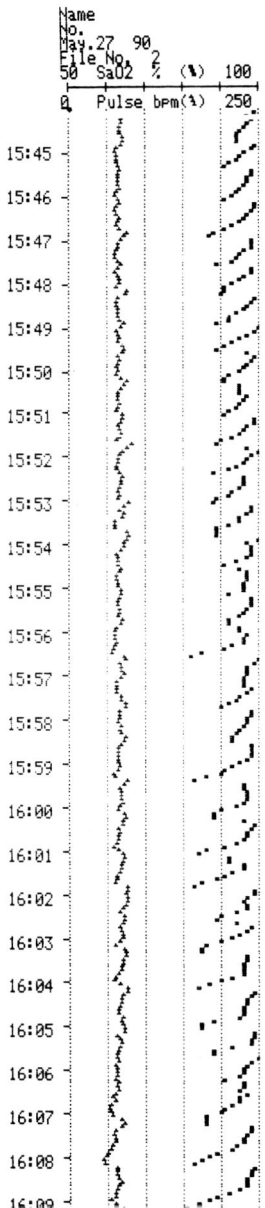

Abb. 5. Ausdruck der Pulsoximetriekurven eines 50jährigen Patienten mit mittelgradigem OSAS, bei dem während eines Nachmittagsschläfchens eine Dreikanal-Somnographie als Siebtest durchgeführt wurde. Hier Ausschnitt des Schlafes zwischen 15.45 und 16.09 Uhr. Auflösung 5 s, in der Sauerstoffsättigungsaufzeichnung (*rechte Kurve*) sieht man periodische Absenkungen von etwa 98% auf 80% Sauerstoffsättigung, was obstruktiven Apnoe-Episoden entspricht. Gleichzeitig treten zyklische Herzfrequenzveränderungen (*linke Kurve*) auf

Es ist klar, daß so viele unterschiedliche apnoefördernde Faktoren nur mit einer breiten Palette konservativer und/oder operativer Maßnahmen reduziert oder beseitigt werden können. Leider ist es bis heute nicht gelungen, ein apnoereduzierendes Medikament ohne wesentliche Nebenwirkungen zu entwickeln. Auch atemstimulierende Medikamente wie Theophyllin werden zwar beim OSAS eingesetzt, zeigen jedoch nur eine geringe Wirkung.

Von welchem Schweregrad an obstruktive Schlaf-Apnoe-Syndrome behandelt werden müssen, ist bisher nicht sicher bekannt. Kriterien wollten He et al. [8] liefern, die in einem achtjährigen Beobachtungszeitraum einen Mortalitätsanstieg bei unbehandelten OSAS-Patienten feststellten, deren Apnoe-Index höher als 20/h war.

Die Studie weist allerdings zahlreiche Schwächen auf, so daß sie als Grundlage für Therapieentscheidungen nur bedingt brauchbar ist.

Es gibt auch keine prospektiven Langzeitstudien, aus denen Prognosen hinsichtlich der Überlebenschancen bei der nasalen CPAP-Behandlung oder durch operative Maßnahmen gestellt werden können. Lediglich der Wert der Tracheotomie zur Verbesserung der Überlebenschancen wurde bei einigen OSAS-Patienten langfristig belegt [14]. Insbesondere liegen keine Daten über die Gefährdung von Patienten mit habituellem Schnarchen vor.

Konservative Behandlung

1. Gewichtsreduktion: Diese Maßnahme ist ein sehr effektives Mittel gegen Schnarchen und OSAS, führt jedoch langfristig nur bei etwa 5% der Behandelten zum Dauererfolg, da diese wieder ihr Ausgangsgewicht erreichen. Die Erfahrungen aller Untersucher zeigen, daß durch Gewichtsreduktion alle Schweregrade des Schnarchens erheblich beeinflußt werden können. Andererseits wird der gute Erfolg einer UPPP nach Gewichtszunahme häufig wieder hinfällig.

2. Meiden von Alkohol und Sedativa: Trinkt man seinen letzten Alkohol und nicht zuviel davon drei Stunden vor dem Schlafengehen, so läßt sich mit diesem Verhalten auch eine Anzahl obstruktiver Apnoen pro Stunde einsparen, was im Schlaflabor durch mehrere Studien belegt werden konnte. Auch der Verzicht auf Schlafmittel, Sedativa, Tranquilizer u. ä. ist ein schnarchreduzierender Ansatz.

3. Körperposition: Der erhöhte Nasenwiderstand kann durch Hochlagerung des Kopfes und Oberkörpers um etwa 30 Grad aus der Horizontalen vermindert werden. Der Nasenwiderstand wird auch durch einen einfachen Nasendilatator „Novorent" herabgesetzt. Petruson [20] hat im Schlaflabor nachgewiesen, daß durch diese kleine Schlafhilfe nicht nur die Schnarchlautstärke, sondern auch die Anzahl der obstruktiven Apnoen und die Sauerstoffsättigungsabfälle reduziert wurden.

4. Zahnstellungsregulatoren vom Esmarch-Typ: Miyazaki und Meier-Ewert [18] haben mit Hilfe einer
   Bißschiene bei 50 Patienten mit OSAS die durchschnittliche Apnoehäufigkeit von 47,7/Stunde auf
   19,5/Stunde senken können und bei 40% der Patienten eine langfristige Reduktion des Apnoein-
   dex unter 10/Stunde erreicht. Diese nächtlich zu
   tragende Schiene arbeitet nach dem Prinzip des Es-
   march-Handgriffs, d. h. sie bringt den Unterkiefer
   um einige Millimeter nach vorn und erweitert dadurch den Pharynxquerschnitt hinter dem Zungengrund.
5. Weckapparate: Sie wirken nach dem Prinzip der
   Konditionierung. Schnarcht der Patient beispielsweise in Rückenlage, so wird er durch einen Effek-
   tor geweckt und dreht sich auf die Seite. Da die
   meisten Menschen schon in den oberflächlichen
   Schlafstadien schnarchen, erreichen sie durch diesen Weckmechanismus nicht die Tiefschlafstadien
   3 und 4. Weckapparate sollte man deshalb nur bei
   fakultativen Schnarchern für einige Wochen zum
   Konditionieren erproben, da sie sonst die Schlaf-
   struktur zerstören.
6. Nasale   kontinuierliche   Überdruckbeatmung
   (nCPAP): Die Australier Sullivan und Issa haben
   1981 [21] herausgefunden, daß sich der kollapsge-
   fährdete Oropharynx durch ein Luftkissen stabilisieren läßt, welches man über eine Nasenmaske mit
   einem Überdruck zwischen 5 und 15 cm Wasser-
   säule aufbaut. Durch diese kontinuierliche Überdruckbeatmung, die den Mund freiläßt, lassen sich
   alle Schnarchgeräusche und Apnoeepisoden vollständig beseitigen, allerdings nur für die Dauer der
   Beatmung. Diese Therapie wird inzwischen weltweit von Internisten und Neurologen und auch an
   unserer Klinik durchgeführt. Prospektiv gewonnene Langzeitergebnisse über diese Behandlung sind
   noch nicht bekannt. Man weiß jedoch aus einigen
   Studien [5, 13], daß die Compliance der Patienten
   nach ein bis zwei Jahren nur noch zwischen 50 und
   65% liegt. Als weitere Nachteile haben sich gezeigt: Austrocknung der Atemwege, Anschwellen
   der Nasenschleimhaut insbesondere in den Nasen-
   muscheln, Bindehautreizungen durch den ständigen Luftstrom, der von manchen Patienten wie auf
   einem Rennmotorrad empfunden wird, Druckstel-
   len im Auflagebereich der Maske besonders auf
   dem Nasenrücken, ständige Abhängigkeit von dem
   Gerät und ein lästiges Arbeitsgeräusch des Kom-
   pressors, das auch den Schlafpartner stören kann.
   Kontraindikationen sind Linksherzversagen, kör-
   perliche oder geistige Unfähigkeit, das Gerät zu bedienen und eine behinderte Nasenatmung. Patienten mit ausgeprägter Tagesmüdigkeit, hohem Apnoe-Hypopnoe-Index und kardiovaskulärer Symp-

tomatik gelten als Notfall und werden sofort mit
nasalem CPAP versorgt.

Operative Therapien

Abhängig vom Schweregrad des Schnarchens und des
OSAS sind für bestimmte Patienten neben den konser-
vativen Maßnahmen auch gezielte operative Behand-
lungsarten indiziert, wenn durch die Diagnostik Hin-
weise auf eine oder mehrere Engstellen im oberen
Luftweg gefunden wurden. Dabei ist empfehlenswert,
die notwendigen Operationen je nach Befund von der
Nase bis zum Zungenbein absteigend vorzunehmen.
Nur sehr selten in einzelnen Fällen von schwerstem
Pickwick-Syndrom wird der Arzt gezwungen sein, bei
Nichtakzeptanz der CPAP-Maske eine Tracheotomie
als lebensrettenden Eingriff sofort durchzuführen.

Wir werden hier nicht auf die segensreichen Aden-
ektomien und Tonsillektomien im Kindesalter eingehen, die bei rechtzeitiger Durchführung sogar den töd-
lichen Ausgang eines OSAS infolge eines Cor pulmonale verhindern können. Auch die unterschiedlichen
Operationen an der Nase und den Nebenhöhlen und
die Tracheotomie bei der Behandlung der chronischen
Rhonchopathien werden hier nicht diskutiert, da sie
nicht rhonchopathiespezifisch sind.

Mit kieferchirurgischen Operationen bei Patienten
mit OSAS hat die Ulmer Gruppe keine eigenen Erfahrungen. Berichte aus der Stanford-Gruppe [24] enthalten die wesentlichen Informationen.

Uvulopalatopharyngoplastik

Wir wollen an dieser Stelle vor allem zur Uvulopalato-
pharyngoplastik (UPPP) Stellung nehmen, die wir bei
über 120 Patienten aus unserer prospektiven Studie
durchführten, wobei methodisch eine modifizierte
Technik von Fujita [6] benutzt wurde (Abb. 6). Bei allen noch nicht tonsillektomierten Patienten erfolgte
mit der UPPP gleichzeitig die Tonsillektomie. Bei Patienten mit einer Nasenatmungsbehinderung wurde
zusätzlich operativ die Nasenenge beseitigt. Bei einigen Patienten mit ausgeprägtem OSAS wurde auch eine partielle Laserglossektomie mit Teilresektion der
Epiglottis durchgeführt.

Eine Kontrolluntersuchung im Schlaflabor erfolgte
im Abstand zwischen 3 und 24 Monaten nach der
UPPP bei 60 Patienten. 20 von ihnen gehörten zur
Gruppe der fakultativen Schnarcher, darunter zwei
Frauen. Bei allen war kein störendes Schnarchge-
räusch mehr zu registrieren.

9 Männer (30 bis 62 Jahren) zählten zu den fakultativen Schnarchern. Bei 8 von diesen (89%) konnte
das Schnarchgeräusch auf Maximalwerte unter 47 dB
reduziert werden, phasische Sauerstoffsättigungsab-

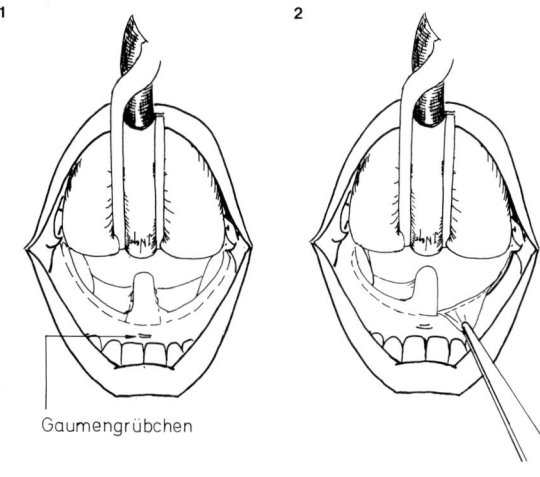

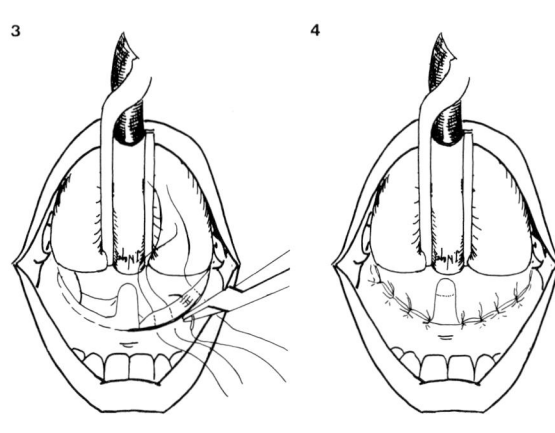

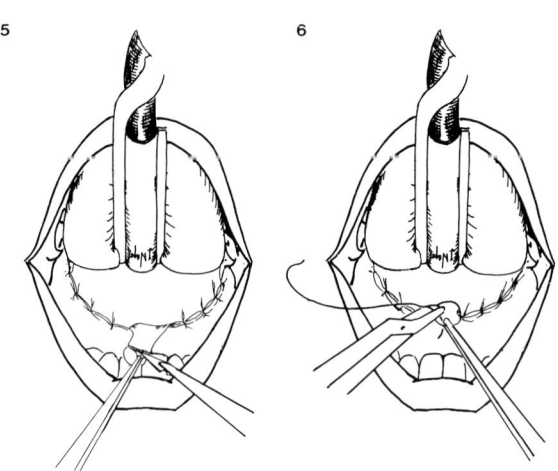

Abb. 6. Skizzen zur modifizierten UPPP nach Fujita [22]: *1* Schleimhautinzision unter Erhalt der Gaumengrübchenregion; *2* Beseitigung des „webbing" rechts; *3* Naht der Gaumenbogenschnitte rechts; *4* Rekonstruiertes Gaumenbogenprofil mit noch überlanger Uvula; *5* Entfernung der überflüssigen Mukosa von der Uvula unter Erhalt des Musculus uvulae; *6* Einnähen des Uvulastumpfes in den vorderen Gaumenbogenschnitt

Tabelle 1. Das relative Gewicht (in %) und der Apnoe-Hypopnoe-Index unserer 31 Patienten mit OSAS vor und nach der UPPP. Der Einfluß beider Parameter auf den Therapieerfolg wird deutlich

OSAS-Patienten $n = 31$	Kein Therapieerfolg	Therapieerfolg
rel. Gewicht, %	122,5	111,7
AHI prä-op.	44	22
AHI post-op.	32	4,8

fälle traten nicht mehr auf. Bei einem Mann mit einem massiven Fehlbiß traten noch Geräusche bis 63 dB auf. Die Sauerstoffsättigungsabfälle waren postoperativ zwar geringer, aber noch vorhanden. Von den 31 Männern (32 bis 63 Jahre) mit OSAS erreichten 17 (55%) postoperativ einen Apnoe-Hypopnoe-Index von weniger als 10/h. Bei vier Patienten (13%) wurde postoperativ ein AHI zwischen 10 und 15/h gemessen. Bei 10 Patienten (32%) lag der postoperative AHI noch über 15/h.

Wie aus der Tabelle 1 hervorgeht, sind deutliche Unterschiede für den Therapieerfolg bei den OSAS-Patienten durch die Kriterien Übergewicht und präoperativem Apnoe-Hypopnoe-Index zu erkennen.

Bei keiner der über 120 bisher durchgeführten Uvulopalatopharyngoplastiken kam es zu den in der Literatur beschriebenen Komplikationen der velopharyngealen Insuffizienz, Überschlucken und offenes Näseln, was vermutlich auf die muskelschonende Operationstechnik zurückzuführen ist. Einige Patienten berichteten über Sensibilitätsveränderungen im Gaumenbereich und über eine vermehrte postnasale Sekretion.

Den postoperativ beobachteten Komplikationen (bis zum Todesfall) durch die Narkose beugten wir vor, indem alle habituellen Schnarcher und OSAS-Patienten keine Sedativa in der Prämedikation erhielten und mindestens eine Nacht auf der Intensivstation überwacht wurden.

Zusammengefaßt lassen sich unsere Ergebnisse über den Erfolg der UPPP mit über 95% bei fakultativen Schnarchern und mit 55% bei den Patienten mit OSAS gut mit den Erfolgen anderer Autoren vergleichen. Die Schnarchlautstärke wird bei den fakultativen Schnarchern um 30 dB reduziert, während wir bei den Patienten mit OSAS Lautstärkereduktionen zwischen 0 und 30 dB registrieren konnten. Aus den guten Resultaten der UPPP mit 90% bei den habituellen Schnarchern, für die in der Literatur keine Vergleichszahlen vorliegen, kann gefolgert werden, daß der relevante Obstruktionsort bei diesen Patienten überwiegend im Bereich des Velums zu suchen ist. Die nCPAP-Behandlung wäre bei diesen Patienten eine Übertherapie.

Unsere Erfolgsrate von 55% bei unselektierten Patienten mit OSAS zeigt deutlich, daß noch andere Faktoren, allen voraus das Übergewicht, und Obstruktionsorte außer der Velumenge zum Krankheitsbild des OSAS beitragen. Versuche, durch noch ausgedehntere Resektion von Gaumensegelmuskulatur die Erfolgsrate zu vergrößern, erhöht nur die Rate der Komplikationen durch velopharyngeale Insuffizienz.

Aufgrund unserer Auswertung kommen wir zu der Ansicht, daß eine höhere Erfolgsquote der UPPP bei Patienten mit OSAS nur durch eine bessere Selektion zu erzielen ist. Die Indikation muß deshalb sehr streng gestellt werden bei Patienten mit

- chronischen Lungenerkrankungen
- hohem Narkoserisiko
- Alkoholismus
- Übergewicht ($>30\%$)
- Apnoe-Hypopnoe-Index $>40/h$
- ausgeprägtem Fehlbiß
- engem Pharynxlumen hinter der Zunge (PAS < 5 mm)
- ausgeprägten Medianbewegungen der lateralen Oropharynxwände beim Müller-Manöver.

Unter Zugrundelegen dieser Kriterien ergibt sich für etwa 50% aller Patienten mit OSAS eine Empfehlung zur chirurgischen Therapie und zwar bei Patienten mit leichtem bis mittelschwerem OSAS. Dies sind aber auch jene Patienten, bei denen Complianceprobleme bei der nasalen CPAP-Behandlung am meisten beobachtet werden. Die operative Therapie füllt hier also Lücken, welche durch die konservativen Maßnahmen beim OSAS nicht abgedeckt werden können.

Literatur

1. Berry-Borowiecki B de, Kukwa A, Blanks RH (1988) Cephalometric analysis for diagnosis and treatment of obstructive sleep apnea. Laryngoscope 98:226–234
2. Bradley TD, Brown IG, Grossman RF, Zamel N, Martinez D, Phillipson EA, Hoffstein V (1986) Pharyngeal size in snorers, nonsnorers, and patients with obstructive sleep apnea. N Eng J Med 315:1327–1331
3. Chaban R, Cole P, Hoffstein V (1988) Site of upper airway obstruction in patients with idiopathic obstructive sleep apnea. Laryngoscope 98:641–647
4. Cirignotta F, Lugaresi E (1980) Some cineradiographic aspects of snoring and obstructive apneas. Sleep 3:225–226
5. Crowe-McCann C, Nino-Murcia G, Guilleminault C (1990) Nasal CPAP: The Stanford experience. In: Guilleminault C, Partinen M (eds) Obstructive sleep apnea syndrome: Clinical research and treatment. Raven Press, New York
6. Fujita S, Conway W, Zorick F, Roth T (1981) Surgical correction of anatomic abnormalities in obstructive sleep apnea syndrome: Uvulopalatopharyngoplasty. Otolaryngol Head Neck Surg 89:923–934
7. Haraldsson PO, Carenfelt C, Diderichsen F, Nygren A, Tingvall C (1990) Clinical symptoms of sleep apnea syndrome and automobile accidents. ORL 52:57–62
8. He J, Kryger MH, Zorick FJ, Conway W, Roth T (1988) Mortality and apnea index in obstructive sleep apnea: Experience in 385 male patients. Chest 94:9–14
9. Hilberg O, Jackson AC, Swift DL, Pederson OF (1989) Acoustic rhinometry: Evaluation of nasal cavity geometry by acoustic reflections. J Appl Physiol 66:295–303
10. Hoffstein V, Chaban R, Cole P, Rubinstein I (1988) Snoring and upper airway properties. Chest 94:87–89
11. Horner RL, Shea SA, McIvor J, Guz A (1989) Pharyngeal size and shape during wakefulness and sleep in patients with obstructive sleep apnoea. Q J Med 72:719–735
12. Katsantonis GP, Walsh JK (1986) Somnofluoroscopy: Its role in the selection of candidates for uvulopalatopharyngoplasty. Arch Otolaryngol Head Neck Surg 94:56–60
13. Katsantonis GP, Schweitzer PK, Branham GH, Chambers G, Walsh JK (1988) Management of obstructive sleep apnea: comparison of various treatment modalities. Laryngoscope 98:304–309
14. Ledereich PS, Thorpy MJ, Glovinsky PB, Burack B, McGregor P, Rozycki DL, Sher AE (1988) Five year follow-up of daytime sleepiness and snoring after tracheostomy in patients with obstructive sleep apnea. In: Chouard Ch (ed) Chronic rhonchopathy. John Libbey, London
15. Lenders H, Pirsig W (1990) Diagnostic value of acoustic rhinometry: patients with allergic and vasomotor rhinitis compared with normal controls. Rhinology 28:5–16
16. Lenders H, Schäfer J, Pirsig W (in press) Turbinate hypertrophy in habitual snorers and patients with obstructive sleep apnea: findings of acoustic rhinometry. Laryngoscope
17. Mangat D, Orr WC, Smith RO (1977) Sleep apnea, hypersomnolence, and upper airway obstruction secondary to adenotonsillar enlargement. Arch Otolaryngol 103:383–386
18. Miyazaki S, Meier-Ewert K (1989) Prothetische Behandlung des obstruktiven Schlaf-Apnoe-Syndromes mit der Esmarch-Prothese. Vortrag Jahrestagung Deutsche Gesellschaft für Pneumologie und Tuberkulose, Bad Nauheim
19. Partinen M, Guilleminault C (1988) The relative importance of craniomandibular abnormalities in obstructive sleep apnea syndrome. In: Chouard Ch (ed) Chronic rhonchopathy. John Libbey Eurotext, London, pp 311–319
20. Petruson B (1990) Snoring can be reduced when the nasal airflow is increased by the nasal dilator Nozovent. Arch Otolaryngol Head Neck Surg 116:462–464
21. Pirsig W (1988) Schnarchen. Hippokrates, Stuttgart
22. Pirsig W, Schäfer J, Lenders H, Nagel J (1989) UPPP ohne Komplikationen. Eine Modifikation nach Fujita. Laryngo Rhino Otol 68:585–590
23. Riley R, Guilleminault C, Herran J, Powell N (1983) Cephalometric analyses and flowvolume loops in obstructive sleep apnea patients. Sleep 6:303–311
24. Riley RW, Powell NB, Guilleminault C (1989) Inferior mandibular osteotomy and hyoid myotomy suspension for obstructive sleep apnea: a review of 55 patients. J Oral Maxillofac Surg 47:159–164
25. Schäfer J (1989) Wie erkennt man einen Velum-Schnarcher? Laryngo Rhino Otol 68:290–295
26. Schäfer J, Sieron J, Pirsig W, Haase St, Lupberger A (1989) Radiokephalometrische Befunde und Schnarchdauer beim habituellen Schnarchen und obstruktiven Apnoe-Syndrom. Laryngo Rhino Otol 68:163–168
27. Schäfer J, Pirsig W, Lenders H, Meyer C (1989) Was bringt die nasopharyngeale Video-Fiberendoskopie für die Diagnostik von Schnarchern und Patienten mit obstruktiver Apnoe? Laryngo Rhin Otol 68:521–528

28. Schäfer J, Pirsig W (1990) Leitsymptom Schnarchen: vom fakultativen Schnarchen bis zum obstruktiven Schlafapnoe-Syndrom – Diagnostik, Behandlung, Ergebnisse. In: Ganz H, Schätzle W (Hrsg) HNO Praxis Heute, Bd 10. Springer, Berlin Heidelberg New York Tokyo
29. Schäfer J (1990) Die Überwachung von Schlafapnoen. Biomed Techn 35:78–80
30. Schäfer J, Lenders H (1990) Anamnese und Polysomnographie bei Patienten mit Rhonchopathie und obstruktivem Apnoe-Syndrom: Ein Datenvergleich bei 140 Patienten. Laryngo Rhino Otol 69
31. Sher AE, Thorpy MJ, Shprintzen RJ, Spielman AJ, Burack B, McGregor PA (1985) Predictive value of Müller maneuver in selection of patients for uvulopalatopharyngoplasty. Laryngoscope 95:1483–1487
32. Strelzow VV, Blanks RH, Basile A, Strelzow AE (1988) Cephalometric airway analysis in obstructive sleep apnea syndrome. Laryngoscope 1149–1158
33. Wustrow F (1951) Schwellkörper am Septum nasi. Zschr Anat Entwicklungsgeschichte 116:139–142

Neurootologie

230. A. Hahn, C.-F. Claussen, D. Schneider, U. E. Fraaß (Würzburg/Prag): Optokinetische Reaktionen und VEPs im Spiegel des Brain Electrical Activity Mapping

Für die großflächige kortikale Reaktionsdarstellung der visuell evozierten Hirnpotentiale mit Schachbrettinversionsreizung wurde das Verfahren des Brain Electrical Activity Mapping mit Hilfe des Picker-Schwartzer-Brain-Surveyor II mit 16 Kanälen verwendet.

Bei dieser Untersuchung zeigt sich eine typische Hirnoberflächenaktivitätsorganisation in kortikaler Längsrichtung mit besonderen Aktivitätsfoci an beiden Okzipitalpolen.

An gesunden Probanden wurden zunächst Untersuchungen mit den visuell evozierten Hirnpotentialen durchgeführt. Das Bild zeigt auffällige Aktivitätslagen mit großen Positivitäten zwischen 100 und 110 ms über den Elektrodenpunkten okzipital (O1 und O2), geringere positive Ladungen über den Elektrodenpunkten parietal (P3 und P4) sowie temporal (T5 und T6).

Nach 200 ms nach Stimulusbeginn mit dem Schachbrettinversionmuster kommt es zu einer Polarisationsumkehr im Okzipitalbereich. Eine leichte Positivität wird zu diesem Zeitpunkt überwiegend einseitig über dem frontalen Augenfeld unter der Elektrode F3 beobachtet.

Bei Verwendung eines einzigen optischen Stimulus mit horizontaler Laufrichtung und 40° Blickfeldüberstreichung nach Art des Digital-Eyetracking-Tests mit Drachenmusterauswertung nach Claussen beobachtet man bei Stimuluslauf von links nach rechts nach etwa 110 ms eine große positive Ladung im fronto- und temporo-lateralen Abschnitt, d. h., unter den Elektroden F2, F8 und T4. Demgegenüber kommt es zu einer ausgeprägten negativen Ladung im lateral-fronto-temporalen Feld der linken Kopfseite unter den Elektroden F3, F7, T3. Diese Verhältnisse kehren sich um, wenn der optische Stimulus von rechts nach links läuft.

Die Aktivitätsverlagerung über die Hirnoberfläche hinweg ist gekennzeichnet durch eine Ladungsdrift von links nach rechts bzw. rechts nach links.

Diese Laufrichtung verhält sich um 90° verschieden von den visuell evozierten Potentialen, wie auch von dem vertikal von unten nach oben bzw. von oben nach unten laufenden Digital Eyetrack.

Anders verhalten sich die Gegebenheiten beim Digital Eyetrack mit Laufrichtung von oben nach unten bzw. von unten nach oben. Nach etwa 110 s ergibt sich eine deutliche Längsschichtung der elektrischen Ladungen an der Hirnoberfläche.

Die größte positive Aktivität zeigt sich im okzipitalen Bereich, wenn der Stimulus nach oben läuft, die niedrigste Aktivität, wenn der Stimulus nach unten läuft. Die Potentialverteilung im frontalen Bereich ist umgedreht.

Eine deutliche Quergliederung, d. h. mit erheblichen Erregungsdifferenzen zwischen der rechten und linken Hemisphäre, beobachtet man bei den horizontalen optokinetischen Erregungsphänomenen.

H. J. Scholtz (Rostock): Bei der Prüfung des optokinetischen Nystagmus und Nachnystagmus (OKN und OKAN) ist die Unterscheidung zwischen dem kortikalen und subkortikalen OKN bedeutungsvoll, zumal der OKAN durch labyrinthäre Einflüße verändert werden kann. Sehen Sie die Möglichkeit, mit Hilfe der Brain Electrical Activity Mapping zur Differenzierung zwischen den beiden OKN-Arten beizutragen?

A. Hahn (Schlußwort):
Heutzutage läßt sich das Problem nicht zuverlässig beantworten, weitere Verfahren in BEAM sind für die Lösung des Problems bearbeitet.

231. U. E. Fraaß, C.-F. Claussen, D. Schneider, A. Hahn (Würzburg/Prag): Brain Electrical Activity Mapping – Eine weitere objektive Projektionsebene für neurootologische Funktionsprüfungen

Neurootologische Zielstellung der Anwendung des topographischen Brain Mapping ist es, kortikale Projektionen der Hirnaktivität nach vestibulärer und visueller Stimulierung darzustellen.

Das sequentiell dynamische EEG-Mapping ist ein neues hochauflösendes bildgebendes Verfahren zur Untersuchung der spontanen Hirntätigkeit vs. der Hirntätigkeit unter dem Einfluß von Sinnesreizen.

Mit Hilfe einer Viel-Kanal-Methodik werden von der Kortexoberfläche graphische On-line-Karten von EEG-Frequenz und Spannungsdifferenzen in Referenzbezügen in einem Rechner generiert, der in der Dimension von Raum und Zeit Aktivitätsniveaus visualisiert.

Entsprechend den Empfehlungen des Committee on DATA Aquisition (IPEG) werden für die Aufzeichnung die Elektroden (Brückenelektroden aus Silber/Silberchlorid) nach dem internationalen 10:20-System mittels einer aus einzelnen Plastikarretierungen bestehenden Haube an der Kopfhaut befestigt. Die Ableitungen erfolgen unipolar mit einer Referenzelektrode am Vertex. Die EEG-Signale werden als Echtzeitmessung auf einen Datenmassenspeicher geschrieben, der eine nachgeordnete statistisch-rechnerische Aufbereitung und Selektierung der registrierten Frequenz-Amplituden-Spektren gestattet.

Initial nach Dateneingang erfolgt eine Prüfung auf meßparallele Störgrößen (Lidschläge, Muskelpotentiale, Störeinstrahlung von außen). Artefaktbeladene Kurvenabschnitte können dabei in einem Korrekturmodus eigens innerhalb von 2-Sekunden-Intervallen markiert und ausgesondert, d. h. aus der rechnerischen Analyse des zeitaufgelösten Hirnstrombildes ausgekoppelt werden.

Um den Einfluß von Artefakten zu verhindern, werden Hoch- und Tiefpaß-Filter eingesetzt. Der 0,53-Hz-Hochpaßfilter verhindert eine Inferenz von Bewegungs- und -Elektrodenwiderstandsartefakten, während ein 30-Hz-Tiefpaßfilter Muskelpotentiale und unerwünschte Frequenzspiegelungen oberhalb des Nutzbereiches der Powerspektralanalyse ausschließt. Ein 50-Hz-Nodge-Filter eliminiert netzabhängige Störgrößen.

Von 8 Ableitungspunkten je Hemisphärenhälfte werden „Landkarten" der Aktivitätsgrößen der Hirnoberfläche aus vielen ableitungsbezogenen Meßpunkten rechnerisch zusammengesetzt.

Eine Wichtungsfunktion schätzt unter Berücksichtigung des Realabstandes und der Amplitudenhöhe der Nachbarelektroden den Powerwert (μV^2) für jeden einzelnen Meßpunkt des Hirnstrom-Oberflächenbildes.

Für jede Elektrodenposition gehen dabei rechnerisch Referenzwerte der vier nächstgelegenen Elektroden zur Ermittlung des Aktivitätsniveaus ein.

Die Amplitudenwerte werden dabei aufgelöst nach 4 bzw. 6 Frequenzbändern dargestellt.

Die so ermittelten Werte werden dann vom Rechner über eine ausschnittfocussierbare normierte Farbskala in den festgelegten angewählten Frequenzrängen als Powerspektren in Korrespondenz zu den Spektralmappen für eine festzulegende Epochenzeit dargestellt.

Die Power-Spektralanalyse ist ein mathematisches Verfahren, mittels derer in einem vorgegebenen Frequenzband die EEG-Zeitreihe durch Fourier-Analyse in den Frequenzbereich transformiert wird.

Zur neurootologischen Untersuchung können die visuell und akustisch evozierten Potentiale herangezogen werden. Das Verfahren gestattet eine hemisphärengetrennt aufgelöste Darstellung des Zeitverlaufes der Erregungsmuster. Hierbei ist von Bedeutung, daß auch Nystagmen eine Aktivität im Hirnstrombild erzeugen. In den frontalen Ableitungselektroden zeigt sich eine deutliche Delta-Aktivität, die im wesentlichen der Höhe der Nystagmusfrequenz entspricht (zwischen 0–4 Hz).

Gegenüber der Referenz der Aktivitätsniveaus anderer Hirnareale ergibt sich damit ein im Zeitverlauf generierender Potentialvektor von der Frontalregion zur Okzipitalregion oder der speziell dem Richtungsverlauf der Augenbewegung entsprechend gerichtet ist. Voraussetzung diese Störgröße des Potentialvektors der Augenbewegungen auszublenden ist eine hardwaregesteuerte Schwellen-Detektions-Änderung und eine Hochsteuerung in der Frequenzbandanalyse, die diese, durch den Bulbusdipol erzeugten Signale rechnerisch eliminieren kann. Damit kann das Verfahren dazu eingesetzt werden, die kortikale Repräsentation der Hirnaktivität nach vestibulärer Stimulation darzustellen.

232. D. Schneider, C.-F. Claussen, A. Hahn, U. E. Fraaß (Würzburg/Prag): Die Darstellung per- und postrotatorischer Vestibularisreaktionen mittels des Brain Electrical Activity Mapping

Für das Brain Electrical Activity Mapping wird ein 16-Kanal-Picker-Schwartzer-Brain-Mapping-Gerät verwendet. Dabei werden aus einem 16-kanäligen EEG nach Analog-/Digital-Wandlung der Signale typische Frequenz- und Amplitudenmuster der Hirnaktivität berechnet und in farbigen Karten von der gesamten Hirnoberfläche zusammengestellt.

Wir haben Nystagmusuntersuchungen auf dem elektronisch programmierbaren Drehstuhl durchgeführt. Die Elektrodenaufnahme erfolgt über Sammelbuchsen am Elektrodenbrausekopf auf dem RS-6-Stille-Werner-Drehstuhl. Alle Elektrodenableitungen werden einzeln über die Schleifringe in den Zentralverstärker und Computerteil geleitet.

Da die okulären Nystagmusbewegungen sich im wesentlichen im Deltaband, d. h. in dem Frequenzbereich zwischen 0,5 und 4 Hz bewegen, ist es erforderlich, eine differenzierte Darstellung der Hirnerregungsmuster mit filtermäßigen Beschneidungen des entsprechenden Frequenzbereiches vorzunehmen. Der Drehreiz wird nach Art des rotatorischen Intensitätsdämpfungstests von Claussen appliziert. Auf eine jeweilige perrotatorische Beschleunigungsphase von 30 s mit 3° pro s^2 folgt in einem zeitlichen Abstand von 180 s ein kurzdauernder supramaximaler Bremsimpuls von 270° pro s^2. Der postrotatorische Nystagmus wird bei stehendem Drehstuhl registriert.

Postrotatorisch bilden die spektralen Brain-Mapping-Bilder der Theta- und Alphawellen eine bandförmige positive Ladung, die sich quer über die Hirnoberfläche erstreckt. Sie zieht beidseits von T3 nach T4. Besonders im Thetawellenbereich liegen frontal davor und okzipital dahinter isoelektrische Abschnitte.

Die supraluminale perrotatorische Reizung erzeugt bei Rechtsdrehung einen Rechtsnystagmus und bei Linksdrehung einen Linksnystagmus. Es wurden Epochen von 30 s gemittelt und in allen 4 Bändern, d. h. Delta (0,5–4 Hz), Theta (4–7 Hz), Alpha (7–12 Hz), Beta (12–15,5 Hz) ausgewertet. Wiederum sind die Phänomene am prominentesten in einem quer über das Gehirn hinweg laufenden Gürtel von der linken zur rechten Temporalsphäre. Es ist nicht sicher unterscheidbar, ob überwiegend die präzentralen oder die postzentralen Gyri erregt sind.

Zusammenfassung

Bei den Erregungsmustern der vestibulär induzierten Reaktionen sieht man bevorzugte Aktivitäten in einem Band vom linken zum rechten Temporallappen, wobei temporookzipitale Felder besonders auf der rechten Seite sowohl beim Links- wie auch beim Rechtsnystagmus aktiv sind. Areale im Bereich der angrenzenden Temporal- und Okzipitalfelder spielen ebenfalls eine Rolle in der Erregungsverarbeitung der rotatorisch binaural induzierten Nystagmusbewegungen. Eine Wei-

terentwicklung des Verfahrens soll in Richtung auf vestibulär evozierte Potentiale mit Hilfe rotatorischer Stimuli erfolgen.

W. Ristow (Nieste): Bei der farbigen Darstellung des Einflusses des Nystagmus auf die Aktivität des Cerebrums handelt es sich wohl um den Einfluß der Aktivität der externen Augenmuskeln und nicht um den von vestibulären Impulsen. Die Möglichkeit einer Auswertung dieser Befunde zu diagnostischen Zwecken ist wohl nicht gegeben. Sie erwähnten den rotatorischen Intensitätsdämpfungstest. Dieser ist doch wohl identisch mit der üblichen Rotationsprüfung.

M. Westhofen (Hamburg): Die gezeigten Brain-Mapping-Befunde für die Vestibularisdiagnostik lassen methodische Schwachpunkte erkennen:
1. Bei der fehlenden zeitlichen Korrelation von Stimulation und Reizfolgesensationen;
2. bei der Differenzierung spezifischer Reizfolgeereignisse von unspezifischen ON- oder OFF-Effekten sowie das Ausbleiben der Reizantwort bei Patienten mit nachgewiesenem vestibulären Funktionsausfall. – Aus eigenen und Ergebnissen anderer Untersucher hat sich als Schwelle für die Evozierung vestibulärer Reizantworten eine Minimalbeschleunigung von 1500°/s^2 herausgestellt und ist damit erheblich intensiver als ihr Stimulus. – Der vestibuläre Cortex liegt in anderer Lokalisation als die von Ihnen demonstrierte, angeblich reizabhängige Cortex-Aktivierung, die sich in nahezu gleicher Weise nach optokinetischer Reizung (Vortrag 230) als Zeichen der Unspezifität der Reizantworten zeigt.

D. Schneider (Schlußwort):
Zu Herrn Ristow: Die in den Frequenzmappen frontal deutlich sichtbaren Augenbewegungen resultieren aus den Überstrahlungsartefakten des Augendipols; sie stellen keine kortikal-vestibuläre Reaktion dar. Als Anwendung des Verfahrens ist die Darstellung kortikalvestibulärer Repräsentationen von Gleichgewichtsstörungen und der Wirkung von spezifischen Medikamenten anzusehen.

Zu Herrn Westhofen: Unsere Darstellung der rotatorischen Repräsentation beim Drehtest zeigt die Frequenzanalyse des Spontan-EEG und weist deutliche Unterschiede zum Spontan-EEG in Ruheposition auf. Im Rahmen der Weiterentwicklung der Software wird auch eine gleichzeitige Darstellung des Stimulus möglich sein.

233. J. Strutz, W. Maier (Freiburg):
Laterales und mediales efferente-Bündel: Zytoarchitekturvergleich durch Füllen von Ursprungszellen

Das efferente akustische System ist wieder zusehends in den Fokus der experimentellen Innenohrforschung gerückt.

Aus den Untersuchungen von Brown (1983), Brownell (1983), Flock (1980), Kim und Siegel (1983), Sellick (1982) sowie Weiss (1984) und Zenner (1986) geht hervor, daß eine Nichtlinearität der Basilarmembranbewegung im Schwellenbereich vorhanden ist, die durch einen aktiven Mechanismus hervorgerufen wird. Der immunhistochemische Nachweis von kontraktilen Proteinen in den äußeren

Haarzellen (Flock 1973) und der direkte Nachweis von Oszillationen an isolierten äußeren Haarzellen haben die bisher vernachlässigten äußeren Haarzellen in den Mittelpunkt des Interesses gerückt. Diese äußeren Haarzellen werden fast ausschließlich efferent innerviert durch das olivocochleäre Bündel. Montain (1980) sowie Siegel und Kim (1982) konnten zeigen, daß die Stimulation des medialen olivocochleären Bündels eine Änderung der Basilarmembran-Mechanik zur Folge hat. Das mediale olivocochleäre Bündel scheint deshalb für die Modulation des langsamen aktiven Mechanismus der äußeren Haarzellen verantwortlich zu sein. Neben dem medialen olivocochleären Bündel existiert ein (ungekreuztes) laterales olivocochleäres Bündel; beide unterscheiden sich in bezug auf die Termination an den Haarzellen, dem Axonaufbau und Durchmesser sowie die Funktion. Auch die Verteilung der Neurotransmitter bzw. Neuropeptide (Fex und Altschuler 1986) ist in beiden efferenten Systemen unterschiedlich. Während Acetylcholin bzw. das synthetisierende Enzym, die Cholinacetyltransferase, sowohl im medialen als auch im lateralen efferenten System nachweisbar ist, fanden Fex und Altschuler die Neuropeptide Enkephalin, Aspartat-Aminotransferase und GABA sowie Calcitonin-gene-related peptide lediglich im lateralen System. Aufgrund dieser Unterschiede in bezug auf Funktion, Axonaufbau, Verteilung von Neuropeptiden und Termination im Cortiorgan haben wir uns mit der Zytoarchitektur beider Nervenzell-Populationen beschäftigt.

Der Versuchsaufbau bestand aus zwei Ansätzen: Zum einen mußten die efferenten Neuronen im Hirnstamm markiert werden, zum anderen mußten die identifizierten Ursprungszellen durch Tracer-Füllung dargestellt werden. Hierzu eröffneten wir beim Meerschweinchen das Mittelohr und injizierten 0,4 µl einer 3%igen Fastblue-Lösung als Tracer. Durch den retrograden axonalen Transport wurden die efferenten Ursprungszellen im *oberen Olivenkomplex* markiert. Nach Fixation wurde das Gehirn auf dem Vibratom in 300 µm dicke Schnitte zerlegt. Diese dicken Slices wurden unter dem Fluoreszenz-Mikroskop untersucht. Es folgte eine iontophoretische Injektion der identifizierten efferenten Neurone mit Hilfe von Lucifer yellow als Markierungsfarbstoff.

Die Neurone des lateralen Systems unterscheiden sich sehr deutlich von denen des medialen Systems. Es wurden insgesamt mehr als 150 laterale Neurone im lateralen Olivenkern gefüllt. Die Mehrzahl fand sich im medialen und damit hochfrequenten Anteil des lateralen Olivenkerns (Glendinning u. Masterton 1983), während ca. ein Drittel der Neurone im tieffrequenten lateralen Anteil gefüllt werden konnte. Diese Neurone waren klein, mit einem Durchmesser des Pericaryons von 7–17 µm. Ihr Dendritenbaum bestand in der Regel aus 1–3 Dendriten. Deshalb bestand meistens ein spindelförmiger Zellkörper. Die Dendriten verließen das Kerngebiet des lateralen Olivenkerns nicht. Marginal liegende Neurone richteten ihren Dendritenbaum parallel zur Oberfläche aus, während hilusnahe Neurone ihre Dendriten entweder parallel oder im rechten Winkel zum Hilus ausrichteten. Axonale Strukturen wie Spines waren nur selten auszumachen.

Die Neurone des medialen Systems unterscheiden sich sehr deutlich von denen des lateralen Systems. Diese medialen Neurone waren im medialen und ven-

tralen Trapezkörper-Kern sowie im dorsomedialen periolivären Kern angeordnet. Mehr als 100 Neurone konnten mit Lucifer yellow gefüllt werden. Die Zellkörper der medialen Neurone waren im Vergleich zu denen der lateralen Neurone sehr viel größer. Ihr Durchmesser betrug zwischen 14 und 41 µm, wobei die größten Neurone im dorsomedialen periolivären Kern angeordnet waren. Die zweitgrößten Neurone fanden sich im ventralen Trapezkörperkern. Der Dendritenbaum war sehr polygonal, die Zellen hatten deshalb eine sternförmige Morphologie ohne bevorzugte Dendritenbaum-Ausrichtung. Bis zu 7 Dendritenstämme waren im dorsomedialen periolivären Kern nachweisbar. Die überwiegende Mehrzahl der Neurone besaß Spines als synaptische Struktur. Je mehr Dendritenstämme vorhanden waren, umso häufiger ließen sich Spines nachweisen. Alle Neurone mit mehr als 5 Dendritenstämmen wiesen deshalb Spines auf.

Versucht man von morphologischen Kriterien auf mögliche funktionelle Aspekte zu schließen, so scheint die Hypothese erlaubt, daß die medialen Neurone, und insbesondere die des dorsomedialen periolivären Kerns sowie die des ventralen Trapezkörperkerns eine besondere Funktion und Aktivität besitzen. Diese großen sternförmigen und spin-reichen Neurone innervieren über das mediale olivocochleäre Bündel die äußeren Haarzellen; sie sind offensichtlich geeignete Kandidaten für die Modulation eines aktiven Haarzellmechanismus. Die kleinen lateralen Neurone innervieren afferente Cochlearisfasern unter den inneren Haarzellen. Aufgrund der geringen Zellgröße, der dünnen, nichtmyelinisierten und langsam leitenden Axone sind sie möglicherweise für die Diskriminationsverbesserung und Störschallunterdrückung verantwortlich.

K. F. Hamann (München): Haben Sie dreidimensionale Rekonstruktionen durchgeführt?

J. Strutz (Schlußwort):
Die iontophoretische Füllung von definierten Neuronen ist die Voraussetzung für eine 3-D-Darstellung. Wir haben ein Computertomogramm hierzu und führen diese Untersuchungen seit einiger Zeit durch.

234. A. Erlach (Wien):
Die Vergleichbarkeit rotatorischer und thermischer Reizantwort

Die zentrale Stellung der thermischen Prüfung im Rahmen der neurootologischen Untersuchung berechtigt die Frage, wie gut die thermische Reaktion neben der Ermittlung der Seitendifferenz auch für weitere Aussagen geeignet ist. Über Richtungsüberwiegen und

Schriftbildveränderungen haben wir diesbezüglich 1987 und 1988 berichtet. Es kann jedoch eine dritte Information sowohl bei thermischer als auch rotatorischer Reizung gewonnen werden – die Stärke der Reizantwort, bei der Pendelprüfung der Kompensationsleistung entsprechend. Wir haben nun die Kompensationsleistung, die angibt, in welchem prozentualen Anteil die Drehung des Patienten mit einem gegengerichteten Nystagmus beantwortet wird, mit der durchschnittlichen Reizantwort bei der thermischen Prüfung – ermittelt durch Amplitudenkumulation in den viermal zehn Sekunden der maximalen Reaktion nach thermischer Reizung mit 44° und 30°C – verglichen. Minderung der Reizantwort ist sowohl bei beidseitigen peripheren Läsionen als auch im Rahmen zentraler Prozesse (z. B. bei medikamentöser Dämpfung) möglich, überstarke Reaktionen beobachtet man vor allem beim Wegfall zentraler Hemmechanismen (z. B. posttraumatisch oder bei multipler Sklerose).

Von 560 Patienten wurden zuerst die 312 mit einer symmetrischen thermischen Reaktion einer Analyse unterzogen. Die durchschnittliche thermische Reizantwort (Mittelwert aus vier Spülungen, Amplitudenkumulation in den zehn Sekunden der maximalen Reaktion) betrug 64,3° mit einer Standardabweichung von 37,2°. Die durchschnittliche Kompensationsleistung bei der Pendelprüfung (Quotient Gesamtamplitude durch Pendelstuhldrehung) ergab einen Wert von 23,3% (entspricht 83,9° in zehn Sekunden) mit einer Standardabweichung von 8,5% (= 29,9°).

Für eine Korrelationsanalyse der beiden Werte wurden bei zehn Gruppen mit rotatorischen Kompensationsleistungen verschiedener Stärke die durchschnittlichen thermischen Reaktionen ermittelt. Tatsächlich stieg der Mittelwert der thermischen Reaktion von 30,4° bei 6 bis 9% auf 116,5° bei 42 bis 50% Kompensationsleistung an. Der Korrelationskoeffizient betrug 0,987 bei einem möglichen Maximalwert von +1, zeigte also eine hochgradige Abhängigkeit. Leider trifft dies nur für die statistisch ermittelten Mittelwerte zu. Bei Erfassung der Maximal- und Minimalwerte zeigte sich, daß bei immerhin 29% der Patienten die Werte, gewonnen bei der thermischen

Prüfung, überhaupt keine Rückschlüsse auf die vestibuläre Gesamtleistung, repräsentiert durch die rotatorische Kompensationsleistung, erlaubten.

Anschließend wurden die rotatorischen Kompensationsleistungen bei den Patienten mit symmetrischer Reaktion (n = 312) mit denen bei pathologischer thermischer Seitendifferenz (n = 248) verglichen. Bei symmetrischer Reaktion betrug dieser Wert – wie bereits erwähnt – 23,3% bei einer Standardabweichung von 8,5%, bei den Patienten mit einer pathologischen Seitendifferenz 21,2% bei einer Standardabweichung von 8,8%. Der Unterschied zwischen diesen beiden Kollektiven ist zwar nicht groß aber signifikant auf 1%-Niveau (t-Test nach Student).

Zusammenfassend kann festgestellt werden, daß statistisch die zu erwartenden Zusammenhänge – vergleichbare Stärke der vestibulären Reaktion bei thermischer und rotatorischer Reizung – eindeutig nachzuweisen waren. Durch die große Varianz der thermischen Reizantwort ist im Einzelfall jedoch oft ein Rückschluß auf die tatsächliche Stärke der vestibulären Reaktionsfähigkeit, gemessen durch rotatorische Reizung, nicht möglich. Weiter konnte nachgewiesen werden, daß eine einseitige periphere Läsion die rotatorische Reizantwort – allerdings nur in geringem Ausmaß – mindert.

H. Scherer (Berlin): Wie ist die thermische Kompensationsleistung definiert?

A. Erlach (Schlußwort):
Bei der thermischen Prüfung werden keine Kompensationsleistungen gemessen, es wurde lediglich der Mittelwert der thermischen Reaktion ermittelt und mit der Kompensationsleistung bei der Pendelprüfung verglichen.

235. G. Aust, H. Wolf (Berlin):
Die visuelle Suppression des rotatorisch ausgelösten Nystagmus bei Säuglingen und Kleinkindern

Die Funktion des menschlichen Gleichgewichtssystems entwickelt sich im Laufe des Lebens. Bereits kurz nach der Geburt lassen sich Nystagmusreaktionen auf rotatorische Reize nachweisen. Komplexer liegen die Verhältnisse bei der Entwicklung der visuellen Suppression von vestibulär ausgelösten Nystagmusreaktionen, da hierbei neben der Reifung des visuellen Systems und der Fähigkeit der optischen Fixation die Entwicklung des Gleichgewichtssystems eine zusätzliche Rolle spielt.

Zur Abklärung der Entwicklung der visuellen Suppression haben wir 62 gesunde und normalhörende Kinder im Alter zwischen 1 und 29 Monaten untersucht. Die Kinder wurden auf dem Schoß einer Bezugsperson auf einem elektronisch geregelten Drehstuhl (Hortmann PDS 5) gehalten. Als vestibuläre Stimuli wurden unge-

dämpfte Drehpendelungen mit einer Amplitude von ±90 und ±180° verwendet. Die Periodendauer lag bei 11 s. Die Stimulation erfolgte bei zwei Bedingungen: 1. Drehung in völliger Dunkelheit und 2. Drehung mit einem am Drehstuhl befestigten und vor den Augen angebrachten optischen Fixationspunkt. Die Augenbewegungen wurden elektronystagmographisch registriert. Die Auswertung erfolgte hinsichtlich der Nystagmusschlagrate und der mittleren Amplitude pro Periode. Insgesamt führten wir 98 Messungen an den 62 Kindern durch. Zur Auswertung kamen 89 vollständige Elektronystagmogramme mit eindeutigen Nystagmusreaktionen.

1. Frequenz ohne Fixation: Nach initialem Anstieg zunächst etwa gleichbleibendes Intensitätsniveau bis zum 12. Monat. Nach einem Minimum im 15. Monat deutlicher Anstieg der Schlagzahl bis zu einem Maximum mit Vollendung des 2. Lebensjahres, gefolgt von einer erneuten Schlagratenabnahme.
2. Frequenz mit Fixation: zunächst Parallelverhalten wie mit Fixation auf einem höheren Niveau. Nach dem 6. Lebensmonat intensiver Anstieg bis zum 8. Monat, gefolgt von einem Abfall bis auf das Niveau der Frequenz ohne Fixation, das bis zum 18. Monat beibe-

halten wird. Mit zunehmendem Alter liegen die Werte unter denen ohne Fixation.

3. Amplituden ohne Fixation: Konstanter Anstieg bis zum 8. Lebensmonat, gefolgt von einem Abschnitt niedriger Amplituden. Nach dem 12. Monat wiederum Anstieg und schließlich deutliche Amplitudenreduktion bis zum 20. Lebensmonat, die von einer erneuten Intensitätssteigerung abgelöst wird.

4. Amplituden mit Fixation: Nach einem geringen Anstieg bis zum 4. Lebensmonat folgt ein von kurzen Unterbrechungen geprägter stetiger Abfall der Amplituden bis zum 28. Monat.

Zusammenfassend wird festgestellt, daß die Amplituden der rotatorisch ausgelösten Nystagmusreaktionen bereits im 2. Lebensmonat, reproduzierbarer im 3. Lebensmonat, visuell unterdrückt werden können. Die Fähigkeit, die Nystagmusreaktionen zu unterdrücken, nimmt mit steigendem Alter quantitativ zu. Die Intensität der Nystagmusschlagraten unterliegt quantitativ nicht so ausgeprägt der Fixation, es wird jedoch eine charakteristische Altersabhängigkeit beobachtet: Bis zum 8. Lebensmonat nehmen die Schlagraten unter Fixation zu und nach dem 18. Lebensmo-

nat ab. Eine große Rolle spielt bei der Vestibularisprüfung das Aufmerksamkeitsniveau der Kinder, das sich auch auf die Ergebnisse der visuellen Fixationshemmung auswirkt.

K. F. Hamann (München): Wie war sichergestellt, daß tatsächlich die Bogengänge (im Zentrum der Drehachse) gereizt wurden und nicht die Otolithenorgane?

H. Scherer (Berlin): Wie haben Sie sichergestellt, daß die Säuglinge die Augen offenhielten?

G. Aust (Schlußwort):
Zu Herrn Hamann: Bei den von der Industrie angebotenen Drehstühlen besteht das Problem, Kinder auf dem Schoß der Bezugsperson zu untersuchen, da sie exzentrisch sitzen. Wir haben versucht, das Kind möglichst in der Drehachse zu halten und die Bezugsperson gebeten, weit nach hinten zu rücken.
Auf dem Dia hat sich ein Fehler eingeschlichen: Es muß nicht heißen 180°/s, sondern 180°.

Zu Herrn Scherer: Augenschluß bei Fixation würde zu einem Amplitudenanstieg führen, in diesem Moment liegt keine Fixationssuppression mehr vor.

236. Th. Eichhorn (Marburg/L.):
Auswertung von Elektronystagmogrammen mittels zusammengesetzter Parameter im Rahmen von Verlaufsbeobachtungen akuter peripherer Vestibularläsionen

Üblicherweise erfolgt die Auswertung von Elektronystagmogrammen alternativ über die Nystagmusamplitude, -frequenz und/oder Geschwindigkeit der langsamen Nystagmusphase (SPV). Durch mathematische Verknüpfungen dieser einfachen Meßgrößen können zusammengesetzte Parameter gebildet werden. Das Produkt aus der Nystagmusschlagzahl und Amplitudensumme wurde von Mittermaier u. Christian (1) als Wirkungszahl bezeichnet, der Quotient dieser beiden Parameter entspricht der mittleren Nystagmusamplitude.

Anhand der Auswertung von 451 Elektronystagmogrammen, die im Rahmen von Verlaufsbeobachtungen bei Patienten mit akuten peripheren Vestibularläsionen erstellt wurden, wird untersucht, ob sich durch die Verwendung zusammengesetzter Parameter neue, vorteilhafte Aspekte bei der Beschreibung der mittleren Nystagmusreaktionen ergeben.

Die Kurven für die Wirkungszahl, die das Nystagmusverhalten entweder als Absolutwerte der Nystagmusintensitäten oder über das relative Richtungsüberwiegen beschreiben, unterscheiden sich von denen der einfachen Parameter dahingehend, daß sie Veränderungen in den Nystagmusreaktionen meist akzentuierter hervorheben als es durch die Nystagmusamplitude oder -frequenz allein erreicht wird. Umgekehrt gehen bei Auftragung der mittleren Nystagmusamplitude

Entwicklungen der Nystagmusreaktionen verloren, die sich bei den beiden einfachen Parametern jeweils noch nachweisen lassen. Dieses für beide zusammengesetzte Parameter unterschiedliche Verhalten findet seine Erklärung in der weitreichenden Proportionalität, die zwischen den Meßwerten der einfachen Parameter besteht. Dies trifft auch für die Beziehung zwischen der Nystagmusamplitude und Geschwindigkeit der langsamen Nystagmusamplitude einerseits wie auch der Schlagzahl und SPV andererseits zu.

Darüber hinaus ließen sich für die zusammengesetzten Parameter keine Verringerungen in den Schwankungsbreiten der Meßwerte (Variationskoeffizient) gegenüber denen der einfachen Parameter berechnen.

Damit bringt die Auswertung über zusammengesetzte Parameter keine wesentlichen Vorzüge. Das für die Verwendung zusammengesetzter Parameter vorgebrachte Argument, Nystagmusreaktionen mit geringer Schlagzahl könnten trotzdem durch eine hohe Amplitude gekennzeichnet sein und umgekehrt kommt in der Praxis nur äußerst selten vor, wie die Korrelationen zwischen den Meßwerten der einfachen Parameter belegen. Es rechtfertigt meines Erachtens nicht, die Analyse der ENG-Daten gesondert über zusammengesetzte Parameter durchzuführen.

237. M. Westhofen (Hamburg):
Zum Stellenwert der Vestibularisprüfung für die operative Therapie des Morbus Menière

Die Diagnose des Morbus Menière und die Operationsindikation werden bislang vor allem auf anamnestische Angaben gestützt. Die Indikation wird durch beidseitige Erkrankung mit ipsilateraler cochleärer und contralateraler vestibulärer Beteiligung, einseitigen Labyrinthausfall und eingeschränkte Kompensationsleistung kompliziert. An der Hamburger Klinik werden daher neben Anamnesedaten Befunde der thermischen Labyrinthprüfung unter Einschluß der Starkreizung in Bauch- und Rückenlage und Drehpendelprüfung berücksichtigt. Computergestützte Nystagmusanalyse ermöglicht Befundung selbst stark pathologischer Nystagmusmuster. In Verbindung mit der Starkreizung des Labyrinths in Bauch- und Rückenlage dient sie der Differenzierung thermischer und pseudokalorischer Antworten. Die funktionserhaltende oder destruktive operative Therapie an Labyrinth oder Nervus vestibularis ist nur sinnvoll, wenn eine Funktion des Labyrinths nachweisbar ist. Eine Kontraindikation zu endolymphatischem Shunt, Labyrinthdestruktion und Neurektomie besteht bei fehlender Kompensation einer Vestibularisaffektion, da postoperativ mit kontinuierlichem Dauerschwindel zu rechnen ist. Bei Patienten mit einseitig bei Starkreizung fehlender Labyrinthreaktion muß eine Erkrankung der Gegenseite angenommen werden, wenn zentrale Ursachen ausgeschlossen sind. Bei 47% von 60 Patienten, die zur operativen Therapie des Morbus Menière anstanden, bestimmten Befunde der Vestibularisprüfung die Operationsindikation. In weiteren 4% der Fälle lag eine Erkrankung des letzten Ohres als Kontraindikation vor. In 33% war eine beidseitige Manifestation präoperativ

erkennbar. In 12% fand sich einseitiger Labyrinthausfall. In 6% war keine vestibuläre Kompensationsleistung, in 25% eine Restfunktion des Labyrinths nur unter Starkreizung festzustellen. Die postoperativen Ergebnisse (88% Besserung) bestätigen die Operationsindikation. Die von anderen berichteten wenig ermutigenden Resultate der operativen Therapie des Morbus Menière, die sich an unserem Patientengut nicht nachvollziehen lassen, verdienen vor diesem Hintergrund erneute Betrachtung.

R. Blessing (Lübeck): Ich habe zwei Probleme der Differentialtherapie des M. Menière vermißt:
1. Der paroxysmale Lagerungsschwindel in seiner chron. rezidiv. Verlaufsform wird gerne mit Menière verwechselt. Die meisten Menière-Therapien greifen jedoch beim Lagerungsschwindel nicht.
2. Mir bleibt unklar, warum ein thermischer Ausfall des Ohres eine Menière-Op. ausschließen soll. Das kranke Ohr hat 3 Bogengänge und 2 Otolithenorgane. Nur den horizontalen Bogengang testen wir mit der therm. Prüfung. Die 4 anderen Organellen können bei ausgefallener therm. Reaktion immer noch Anfallssymptome machen.

M. Westhofen (Schlußwort):
Da paroxysmaler Lagerungsschwindel nie zum spontanen Auftreten von Schwindelbeschwerden, Tinnitus und Hörminderung führt, ist eine Verwechslung mit dem Morbus Menière nicht denkbar. Die sichere Differenzierung von Funktionsausfall und Restfunktion des lateralen Bogengangs ist mit der von mir demonstrierten thermischen Starkreizung und Nystagmographie in Rücken- und Bauchlage zuverlässig möglich. Nachweis des Funktionsausfalls im lateralen Bogengang bei mehreren Kontrollen schließt die Verursachung von Drehschwindelattacken in der Ebene des Bogengangs sicher aus. Doppelseitiger Morbus Menière ist in diesen Fällen (ca. 30%) anzunehmen. Bilateraler Morbus Menière mit einseitiger cochleärer und kontralateraler vestibulärer Symptomatik ist beschrieben.

238. R. E. Blessing, P. Küppers, W. W. Schlenter (Lübeck):
Zur klinischen Bedeutung der Varianten des paroxysmalen Lagerungsschwindels

Der paroxysmale Lagerungsschwindel ist im deutschen Schrifttum unter drei Synonymen bekannt. Als „Otolithen-Schwindel" wurde er 1921 erstmals von Bárány beschrieben. Dix und Hallpike nannten ihn 1952 den „benignen paroxysmalen Lageschwindel" und vermieden damit eine Festlegung im Hinblick auf die auslösende Pathologie. Schuknecht stellte 1962 als auslösende Ursache abgesprengte Otokonien auf der Cupula des hinteren Bogenganges in den Vordergrund. Er prägte den Begriff „Cupulolithiasis". Schuknecht untermauerte dieses Konzept mit histologischen Befunden an zwei Felsenbeinen von Patienten, die zu ihren Lebzeiten unter Lagerungsschwindel litten. Seine Bilder zeigen basophile unspezifische Ablagerungen auf der Cupula des hinteren Bogenganges. Das von Schuknecht angegebene Schema zur Nystagmusentstehung geht von

einer utriculopetalen Ablenkung der Cupula des hinteren Bogenganges während der Lagerung aus. Er belegt dies mit einer Schemazeichnung, die die Anatomie des inneren Ohres seitenverkehrt zeigt.

Der hintere Bogengang liegt nämlich dorsal des Utriculus und nicht, wie Schuknecht dies in seiner Abbildung der Cupula angibt, ventral. Eine utriculupetale Ablenkung der Cupula durch das Lagerungsmanöver erscheint daher zweifelhaft. Der auslösende Mechanismus des paroxysmalen Lagerungsschwindels bleibt unklar.

Um ihn zu erhellen, haben wir uns der Phänomenologie des paroxysmalen Lagerungsschwindels und der ihn begleitenden Nystagmusphänomene zugewandt. Wir analysierten die klinischen und anamnestischen Daten von 392 Lagerungsschwindel-Patienten, die uns in den letzten sechs Jahren aufsuchten. Seit Stahle (1965) ist bekannt, daß der den Lagerungsschwindel begleitende transitorische Nystagmus eine unterschiedliche Richtung aufweisen kann. Eine horizontal zum unteren Ohr schlagende Form, eine horizontal zum oberen Ohr schlagende Form, ein rein rotierender Nystagmus und gemischt-horizontal rotierender Nystagmus kommen vor. Den rein horizontal zum unten liegenden Ohr schlagenden Nystagmus fanden wir in acht (2%) Fällen. Einen horizontal zum oberen Ohr schlagenden Nystagmus fanden wir in 81 (21%) Fällen. Die größte Gruppe waren 209 Lagerungsschwindel-Patienten (53%), die einen rein rotierenden Lagerungsnystagmus aufwiesen. Bei 94 (24%) Patienten zeigte sich ein gemischter horizontal-rotierender Lagerungsnystagmus.

Wie lassen sich diese Schlagformen erklären?

Während Stahle und Terrings (1965) diese verschiedenen Formen unterschiedlichen pathogenetischen Entstehungsmechanismen zuordneten, konnten wir solche Zusammenhänge nicht bestätigen. Die verschiedenen Nystagmusformen lassen sich jedoch zwanglos erklären durch lymphokinetisch wirksame Fremdkörper im Vestibularorgan, die den horizontalen bzw. den hinteren Bogengang reizen, und so horizontalen bzw. rotierenden Lagerungsnystagmus auslösen. Eine gemeinsame Reizung beider Bogengänge löst entsprechend gemischten horizontal-rotierenden Lagerungsnystagmus aus. Diese Zuordnung zum einzelnen Bogengang des betroffenen Ohres legt nahe, daß die Form der Lagerungsprovokation möglicherweise die Nystagmusrichtung beeinflußt. Wir untersuchten daher 50 Lagerungsschwindel-Patienten mit zwei Lageprüfungen. Dabei zeigte sich eine vereinfachte Lageprüfung, die wir seither in Lübeck routinemäßig anwenden, der komplizierten Lageprüfung nach Dix und Hallpike ebenbürtig. Die Schemazeichnungen zeigen, welch komplizierte Bewegung der Patient auf der Untersuchungsliege ausführen muß, um die Lage nach Dix und Hallpike einzunehmen. Adipöse, spinal immobile oder ältere Patienten sind nur selten so mobil, daß sie eine rasche Kippung in diese Lage erlauben. Die Lübecker Lageprüfung hingegen besteht aus einer einfachen Kippung schräg nach hinten in der Ebene des hinteren Bogenganges der betreffenden Seite. Die klinische Anwendung der Lagerungsprüfung wird durch diese Art der Provokation erleichtert.

Als auslösendes pathogenetisches Agens fanden wir keine sichere Ursache in 68% der Fälle, eine traumatische Genese in 24% der Fälle, ein parainfektiöses Auftreten in 6% und postoperativ in 3% der Fälle. 137 Patienten (35%) suchten uns bereits nach der ersten Attacke ihres Lagerungsschwindels auf. 231 (59%) der Patienten berichteten über rezidivierende Attacken, die ähnlich wie beim Morbus Menière in unregelmäßigen Intervallen die Patienten aus heiterem Himmel, meist morgens im Schlaf, überfielen. 23 (6%) Patienten berichten über einen chronisch persistierenden Verlauf. Eine Korrelation dieser Verlaufsform mit der Pathogenese des Lagerungsschwindels ließ sich leider nicht aufstellen.

Vier Therapiemodalitäten stehen für den paroxysmalen Lagerungsschwindel zur Verfügung. Das Lagerungstraining nach Brandt und Daroff (1980) ist am bekanntesten. Es besteht aus einer raschen Seitwärtskippung und Verharren in der jeweiligen Position bis zum Abklingen des Schwindels. Diese Positionen sollen mehrfach im Verlaufe des Tages eingenommen werden. Die Lagerung nach Semont unterscheidet sich hiervon qualitativ nicht wesentlich. Sie besteht aus einer vom Therapeuten induzierten raschen, d. h. forcierten, Lagerung in der Sagittalebene, die von einer raschen Umlagerung in die gegenüberliegende Sagittalebene gefolgt wird.

Im klinischen Alltag werden die Patienten häufig durch Kopfgelenksmobilisation manualtherapiert. Myogelotischer Hartspan der Nackenmuskulatur stellt sich nämlich häufig nach mehreren Attacken des Lagerungsschwindels ein. Kopfgelenksmobilisation gleicht in ihrer Auswirkung auf das Vestibularorgan der Lagerung nach Brandt und Daroff. Jedoch wird die horizontale Bewegungskomponente meist bevorzugt. Die Kopfgelenksmanipulation erscheint daher ebenso wie ein horizontales Kopfschütteln als Provokation für den Lagerungsschwindel des horizontalen Bogenganges besonders geeignet. Die Lagerung nach Brandt/Daroff und die Lagerung nach Semont eignen sich dagegen eher, wenn der hintere Bogengang befallen ist. Alle physikalischen Therapieformen des Lagerungsschwindels sind vorsichtig einzusetzen. Insbesondere eine heftige Nystagmusintensität und eine intensive Schwindelsymptomatik bei forcierter Mobilisation können eine schwere iatrogene Nausea auslösen, die den Patienten für Stunden quälen kann. Wir empfehlen daher initial Bettruhe mit vestibulär supprimierender Medikation. In unseren Händen hat es sich bewährt, die Habituation des Patienten langsam und in seiner erkrankten Bogangebene durchzuführen. Muskelrelaxantien und Manualtherapie wirken der Neigung zum Hartspan entgegen.

239. W. Stoll, F. Werner, G. Kauffmann (Essen/Münster):
Objektivierung des Dandy-Phänomens nach einseitigem Vestibularisausfall

Der Neurochirurg Dandy indizierte bereits in den 20er Jahren bei schweren Verläufen eines Morbus Menière die selektive Neurektomie. Im Rahmen seiner postoperativen Untersuchungen fiel ihm nach doppelseitiger Vestibularnervdurchtrennung auf, daß diese Patientengruppe beim Gehen — besonders in Dunkelheit — und bei raschen Bewegungen über eine Blickfeldverzerrung und Sehstörung klagte, die in absoluter Ruhe wieder verschwand (Dandy 1937).

Meyer zum Gottesberge (1952) würdigte diese klinische Beobachtung als wichtige Dokumentation der Bedeutung des vestibulookulären Reflexbogens für die Aufrechterhaltung der Blickfeldkontrolle. Diese Symptomatik führte er als Dandy-Phänomen in die deutsche Fachliteratur ein. Jatho (1958) beobachtete dieses Phänomen auch nach einseitigem Vestibularisausfall.

In der vorliegenden Studie stellten wir uns die Frage, inwieweit sich das Dandy-Phänomen nach einseitigem Vestibularisausfall experimentell provozieren und messen läßt.

Versuchsanordnung

19 Patienten mit einseitigem Vestibularisausfall verschiedenster Genese wurden sitzend auf einem vertikalen Plattenoszillator mit ca. 2 Hz und einer Amplitude von 4 – 6 cm stimuliert. Während der Stimulation wurden über einen handelsüblichen Visusprojektor Landolt-Ringe angeboten und die Sehfähigkeit quantitativ bestimmt. Zusätzlich erfolgte telemetrisch die Registrierung der Augenbewegungen (Abb. 1).

Ergebnisse

12 von 19 Patienten gaben subjektiv während des Gehens und Rennens insbesondere in Dunkelheit ein Dandy-Phänomen an. In dieser Gruppe zeigte sich bei 8 Patienten unter vertikaler Oszillation ein Abfall der Sehfähigkeit um 1 – 2 Skaleneinheiten. Die Blickfelddestabilisierung war somit dokumentiert.

Elektrookulographisch ließen sich 3 Reaktionstypen herausarbeiten (Abb. 2):

1. Jeder Kopf-Körperbewegung folgte eine gegenläufige kompensatorische Augenbewegung.
2. Kopf-Körperbewegungen und Augenbewegungen verliefen phasenverschoben bzw. parallel.
3. Oszillierende Augenbewegungen zeigten eine vom Stimulus unabhängige Eigenständigkeit.

Diskussion

Mit Hilfe des vorgestellten Untersuchungsaufbaus gelang es, bei der Mehrzahl der Patienten, die ein subjektives Dandy-Phänomen angaben, auch den objektiven Nachweis dieser vestibulookulären Irritation zu erbringen.

Wir hoffen, zukünftig diese Untersuchungen noch vertiefen zu können, da sich zwangsläufig auch verkehrsmedizinische Fragen aufdrängen, die derzeit noch nicht beantwortet werden können.

Bezüglich der registrierten Augenbewegung ist die Diskussion ebenfalls noch offen. Eine eindeutige Relation zwischen Bewegungstyp und Ausmaß der Sehstörung ließ sich wegen geringer Fallzahl statistisch noch nicht sichern.

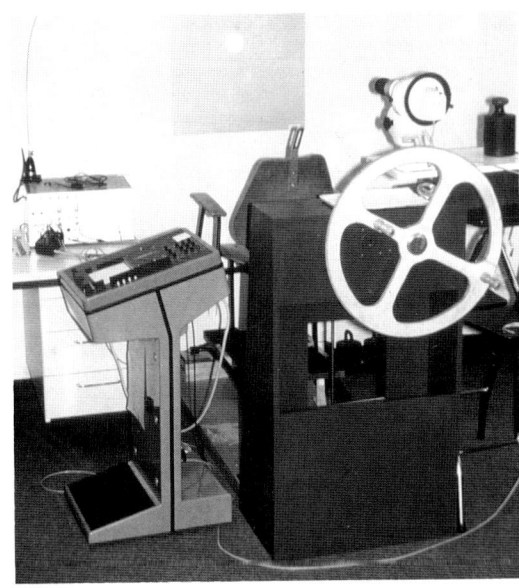

Abb. 1. Untersuchungseinheit

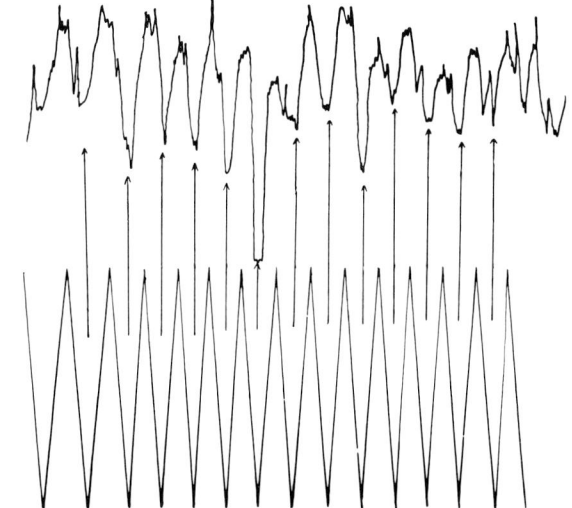

Abb. 2. Elektrookulographischer Reaktionstyp II: Nahezu paralleler Verlauf von Augenbewegungen (*oben*) und Stimulus (*unten*)

240. K.-F. Hamann, K. Freitag, M. Kellner, K. Strauß (München): Posturographische Analyse verschiedener Arten des Stehens

Stehen ist eine der wichtigsten motorischen Grundfunktionen des Menschen. Seine Beurteilung in der neurootologischen Diagnostik erfolgt in standardisierter Form allgemein mit dem Romberg-Test. Zur Abschätzung des visuellen Anteils an der Aufrechterhaltung des Standes wird die Untersuchung mit offenen und geschlossenen Augen durchgeführt. Die Beurteilung geschieht subjektiv durch den untersuchenden Arzt. – Zur Dokumentation steht neben anderen Verfahren seit einigen Jahrzehnten die Posturographie für wissenschaftliche Zwecke zur Verfügung. Preiswerte Entwicklungen der letzten Jahre machen die Posturographie-Meßplattform auch für die Praxis interessant. Im folgenden soll der Versuch unternommen werden, für unterschiedliche Formen des Stehens bei Gesunden

Mittelwerte festzustellen und diese mit den Werten vestibulär Erkrankter zu vergleichen. Dies Vorhaben gestaltet sich problematisch wegen zahlreicher, unterschiedlicher Auswerteverfahren. Daher wird hier auf die einfachste Methode, nämlich die Amplitudenbestimmung der anteroposterioren und lateralen Schwankrichtung zurückgegriffen.

Die Körperschwankungen von Versuchspersonen und Patienten mit peripher-vestibulären Störungen wurden mit offenen und geschlossenen Augen unter folgenden Bedingungen untersucht: Romberg-Grundhaltung, verschärftem Romberg-Test, Einbeinstand und Stehen in Romberghaltung auf einer Schaumstoffmatte. Die hier benutzten Erschwernisse des Rombergtests werden von vielen Untersuchern gerne eingesetzt, um den Test zu sensibilisieren. Für eine berechtigte Anwendung wäre es allerdings Voraussetzung, daß sich tatsächlich signifikante Unterschiede zwischen Gesunden und Patienten feststellen lassen.

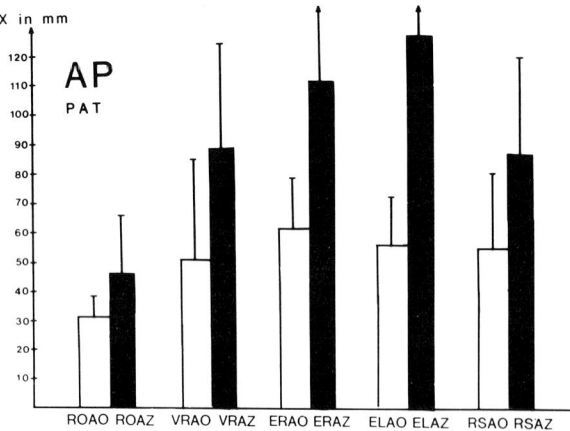

Abb. 1. Körperschwankamplituden in anteroposteriorer Richtung bei Versuchspersonen (*Vpn*) und Patienten (Pat.). *RO* = Rombergtest, *VR* = verschärfter Rombergtest, *E* = Einbeinstand, *R* = rechts, *L* = links, *RS* = Rombergtest auf Schaumstoff, *AO* = Augen offen, *AZ* = Augen geschlossen

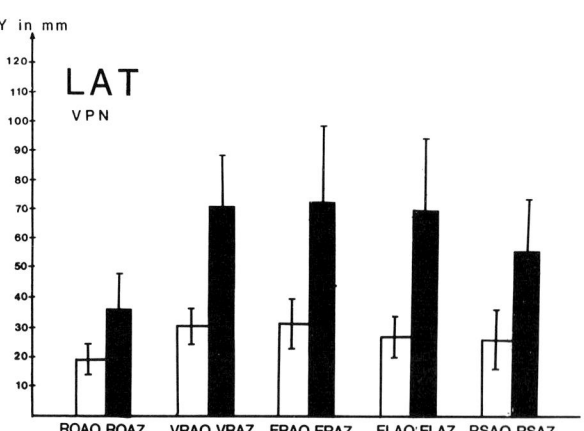

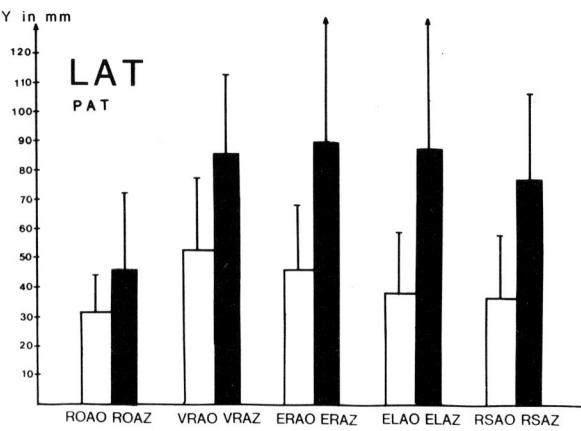

Abb. 2. Körperschwankamplituden in lateraler Richtung bei Versuchspersonen und Patienten. Abkürzungen wie bei Abb. 1

Erwartungsgemäß standen Probanden wie Patienten am ruhigsten in Romberggrundstellung mit offenen Augen. Bei allen Modifikationen des Stehens nahmen die Körperschwankungen mit geschlossenen Augen zu.

Die Amplituden waren in anteroposteriorer Richtung größer als in lateraler Richtung. Dieser Befund findet seine Erklärung in biomechanischen Vorgaben der Freiheitsgrade wichtiger Gelenke (Abb. 1, 2). Die schwierigste Untersuchungsbedingung stellt der Einbeinstand dar, sind doch dessen Schwankamplituden am größten. Das Stehen auf der Schaumstoffmatte bereitet weniger Schwierigkeiten, obwohl dadurch der propriozeptive Eingang erheblich reduziert wird. Allerdings geht der vom Körpergewicht abhängige Auflagedruck in unterschiedlicher Weise in die Messung ein.

Die entscheidende Aussage ergibt sich aus einer statistischen Analyse der Ergebnisse. Die für den Kliniker relevante Frage ist doch, ob sich durch die eine oder andere Modifikation des Rombergtests normale und pathologische Befunde besser differenzieren lassen. Die hier vorgelegten Daten sprechen eindeutig dagegen. Von den insgesamt 20 durchgeführten Untersuchungssituationen erbrachten nur 4 signifikante Unterschiede zwischen Gesunden und Kranken. Am ehesten ist die Differenz im klassischen Rombergversuch mit geöffneten Augen möglich (Abb. 1, 2). In der anteroposterioren Richtung liegt die Irrtumswahrscheinlichkeit mit $p = 0,0052$ knapp über der Signifikanzgrenze, für die seitlichen Schwankungen mit $p = 0,002$ im hochsignifikanten Bereich. Generalisierend läßt sich daher feststellen, daß die Erschwernisse des Rombergtests bereits bei Gesunden Körperschwankungen hervorrufen, die keine Unterschiede zu Patienten mit peripher-vestibulären erkennen lassen. Somit ist der Romberg-Test in seiner standardisierten Form diejenige Methode, die das einfachste und beste Unterscheidungsmerkmal liefert.

241. R. Rödel, H. Gorgulla (Bonn):
Koordinatenbezogene Auswertung der Posturographie bei peripher-vestibulären Funktionsstörungen

Die zweidimensionale Aufzeichnung der Schwankungsamplituden des Körperschwerpunktes wurde zur Beurteilung des registrierten Wegkonvolutes nach Fläche mit Winkel und Abstand zum Nullpunkt ausgewertet.

Die statistische Aufarbeitung der Polarkoordinaten (Winkel und Radius) zeigt, daß die Winkelverteilungen bei links- und rechtsseitiger betroffener Peripherie unterschiedlich sind, sich jedoch nicht signifikant von Patienten mit seitengleicher kalorischer Erregbarkeit und Normalpersonen unterscheiden. Der Radius (Abstand zum Nullpunkt) ist bei peripher-vestibulärer Pathologie im Mittel größer als bei Patienten mit seitengleicher kalorischer Erregbarkeit und Normalpersonen. Im Vergleich von links- und rechtsseitiger peripher-vestibulärer Pathologie zeigt der Radius keinen signifikanten Unterschied.

Die zusammenhängende Fläche des Registrierweges wurde durch die Ellipsenformel bestimmt. Die resultierende Flächenverteilung des Körperschwerpunktes ist bei Patienten mit peripher-vestibulärer Pathologie signifikant größer als bei Patienten mit seitengleicher kalorischer Erregbarkeit und Normalpersonen. Bei Vergleich von links- mit rechtsseitiger peripher-vestibulärer Pathologie zeigt die Flächenverteilung keinen Unterschied.

Von den untersuchten Variablen erlangt die Flächenverteilung bedingt durch die Schwerpunktsschwankungen bei peripher-vestibulärer Pathologie die größte Aussagekraft. Die Posturographie unterstützt somit den diagnostischen Untersuchungsgang bei Gleichgewichtsstörungen.

242. F.-P. Bauer, M. Westhofen (Hamburg):
Über den Einfluß des Zytostatikums Carboplatin auf das vestibuläre System bei Patienten mit Tumoren im Kopf-Hals-Bereich

Bei der Behandlung von fortgeschrittenen Karzinomen im Kopf-Hals-Bereich wird seit längerer Zeit die Kombination aus Cisplatin und 5-Fluorouracil eingesetzt. Als Nebenwirkungen werden Hörschwellenabsenkungen überwiegend im Hochtonbereich bei bis zu 75 % der behandelten Patienten angegeben. Die Angaben über Störungen des vestibulären Systems liegen zwischen 3 und 5%. Weniger reich an Nebenwirkungen bei gleicher Wirksamkeit soll die Kombination des 5-FU mit Carboplatin, einem Cisplatin-Analog, das im Tierversuch deutlich geringere Ototoxizität zeigt, sein. Von 36 Patienten mit fortgeschrittenen Tumoren im Kopf-Hals-Bereich wurden $n = 18$ im Verlauf der Carboplatin-5-FU-Therapie und weitere $n = 18$, bei denen eine chirurgische und/oder Strahlentherapie geplant war, untersucht. Die Altersverteilung war ebenso wie Geschlechtsverteilung in beiden Gruppen vergleichbar. Alle Patienten der Studiengruppe wurden mit 3 Zyklen der kombinierten Chemotherapie aus Carboplatin und 5-Fluorouracil behandelt. Die Chemotherapie bestand aus Carboplatin 130 mg/m^2 Körperoberfläche am 1., 3. und 5. Tag sowie 5-Fluorouracil 1000 mg/m^2 Körperoberfläche am 1.–5. Tag. Die absoluten Carboplatindosen bewegten sich zwischen 615 und 780 mg pro Zyklus. Die Zyklen wurden im Abstand von 4 Wochen durchgeführt. Die Patienten der Kontrollgruppe erhielten keine Chemotherapie. Anamnestisch bestand in keinem der Fälle ein Anhalt für eine vorbestehende vestibuläre Läsion.

Vor dem ersten und nach jedem der einzelnen Therapiezyklen wurden Koordination, Spontan-, Lage- und Lagerungsnystagmen sowie mittels elektronystagmographischer Registrierung optokinetischer Nystagmus, langsame Blickfolge, Sakkaden, Drehpendelreaktion und thermische Labyrinthreaktion geprüft. Zusätzlich wurden Reintonaudiogramme erstellt. Bei den vor Therapiebeginn durchgeführten Untersuchungen wurden in beiden Gruppen in 10% Labyrinthläsionen gefunden. Zentrale Zeichen der Vestibularisaffektion fanden sich in der Kontrollgruppe in 23% (Optokinetischer Nystagmus) bzw. 33% (Blickfolge) pathologischer Befunde. Die entsprechenden Anteile der Carboplatingruppe lagen bei 33% bzw. 39%. Nach beendeter Carboplatintherapie waren diese Werte nicht erhöht. Der Anteil der erfaßten Labyrinthläsionen in der Therapiegruppe war nach Carboplatin deutlich höher als in der Kontrollgruppe. 50% der untersuchten Patienten zeigten nach der Chemotherapie einen Spontannystagmus (Kontrollgruppe 10%). Bei 38% der Chemotherapierten war nach der Chemotherapie einseitige labyrinthäre Untererregbarkeit bzw. sogar ein einseitiger Labyrinthausfall nachweisbar (Kontrollgruppe 10%). Akuter Schwindel wurde unter der Therapie von keinem Patienten angegeben, in 10% kam es zu Übelkeit und Erbrechen. Die signifikant erhöhte Inzidenz von Labyrinthläsionen nach Carboplatin demonstriert dessen erhebliche Vestibulotoxizität. Die in Kontroll- und Carboplatingruppe vergleichbaren Inzidenzen zentraler Vestibularisaffektionen sind als Intoxikationen (Alkohol, Polytoxikomanie bei Kopf-Hals-Tumor-Patienten) und, wie von anderen Autoren berichtet, als paraneoplastisches Syndrom zu deuten.

243. P. Christ, M. Berg, H. Iro, C. T. Haid (Erlangen): Auswirkungen kombinierter Chemotherapie auf Gleichgewicht und Funktion des VIII. Hirnnerven – eine therapiebegleitende Studie

In der Behandlung fortgeschrittener Malignome der Mundhöhle und des Pharynx gewinnt der Einsatz moderner Chemotherapeutika zunehmend an Bedeutung.

Eines der Hauptziele therapeutischer Bemühungen ist die Durchführung einer hochdosierten, gleichzeitig aber möglichst nebenwirkungsarmen Chemotherapie. Ein neuer Therapieansatz hierzu befindet sich derzeit in der klinischen Erprobungsphase:

An der HNO-Universitätsklinik Erlangen behandeln wir im Rahmen einer randomisierten Phase III-Studie seit August 1989 Patienten mit Oro-/Hypopharynxkarzinomen des Stadiums III u. IV mit einer Kombination aus Cisplatin und 5-Fluorouracil unter Zusatz von G-CSF (Granulocyte Colony Stimulating Factor).

Dieser Wachstumsfaktor des granulozytopoetischen Systems soll eine Verringerung der besonders gefürchteten Myelotoxizität bewirken. Unser Augenmerk galt den neurotoxischen Nebenwirkungen, die insbesondere bei Cisplatingabe erwartet werden mußten. Im Rahmen einer therapiebegleitenden, neurootologischen Studie haben wir versucht, bei 20 männlichen Patienten mit einem Durchschnittsalter von 50 Jahren, diese Nebenwirkungen näher zu untersuchen. Alle Patienten erhielten 3 Zyklen Chemotherapie in der hier gezeigten Dosierung:

– 1 × 100 mg Cisplatin/m^2 in 30 min i. v.
  1000 mg 5 FU/m^2/Tag über 5 Tage i. v.
– 50% der Patienten erhielten zusätzlich: 1 × 200 µg G-CSF/m^2/Tag s. c.

Dabei interessierte uns, ob und in welchem Ausmaß das audiovestibuläre System geschädigt wird, ob diese Schädigung von der verabreichten Medikamentenmenge abhängig ist und ob ein Unterschied in der Gruppe der mit und der ohne G-CSF behandelten Patienten zu verzeichnen ist.

Tabelle 1 faßt die neurootologischen Untersuchungsergebnisse zusammen. 11 der 20 Patienten boten verschlechterte audiologische, 7 Patienten hiervon zusätzlich pathologische vestibuläre Befunde. Abbildung 1 zeigt den Audiogrammverlauf (Luftleitung) vor Therapiebeginn, vor dem 2. und 3. Behandlungszyklus und 1–3 Monate nach Therapieende. Alle beobachteten Hörstörungen waren sensorineural, bilateral und, soweit beurteilbar, cochleärer Natur. In der Nachbeob-

Abb. 1. Audiogrammverlauf bei Patienten mit Hörabfall unter kombinierter Chemotherapie (*n* = 11/20)

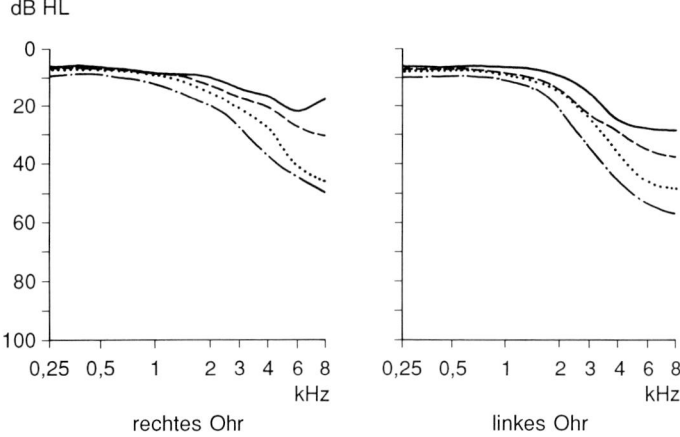

rechtes Ohr   linkes Ohr

Tabelle 1. Zusammenfassende neurootologische Ergebnisse bei Patienten mit kombinierter Chemotherapie (n = 20)

	mit G-CSF *n* = 10	ohne G-CSF *n* = 10	Total *n* = 20
1. Keinerlei Änderung	6	3	9 (45%)
3. Isolierte vestibuläre Läsion	0	0	0
2. Isolierte Hörminderung	0	4	4 (20%)
4. Kombination von 2.+3.	4	3	7 (35%)

achtungszeit bis zu 3 Monaten zeigte sich keine Erholung. Überraschenderweise bot keiner der mit G-CSF behandelten Patienten eine isolierte Hörstörung. Ob es sich hierbei um ein zufälliges Ergebnis handelt oder ob dies auf eine mögliche, ev. durch sog. Mediatorenfreisetzung bewirkte, gehörprotektive Wirkung von G-CSF zurückzuführen ist, kann derzeit noch nicht be-

antwortet werden. Hier müssen weitere Untersuchungsergebnisse an einer größeren Patientengruppe abgewartet werden.

Die Überlagerung der vestibulären Befunde mit offensichtlich alkoholtoxisch bedingten Schädigungen des Vestibularapparates erschwerte die Auswertung der Gleichgewichtsuntersuchung. Aufgenommen in diese Gruppe wurden nur solche Patienten, die unter Chemotherapie eine deutliche Veränderung bereits bei Therapiebeginn bestehender, vestibulärer Störungen boten oder neu aufgetretene, pathologische Vestibularisbefunde zeigten. Festgehalten werden kann, daß alle Störungen zentral-vestibulärer Art waren und in keinem Fall eine labyrinthdepressorische Wirkung auftrat. Auch hier können erst Untersuchungen an einem größeren Patientenkollektiv weitere Aufschlüsse bieten.

243 a. M. Moser (Graz):
Schleudertrauma der Halswirbelsäule. Unfallmechanik − Klinische Befunde − Beurteilung

Seit dem Jahre 1974 wurden an der Grazer HNO-Klinik 2300 Patienten wegen Zervikalsyndroms untersucht und behandelt. 32% hatten ein Schleudertrauma erlitten, 13% davon (96 Fälle) wurden gerichtlich begutachtet. Die Gerichtsakten wurden nach Anamnese, Unfallmechanik, typischer Symptomatik, HWS-Röntgen, manualmedizinischem Befund und den Ergebnissen der Vestibularisteste durchgearbeitet.

Ergebnisse

Neben der allgemeinen *Anamnese* wurde für die Beurteilung der Verletzung auch die Mechanik des Unfalles

beachtet. Soweit sich der Patient nicht selber daran erinnern konnte, wurde der Unfallhergang aus dem Polizeibericht entnommen. Demnach waren 40% Frontalzusammenstöße, 45% Auffahrunfälle und 15% mit überwiegend seitlicher Gewalteinwirkung.

Die *Symptome* des Schleudertraumas waren oft durch das dramatische Symptomenbild knapp nach dem Unfall verschleiert oder traten durch schwerere Verletzungen in den Hintergrund. Jedenfalls ließen sie bis zum Zeitpunkt der Begutachtung nach. Auffallend war, daß die in den Augen der Patienten nicht überprüfbaren Symptome, wie Schwindel oder Ohrgeräusche, in den Vordergrund traten (Abb. 1).

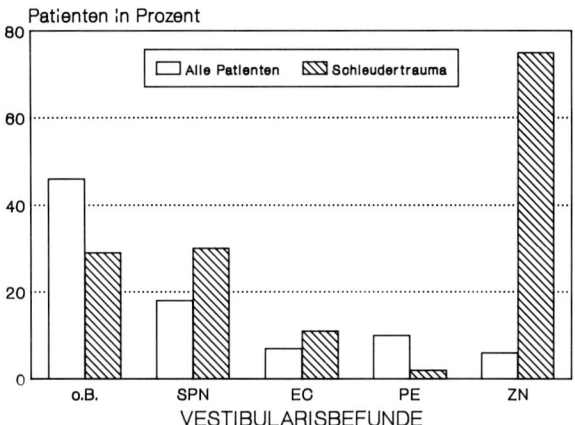

Abb. 1. Symptome des Zervikalsyndroms direkt nach dem Unfall und zum Zeitpunkt der Begutachtung (durchschnittlich 8 Monate später). *KOPF* = Kopfschmerzen, *NACKEN* = Nackenschmerzen, *SCHW* = Schwindel, *HÖRST* = Hörstörungen, *TINN* = Tinnitus, *SCHULT* = Schulter-Arm-Syndrom, *GLOBUS* = Globusgefühl

Obwohl die *Funktionsröntgen* der Halswirbelsäule einen guten Überblick über die knöchernen Strukturen geben, wird die Wertigkeit des Röntgens immer wieder angezweifelt. Der Grund liegt darin, daß für die Begutachtung das Röntgenbild allein nicht aussagekräftig ist. Viele Leute leben mit pathologischem HWS-Röntgen beschwerdefrei und umgekehrt entsprechen geringe röntgenologische Veränderungen oft nicht den ausgeprägten Symptomen. Im Zusammenhang mit der manualmedizinischen Untersuchung sind die Funktionsröntgen der HWS aber sehr aussagekräftig. In den vorliegenden Begutachtungsfällen fanden sich in 45% degenerative Veränderungen, 38% Fehlhaltung, 52% Streckhaltung und 14% Verkrüm-

mungen und nur 4% waren röntgenologisch unauffällig.

Die *manualmedizinische Untersuchung* war in unseren Begutachtungsfällen Bestandteil der Beurteilung. In 45% war sie mit den Beschwerden in Einklang zu bringen. In 56% wurde Hartspann, 58% Bewegungseinschränkung und in 17% Hypermobilität diagnostiziert.

Ein wichtiger Test bei der *Gleichgewichtsuntersuchung* war die elektronystagmographische Registrierung von Zervikalnystagmus, der im positiven Fall die Objektivierung des geklagten Schwindels bedeutete. Zervikalnystagmus kommt beim Zervikalsyndrom viel häufiger vor als bei anderen Schwindelkrankheiten (Abb. 2).

Diskussion

Das Gutachten muß klare Aussagen enthalten, selbst dann, wenn der Zusammenhang mit dem Unfall nicht eindeutig herzustellen ist oder verneint werden muß:

Der Zusammenhang mit dem Unfall ist gegeben: In diesen eindeutigen Fällen ist die Unfallmechanik typisch und die Symptome zum Zeitpunkt der Untersuchung sind mit einem Zervikalsyndrom in Einklang zu bringen. Außerdem ist der Hals-Drehschwindel bei der Gleichgewichtsuntersuchung durch Registrieren von Zervikalnystagmus zu objektivieren. Röntgen und manualmedizinische Untersuchung unterstützen die Befunde.

Der Zusammenhang mit dem Unfall ist möglich: Der Zusammenhang der Beschwerden mit dem Unfall ist nicht eindeutig, obwohl die Unfallmechanik typisch war, und die beschriebenen Symptome für ein Zervikalsyndrom sprechen. Sie konnten allerdings zum Zeitpunkt der Begutachtung nicht objektiviert werden und die Halswirbelsäule war frei beweglich.

Der Zusammenhang mit dem Unfall ist nicht wahrscheinlich: Zwar sprechen die Symptome nach dem Unfall für ein Zervikalsyndrom, sie konnten aber nicht objektiviert werden und auch die Unfallmechanik war nicht typisch. Bei der Begutachtung durch die manualmedizinische Untersuchung konnte an der Halswirbelsäule kein pathologischer Befund erhoben werden.

Das Zervikalsyndrom hat eine andere Ursache: Diese eindeutige Aussage wird dann getroffen, wenn für die Beschwerden eine andere Ursache nachgewiesen wurde und Unfallmechanik und Beschwerden nicht typisch waren. Beispiele sind Herz-Kreislaufleiden, vestibuläre Mangeldurchblutung oder M. Menière — also Erkrankungen, die mit ähnlicher Symptomatik wie das Schleudertrauma einhergehen können.

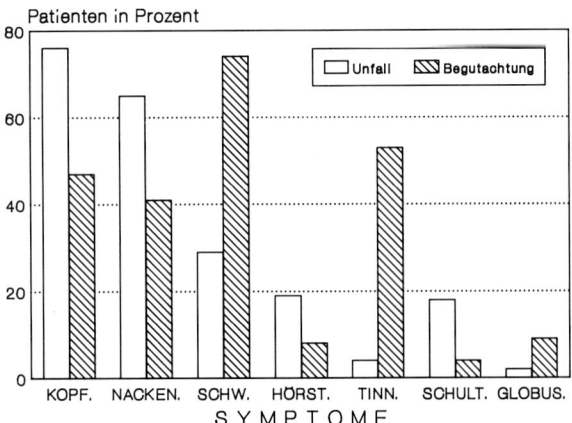

Abb. 2. Vestibularisbefunde bei Patienten mit Zervikalsyndrom im Vergleich zu anderen neurootologischen Patienten. *o. B.* = normale Gleichgewichtsteste, *SPN* = Spontannystagmus, *EC* = Écriture centrale, *PE* = Petite écriture, *ZN* = Zervikalnystagmus

Je genauer durch die beschriebenen Untersuchungsmethoden auf diese Punkte eingegangen wird, und je klarer die Antwort auf die Frage des Gerichtes nach dem Zusammenhang der Beschwerden mit dem Unfall ist, desto gerechter kann eine Entscheidung gefällt werden. Sie ist vor allem für jene Patienten wichtig, deren Lebensqualität und Arbeitsfähigkeit durch die Folgen eines Schleudertraumas beeinflußt wird.

Posterausstellung

244. M. Mertens, C. Desloovere, C. Harnisch, G. Corvinus (Frankfurt):
Zur Rehabilitation von Cochlear-Implantat-Patienten: Ergebnisse und Einfluß von Störgeräuschen

245. K. Schwager, P. Kraus (Würzburg):
HLA-A, -B, -C und DR-Antigenverteilung bei Patienten mit Otosklerose

Als Ursache der Otosklerose wird ein autosomal dominanter Erbgang mit inkompletter Penetranz vermutet. Verschiedene Theorien über eine mögliche Autoimmunreaktion als Auslöser der Erkrankung wurden postuliert. Die Immunantwort des Major-Histokompatibilitätskomplexes (MHC) liegt auf dem Chromosom 6. Ein Teil dieses Immunkomplexes steht in direkter Beziehung zum HLA-System.

75 Patienten mit Otosklerose (51 Frauen und 24 Männer) wurden auf ihre Antigenverteilung im HLA-System untersucht. Alle Patienten wurden zwischen August 1988 und Dezember 1989 stapedektomiert, und somit die Diagnose einer Otosklerose gesichert. Die HLA-A-, -B-, -C- und DR-Typisierung erfolgte mit fertig bestückten Testplatten der Firma Biotest; dabei wurden 16 Subtypen für den Genort A, 28 für den Genort B, 7 für den Genort C und 14 für den Genort DR erfaßt. Die Kontrollgruppe bestand aus gesunden Blutspendern.

Es zeigte sich kein Unterschied in der untersuchten Antigenverteilung für HLA-A, -B, -C ($n = 75$) bzw. HLA-DR ($n = 30$).

246. U. Zimmermann, A. H. Gitter, H. P. Zenner (Tübingen):
Neue Funktionen vestibulärer Haarzellen

Die vestibulären Haarzellen (VHZ) übertragen durch die Auslenkung der Sinneshärchen einen mechanischen Reiz auf den afferenten Vestibularisnerv. Um die Funktion dieser Rezeptorzellen zu untersuchen, haben wir ein Verfahren zur Isolierung einzelner, lebender VHZ aus den Maculae utriculi und sacculi und den Cristae ampullares des Meerschweinchens entwickelt. Die charakteristische Anordnung der Stereozilien und des Kinoziliums wurden erhalten. Morphologisch lassen sich zwei Haarzelltypen unterscheiden: VHC von Typ I haben einen langgestreckten Zellkörper mit bauchig gerundeter Basis und einen schlanken Hals von unterschiedlicher Länge. VHC von Typ II sind zylindrisch oder auch rund und besitzen keinen Hals. Die Länge der VHZ variiert stark (19 ± 5 μm). Das Zellpotential von VHZ aus den Maculae wurde mit KCl-gefüllten Mikro-Saugelektroden gemessen ($V = -63{,}1 \pm 9{,}9$ mV). Die Zellmembran war weitgehend K^+-permeabel und depolarisierte bei Erhöhung der extrazellulären $[K^+]$. Außerdem wurde bei erhöhter extrazellulärer $[K^+]$ eine Verkürzung der VHZ beobachtet, die (bei Rückkehr zu K^+-armem Medium) reversibel war. Da die Rezeptorströme der VHC in vivo je nach Auslenkung der Sinneshärchen depolarisierend oder hyperpolarisierend wirken, erscheint eine genaue Regelung der Position der Sinneshärchen notwendig. Ein über Rezeptorströme angetriebener mechanischer Prozeß könnte die Gleichgewichtsposition der Sinneshärchen aktiv steuern.

247. M. Galić, W. Giebel (Tübingen):
Degeneration des Ganglion spirale bei experimenteller Ischämie

Als Ursache für den akuten Hörverlust (Hörsturz) wird bei einem Teil der Patienten eine Ischämie der Cochlea vermutet. Eine langdauernde Thrombosierung der Meerschweinchencochlea wurde durch die Wirkung magnetischer Kräfte auf zirkulierende Eisenpartikel erzeugt. Das Cortische Organ war nahezu unbeschädigt. Neben der Degeneration der Stria vascularis fand sich ein Verlust von Ganglienzellen im Ganglion spirale. Dieser ist abhängig von der Dauer der Thrombosierung und der Entfernung zum Magnetfeld. Der Magnet war an die erste Windung lateral angelegt worden. An der Basis der Cochlea war der Verlust an Ganglienzellen stärker als an der Spitze. Zwischen dem lateralen Anteil (magnetnahe) und dem medialen Anteil (magnetfern) zeigen sich keine gravierenden Unterschiede. Die Anzahl der helleren Ganglienzellen scheint stärker reduziert als die Anzahl der dunklen Zellen. Besonders auffällig ist der Verlust der myelinisierten Axone. Im Ganglion spirale der thrombosierten Cochlea finden sich fast ausschließlich unmyelinisierte Axone. Die Räume der fehlenden Ganglienzellen sind durch Bindegewebe ersetzt. Dieser Verlust an Ganglienzellen würde erklären, weshalb das Hörvermögen in diesen Fällen auf Dauer geschä-digt ist, also nicht wieder hergestellt werden kann. Wenn beim ischämischen Hörsturz ähnliche Degenerationen der Ganglienzellen im Bereich des Ganglion spirale auftreten, wie bei diesem tierexperimentellen Hörsturz-Modell, würde dies erklären, weshalb bei einem Teil der Patienten das Hörvermögen nur unvollständig wiederhergestellt werden kann.

248. A. Ernst, W. Skurczynski, M. Eisfeld (Tübingen/Halle): Die Anwendung eines Siebtestverfahrens zur Aufdeckung von Neurosesuspizien bei neurootologischen Patienten mit dem Leitsymptom Schwindel

249. H. Rudert, M. Schünke, J. A. Werner (Kiel): Fixierungsabhängige Darstellung des Sinnesepithels der Crista ampullaris des Meerschweinchenlabyrinths — Eine elektronenmikroskopische Untersuchung

250. W. Golabek, H. Siwieć, G. Niedzielska, L. Semczuk (Lublin): Labyrinthitis in chronic otitis media

251. N.-R. Wei, W. Giebel (Tübingen): Immunhistochemische Analyse der Seren von Patienten mit Innenohrerkrankungen und ohrgesunden Kontrollen

Antikörper im Serum von 35 Patienten mit Innenohrerkrankungen und 17 ohrgesunden Kontrollen wurden an Gefrierschnitten des Goldhamsterkopfes untersucht. Bei allen Patienten waren die im immunologischen Labor untersuchten Antikörper mit eigenem Nachweis an Niere und Magen der Maus gesichert. Die erste Gruppe enthielt 6 Patienten mit Hörsturz, 3 Patienten mit M. Menière, 11 Patienten mit chronisch progredienter IOS, einer davon mit klinischer Diagnose „Kollagenose" und 4 Patienten mit Otosklerose. Die Reaktion der Seren mit Antikörper gegen Kerne (ANA) oder gegen Mitochondrien (AMA) fiel sowohl in den Strukturen der Cochlea als auch in den übrigen Geweben des Kopfes gleichermaßen positiv aus. Dasselbe gilt für Antikörper gegen Gefäßendothel (AEA). Seren mit Antikörper gegen glatte Muskulatur (ASMA) reagieren positiv mit den großen Blutgefäßen des Kopfes, aber es findet sich keine Reaktion in der Cochlea. Die immunhistochemischen Befunde waren sowohl an der Cochlea wie auch an den übrigen Geweben des Kopfes unabhängig von der Art der Erkrankung. Es läßt sich keine eindeutige Korrelation zwischen immunologischem Befund und Art der Erkrankung erkennen.

252. R. Höing (Münster):
Innenohrpathologie bei intrauterinem Fruchttod

Zur Klärung der Frage, welche pathomorphologischen Innenohrveränderungen Föten aufweisen, die intrauterin an Asphyxie verstorben waren, wurden die Felsenbeine von 15 solchermaßen zwischen der 15. und 40. Schwangerschaftswoche ad exitum gekommener Föten untersucht. In 8/15 Fällen bestanden keine morphologischen Auffälligkeiten. 7mal fanden sich jedoch Veränderungen, die bereits aus Untersuchungen bekannt sind, die bei intrauteriner Röteln-Infektion (Kelemen 1966), bei diabetischer Fetopathie (Kelemen 1955, 1960), bei innerhalb weniger Tage postpartal zum Tode führenden Geburtskomplikationen (Buch 1966) und anderen Ereignissen gemacht wurden. Insgesamt wurden 5mal Eiweißpräzipitate gefunden, davon 3mal in perilymphatischen und 2mal in endolymphatischen Räumen. 2 Fälle wiesen Einblutungen in flüssigkeitsgefüllte Räume oder den freien Austritt von Erythrozyten ins Gewebe auf.

Die vorliegenden Untersuchungen zeigen, daß morphologische Innenohrveränderungen, wie sie bereits bei anderen Ursachen beschrieben wurden, intrauterin auch durch asphyktische Phasen hervorgerufen werden können. Überlebt der Fötus solche Phasen, so ist dies möglicherweise eine der Ursachen für eine angeborene Schwerhörigkeit nach Schwangerschaftskomplikationen.

253. L. M. Moser (Würzburg):
Die Würzburger Hörfeldskalierung – graphische Darstellung der Meßergebnisse

254. M. Linnarz, J. Hopf, P. Gundlach, G. Rune (Berlin):
Die Verteilung lymphatischer Gefäße im Trommelfell des Menschen

255. G. Goebel, M. Lederer, W. Rief, M. Fichter (München):
Integrative multimodale verhaltensmedizinische Behandlung des komplexen chronischen Tinnitus

Bei 100 Patienten mit komplexem chronischen Tinnitus wurde überprüft, ob die Erkrankung durch psychotherapeutische Interventionen beeinflußbar ist. Im Rahmen eines stationären 6–12wöchigen multimodalen integrativen verhaltensmedizinischen Behandlungskonzepts nahmen die Patienten an kognitiven Therapieverfahren, operanten Therapieverfahren sowie Biofeedback, progressiver Muskelentspannung nach Jacobson, themenzentrierter Gestaltungstherapie und körperbezogenen Verfahren (Körperwahrnehmung nach Feldenkrais/Hetz) teil. Das Therapiekonzept stützt sich auf unsere langjährigen Erfahrungen bei der Behandlung chronischer Schmerzsyndrome, zumal auffallende Parallelen zwischen beiden Krankheitsbildern in psychopathologischen und pathophysiologischen Bereichen bestehen.

256. J. Krmpotić-Nemanić, I. Vinter, Z. Bradamante, M. Jakšić (Zagreb):
Altersveränderungen im Labyrinth von Individuen mit Down-Syndrom

257. A. H. Gitter, P. K. Plinkert, G. Reuter, H. P. Zenner (Tübingen):
Ursprünge der otoakustischen Emissionen

Aufgrund der tonotopen Organisation der Cochlea läßt sich einem bestimmten Schallfrequenzbereich ein örtlicher Bereich in der Cochlea zuordnen. Kennt man außerdem die Verteilung der äußeren Haarzellen (ÄHZ) in der Cochlea, dann läßt sich dem Schallfrequenzbereich auch eine bestimmte Anzahl von ÄHZ zuordnen. Die Bandbreite Δf der tonalen cochleären otoakustischen Emissionen (OAE) ist klein, z. B. für die spontanen OAE bei einem unserer Patienten $\Delta f = 40$ Hz für eine tonale OAE bei 1,1 kHz mit einer Intensität von 3,5 dB SPL im äußeren Gehörgang. Dieser Δf entsprechen etwa 60 ÄHZ. Da Ionenströme beim Transduktionsprozeß in Haarzellen eine wichtige Rolle spielen, ist denkbar, daß ÄHZ elektrische in mechanische Energie umwandeln. Im explantierten Cortischen Organ des Meerschweinchens konnten wir ÄHZ zu reizsynchronen Oszillationen der Zellänge mit bis zu 15 kHz anregen. Die inneren Haarzellen (IHZ) in diesem Präparat folgten dem Stimulus ebenfalls bis 15 kHz, wenn sie mechanisch mit den ÄHZ gekoppelt waren. Wurden IHZ und ÄHZ durch einen Schnitt entlang des Cortischen Tunnels getrennt, so waren nur noch im Bereich der ÄHZ deutliche Bewegungen meßbar. Beschädigungen der, in der Lamina reticularis gelegenen Schlußleisten am apikalen Ende der ÄHZ führten zu schwächer gedämpfter ÄHZ-Bewegung und damit zu größeren Amplituden der Oszillationen sowie zur Verkleinerung der Phasenverschiebung zwischen Stimulus und Haarzellbewegung. Es ist vorstellbar, daß in vivo ein solcher Vorgang zu pathologischen spontanen OAE führen kann.

258. W. Hosemann, M. E. Wigand, I. Dunker (Erlangen):
Die Wundheilung nach Siebbeinausräumung im endoskopischen Bild

Nach einer vollständigen oder teilweisen Siebbeinausräumung wurden bei 22 Patienten engmaschige Kontrolluntersuchungen mit vielfacher photographischer Photodokumentation ausgeführt.

Es gelang, die Heilung dieser speziellen, knochenentblößenden Schleimhautwunde dem endoskopischen Aspekt nach in 4 Wundheilungsphasen einzuteilen: Die ersten zehn postoperativen Tage war der endoskopische Aspekt beherrscht von Blutkrusten der Wunde. Im Anschluß dominierte bis etwa zum dreißigsten Tag ein sekundäres Lymphödem verbliebener Schleimhautreste von blaß-gelblicher Farbe. Vom dreißigsten bis zum neunzigsten Tag kam es zu einer vorwiegend bindegewebigen Modellierung der Wunde mit einer Verminderung des Lymphödemes und dem Auftreten einer eher diffus verdickten, rötlichen Mukosa. Histologisch war diese Phase gekennzeichnet von einem Umbau mesenchymaler Gewebselemente unter einer vorwiegend schon intakten epithelialen Decke. Nach dem dritten Monat vollzogen sich die weiteren Veränderungen des Operationsgebietes im endoskopischen Bild sehr viel langsamer und weniger grundsätzlich.

259. E. Zöller, K. Sievers (Essen):
Zur Diagnostik der isolierten Sinusitis sphenoidalis

Die Sinusitis sphenoidalis ist wegen der Nähe der Keilbeinhöhle zu wichtigen Hirnstrukturen, Nerven und Gefäßen ein gefährliches Krankheitsbild, das oft nur sehr uncharakteristische Beschwerden verursacht. Deshalb wird die Diagnose vielfach verzögert gestellt. Mit der vorliegenden Analyse von 8 Fällen einer isolierten Sinusitis sphenoidalis wird die Bedeutung der Computertomographie bzw. Kernspintomographie für die Diagnosestellung demonstriert.

260. M. Bähr, H. Migdal (Köln):
Eosinophiles Granulom im Stirnhöhlenbereich

261. W. Rößler, V. Jahnke, M. Trautmann, N. Schnoy (Berlin):
Sklerom der Nase

262. B. Petruson, K. Theman (Göteborg):
Clinical Evaluation of the Nasal Dilator, Nozovent, the Effect on Snoring,
Dryness of the Mouth and Sleep

263. U. Müller-Marschhausen, K. Unsicker (Marburg/Lahn):
Verteilung von b-Fibroblasten-Growth-Factor-(b-FGF)-positiven Zellen in normaler
und pathologischer Nasenschleimhaut

Basic-Fibroblasten-Growth-Factor (b-FGF) ist ein potentes Zell-Mitogen, welches schon in verschiedenen Geweben sowie in einigen Tumoren nachgewiesen werden konnte. In vitro induziert b-FGF die Morphogenese aller mesodermalen und neuroektodermalen Zellen, in vivo stimuliert b-FGF die Neubildung von Gefäßen und Granulationsgewebe und fördert die Wundheilung. In dieser Arbeit wurde normale und pathologisch veränderte Nasenschleimhaut auf das Vorkommen von b-FGF immunzytochemisch untersucht.

In normaler Nasenschleimhaut waren nur vereinzelt b-FGF-positive Zellen in der Lamina propria und um Drüsenformationen vorhanden. Vergleiche mit HE und Toluidinblau gefärbten Serienschnitten zeigten, daß es sich bei den b-FGF-positiven Zellen am ehesten um Mastzellen handelt. Invertierte Papillome und adenoidzystische Karzinome waren b-FGF-negativ. Dagegen waren in chronisch-entzündlich und vor allem polypös veränderter Nasenschleimhaut zahlreiche b-FGF-positive Zellen in der Lamina propria und im Stroma nachweisbar. b-FGF scheinen nicht nur Mastzellen, sondern hauptsächlich Endothelzellen von kleinen Kapillaren und vereinzelt Makrophagen zu sein.

Möglicherweise spielt b-FGF, neben anderen Mediatoren, eine Rolle bei der Entstehung von Nasenpolypen.

264. M. Ey, U. Denecke-Singer, C. Guastella (Darmstadt):
Chirurgische Behandlung bei Störungen des Schluckaktes und der Stimme

265. T. Halbekann-Esser (Düsseldorf):
Dysphagie: Ein Organum-Gustus-Symptom – Videomikroskopische Morphologien

Unter dem Organum-Gustus-Symptom ist eine rezidivierend, intermittierend auftretende Insuffizienz des Geschmacksapparates zu verstehen, die als Spätkomplikation eine Behinderung des Schluckaktes, die Dysphagie, zur Folge hat. Während die Geschmacksdissoziation und das Sicca-Syndrom ein zeitlich beschränktes Auftreten entsprechend der Erneuerungsrate der beteiligten Zellen und ihrer vitalen Reaktion Initialbeschwerden sind und nur gelegentlich für den Patienten als störend empfunden werden, ist die Dysphagie eine Spätkomplikation vorher abgelaufener Zungenepithel-morphologisch faßbarer Geschmacksapparat-Veränderungen, eine Potenzierung der Beschwerden, die sich im Laufe von 2–3 Monaten (entsprechend des turnover bzw. WBZ der Einzelzelle) schleichend entwickelt haben. Die Dysphagie ist ein klinisches Zeichen für zellulär abgelaufene vitale Reaktionen des Geschmacksapparates.

266. M. Hess, J. Krueger, G. E. K. Novotny, J. Lamprecht (Düsseldorf):
Nervennachweis in Gaumen- und Rachenmandeln

Neben dem bekannten Nervenvorkommen in den Septierungen der menschlichen Rachen- und Gaumenmandel konnte mit einer speziellen Färbetechnik erstmals der Nachweis von Nerven im Parenchym der menschlichen Tonsillen geführt werden. Charakteristisch für Rachen- und Gaumenmandel ist eine starke lokale Häufung in verschiedenen Tonsillenbereichen mit weiten nervenfreien Arealen dazwischen. In den bindegewebigen Septen treten sie häufiger in Erscheinung als im Parenchym. In der Rachenmandel sind Nerven häufiger im Parenchymbereich zu sehen als in der Gaumenmandel. Zum Epithel hinziehende Nerven sind in beiden Organen nur selten feststellbar.

267. G. S. Godbersen, J. Schneider-Litfeld, S. Wolters (Kiel):
Ein neues Gerät zur Auslösung eines standardisierten Reizes am weichen Gaumen

Bei dem auf dem Poster vorgestellten Gerät handelt es sich um einen Stimulator zur Erzeugung eines standardisierten mechanischen Reizes.

Das Gerät wurde zur Auslösung eines Gaumensegelreflexes entwickelt; denkbar ist jedoch auch eine Anwendung in anderen Bereichen, wenn statt eines elektrischen Impulses ein mechanischer Reiz gewünscht wird.

Erste Messungen zeigten bei 11 von 13 gesunden Probanden im Alter von 20–38 Jahren einen Gaumensegelreflex mit einer interindividuell unterschiedlichen Reflexzeit von 30–60 Millisekunden. Der Reflex war individuell zeitgleich. Er schien zweigipfelig zu sein und zeigte nach Oberflächenanästhesie eine Verlängerung der Reflexzeit.

Es ist somit nun erstmalig möglich, einen Gaumensegelreflex zu messen.

268. R. Lenk, P. Gundlach, M. Detmar, D. Dienemann (Berlin):
Manifestation seltener Tumore im Oropharynx

Es werden vorgestellt:

1. Mukosaassoziiertes B-Zell-Lymphom (B-Maltom)
2. Sarkom
3. Merkelzelltumor (Merkeliom).

269. R. Fietkau, H. Iro, G. Waitz, N. Nitsche et al. (Erlangen):
Therapie von Mundhöhlenmalignomen

270. R. Schmidbauer, A. Riederer, Th. Vogl, Ch. Zietz (München):
HIV-assoziierte Lymphome im Kopf-Hals-Bereich

Im klinischen Verlauf der HIV-Infektionen sind im Kopf-Hals-Bereich neben dem Kaposi-Sarkom die Non-Hodgkin-Lymphome die häufigsten Neoplasien. Dabei handelt es sich vorwiegend um B-Zell-Lymphome von hohem Malignitätsgrad, die meist intraglandulär, paraglandulär, oral und pharyngeal zu finden sind.

Von 140 HIV-positiven Patienten, die behandelt wurden, wiesen 33 Neoplasien im Kopf-Hals-Bereich auf. Die histologische Untersuchung ergab in 26 Fällen ein Kaposi-Sarkom, in 4 Fällen ein Non-Hodkin-Lymphom (drei lymphoblastäre Lymphome und ein zentroblastäres Lymphom), in 2 Fällen ein Plattenepithelkarzinom und in einem Fall ein Hodgkin-Lymphom.

Je nach Histologie, Ausdehnung des Lokalbefundes und vorhandener Metastasen wird eine Bestrahlungs- oder Chemotherapie durchgeführt. Diese Behandlungsformen werden lokal, einzeln, kombiniert oder nacheinander durchgeführt. Der Krankheitsverlauf wird jedoch nur verzögert; eine Heilung ist selbst beim Hodgkin-Lymphom nicht zu erreichen.

Werden bei Patienten aus den bekannten Risikogruppen Lymphome an atypischer Stelle und in einer atypischen Altersgruppe gefunden, so sollte man eine HIV-Infektion ausschließen. Bei HIV-seropositiven Patienten sind Schwellungen im Kopf-Hals-Bereich nach entsprechender radiologischer Diagnostik (B-Scan, CT oder NMR) bioptisch abzuklären, da sich hinter diesen Veränderungen auch maligne Lymphome verbergen können.

271. G. Grabenbauer, G. Waitz, H. Iro, N. Nitsche et al. (Erlangen):
Simultane Chemo-Radiotherapie bei fortgeschrittenen Kopf-Hals-Tumoren

272. G. Strasding, W. Draf (Fulda):
Synopsis von TNM-Klassifikation im Kopf-Hals-Bereich

273. W. Bentz (Augsburg):
Simulation der Chemotherapie von Tumoren
in einem Modell des menschlichen Stimmlippenepithels

274. N. Nitsche, H. Iro, G. Waitz, R. Fietkau et al. (Erlangen):
Sequentielle antitumoröse Therapie bei fortgeschrittenen Kopf-Hals-Malignomen

275. B. Lippert, T. Görögh, J. E. Eickbohm, J. A. Werner (Kiel):
Zytostatikasensitivität von Plattenepithelkarzinomzellen aus Kopf-Hals-Tumoren

Isolierte fibroblastenfreie Plattenepithelkarzinomzellen aus dem Kopf-Hals-Bereich wurden mittels eines In-vitro-Sensitivitätstestes auf die tumorhemmende Eigenschaft von Bleomycin (BLM), Cisplatin (CIS), 5-Fluorouracil (FU) und Methotrexat (MTX) in den Konzentrationen $0,01-250 \mu g/ml$ untersucht.

Bei der Analyse der Testergebnisse wurden – nach dreistündiger Einwirkung der Zytostatika und anschließender Inkubation der Karzinomzellen in zytostatikafreiem Kulturmedium über 72 Stun-den – deutliche Unterschiede in der Hemmung der Mitoseaktivität gefunden. Nach Applikation von MTX war die Gesamtansprechrate als gering einzustufen. Sie betrug selbst bei hohen Konzentrationen weniger als 10%, während FU eine Wachstumssuppression von ca. 50% induzierte. Die höchsten Ansprechraten ließen sich mit CIS und BLM erreichen. Die medianen Höchstwerte der Zellteilungshemmung von über 90% waren nach allen Testzyklen vergleichbar.

276. J. Steps, M. Seyfarth (Rostock):
Follow-up Studies of Nasal S-IgA Concentration in Patients with Pollinosis

277. P. Rausch, F. Rolfs, M. Winkler, A. Kottysch (Göttingen):
Vergleich von gepulster und Dauerstrich-(cw)-Laserbestrahlung
bei photodynamischer Therapie (PDT)

In einer In-vivo-Untersuchung zur Photodynamischen Therapie (PDT) wurden ein Excimer Dye Laser (EDL) und ein Argon Dye Laser (ADL) auf ihre Wirksamkeit hin untersucht.

Thymusaplastischen Nacktmäusen wurden Plattenepithelkarzinome unterschiedlichen Differenzierungsgrades subkutan in Serie transplantiert. 48 h nach i.v.-Gabe eines Hämatoporphyrinderivates (PHOTOSAN 3) wurden die Tiere bei einer Tumortiefe von $0,4\pm0,1$ cm im gepulsten (EDL) bzw. im Dauerstrich-Modus (ADL) bestrahlt. Die Bestrahlung erfolgte bei 630 nm, $90 \, mW/cm^2$, $150 \, J/cm^2$ über 27,78 min. Der EDL wurde bei einer Repetitionsrate von 30 Hz und einer Einzelpulsenergie von 3 mJ betrieben. Die Einzelpulsdauer beträgt 20 ns.

Der EDL war in der PDT dem ADL überlegen. Dies wurde besonders in der Behandlung des höher differenzierten Tumors deutlich: EDL: 86,4% Komplettremissionen/ADL: 53,6% Komplettremissionen. Der EDL kann darüber hinaus zusätzlich in der Photodynamischen Diagnostik eingesetzt werden. Seine Verwendung in der PDT erscheint daher sinnvoll.

Es zeigte sich ein gutes Ansprechen der Plattenepithelkarzinome auf die Photodynamische Behandlung; dabei zeigte der geringer differenzierte Tumor im Vergleich zum höher differenzierten Tumor ein besseres Ansprechen auf die PDT.

278. R. Siegert, W. W. Schlenter, H. Weerda (Lübeck):
Die Laser-Doppler-Flußmetrie zur Analyse der nasalen Mikrozirkulation

Bei der Laser-Doppler-Flußmetrie wird das zu untersuchende Gewebe mit einem Helium-Neon-Laser über einen flexiblen Lichtleiter beleuchtet. Die auswertbare Eindringtiefe dieses Lasers beträgt auf Haut und Schleimhäuten 1 bis 2 mm. Bei der Reflexion des monofrequenten Lichtes an strömenden Blutzellen tritt durch den Doppler-Effekt eine Frequenzverschiebung auf, die über Photodetektoren gemessen und elektronisch ausgewertet wird.

Die Laser-Doppler-Signale decken Schwankungen der Mikrozirkulation auf, deren Ursache z. T. auf aktiven und autonomen Querschnittsänderungen der Arteriolen beruhen sollen. Mit Hilfe weitergehender elektronischer Datenanalysen (z. B. der Fourier-Transformation) lassen sich die Frequenzmuster der Signale analysieren.

Die Laser-Doppler-Signale als Maß für die Mikrozirkulation der oberflächlichen Haut- bzw. Schleimhautschichten sind sehr von der Lokalisation der Sonde abhängig und artefaktempfindlich. Deshalb wurden für die intranasalen Messungen individuelle Naseneingangspelotten hergestellt, in die ein Kanal für die Sonde und ein zweiter für die Kontrolle des beleuchteten Areals sowie für die Applikation von Medikamenten angelegt wurde.

Die Laser-Doppler-Flußmetrie bietet die Möglichkeit zur nichtinvasiven Messung der nasalen Mikrozirkulation und Analyse deren Reaktion auf medikamentöse Stimuli.

279. P. Hoffmann, J. Quetz, St. Rohr (Kiel):
Ein Befundbogen für die Kopf- und Hals-Sonographie

280. U. Reker, U. Wesselmann, G. Koch (Kiel):
Stimmqualitätsbestimmung und Stimmfeld

281. F. Brügel, G. Grevers, Th. Vogl (München):
Zum Stellenwert der „hochauflösenden" Computertomographie bei der Fazialisdiagnostik

Eine grobe Orientierung über die Lokalisation einer Schädigung des N. facialis kann die Topodiagnostik mit der Überprüfung der motorischen, sensorischen, sekretorischen und in geringerem Ausmaß auch der sensiblen Funktionen des N. facialis liefern. Mit diesen Testverfahren ist eine Eingrenzung des Schädigungsbereichs möglich. Für eine genauere Definition des pathologischen Prozesses steht jetzt die hochauflösende Computertomographie der IV. Generation zur Verfügung. Sie liefert in dem interessierenden Gebiet nähere Auskünfte über die Beschaffenheit des Nerven und der angrenzenden Strukturen. Bei drohenden Veränderungen ist damit ein

rechtzeitiges chirurgisches Eingreifen möglich. Die gute Auflösung erlaubt auch die gleichzeitige Beurteilung der Knochen- und Weichteilstrukturen und z. T. sogar eine Differenzierung zwischen neurogenen und vaskulären Prozessen. Der diagnostische Vorteil gegenüber der herkömmlichen Computertomographie einschließlich der HR-CT der III. Generation ergibt sich daraus, daß die Dickenzunahme des Nerven als sicheres pathologisches Zeichen gegenüber dem ossären Defekt, der ja auch kongenital bedingt sein kann, jetzt erkannt werden kann.

282. I. T. Kural, C. Kecik, S. Dernek, R. Arslan et al. (Eskisehir/Türkei):
Fremdkörperaspiration im Kindesalter

283. B. Doleschal, H. Luckhaupt, G. Bertram (Dortmund): Atypische Gesichtsschmerzen

Atypische Gesichtsschmerzen werden als Schmerzsyndrome des Gesichtes definiert, die einem klinisch, anatomisch oder pathophysiologisch definierten Krankheitsbild nicht zuzuordnen sind. Das Altersmaximum der meist weiblichen Patienten liegt zwischen 30 und 50 Jahren. Eine Triggerzone ist bei diesem Krankheitsbild nicht nachweisbar; der Schmerztyp ist unbestimmt, Schmerzdauer und Schmerzlokalisation (nicht N. trigeminus!) sind variabel; vegetative Symptome und Begleitsymptome wie Hypochondrie oder depressive Verstimmungszustände sind möglich. Die Sensibilität ist im angegebenen Schmerzareal nicht gestört. Die Diagnose „atypischer Gesichtsschmerz" ist eine Ausschlußdiagnose; von großer Bedeutung ist die sorgfältige Anamnese-Erhebung (Abgrenzung gegenüber Trigeminusneuralgie, Cluster-Kopfschmerz u. a.). Wichtig sind HNO-ärztliche, zahnärztliche und neurologische Untersuchungen, um einen organpathologischen Befund nicht zu übersehen (z. B. NNH-Erkrankung, Tumoren u. a.). Möglicherweise liegt bei gewissen Patienten mit atypischen Gesichtsschmerzen eine funktionelle Störung des stomatognathen Systems mit Überbelastung der Kiefergelenke und der Kaumuskulatur zugrunde. In der Therapie atypischer Gesichtsschmerzen sind Infiltrationen und Operationen (z. B. Zahnextraktionen, Kieferhöhleneingriffe) unbedingt zu vermeiden. Ebenso sollten keine Analgetika eingesetzt werden. Unter den nichtmedikamentösen Behandlungsverfahren sind beispielsweise Kälte-/Wärmeapplikation, transkutane elektrische Nervenstimulation (TENS) und ggf. eine psychologische Therapie (autogenes Training) zu berücksichtigen. Bei persistierenden Beschwerden kann auch ein Behandlungsversuch mit einem trizyklischen Antidepressivum oder einem Neuroleptikum erfolgen.

Verzeichnis der Vorträge

Archives of Oto-Rhino-Laryngology
Verhandlungsbericht 1990 der Deutschen Gesellschaft für Hals-Nasen-Ohren-Heilkunde

H. Ganz, Marburg; **W. Schätzle,** Universität Homburg/Saar (Hrsg.)

HNO Praxis Heute
Band 10

Mit Gesamtregister der Bände 1–10

Geleitwort von K. Fleischer

Mit Beiträgen von R. Chilla, H. Ganz, A. Krisch, T. Lenarz, W. Pirsig, J. Schäfer, W. Schätzle, M. Schedler, H.-J. Strott, H. Weidauer

1990. XV, 215 S. 60 Abb. 16 Tab. Geb. DM 68,–
Subskriptionspreis gültig bei Abnahme des Gesamtwerkes: Geb. DM 58,–
ISBN 3-540-52104-6

Die jährlich erscheinende Reihe bietet eine praxisbezogene Fort- und Weiterbildung speziell für den niedergelassenen HNO-Arzt und den Klinikassistenten.
Die Themen werden so gewählt, daß in regelmäßigem Turnus alle für die
HNO-Praxis wichtigen Bereiche je nach Aktualität abgehandelt werden.
Der HNO-Arzt kann sich mit dieser Reihe eine komprimierte und ständig
aktuelle Bibliothek der praktischen HNO-Heilkunde aufbauen, die ihm
modernes Fachwissen und das nötige „know-how" vermittelt.
Die Reihe begeht mit dem 10. Band ein kleines Jubiläum. In diesem Band
werden besonders aktuelle Themen abgehandelt. Ein Beitrag über AIDS-
Manifestationen im HNO-Bereich beantwortet alle wichtigen
Fragen zu diesem Gebiet. In einem weiteren Beitrag wird
über die B-Bild-Sonographie berichtet. Das Schnarchen
und die Schlafapnoe werden vorgestellt. Über weitere
Themen werden lehrbuchartige Darstellungen gegeben.
Hierzu gehören der Tinnitus, die Rhinoplastik, maligne
Tumoren der Mundhöhle und des Mundrachens, Schild-
drüse und HNO-Arzt sowie die Parodontopathien. Mit
dem letztgenannten Thema wird die Behandlung von
Grenzproblemen zur Stomatologie fortgesetzt.

Springer-Verlag
Berlin
Heidelberg
New York
London
Paris
Tokyo
Hong Kong
Barcelona

H.-J. Schultz-Coulon, Neuss

Stimmfeldmessung

1990. VIII, 63 S. 31 Abb. Brosch. DM 38,– ISBN 3-540-52563-7

Dieses Buch beschäftigt sich mit der Stimmfeldmessung. Hierbei handelt es sich um Messungen der Stimmleistung. Es werden die physiologischen Grundlagen, die technischen Voraussetzungen, die Meßmethodik und die klinische Anwendung dieser neuen Methode beschrieben.

Zahlreiche Patientenbeispiele demonstrieren die pathologischen Veränderungen der Stimmleistung bei organischen und funktionellen Stimmstörungen. Die Frage der Indikationsstellung und der diagnostischen Wertigkeit wird beantwortet. Das Buch möchte nicht nur den derzeitigen Wissensstand vermitteln, sondern auch zu neuen wissenschaftlichen Arbeiten auf diesem Gebiet anregen.

Der besondere Nutzen für den Leser besteht darin, daß er die bisher erschienenen Arbeiten zur Stimmfeldmessung zu einer umfassenden Übersicht zusammengefaßt findet.

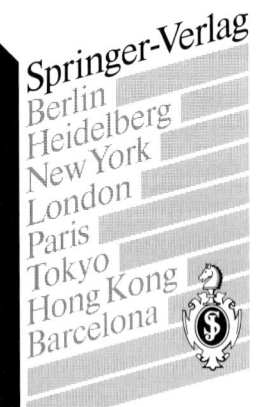

Springer-Verlag
Berlin
Heidelberg
New York
London
Paris
Tokyo
Hong Kong
Barcelona

Preisänderungen vorbehalten.